Fisiologia cardiovascolare: un approccio integrato

TECHNOLOGY IN BIOLOGY AND MEDICINE

Series Editor

PAOLO DI NARDO
University of Rome "Tor Vergata"
Rome, Italy

In the past innovation may have been the prerogative of large, closed research labs, but their advantage over smaller rivals and the developing world is now being eroded by two powerful forces. The first is globalization, as more emerging countries become both consumers and, increasingly, suppliers of innovative products and services. The second is the rapid advance of information technologies, which are spreading far beyond the internet and into older industries such as steel, aerospace and car manufacturing. This development is being felt also in the bio-medical domain. The convergence between bio-medicine and engineering holds promises to be highly beneficial for both patients and industries. Words like information technology, advanced materials, imaging, nanotechnology and sophisticated modeling and simulation are now usual in biomedical research and clinical centers. Some scientists and analysts believe that the transformation of biology into an information science instead of a discovery science could be one of the most important innovations in the history of this science, if we are able to activate the untapped ingenuity of people and to accept the risk and the possible failure as central factor of innovation.

The info-medical revolution will be led by information technologies through the establishment of an intelligent network that will enable many other big technological changes. The progressive increase of degenerative diseases and related disabilities together with the extraordinary expansion of longevity will determine the impossibility to sustain health system overspending in most countries. Info-medicine can enhance the quality and quantity of health care, creating equal access to the most advanced diagnostic and treatment procedures by all individuals independently of geographic and economic conditions. The adoption of these technologies, however, depends on absolute proof that they will produce better outcomes and offer value for money.

It is TBM's ambition to represent an international forum to discuss in-depth the most advanced concepts and solutions merging biology, medicine and engineering. To this end, the journal will give scientists the opportunity to publish their most important results reaching the widest audience, while the book series will thoroughly dissect the new concepts in order to supply students and professionals with the most advanced tools to apply them, all in the shortest possible timeframe.

For a list of other books in this series, please visit www.riverpublishers.com

Fisiologia cardiovascolare: un approccio integrato

Gianni Losano
Università di Torino, Italia

Raffaella Rastaldo
Università di Torino, Italia

Pasquale Pagliaro
Università di Torino, Italia

e

Amedeo Chiribiri
King's College London, UK

River Publishers
Aalborg

ISBN 978-87-92982-06-3 (hardback)

Published, sold and distributed by:
River Publishers
P.O. Box 1657
Algade 42
9000 Aalborg
Denmark

Tel.: +45369953197
www.riverpublishers.com

Ringraziamento

Gli autori desiderano esprimere il loro ringraziamento alla Dr.ssa Anna Folino e al Dr. Emanuele Palazzo per il loro prezioso contributo all'allestimento delle figure e alla preparazione delle didascalie

Motto

Hypotheses non fingo (Isaac Newton, 1542-1727)

Indice

CAPITOLO 4 I tessuti funzionali del cuore

CAPITOLO 5 Il ciclo cardiaco

CAPITOLO 6 La gettata cardiaca e il ritorno venoso al cuore

CAPITOLO 7 I fattori che controllano la forza di contrazione nel cuore

CAPITOLO 8 La pressione arteriosa

CAPITOLO 9 Il lavoro e il metabolismo cardiaco

CAPITOLO 10 L'elettrocardiogramma

CAPITOLO 11 L'emodinamica vascolare

CAPITOLO 16 Adattamenti dell'apparato cardiovascolare a situazioni di emergenza

CAPITOLO 17 La protezione del miocardio contro danni da ischemia-riperfusione

CAPITOLO 18 La circolazione della linfa

CAPITOLO 19 Imaging funzionale dell'apparato cardiovascolare: come studiare la fisiologia umana in vivo

Capitolo 1.

Il cuore e il circolo

1.1 GENERALITÀ SULL'APPARATO CARDIOVASCOLARE

L'apparato cardiovascolare o *cardiocircolatorio* è costituito dal cuore e dai vasi (Fig 1.1). Il cuore è formato da un atrio destro e un atrio sinistro e da un ventricolo destro e un ventricolo sinistro. L'atrio destro riceve dalle vene cave superiore e inferiore il sangue proveniente da vari tessuti e lo lascia passare nel ventricolo destro attraverso l'ostio della valvola tricuspide. Il ventricolo destro pompa il sangue nell'arteria polmonare che da esso si diparte. L'arteria polmonare immette il sangue in vasi più piccoli, arteriole, capillari alveolari e venule che formano il circolo polmonare o piccolo circolo. Questo termina con le quattro vene polmonari che riportano il sangue al cuore e precisamente all'atrio sinistro. Dall'atrio sinistro il sangue passa nel ventricolo sinistro attraverso l'ostio della valvola bicuspide o mitrale. Il ventricolo sinistro pompa il sangue nell'aorta, alla quale fa capo il circolo sistemico o grande circolo, anch'esso costituito da arterie, arteriole, capillari, venule e vene. Attraverso le varie collaterali dell'aorta il sangue finisce per perfondere tutti gli organi e tessuti. Il passaggio del sangue dal ventricolo destro all'arteria polmonare avviene attraverso l'ostio della valvola polmonare, mentre il passaggio dal ventricolo sinistro all'aorta avviene attraverso l'ostio della valvola aortica.

Dal punto di vista funzionale il sangue che giunge all'atrio destro attraverso le due vene cave è *sangue venoso*, ossia relativamente povero di ossigeno e ricco di anidride carbonica. Come tale passa nel ventricolo sottostante e quindi nell'arteria polmonare. Nel passaggio attraverso i capillari alveolari il sangue venoso diventa *arterioso* in quanto assume ossigeno dagli alveoli polmonari e vi immette anidride carbonica.

Il sangue diventato arterioso giunge quindi all'atrio sinistro attraverso le vene polmonari. Passato nel ventricolo sinistro e quindi spinto nell'aorta e nei suoi rami, il sangue arterioso attraversa arteriole, capillari e venule per venire poi raccolto in vene sempre più grandi che confluiscono infine nelle due vene cave.

Nel passaggio attraverso i capillari del circolo generale, il sangue ritorna venoso in quanto cede una parte dell'ossigeno che veicola e si arricchisce di anidride carbonica prodotta dal metabolismo dei tessuti.

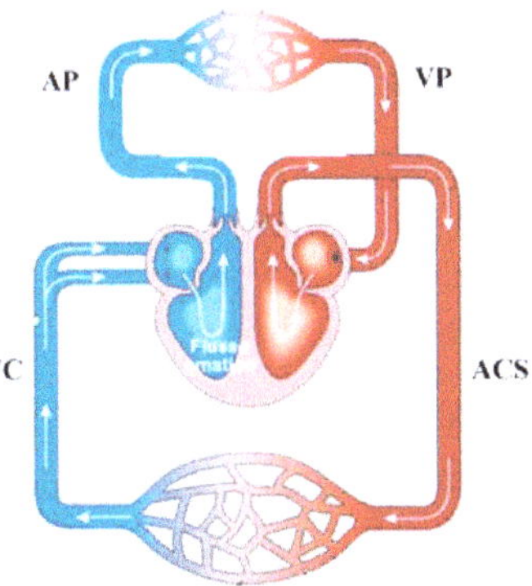

Figura 1.1 Disposizione in serie della circolazione sistemica e di quella polmonare. AP: arteria polmonare; VP: vene polmonari; ACS: arterie del circolo sistemico; VC: vene cave.

Si noti che con il termine di arterie si indicano i vasi che portano il sangue dal cuore alla periferia, sia che ci si riferisca al circolo polmonare sia a quello generale, mentre con il termine di vene si intendono i vasi che portano il sangue dalla periferia al cuore. Non deve allora stupire che il vaso che si diparte dal ventricolo destro sia classificato come arteria anche se contiene sangue venoso, mentre i vasi che portano il sangue all'atrio sinistro siano classificati come vene anche se contengono sangue arterioso.

Il circolo generale e il circolo polmonare sono posti in serie tra loro (Fig 1.1). Da questa disposizione consegue che, nell'unità di tempo, tutto il sangue che passa attraverso il cuore sinistro e il circolo generale deve anche passare attraverso il cuore destro e il circolo polmonare. Ne consegue che la quantità di sangue che il ventricolo sinistro pompa in un minuto nell'aorta è esattamente uguale alla quantità di sangue che il ventricolo destro pompa in un minuto nell'arteria polmonare.

Con il termine di *gettata cardiaca* (GC) si intende la quantità di sangue che attraversa in un minuto tutto l'apparato cardiovascolare ed è appunto la stessa quantità che in un minuto viene pompata dal ventricolo sinistro o dal ventricolo destro e che attraversa il circolo generale e quello polmonare. Essa non deve essere confusa con la *gettata sistolica* (GS) che è la quantità di sangue che ad ogni battito ciascun ventricolo pompa nell'arteria che ad esso fa capo. Poiché il cuore batte un certo numero di volte al minuto e il numero di battiti per minuto (b.p.m.) costituisce la *frequenza cardiaca* (Fc), è facile capire come esista la seguente relazione tra gettata cardiaca e gettata sistolica

$$GS \times Fc = GC. \tag{1.1}$$

La gettata sitolica nell'uomo è circa 70 ml per battito. Poiché il cuore batte di norma circa 70 volte al minuto, ossia la sua frequenza è 70/min, la gettata cardiaca è data da prodotto 70ml x 70/min = 4900 ml/min.

Usando un termine non molto rigoroso dal punto di vista geometrico, possiamo dire che cuore destro, cuore sinistro, circolo polmonare e circolo generale possono essere considerati come *sezioni* dell'apparato cardiovascolare. Sezioni sono pure l'insieme della arterie, l'insieme delle arteriole, dei capillari, delle venule e delle vene, sia che appartengano al circolo generale che al circolo polmonare. Risulta quindi che le sezioni sono le parti dell'apparato cardiovascolare poste tra loro in serie e che nell'unità di tempo tutte le sezioni sono attraversate dalla stessa quantità di sangue.

Diverse dalle sezioni sono i *distretti*. Nella figura 1.2 si può osservare come dall'aorta si stacchino arterie più piccole destinate a vari distretti costituiti dalle circolazioni di organi, muscoli e apparati. Ciascuna di queste arterie si suddivide in vasi più piccoli fino ai capillari ai quali fanno seguito le venule e le vene che confluiscono in una delle vene cave.

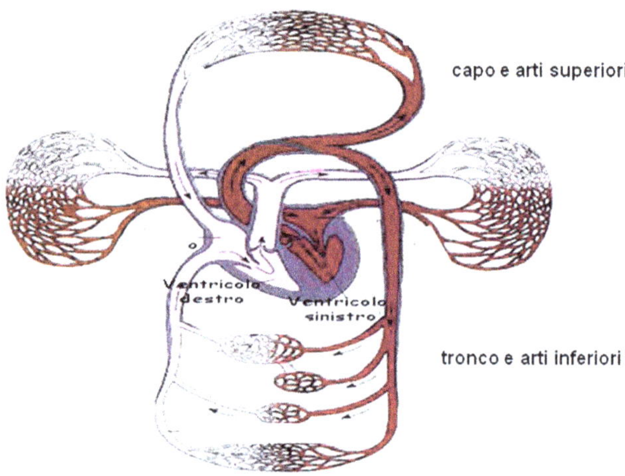

Figura 1.2 Organizzazione in parallelo dei distretti della circolazione sistemica.

L'insieme dei vasi che perfondono un distretto formano un *circolo distrettuale*. La figura 1.2 illustra chiaramente come i diversi distretti circolatori siano disposti tra loro in parallelo. E' ovvio come anche in ciascun distretto possiamo riscontrare sezioni (arteriole, capillari, ecc.) appartenenti a quello specifico distretto e poste tra loro in serie.

1.2 CONDIZIONI PER I MOVIMENTI DEL SANGUE NEL SISTEMA CARDIOVASCOLARE

La pressione sistemica media è la pressione che il sangue ha all'interno del sistema cardiovascolare *a cuore fermo*. Essa è la stessa in tutte le parti del sistema, siano esse arterie, vene e capillari del circolo generale o polmonare nonché cavità cardiache. L'azione di pompa del cuore può generare i movimenti del sangue nel sistema cardiovascolare soltanto se sono presenti due condizioni: a) che la pressione sistemica media sia maggiore di zero, e b) che i vasi siano distensibili. Affinché la pressione sistemica media sia maggiore di zero, è necessario che il sistema contenga un volume di sangue in eccesso.

Per comprendere come il valore della pressione sistemica media e la distensibilità dei vasi possano assicurare la progressione del sangue possiamo ricorrere ad uno schema estremamente semplificato dell'apparato cardiovascolare (Fig 1.3).

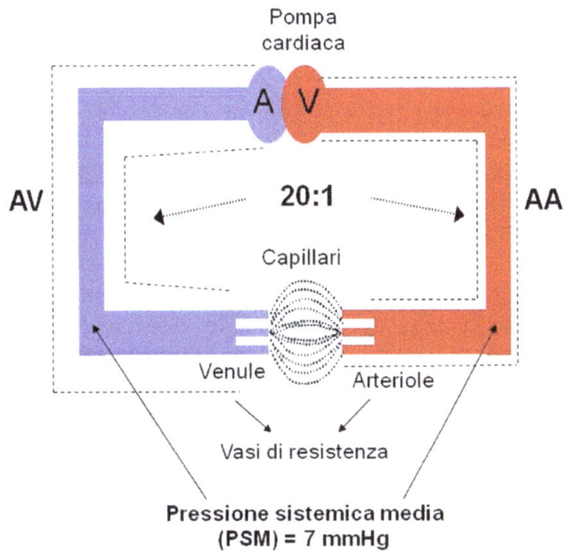

Figura 1.3 Modello semplificato dell'apparato cardiovascolare. Il rapporto 20:1 sta ad indicare che la capacità venosa è 20 volte superiore di quella arteriosa, per cui quando il sistema ha una pressione sistemica media di 7 mmHg, nei vasi venosi di capacità è contenuto un volume di sangue 20 volte superiore a quello contenuto nei vasi arteriosi. AA: albero arterioso; AV: Albero venoso. Per ulteriori spiegazioni si veda il testo.

Nella figura 1.3 il cuore è rappresentato come costituito da un solo atrio A e un solo ventricolo V. Dal ventricolo si diparte l'albero arterioso AA rappresentato da un solo condotto. A cuore fermo la parete di questo condotto può trovarsi nella posizione di riposo (linee continue) quando la pressione del sangue al suo interno è uguale a zero, o in una posizione distesa (linee tratteggiate) quando la pressione è maggiore di zero (7 mmHg nell'uomo).

Il sistema arterioso si continua nell'albero venoso AV attraverso un insieme di vasi di resistenza che ritardano il passaggio del sangue. Anche l'albero venoso, pure rappresentato da un solo condotto, può trovarsi in condizioni di riposo o disteso come indicano rispettivamente le linee continue e tratteggiate. La maggior distanza tra le linee tratteggiate e quelle continue del sistema venoso indica che la quantità sangue che questo può contenere, ossia la capacità, è assai superiore alla capacità del sistema arterioso.

Se, *a cuore fermo*, il sistema viene riempito di liquido in modo da non spostare le pareti arteriose e venose dalla posizione di riposo, la pressione che esso assume in tutte la parti del sistema, ossia la *pressione sistemica media, è uguale a zero*. Se in queste condizioni il ventricolo si contrae *(sistole),* esso può spingere il sangue che contiene nell'albero arterioso. Se, dopo essersi svuotato, il ventricolo si rilascia *(diastole)*, la pressione al suo interno sarà ancora zero. Poiché le modalità di riempimento del sistema hanno fatto sì che anche nell'albero venoso la pressione sia uguale a zero, il liquido per mancanza di un gradiente di pressione non potrà passare tra circolo venoso e cuore. Essendo il ventricolo vuoto, il battito successivo avrà luogo senza che si produca alcuna gettata sistolica. Così anche se il cuore continua a pulsare non si avrà gettata cardiaca e il sangue non potrà spostarsi.

Se al volume che riempie il sistema a pressione zero senza provocare alcuna distensione delle pareti si aggiunge un volume di liquido in eccesso che sposti le pareti alle linee tratteggiate, la pressione sistemica media salirà da zero a 7 mmHg. E' questo il valore che essa ha nell'apparato circolatorio dell'uomo a cuore fermo come si potrebbe avere con una stimolazione vagale sufficientemente intensa e protratta in grado di arrestare transitoriamente il cuore.

Immaginiamo ora che il cuore inizi a pulsare in presenza di una pressione sistemica media di 7 mmHg. Al primo battito esso pompa la gettata sistolica nell'aorta. Quando poi si rilascia, la pressione al suo interno cade al di sotto di quella di 7 mmHg presente dal lato venoso. In queste condizioni esiste un gradiente di pressione tra vene e cuore, per cui il cuore può riempirsi e immettere una seconda gettata nell'albero arterioso. Saranno quindi possibili tante gettate sistoliche successive e il sangue finirà per trovarsi in movimento. Poiché il susseguirsi di gettate sistoliche fa aumentare la pressione dal lato arterioso del sistema, questa sarà in grado di vincere le resistenze e di spingere il sangue nelle vene esercitando quella che viene chiamata *vis a tergo*.

Da quanto detto si può capire come l'attività del cuore sottragga sangue dall'albero venoso per trasferirlo in quello arterioso. Il cuore può quindi essere definito un *ripartitore di volume*. A causa di questa ripartizione possiamo immaginare come nello schema della figura 1.3 l'aumentato volume contenuto nell'albero arterioso ne faccia espandere la parete oltre le linee tratteggiate, mentre il ridotto volume dell'albero venoso permetta alla parete di ridursi tra le linee tratteggiate e quelle continue.

Nell'albero venoso alla riduzione del volume corrisponde una diminuzione di pressione al di sotto di 7 mmHg, mentre nell'albero arterioso all'aumento di volume corrisponde un aumento di pressione. Il cuore quindi, oltre ad essere un ripartitore di volume, è anche un *ripartitore di pressione*. L'aumento della pressione nell'albero arterioso è assai maggiore della diminuzione nell'albero venoso a causa della minore distensibilità delle arterie rispetto alle vene. Nel loro complesso le vene del circolo sistemico sono infatti 20 volte più distendibili delle arterie.

Con il proseguire dell'attività pulsatile del cuore, si stabilizza una situazione di equilibrio in cui le pressioni arteriosa e venosa rimangono costanti, senza che quella arteriosa superi un certo livello e, soprattutto, che quella venosa scenda a zero. L'equilibrio è dovuto al fatto che, quando nella sezione arteriosa si è stabilito un certo valore di pressione, il sangue viene spinto attraverso i vasi di resistenza in modo da passare nella sezione venosa. Questo passaggio, oltre a impedire alla pressione arteriosa di superare determinati limiti, impedisce alla pressione venosa di scendere a zero, permettendole di rimanere più elevata della pressione presente in diastole nelle cavità cardiache e di assicurare quindi il riempimento dei ventricoli.

Abbiamo visto che, se la pressione sistemica media è uguale a zero, la circolazione del sangue è impossibile anche se il cuore si contrae. Abbiamo anche visto che il fatto che la pressione sistemica media sia di 7 mmHg dipende dalla presenza nell'apparato cardiovascolare di un volume di sangue in eccesso. In genere questo volume rappresenta il 30% circa del volume totale di sangue di un soggetto normale. Da questo dato risulta che un soggetto può andare incontro ad arresto circolatorio, se, a causa di una emorragia, perde il 30% del sangue. In queste condizioni l'arresto circolatorio ha quindi luogo anche se il cuore per un certo tempo continua a pulsare. Il compito di chi interviene per salvare la vita di quel soggetto è quindi quello di ripristinare il volume in eccesso con trasfusioni di sangue. Se in condizioni di estrema emergenza il sangue non è disponibile, l'operatore può somministrare plasma, oppure soluzioni che contengano sostanze che sviluppino la stessa pressione colloidosmotica delle proteine plasmatiche, oppure, in casi estremi, della semplice soluzione fisiologica, tenendo presente che l'obiettivo a brevissimo termine è di fare in modo che si possa assicurare il riempimento diastolico del cuore garantendogli la possibilità di generare una gettata sistolica.

Oltre che per l'esistenza di una pressione superiore a zero, il movimento del sangue è anche possibile per il fatto che il sistema vascolare è distensibile. Immaginiamo per assurdo che tutte le sezioni, arteriosa, venosa e di resistenza, siano perfettamente rigide. L'unico effetto che la contrazione del cuore può indurre è, secondo la legge di Pascal, un aumento simultaneo della pressione in tutto il sistema, senza alcuna differenza o gradiente da un punto all'altro. Proprio per l'assenza di gradiente il sangue non si potrebbe muovere se i vasi fossero rigidi.

1.3 LE SEZIONI DELL'APPARATO CARDIOVASCOLARE

Abbiamo già detto nel capitolo 1.1 che le varie sezioni del sistema cardiovascolare sono poste tra loro in serie mentre i distretti sono posti tra loro in parallelo. La figura 1.4 riporta schematicamente le caratteristiche della pressione nelle varie sezioni in serie della circolazione sistemica e della circolazione polmonare. In questa rappresentazione il cuore è considerato un generatore di pressione. Va subito detto che, anche se questo non è indicato nella figura, la pressione genera movimento del sangue e cioè flusso, nel senso che la pressione presente in ciascuna sezione determina il flusso nella sezione successiva.

La direzione del flusso, oltre che dal gradiente di pressione, è determinata dalla presenza di valvole unidirezionali in alcuni punti dell'apparato cardiovascolare. Nella sezione raffigurante il ventricolo sinistro si può osservare come la pressione presenti ampie oscillazioni da un valore dato per approssimazione come 0 a un valore di circa 120 mmHg. Queste variazioni sono dovute al susseguirsi di contrazioni (sistoli) e rilasciamenti del cuore (diastoli). Se dal ventricolo ci spostiamo nell'aorta e nelle grosse arterie che insieme all'aorta per la loro distensibiltà formano il *mantice arterioso*, vediamo come le oscillazioni pressorie continuino a raggiungere lo stesso valore massimo o sistolico ma nella loro caduta si arrestino a 70-80 mmHg. Questa limitazione della caduta della pressione arteriosa rispetto alla pressione ventricolare è dovuta sia alle resistenze periferiche sia alla presenza della valvola aortica che permette il passaggio di sangue dal ventricolo all'albero arterioso, ma in diastole ne impedisce il ritorno nel ventricolo.

Dopo i vasi del mantice arterioso, la figura 1.4 riporta le arteriole precapillari o *vasi di resistenza.* Passando attraverso questi vasi, la pressione si riduce sia come valore medio che come ampiezza delle oscillazioni. La riduzione di ampiezza delle oscillazioni fino alla loro scomparsa fa sì che nei capillari, o *vasi di scambio,* la pressione cessi di essere pulsatoria e diventi continua. Naturalmente lungo gli stessi capillari è presente un certo modesto grado di resistenza, per cui la pressione presenta ancora una certa riduzione, anche se di minore entità rispetto a quella a cui è andata incontro nei vasi di resistenza.

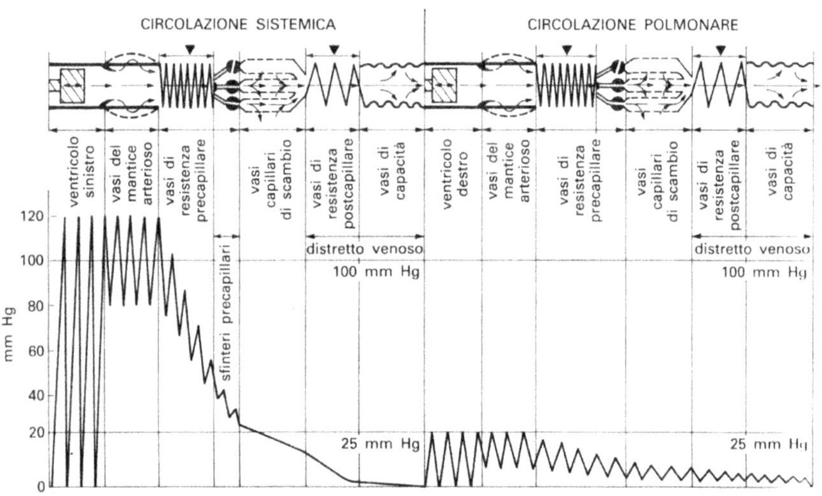

Figura 1.4 Variazione della pressione nelle diverse sezioni dell'apparato cardiocircolatorio. Vedi spiegazione nel testo. (da B. Folkow & E. Neil, Circulation O.U.P, 1961).

Mentre la riduzione della pressione media lungo le arteriole precapillari è dovuta alle resistenze presenti nel tratto attraversato, la riduzione progressiva della pulsatilità fino alla scomparsa nei capillari è dovuto all'effetto combinato delle resistenze e della distensibilità elastica o *compliance* delle arterie. Anche se su questo tema torneremo in un altro capitolo di questo libro, è opportuno chiarire fin d'ora come la distensibilità dei grossi vasi arteriosi, in primo luogo dell'aorta, attenui, rispetto ad un tubo rigido, la pressione sistolica e innalzi la pressione diastolica. Infatti, proprio in quanto distensibili, i vasi arteriosi si espandono in sistole durante l'eiezione ventricolare e ritornano nella posizione di riposo durante la diastole. L'espansione durante l'eiezione ventricolare fa sì che le pareti arteriose assorbano e accumulino parte dell'energia destinata all'aumento sistolico della pressione. Questa energia viene restituita al sangue sotto forma di pressione diastolica proprio quando, a causa del recupero elastico, le arterie tornano nella posizione di riposo. L'effetto della distensibilità arteriosa nel ridurre l'ampiezza delle oscillazioni pressorie è detto *effetto mantice* o *effetto Windkessel.*

L'azione combinata dell'effetto mantice con quello delle resistenze poste a valle fa sì che le pulsazioni della pressione scompaiano e che il flusso da pulsatile diventi continuo.

Superati i capillari del circolo sistemico, troviamo il distretto venoso formato da *venule* e *vene.* In questi vasi, in un soggetto sdraiato, la pressione è di pochi mmHg. A causa della loro elevata distensibiltà vene e venule sono considerate *vasi di capacità.* Il loro contenuto di sangue aumenta con il passaggio dalla posizione clinostatica a quella ortostatica. Nella posizione eretta la pressione idrostatica aumenta nelle vene situate al di sotto del cuore in misura proporzionale alla distanza tra il cuore e il tratto venoso considerato.

Attraverso l'atrio destro il sangue passa nel ventricolo destro dal quale ha inizio il circolo polmonare. Poiché le resistenze del circolo polmonare sono molto più basse di quelle del circolo sistemico, anche i valori pressori sono più bassi. Così nel ventricolo destro e nell'arteria polmonare il valore raggiunto dalla pressione in sistole è circa un sesto del valore raggiunto nel ventricolo sinistro e nell'aorta.

Nella figura 1.4 si può anche vedere come le oscillazioni pressorie, assenti nei capillari del circolo sistemico, persistano nei capillari del circolo polmonare. La persistenza è dovuta al fatto che nel circolo polmonare le resistenze precapillari sono molto basse. Va detto tuttavia che le pulsazioni che si osservano nei capillari del circolo polmonare non sono soltanto quelle originate nel ventricolo destro e trasmesse in via anterograda, ma anche quelle originate nell'atrio sinistro e trasmesse in via retrograda.

La quantità di sangue che nell'unità di tempo percorre ciascuna sezione dell'apparato cardiovascolare è la gettata cardiaca che abbiamo visto essere il prodotto della gettata sistolica per la frequenza. Riferita alle singole sezioni la gettata cardiaca può anche essere definita *portata.* Come abbiamo già detto in precedenza, la portata è la stessa per tutte le sezioni. Se invece delle sezioni consideriamo i distretti dell'apparato cardiovascolare, vediamo come la quantità di sangue che nell'unità di tempo scorre attraverso un distretto è indicato con il termine di flusso ematico per quel distretto. E' ovvio che ciascun flusso distrettuale è una frazione della gettata cardiaca.

Sia che si parli di gettata cardiaca, di portata o di flusso, i valori vengono espressi in unità di volume nell'unità di tempo, in genere come ml/min. Gli attuali strumenti per la misurazione dei flussi rilevano in realtà la velocità del sangue. Conoscendo questo valore, il flusso può essere ottenuto moltiplicando la velocità per la superficie di sezione trasversa del vaso esplorato, ossia dell'aorta ascendente, se si vuole misurare la gettata cardiaca, o una qualsiasi arteria distrettuale, se si vuole misurare un flusso distrettuale. Infatti, se la velocità è espressa in cm/min e la sezione del vaso in cm^2, il flusso sarà $cm/min/cm^2$ ossia in cm^3/min, vale a dire ml/min. E' bene in ogni caso tenere presente che velocità del sangue e flusso sono concetti diversi, in quanto soltanto il secondo informa sulla quantità di sangue che attraversa un vaso o un distretto circolatorio nell'unità di tempo.

Abbiamo detto che la portata è la stessa in tutte le sezioni dell'apparato cardiovascolare. Non tutte le sezioni hanno però la stessa superficie. Se infatti la superficie di sezione dell'aorta ascendente è di 4 cm^2, la superficie di sezione equivalente di tutte la arteriole precapillari prese insieme è di 60 cm^2, ossia 15 volte superiore. La superficie di sezione aumenta ulteriormente per diventare 60 volte superiore a quella dell'aorta nei capillari in condizioni di riposo, quando solo un quarto di questi vasi sono pervi. In questa situazione la superficie di sezione complessiva dei capillari è di 2800 cm^2. Se poi tutti i capillari sono aperti, la superficie di sezione totale aumenta ancora di quattro volte raggiungendo il valore di 11200 cm^2 con un'ovvia riduzione della velocità di scorrimento. Se infine consideriamo che la quantità di sangue pompata dal ventricolo sinistro in un minuto in un solo vaso (l'aorta) torna al cuore in un minuto attraverso due vasi (le due vene cave), è chiaro come in ciascuno di questi due vasi il sangue finisca per scorrere ad una velocità pari a circa metà della velocità con cui è stato immesso nell'aorta.

1.4 IL CONTENUTO DI SANGUE NELLE VARIE SEZIONI DELL'APPARATO CARDIOVASCOLARE

Abbiamo già visto come nel circolo sistemico la porzione venosa sia 20 volte più distensibile della porzione arteriosa. In conseguenza di questa maggiore distensibilità, a parità di pressione e a cuore fermo, le vene dovrebbero contenere una quantità di sangue proporzionalmente maggiore delle arterie. Tuttavia, poiché il cuore, pulsando, funge da ripartitore di volume e di pressione tra vene e arterie, la distribuzione del sangue nelle varie parti o sezioni dell'apparato cardiovascolare è quella illustrata nella figura 1.5, dalla quale risulta come, pur in presenza di un volume di sangue in eccesso, la quantità contenuta nel versante venoso sia soltanto 7 – 8 volte superiore alla quantità contenuta nelle arterie.

Se, partendo dalla situazione che si avrebbe a cuore fermo e a una pressione sistemica media di 7 mmHg, l'attività cardiaca fa aumentare pressione e quantità di sangue nelle arterie a scapito delle vene, si comprende il quadro che si viene a determinare in presenza di una insufficienza contrattile ventricolare. Dato che questa consiste in un minore sviluppo di forza da parte del ventricolo, la ripartizione di pressione e sangue sarà più o meno gravemente compromessa, per cui una riduzione della gettata sistolica immetterà una quantità ridotta di sangue nell'albero arterioso e permetterà un aumento della quantità contenuta nell'albero venoso. Anche la pressione risulterà diminuita nel letto arterioso e aumentata nel letto venoso.

Nel momento in cui insorge un'insufficienza del ventricolo sinistro, pressione e volume si riducono nelle arterie del circolo sistemico e aumentano nel circolo polmonare, mentre se l'insufficienza contrattile riguarda il ventricolo destro pressione e volume diminuiscono nell'arteria polmonare e aumentano nelle vene del circolo sistemico. Clinicamente l'aumento della pressione venosa è rivelato da un turgore delle vene del collo.

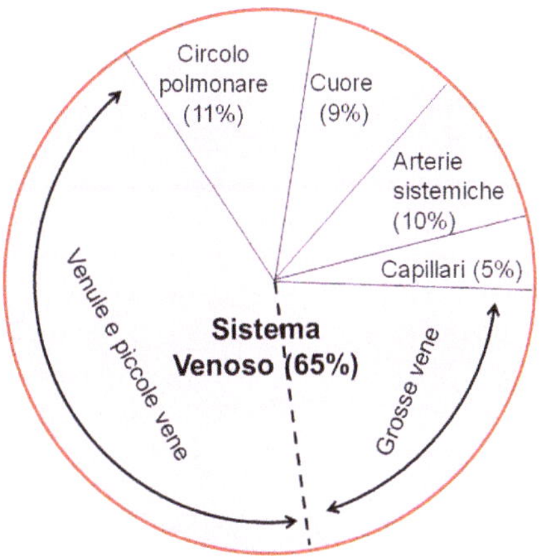

Figura 1.5 Distribuzione del volume ematico in un soggetto a riposo.

L'aumento della pressione e del volume nelle vene del circolo sistemico non è necessariamente dovuta ad un'insufficienza primitiva del ventricolo destro: essa può infatti aumentare quando un'insufficienza ventricolare sinistra esercita a ritroso il suo effetto sul ventricolo destro attraverso il breve circolo polmonare che, come abbiamo visto, è a bassa resistenza. Questo processo comporta un aumento della pressione nel circolo polmonare. Il ventricolo destro mal sopporta un sovraccarico di pressione per cui in un tempo relativamente breve vede diminuire la sua efficacia come pompa, cioè diventa anch'esso insufficiente.

Scheda di applicazione pratica: la pressione di cuneo (wedge pressure) ed edema polmonare

Nel circolo polmonare la propagazione retrograda delle oscillazioni di pressione generate nell'atrio sinistro permette la registrazione della pressione atriale sinistra con un metodo scarsamente invasivo. Un catetere leggero e flessibile, recante un palloncino gonfiabile attorno all'apice e collegato con un manometro, viene introdotto in una vena periferica (es. in una vena femorale) e spinto nell'arteria polmonare attraverso la cava inferiore, l'atrio e il ventricolo di destra. Dall'arteria polmonare la punta del catetere e il palloncino vengono fatti entrare in uno dei due rami nei quali si divide l'arteria e spinti fino a che il palloncino si incunea in un rametto periferico. In questo modo la punta del catetere riceve la pressione che si propaga a ritroso dall'atrio sinistro, mentre, a causa del palloncino, non viene raggiunta dalla pressione generata dal ventricolo destro.La pressione atriale sinistra registrata con questa procedura di incuneamento del catetere viene detta pressione di cuneo o, in inglese, wedge pressure.

La registrazione della pressione di cuneo è possibile in quanto, oltre alle resistenze precapillari, nel circolo polmonare sono basse anche le resistenze postcapillari. Il basso valore delle resistenze postcapillari interessa non soltanto in quanto rende possibile la registrazione della pressione nell'atrio sinistro, ma anche perché limita la pressione all'interno dei capillari alveolari. Va infatti ricordato che, se le resistenze postcapillari del circolo polmonare fossero uguali a quelle del circolo sistemico, ostacolerebbero il passaggio del sangue dai capillari alle vene, mentre le basse resistenze precapillari ne favorirebbero l'ingresso con ovvio aumento della pressione nei capillari con fuoriuscita di liquido negli interstizi e conseguente edema polmonare.

L'edema può essere prima interstiziale con forte limitazione degli scambi gassosi e poi può diventare " edema polmonare franco" con stravaso di liquido negli alveoli. Nel secondo caso si crea una condizione paragonabile all'annegamento. Si dice infatti che nell'edema polmonare il paziente "annega" nel proprio liquido. Proprio a causa delle basse resistenze postcapillari, l'edema polmonare può aversi quando il deflusso del sangue dai capillari alveolari è limitato per aumento della pressione nell'atrio sinistro in seguito a insufficienza del ventricolo sinistro o a un vizio della valvola mitrale.

1.5 RIASSUNTO

Generalità sull'apparato cardiovascolare

L'apparato cardiovascolare o cardiocircolatorio è costituito dal cuore e dai vasi.

Dalle due vene cave il sangue proveniente da vari tessuti giunge all'atrio destro dal quale passa al ventricolo destro che lo pompa nel circolo polmonare. Dal circolo polmonare il sangue torna all'atrio sinistro, quindi al ventricolo sinistro che lo pompa nell'aorta dalla quale viene distribuito al circolo generale.

Atri e ventricoli del cuore, circolo generale e circolo polmonare sono posti in serie tra loro, per cui la quantità di sangue che nell'unità di tempo passa attraverso il circolo generale deve anche passare attraverso il circolo polmonare mantenendo tra loro uguali le gettate dei due ventricoli.

La gettata cardiaca è la quantità di sangue che in un minuto viene pompata da ciascun ventricolo. Nell'uomo la gettata cardiaca è circa 5 litri al minuto. La gettata sistolica è la quantità di sangue (70 ml circa) che ad ogni battito viene pompata da ciascun ventricolo. La gettata cardiaca è data dal prodotto della gettata sistolica per la frequenza cardiaca.

Cuore destro, cuore sinistro, circolo polmonare e circolo generale formano sezioni dell'apparato cardiovascolare. Sezioni sono pure l'insieme delle arterie, l'insieme delle arteriole, dei capillari, delle venule e delle vene sia del circolo generale che del circolo polmonare. Le sezioni dell'apparato cardiovascolare sono poste tra loro in serie.

A differenza delle sezioni, i distretti dell'apparato circolatorio riguardano la circolazione in singoli organi o parti del corpo e sono disposti tra loro in parallelo.

Condizioni per i movimenti del sangue nel sistema cardiovascolare

La pressione sistemica media è la pressione che il sangue ha all'interno di tutto il sistema cardiovascolare a cuore fermo.

Affinché il cuore possa fare circolare il sangue sono necessarie due condizioni: a) che la pressione sistemica media sia maggiore di zero, e, b) che i vasi siano distensibili. La pressione sistemica media è maggiore di zero in quanto il sistema contiene un volume di sangue in eccesso.

L'esistenza di una pressione a cuore fermo superiore a zero permette al sangue venoso di passare nel cuore dopo che lo svuotamento sistolico ha portato a zero la pressione nella cavità cardiache. Lo svuotamento è possibile soltanto se i vasi sono distendibili e possono ospitare, oltre al volume in eccesso, anche il sangue pompato dal cuore. Nell'uomo la pressione sistemica media è di circa 7 mmHg.

Pulsando, il cuore sposta sangue dal distretto venoso a quello arterioso, facendo diminuire la pressione nel primo e facendola aumentare nel secondo. Il cuore è quindi un ripartitore di volume e di pressione.

Le sezioni dell'apparato cardiovascolare.

Nel ventricolo sinistro la pressione presenta oscillazioni sisto-diastoliche da 0 a circa 120 mmHg. Nelle arterie le oscillazioni hanno un'ampiezza ridotta in quanto il loro valore diastolico è 70-80 mmHg a causa della presenza della valvola aortica e delle resistenze periferiche. Le oscillazioni sono inoltre meno ampie di quanto non sarebbero in assenza del mantice arterioso. Questo infatti attenua l'aumento della pressione in sistole e ne limita la caduta in diastole.

Ai vasi del mantice arterioso seguono i vasi (arteriole) di resistenza precapillari nei quali la pressione si riduce sia come valore medio che come ampiezza delle pulsazioni fino a che queste scompaiono nei capillari. La scomparsa delle pulsazioni nei capillari è dunque dovuta all'effetto combinato dell'effetto mantice e delle resistenze.

Ai capillari fanno seguito venule e vene lungo le quali nel soggetto sdraiato si ha una pressione piuttosto bassa. Il sangue venoso arriva all'atrio e al ventricolo destro che lo immette nel circolo polmonare. Nel circolo polmonare i valori pressori sono più bassi che nel circolo generale a causa delle minori resistenze pre- e postcapillari. Le basse resistenze permettono anche alla pressione di rimanere pulsatile nei capillari alveolari. Le pulsazioni nei capillari alveolari hanno anche una componente retrograda dovuta alle variazioni pressorie nell'atrio sinistro trasmesse a ritroso attraverso le basse resistenze postcapillari.

La gettata cardiaca nelle varie sezioni è detta portata. Nell'unità di tempo essa è uguale in tutte le sezioni. A differenza di quanto avviene nelle sezioni, la portata in ciascun distretto è una frazione della gettata cardiaca.

Poiché il flusso è dato dal prodotto della velocità per la superficie di sezione del tubo in cui un liquido fluisce, se il flusso è lo stesso per tutte le sezioni dell'apparato cardiovascolare, la velocità del sangue diminuisce con l'aumento della superficie trasversa delle sezioni. La sezione in cui la velocità è più bassa è costituita dai capillari sistemici.

Il contenuto di sangue nelle varie sezioni dell'apparato cardiovascolare

Nel circolo sistemico la sezione venosa è 20 volte più distensibile di quella arteriosa. Per questo motivo ci si aspetterebbe che, in presenza di un volume di sangue in eccesso, le vene contenessero una quantità di sangue 20 volte maggiore delle arterie. Tuttavia, poiché il cuore pulsando funge da ripartitore di pressione e di volume tra vene e arterie, la quantità contenuta nelle vene è soltanto 7 – 8 volte superiore alla quantità contenuta nelle arterie. La ripartizione è compromessa nell'insufficienza contrattile di un ventricolo. Pertanto se un ventricolo diventa insufficiente il volume di sangue e la pressione diminuiscono nella sezione arteriosa e aumentano nella sezione venosa.

BIBLIOGRAFIA

Folkow B, Neil E (1971) *Circulation.* Oxford University Press, New York, NY, USA.

Levick RJ (2009) *An introduction to cardiovascular physiology.* Fifth edition. Arnold, London.

Capitolo 2.

Struttura della fibra miocardica

2.1 LA FIBRA MIOCARDICA

Malgrado la cosa possa sembrare strana, i *cardiomiociti* costituiscono appena il 3% di tutte le cellule cardiache, essendo le altre costituite da cellule del tessuto connettivo, dei vasi, dell'epicardio, dell'endocardio e degli altri tessuti funzionali del cuore, nonché da cellule e fibre nervose.

Le fibre miocardiche, o cardiomiociti, sono fibre muscolari striate simili alle fibre muscolari scheletriche, ma, a differenza di queste, posseggono ciascuna un solo nucleo e un gran numero di mitocondri. Le fibre miocardiche sono circondate da un'abbondante rete capillare.

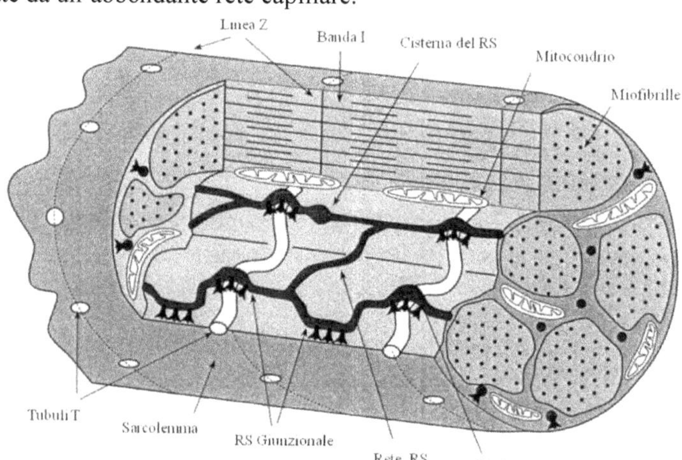

Figura 2.1 Sezione trasversale e longitudinale di un cardiomiocita. Vedi spiegazione nel testo. (modificata da Levick J. R., 2009).

Il cardiomiocita, composto da *miofibrille*, possiede una membrana detta *sarcolemma* (Fig 2.1). Nel sarcolemma si aprono i *tubuli T* che si affondano trasversalmente nel *sarcoplasma* tra l'emibanda I e la banda A (vedi oltre).

Il sarcoplasma è pure attraversato dal *reticolo sarcoplasmatico* (RS) formato da tubuli, tra loro anastomizzati, che percorrono la fibra secondo l'asse longitudinale perpendicolarmente ai tubuli T e sono pertanto detti *tubuli longitudinali*. All'incrocio con i tubuli T, i tubuli longitudinali presentano delle espansioni chiamate *cisterne*. In questo punto il RS prende il nome di *RS giunzionale*, mentre l'insieme tubulo T e cisterna costituisce la *diade*. Dall'interno della fibra il tubulo longitudinale si avvicina talora al sarcolemma, dove presenta espansioni simili a quelle che partecipano alla diade e prendendo anche qui il nome di RS giunzionale.

All'interno della fibra miocardica troviamo le miofibrille disposte secondo l'asse lungo della fibra e parallele tra loro. Le fibre sono costituite da sarcomeri che rappresentano le unità contrattili della fibra e quindi del miocardio. I sarcomeri di una miofibrilla hanno una lunghezza di circa 2 μm, sono disposti tra loro in serie e separati l'uno dall'altro dalle linee Z, che rappresentano quindi i limiti esterni di ciascun sarcomero. I sarcomeri appartenenti a miofibrille diverse di una stessa fibra sono tra loro paralleli. I cardiomiociti presentano delle ramificazioni che li connettono con altri cardiomiociti attraverso *dischi intercalari* (Fig 2.2). Questi sono formati dall'interdigitazione dei due cardiomiociti adiacenti collegati da *desmosomi* ricchi di glicoproteine.

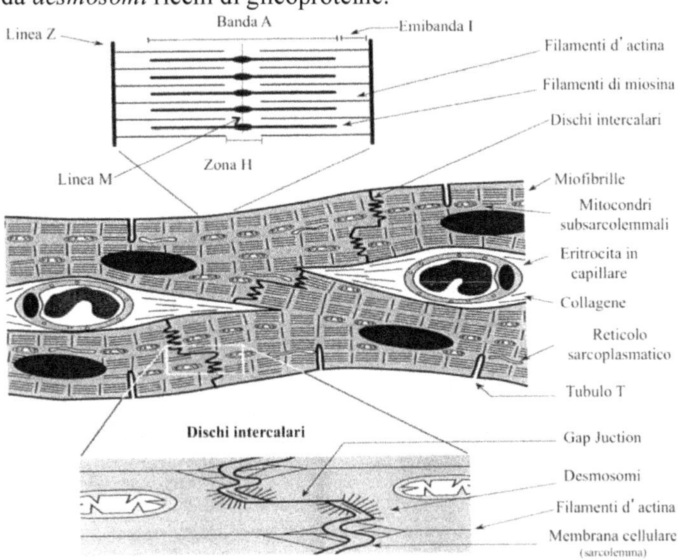

Figura 2.2 Organizzazione del sarcomero e sua collocazione nella fibra muscolare. Vedi spiegazione nel testo. (modificata da Levick J. R., 2009).

La presenza dei desmosomi assicura l'aderenza tra i due cardiomiociti attraverso quella che viene appunto chiamata *giunzione aderente*. Il passaggio dell'impulso da una cellula all'altra avviene attraverso la presenza di *gap junction* nel disco intercalare. La gap junction è formata da *connessoni* costituiti ciascuno da 6 ponti di *connessina-43*.

Attraverso i connessoni, gli ioni e le cariche elettriche possono passare da un cardiomiocita all'altro permettendo la trasmissione dell'impulso. La figura 2.2 illustra l'organizzazione e la struttura dei cardiomiociti. Come si può vedere nella parte centrale e in quella alta della figura, l'organizzazione in sarcomeri conferisce alla fibra miocardica il tipico aspetto striato, quale può essere osservato al microscopio ottico. Le striature sono innanzitutto costituite dall'alternarsi di bande chiare e bande scure. Le bande chiare sono indicate come *bande I*, in quanto risultano isotrope alla luce polarizzata, mentre quelle scure sono indicate come *bande A*, in quanto risultano anisotrope alla luce polarizzata. All'interno di una banda I è visibile una linea trasversale più scura, la linea Z, che la divide in due *emibande I*. All'interno della banda A si osserva una parte più chiara, la *zona H*, che contiene al suo interno una linea scura detta *linea M*.

Poiché le linee Z delimitano i sarcomeri, ciascuno di questi, compreso appunto tra due linee Z, è formato, come si può osservare nella parte alta della figura 2.2, e procedendo da sinistra a destra, da una emibanda I, da una banda A e da una seconda emibanda I. Nella contrazione le due linee Z si avvicinano, le emibande I si accorciano, mentre rimane invariata la lunghezza della banda A (Fig 2.3). All'interno della banda A la zona H si accorcia.

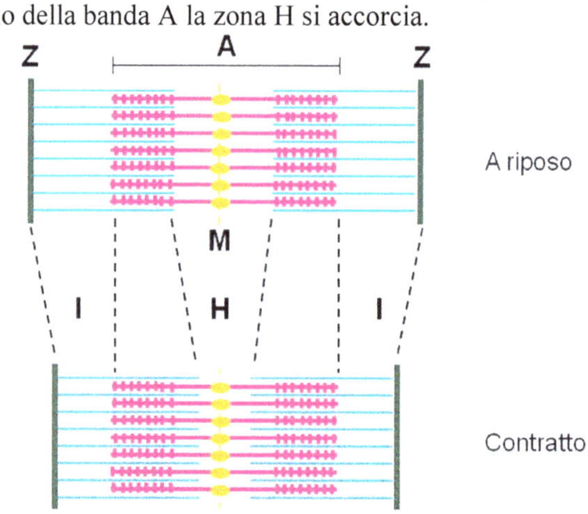

Figura 2.3 Accorciamento del sarcomero nella contrazione della fibra miocardica. Vedi spiegazione nel testo.

La struttura del sarcomero e lo scorrimento dei filamenti spiegano sia la natura della striatura, sia le variazioni che questa subisce nella contrazione. Come si può vedere nella parte alta della figura 2.2 e come viene messo in evidenza dalla microscopia elettronica, nel sarcomero si trovano *filamenti spessi*, formati da *miosina*, situati al centro e *filamenti sottili*, formati da *actina, troponina e tropomiosina,* situati nelle due parti periferiche e ancorati alle linee Z.

Le *emibande I* sono quelle parti del sarcomero in cui si trovano i filamenti sottili non embricati con i filamenti spessi, mentre la banda A è quella parte centrale del sarcomero caratterizzata dalla presenza dei filamenti spessi. La *banda A* più scura in quella parte in cui i filamenti spessi sono embricati con i filamenti sottili, mentre è più chiara al centro (zona H) dove manca l'embricatura.

Poiché la contrazione è dovuta allo scorrimento dei filamenti sottili verso la parte mediana del sarcomero, si comprende come le linee Z si avvicinino determinando l'accorciamento del sarcomero e come si accorcino anche le emibande I e la zona H, mentre rimane invariata la lunghezza della banda A in quanto essa corrisponde anatomicamente ai filamenti spessi (Fig 2.3).

Il cardiomiocita è formato da 3 tipi di proteine: le proteine miofibrillari o contrattili, le proteine regolatrici e le proteine strutturali.

2.2 LE PROTEINE MIOFIBRILLARI O CONTRATTILI

Le proteine miofibrillari sono la miosina e l'actina. Il peso molecolare della miosina è 470.000 D, mentre quello dell'actina è 43.000 D soltanto.

Molti filamenti di miosina tra loro paralleli formano il filamento spesso del sarcomero, mentre l'actina, insieme alle proteine regolatrici tropomiosina e troponina, forma il filamento sottile.

Un filamento spesso ha un dimetro di circa 100 Å e una lunghezza di 0.15-0.20 μm, mentre un filamento sottile ha un diametro di circa 45 Å e una lunghezza pressoché uguale a quella del filamento spesso.

Ciascun filamento spesso è formato da più molecole di miosina. Ciascuna molecola di miosina (P.M = 500.000 D) è formata da una porzione allungata, detta *coda*, che termina ad una estremità con 2 porzioni globulari che insieme costituiscono la *testa* (Fig 2.4). In particolare essa è costituita da 2 catene polipeptidiche (*catene pesanti)* avvolte una sull'altra a formare una spirale ad α-elica. Inizialmente le due catene pesanti decorrono linearmente a formare la coda della miosina. Al termine della coda le due catene si continuano nel *collo* della miosina, indicato nella figura dal simbolo S_2. Questo è separato dalla coda e dalla testa da due cerniere che permettono la flessione della testa (Fig 2.5). Superato il collo le due catene pesanti si separano, si ripiegano e si associano ciascuna con 2 catene corte polipeptidiche (*catene leggere)* andando a formare la testa di miosina, indicata nella figura 2.4 dal simbolo S_1.

La testa è sede di ponti trasversi in quanto presenta un sito di legame specifico per l'actina. Questo permette alla miosina di legarsi all'actina del filamento sottile. La testa della miosina è anche dotata di attività ATPasica.

Nella molecola di miosina possiamo inoltre distinguere 2 porzioni: la *meromiosina pesante* (MMP) e la *meromiosina leggera* (MML). La figura 2.4 illustra la disposizione di queste due componenti della miosina. La MML costituisce la coda, mentre la MMP forma sia il collo che la testa.

Le catene pesanti possono anche essere di *tipo α* o di *tipo β*. La diversa presenza di queste catene nella MMP ha permesso di riconoscere tre diverse forme funzionali di miosina, caratterizzate, a seconda della velocità decrescente della loro attività ATPasica, in V_1, V_2 e V_3.

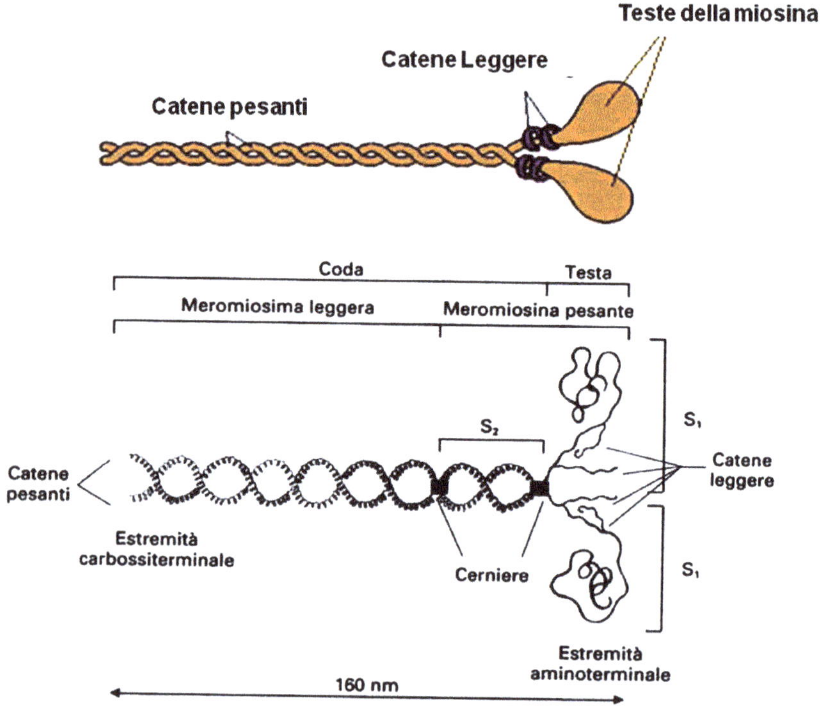

Figura 2.4 Struttura del filamento spesso del sarcomero. Si noti come meromiosina leggera e pesante non corrispondano alle catene leggere e pesanti. Vedi spiegazione nel testo. (modificata da Caldarera C.M., 1995).

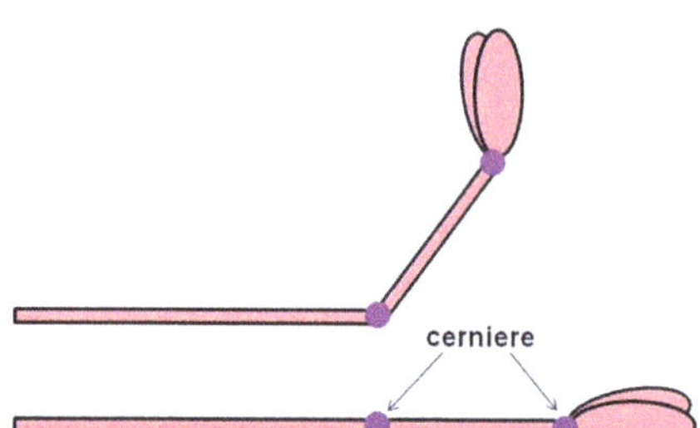

Figura 2.5 Cerniere del filamento spesso del sarcomero. Vedi spiegazione nel testo. (modificata da Caldarera C.M., 1995).

L'actina, costituente dei filamenti sottili, si può trovare in forma globulare *(G-actina)* o fibrosa *(F-actina)*. La G-actina è in forma di monomeri globosi, ciascuno del peso molecolare di 43000 D. La F-actina è invece un polimero formato da tanti monomeri disposti come una fila di perle. In seguito all'unione della miosina (filamento spesso) all'actina (filamento sottile) si forma actomiosina che ha un potere ATPasico 200 volte superiore a quello della miosina.

Nei filamenti sottili due catene di F-actina sono tra loro avvolte a formare una doppia elica destrorsa con un passo di circa 360 Å (Fig 2.6).

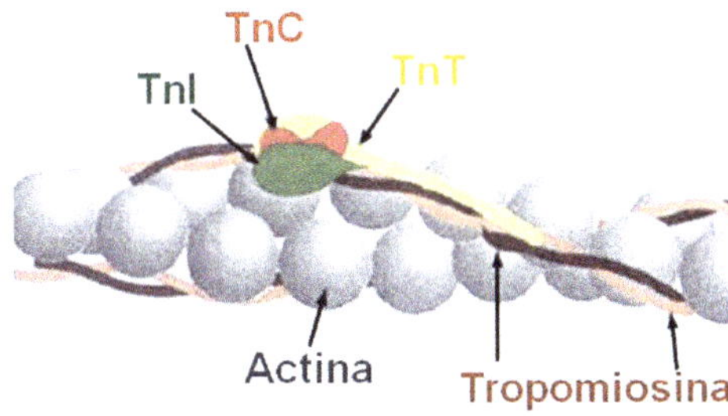

Figura 2.6 Struttura dei filamenti sottili. Vedi spiegazione nel testo.

Nei due angoli solidi, o solchi, della doppia elica sono situate, una per angolo, due molecole filamentose di *tropomiosina*, all'estremità delle quali si trova un complesso formato da 3 subunità di *troponina*. Tropomiosina e troponina vengono considerate proteine regolatrici. Ogni unità di G-actina presenta il sito di legame dove nella contrazione si inserisce il ponte trasverso della testa della miosina.

Se si osserva la figura 2.7 si vede come nella sezione traversa di un sarcomero ogni filamento sottile sia circondato da 3 filamenti spessi disposti come agli angoli di un triangolo, mentre ciascun filamento spesso sia circondato da 6 filamenti sottili disposti come agli angoli di un esagono

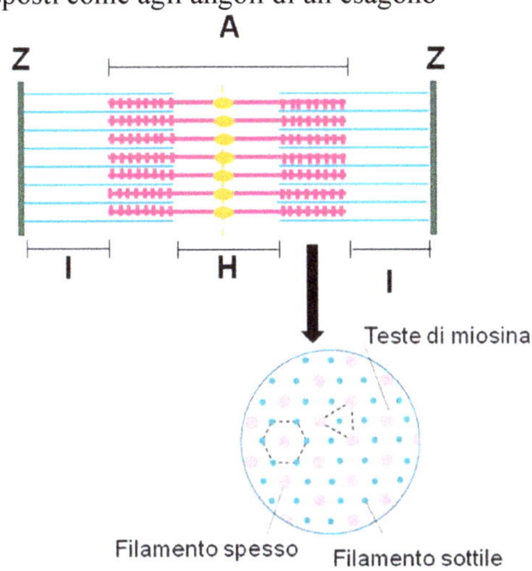

Figura 2.7 Disposizione dei filamenti spessi (rosa) e sottili (azzurro) nella sezione trasversa del sarcomero. Vedi spiegazione nel testo.

La figura inoltre mostra come le teste sporgano verso i filamenti sottili sui quali nella contrazione si inseriscono i ponti traversi.

2.3 LE PROTEINE REGOLATRICI

La tropomiosina e la troponina sono le proteine regolatrici del sarcomero e quindi della contrazione. La loro funzione sarà ripresa nella trattazione dell'accoppiamento eccitamento-contrazione (vedi cap. 4.4).

La tropomiosina ha un peso molecolare di 68000 D ed è formata da due catene ad alfa-elica avvolte a spirale (Fig 2.6). Essa si estende lungo i due solchi della doppia elica formata dalle due catene di F-actina e assicura la stabilità dei filamenti sottili.

La troponina (Tn) ha un peso molecolare di 76000 D. E' formata da 3 subunità: *TnC, TnI, TnT,* disposte, rispetto all'actina del filamento sottile, come indicato nella figura 2.6.

Dal punto di vista funzionale la *TnC* lega il Ca^{2+} alla fine del processo di accoppiamento eccitamento-contrazione, la *TnI* inibisce il sito di legame dell'actina per la miosina durante la diastole e, infine, la *TnT* è legata alla tropomiosina. Dopo che il Ca^{2+} è stato fissato dalla TnC, una modificazione della conformazione delle proteine regolatrici determina uno spostamento della tropomiosina, il quale causa l'esposizione dei siti di legame dell'actina (Fig 2.8). L'esposizione di questi siti permette l'inserimento dei ponti trasversi della miosina determinando il compiersi della contrazione.

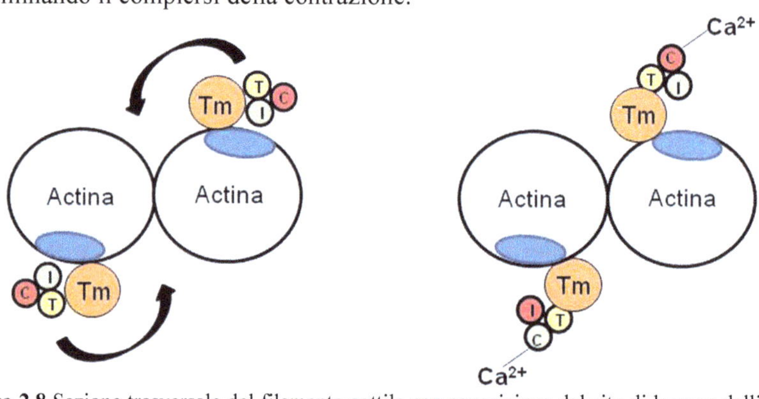

Figura 2.8 Sezione trasversale del filamento sottile con esposizione del sito di legame dell'actina per il ponte trasverso in seguito all'incremento della concentrazione di calcio nel sarcoplasma. Tm: tromomiosina; I, C e T: subunità della tropomiosina. Vedi spiegazione nel testo. (modificata da: Potter JD e Gergely, 1974).

2.4 LE PROTEINE STRUTTURALI

Le proteine strutturali del sarcomero sono l'*α- e la β-actinina*, la *desmina*, la *proteina C*, le *proteine della linea M*, la *nebulina* e la *titina* (Fig 2.9).

L'α- e la β-actinina sono, insieme alla desmina, componenti della linea Z. In particolare l'*α*-actinina è necessaria per l'attacco dei filamenti di actina alle linee Z.

La proteina C, la cui funzione non è ancora stata sufficientemente chiarita, è legata alla coda del filamento di miosina.

La nebulina contribuisce a mantenere l'allineamento dell'actina.

Le proteine della linea M sono disposte trasversalmente lungo più sarcomeri affiancati e contribuiscono a mantenere in registro i filamenti spessi di miosina (Fig 2.9), mentre i *filamenti di titina* uniscono le linee Z alle due estremità dei filamenti spessi. Proteine della linea M e titina impediscono lo sfibramento del sarcomero in caso di eccessivo stiramento. In particolare le proteine della linea M impediscono l'allontanamento dei vari filamenti spessi dalla parte centrale del sarcomero.

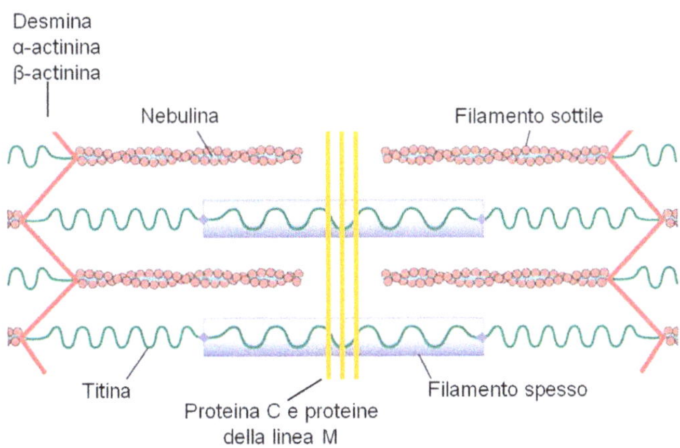

Figura 2.9 Le proteine strutturali del sarcomero. Vedi spiegazione nel testo.

2.5 RIASSUNTO

La fibra miocardica

Le fibre miocardiche sono fibre striate composte da miofibrille e delimitate da una membrana, detta *sarcolemma*, nella quale si aprono *tubuli T* che si affondano trasversalmente nel *sarcoplasma*. Il sarcoplasma è pure attraversato da tubuli longitudinali del *reticolo sarcoplasmatico*, che percorrono la fibra perpendicolarmente ai tubuli T. All'incrocio con i tubuli T, i tubuli longitudinali presentano delle cisterne, che con il tubulo T costituisce *la diade*. I cardiomiociti sono connessi fra loro attraverso *dischi intercalari* contenenti *desmosomi* (giunzione aderente). Le *gap junction* nel disco intercalare sono formate da *connessoni* e permettono la trasmissione dell'impulso da una cellula all'altra.

Le miofibrille disposte secondo l'asse della fibra e parallele tra loro contengono i *sarcomeri*. Questi sono delimitati da due linee Z, fra le quali sono presenti una emibanda I a ciascuna estremità e una banda A al centro, nella quale si distingue centralmente una zona H meno scura. Nella contrazione le due linee Z si avvicinano, le emibande I e la zona H si accorciano lasciando invariata la lunghezza della banda A.

Le banda A è costituita dai filamenti spessi, formati da miosina, mentre le emibande I sono formate da filamenti sottili ancorati alle linee Z e formati da actina, troponina e tropomiosina.

Le proteine miofibrillari o contrattili

Le proteine contrattili sono costituite dalla miosina e dall'actina. Tante molecole di miosina disposte parallelamente le une alle altre formano un filamento spesso.

Nella miosina, si distinguono una coda, un collo e una testa. Il collo è separato dalla coda e dalla testa da due cerniere. La coda e il collo sono costituiti da due catene pesanti avvolte a doppia elica, mentre la testa, bilobata, è costituita da catene pesanti e da catene leggere. La testa, oltre a contenere il sito di legame per l'actina, è la sede dell'attività ATPasica. La miosina viene anche suddivisa in due porzioni, la meromiosina leggera (coda) e la meromiosina pesante (collo e testa).

I filamenti sottili sono costituiti da due *catene di actina fibrosa* (polimero formato da tanti monomeri di actina globosa disposti in fila) tra loro avvolte a formare una doppia elica, dalla troponina e dalla tropomiosina. In seguito all'unione della testa della miosina con il sito attivo dell'actina si forma *actomiosina* che ha un potere ATPasico 200 volte superiore a quello della miosina.

Le proteine regolatrici

La tropomiosina e la troponina sono le proteine regolatrici del sarcomero e quindi della contrazione. La tropomiosina è formata da due catene ad α-elica avvolte a spirale. Si estende lungo i due solchi della doppia elica formata dalle due catene di F-actina e assicura la stabilità dei filamenti sottili.

La troponina (Tn) è formata da 3 componenti: TnC, TnI, TnT. La TnC lega il Ca^{2+} alla fine del processo di accoppiamento eccitamento-contrazione, la TnI nel miocardio a riposo (diastole) inibisce il sito di legame dell'actina per la miosina. La TnT, infine, è legata alla tropomiosina. Dopo il legame del Ca^{2+} alla TnC, la variazione conformazionale delle proteine di regolazione determina l'esposizione dei siti di legame dell'actina per le teste miosiniche permettendo il compiersi della contrazione.

Le proteine strutturali

Le proteine strutturali del sarcomero sono l'α e la β-actinina, la desmina, la proteina C, le proteine della linea M, la nebulina e la titina. Esse mantengono i filamenti ben organizzati nel sarcomero. In particolare le proteine della linea M e la titina impediscono lo sfibramento del sarcomero in caso di eccessivo stiramento.

BIBLIOGRAFIA

Caldarera CM (1995) *Biochimica sistematica.* CLUEB, Bologna.

Levick RJ (2009) *An introduction to cardiovascular physiology.* Fifth edition. Arnold, London.

Potter JD, Gergely J (1974) *Troponin, tropomyosin, and actin interactions in the Ca2+ regulation of muscle contraction.* Biochemistry. 13:2697-2703.

Capitolo 3.

Elettrofisiologia cardiaca

3.1 GENERALITÀ

I tessuti funzionali del cuore sono costituiti dal *miocardio atriale* e *ventricolare*, dal tessuto del *nodo del seno* e dal tessuto dei *sistemi di conduzione internodale*, *interatriale* e *atrio-ventricolare*.

Come avviene per tutte le membrane cellulari, anche le membrane delle fibre che costituiscono i tessuti funzionali del cuore sono polarizzate, ossia in condizioni di riposo presentano cariche positive all'esterno e negative all'interno (Fig 3.1 A). Quando invece vengono eccitate vanno incontro a depolarizzazione, ossia presentano cariche negative all'esterno e positive all'interno (Fig 3.1 B).

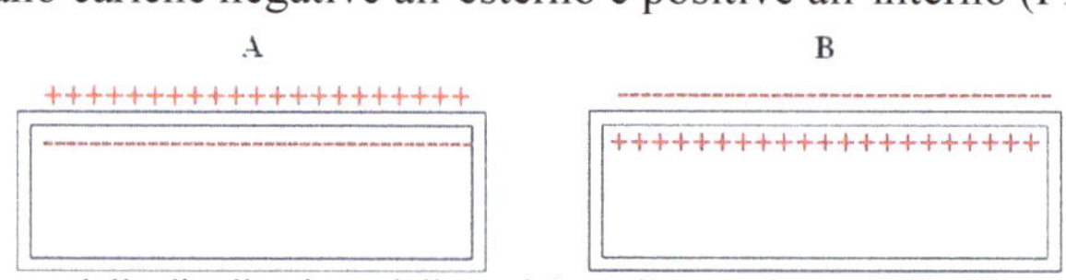

Figura 3.1 Schema della distribuzione delle cariche sulla membrana della fibra miocardica. A: a riposo; B eccitata. Vedi spiegazione nel testo.

Il grado di polarizzazione di una membrana in condizioni di riposo è detto potenziale di membrana a riposo, o semplicemente potenziale di membrana. La depolarizzazione a cui va incontro quando è eccitata costituisce il potenziale d'azione. La ripolarizzazione è il processo con il quale una membrana eccitata torna allo stato di riposo (Fig 3.2).

Il termine depolarizzazione per un processo che è in realtà un'inversione della polarità non è del tutto corretto, in quanto, a rigore, esso dovrebbe essere applicato soltanto all'annullamento dello stato di polarizzazione. In realtà, nei primi esperimenti di elettrofisiologia si è pensato che allo stato di eccitamento corrispondesse effettivamente la scomparsa della polarizzazione, per cui il termine depolarizzazione è sembrato il più appropriato ad una descrizione del fenomeno elettrico. Il termine è rimasto anche dopo che si è visto che si trattava di un'inversione di polarità.

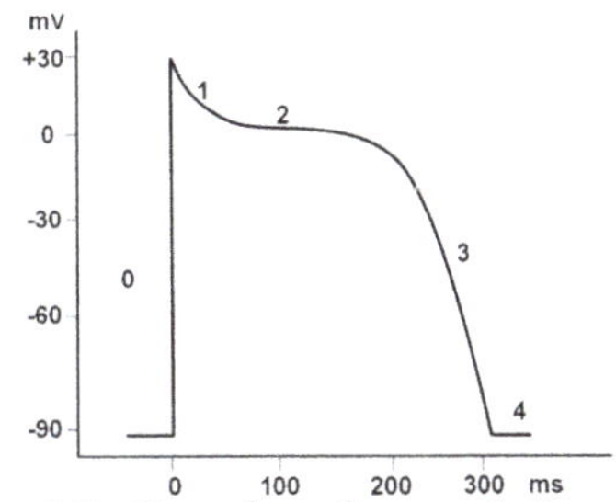

Figura 3.2 Potenziale d'azione della fibra miocardica ventricolare. Vedi spiegazione nel testo.

Nel caso di una fibra del miocardio ventricolare, il potenziale di membrana a riposo ha un'ampiezza di 80-90 mV, nel senso che l'interno è negativo di circa 90 mV rispetto all'esterno. Proprio perché l'interno è negativo si dice che questo potenziale è circa –90 mV, anche se bisogna ammettere che non è molto corretto esprimere come negativa una differenza di potenziale che dovrebbe invece venire espressa in valori assoluti. Allorché si ha la depolarizzazione, l'interno diventa positivo di circa 30 mV rispetto all'esterno. Per un motivo analogo a quello per cui si esprime come negativo il potenziale a riposo, il potenziale d'azione viene espresso come positivo per cui si dice che esso è di +30 mV. Dalla figura 3.2 si può anche vedere come l'ampiezza del potenziale d'azione finisce per essere di 120 mV. Dopo che il potenziale d'azione ha raggiunto la massima ampiezza, ha inizio la ripolarizzazione che determina il ritorno della fibra al potenziale di membrana a riposo.

Per comprendere i meccanismi responsabili del potenziale di membrana a riposo è necessario ricordare la distribuzione degli ioni all'esterno (liquido interstiziale) e all'interno della membrana (sarcoplasma) e prendere in considerazione alcune proprietà della membrana (Tabella 3.1).

CATIONI	ESTERNO	INTERNO	RAPPORTO
Na^+	145	14,5	10:1
K^+	4,6	140	1:30 circa
Ca^{2+}	3	1	3:1
Mg^{2+}	2	40	1:20
Totale cationi	**154,6**	**195,5**	
ANIONI	**ESTERNO**	**INTERNO**	**RAPPORTO**
Cl^-	117	3	39:1
HCO_3^-	31	7	4:1 circa
A^-	--	140,5	--
Altri	6,6	45	1:7 circa
Totale anioni	**154,6**	**195,5**	

Tabella 3.1 Concentrazioni degli anioni e dei cationi presenti all'interno e all'esterno della membrana plasmatica e relativo rapporto tra i due lati della membrana. Le concentrazioni sono espresse in milliequivalenti per litro (mEq/L).

I valori reali delle concentrazioni possono essere diversi da quelli riportati nella tabella, in quanto varie determinazioni possono dare risultati diversi.

Si noti che sia all'esterno che all'interno della membrana la somma dei cationi è uguale alla somma degli anioni. Questo equilibrio fa sì che non vi sia alcuna differenza di potenziale dovuta alla concentrazione degli ioni.

Nella determinazione del potenziale di membrana a riposo verranno considerati i seguenti ioni: Na^+, K^+, anioni proteici A^- e i Cl^- Si noti che in elettrofisiologia quando si parla di Cl^- si includono molte volte gli ioni HCO_3^- che, agli effetti della genesi del potenziale di membrana, hanno un comportamento abbastanza simile a quello dei Cl^-.

Per quel che riguarda le caratteristiche della membrana, è necessario ricordare che in condizioni di riposo essa è liberamente permeabile ai K^+ e ai Cl^-, assai scarsamente permeabile ai Na^+ e, sempre, totalmente impermeabile agli A^-. Ne consegue che in condizioni di riposo i Na^+ non possono entrare nelle fibra e gli A^- non ne possono uscire. Durante lo sviluppo del potenziale d'azione la membrana diventa transitoriamente permeabile ai Na^+, mentre rimane impermeabile agli A^- e diventa transitoriamente meno permeabile ai K^+.

Il passaggio di ioni attraverso la membrana avviene per la presenza di canali. Nel caso specifico dei Na^+, i canali sono chiusi in concomitanza del potenziale a riposo, mentre si aprono durante lo sviluppo del potenziale d'azione per richiudersi durante la ripolarizzazione (Fig 3.3).

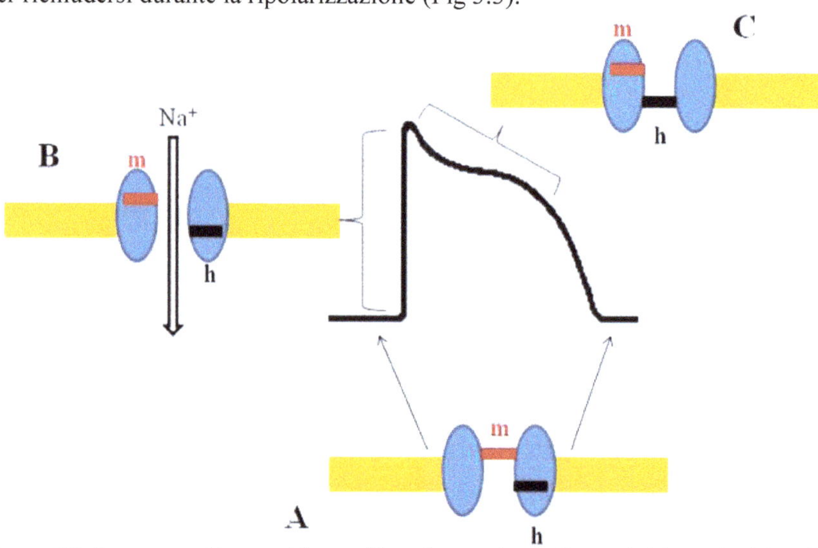

Figura 3.3 Apertura e chiusura dei cancelli m (in rosso) e h (in nero) del canale del Na^+. A: canale è chiuso ed eccitabile; B: il canale è aperto; C: il canale è chiuso ed ineccitabile. Vedi spiegazione nel testo.

La chiusura dei canali per il Na^+ è assicurata da due diversi cancelli: i *cancelli m* e i *cancelli h*. I cancelli *m* tengono i canali chiusi durante il potenziale di riposo (Fig 3.3 A) e si aprono all'arrivo di un eccitamento (Fig 3.3 B); i cancelli *h* invece si chiudono dopo il massimo della depolarizzazione (Fig 3.3 C), per riaprirsi progressivamente durante la ripolarizzazione ed essere sostituiti dai cancelli *m*. Terminata la ripolarizzazione si ha nuovamente la chiusura del canali da parte dei soli cancelli *m*.

E' importante il fatto che i cancelli *m* permettono alla fibra di venire eccitata, mentre i cancelli *h* la mantengono ineccitabile. Queste diverse caratteristiche dei due tipi di cancelli sono responsabili dell'eccitabilità della membrana durante la fase di riposo e dell'ineccitabilità dopo che si è compiuta la depolarizzazione. La membrana possiede anche canali per il Ca^{2+} che permettono l'ingresso di questi ioni nella fibra durante la ripolarizzazione la quale, come si vedrà più avanti, viene così rallentata.

Un'altra caratteristica della membrana cellulare è quella di essere sede di pompe e di scambiatori di ioni. Le pompe agiscono con meccanismo attivo, mentre gli scambiatori funzionano passivamente a seconda dei gradienti ionici. La pompa che interessa in questo contesto è la pompa per il Na^+ e il K^+ (pompa Na^+/K^+) o ATPasi Na-K dipendente, meccanismo che in continuazione estromette dalla fibra 3 Na^+ e vi immette 2 K^+. Un'altra pompa, che non interessa tanto l'elettrofisiologia quanto piuttosto il meccanismo di accoppiamento elettromeccanico è la pompa per il Ca^{2+}, meccanismo attivo che, come si vedrà più avanti, estromette i Ca^{2+} permettendo il completo rilasciamento della fibra e il mantenimento di un basso livello citoplasmatico di Ca^{2+}.

Lo scambiatore che interessa l'elettrofisiologia è lo scambiatore Na^+/Ca^{2+}, meccanismo passivo che, in dipendenza dalla concentrazione dei due ioni, li scambia tra l'esterno e l'interno della membrana. Questo scambiatore generalmente estrude 1 Ca^{2+} e immette 3 Na^+, ma può agire in senso inverso quando la concentrazione di Na^+ intracellulare è aumentata. E' dovuta a questo scambiatore parte della scarsa permeabilità della membrana al Na^+ che si ha nella fibra durante la fase 2 del potenziale d'azione (vedi oltre).

3.2 GENESI DEL POTENZIALE DI MEMBRANA A RIPOSO

Per spiegare la genesi del potenziale di membrana a riposo è necessario ricorrere ad alcune informazioni preliminari.

Immaginiamo di avere una vaschetta come quella schematizzata nella figura 3.4. La vaschetta è divisa in due compartimenti da una membrana permeabile che permette il passaggio di acqua ed elettroliti da un compartimento all'altro. Se mettiamo dell'acqua nei due compartimenti, essa raggiungerà lo stesso livello ai due lati della membrana. A questo punto possiamo mettere una certa quantità di NaCl nella vaschetta facendo però in modo che la sua concentrazione sia maggiore nel compartimento di sinistra rispetto a quello di destra (Fig 3.4 A). NaCl, o meglio Na^+ e Cl^-, migreranno da sinistra a destra fino a raggiungere la stessa concentrazione nei due compartimenti. L'equilibrio è stato raggiunto in virtù di un semplice gradiente di concentrazione (Fig 3.4 B).

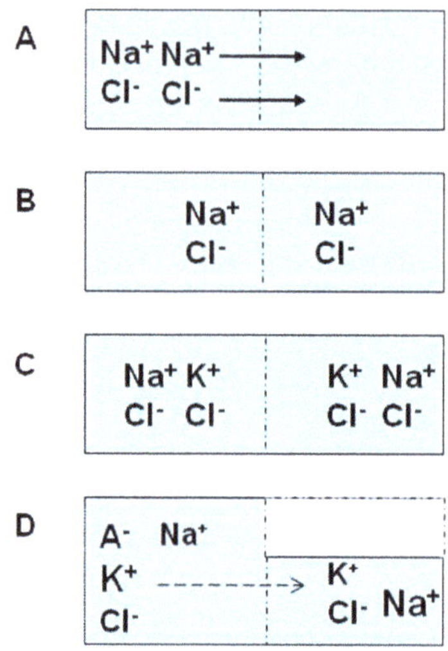

Figura 3.4 Distribuzione di ioni ai due lati di una membrana semipermeabile. Vedi spiegazione nel testo.

Quanto detto per il NaCl può essere detto anche se al suo posto vi fosse il KCl (Fig 3.4 C). Immaginiamo quindi di aggiungere K^+ e Cl^-, diffusibili attraverso la membrana, facendo in modo che abbiano la stessa concentrazione nei due compartimenti. Le concentrazioni saranno le stesse ai due lati della membrana, ossia

$$[K^+]_{sn} = [K^+]_{dx} \tag{3.1}$$

per gli ioni K^+ e

$$[Cl^-]_{sn} = [Cl^-]_{dx} \tag{3.2}$$

per gli ioni Cl^-.

Se poi nel compartimento di sinistra aggiungiamo anioni proteici A^- (Fig 3.4 D) per i quali la membrana non è permeabile, alcuni Cl^- migreranno da sinistra destra per cui avremo

$$[Cl^-]_{sn} + [A^-]_{sn} = [Cl^-]_{dx.} \tag{3.3}$$

La relazione indica che nel loro insieme gli ioni con carica negativa, ma non i Cl^- o gli A^- presi separamente, hanno la stessa concentrazione nei due compartimenti. Fino a questo momento non vi è alcuna differenza di potenziale tra i due lati della membrana.

Data l'uguale concentrazione di K^+ ai due lati della membrana, in assenza di differenze di potenziale la concentrazione di Cl^- nel compartimento di destra è maggiore che nel compartimento di sinistra. E' presente quindi un gradiente di concentrazione che farà migrare alcuni Cl^- da destra a sinistra. Questi porteranno con sé alcuni K^+ per ragioni di equilibrio elettrico, determinando una maggiore concentrazione di K^+ nel compartimento di sinistra. Le concentrazioni degli elettroliti nei due compartimenti saranno quindi:

$$[K^+]_{sn} > [K^+]_{dx} \text{ e } [Cl^-]_{sn} < [Cl^-]_{dx}. \quad (3.4)$$

Si noti che il Cl^- resta più concentrato a destra anche se in parte è passato nel compartimento di sinistra.

A causa della presenza di A^- nel compartimento di sinistra, avremo anche:

$$[K^+]_{sn} + [Cl^-]_{sn} + [A^-]_{sn} > [K^+]_{dx} + [Cl^-]_{dx}. \quad (3.5)$$

Questa relazione indica che la concentrazione totale degli ioni nel compartimento di sinistra è maggiore della concentrazione totale degli ioni nel compartimento di destra, per cui acqua verrà richiamata nel compartimento di sinistra, per cui acqua verrà richiamata nel comparto di sinistra. Da questa distribuzione degli ioni ai due lati della membrana gli unici ioni che da sinistra possono passare a destra sono i K^+ che a sinistra si trovano infatti più concentrati, mentre gli A^- non possono attraversare la membrana che è ad essi impermeabile e i Cl^- non possono muoversi contro gradiente.

In virtù del loro gradiente di concentrazione $[K^+]_{sn} > [K^+]_{dx}$, alcuni K^+ si sposteranno nel compartimento di destra senza essere seguiti né dai Cl^-, né tanto meno dagli A^-. Il risultato finale del passaggio a destra dei K^+ è la separazione di cariche tra i due compartimenti: a destra infatti con i K^+ arrivano cariche positive, mentre a sinistra alcuni A^- si troveranno senza bilanciamento elettrico da parte di cariche positive. Questa separazione di cariche comporta che il compartimento di destra diventi elettropositivo rispetto al compartimento di sinistra che diventa elettronegativo. L'equilibrio che si è così raggiunto è l'equilibrio di Gibbs - Donnan. Questo equilibrio comporta che, in presenza di uno ione non diffusibile da un lato della membrana (il lato sinistro nel nostro caso), il rapporto tra gli ioni diffusibili sia il seguente:

$$[K^+]_{sn}/[K^+]_{dx} = [Cl^-]_{dx}/[Cl^-]_{sn}, \quad (3.6)$$

dal quale deriva

$$[K^+]_{sn} \times [Cl^-]_{sn} = [K^+]_{dx} \times [Cl^-]_{dx} \quad (3.7)$$

La neutralità elettrica è possibile solo se in ciascun compartimento la somma degli anioni è uguale a quella dei cationi, mentre non viene raggiunta se, in presenza di ioni non diffusibili, il prodotto di quelli diffusibili è uguale nei due compartimenti. E' quest'ultimo il caso che abbiamo considerato, nel quale riveste notevole importanza il passaggio di K^+ da sinistra a destra. A causa di questo passaggio, in seguito all'equilibrio di Gibbs-Donnan si viene a determinare una differenza di potenziale che però non supera i 30 mV ed è quindi inferiore all'ampiezza del potenziale di membrana a riposo.

Quando è soddisfatto l'equilibrio di Gibbs-Donnan, le diverse quantità di ioni totali dai due lati della membrana generano una pressione osmotica che attira acqua nel compartimento di sinistra. Il valore di questa pressione è tale che, se dovesse verificarsi nelle cellule, potrebbe farle esploderle. La presenza di pompe ioniche nelle membrane cellulari non permette che venga raggiunto l'equilibrio di Gibbs-Donnan. Le pompe, quindi, evitano l'esplosione delle cellule per eccesso di osmolarità.

Anche la pompa Na^+/K^+ contribuisce a creare il potenziale di membrana a riposo. Per questo motivo essa viene considerata elettrogenica. In altre parole, nelle membrane biologiche, quali il sarcolemma della fibra miocardica, l'ampiezza del potenziale a riposo viene raggiunto, oltre sia in virtù della presenza della pompa Na^+/K^+, che espelle dalla fibra 3 Na^+ e vi immette 2 K^+, sia per la diversa permeabilità della membrana ai Na^+ e ai K^+.

A causa della scarsa permeabilità della membrana, i Na^+ non possono penetrare nella fibra e restano quindi 10 volte più concentrati all'esterno rispetto all'interno. All'esterno, inoltre, sono elettricamente bilanciati dai Cl^- che possono utilizzare la permeabilità che la membrana ha nei loro confronti per concentrarsi all'esterno dove sono richiamati dalle cariche positive dei Na^+. All'interno della fibra si trovano invece concentrati i K^+ che vi sono spinti attivamente dalla pompa Na^+/K^+. Anche se la membrana è ad essi permeabile, i K^+ rimangono concentrati all'interno della fibra per l'attrazione elettrica esercitata dagli anioni proteici A^-.

A questo punto dobbiamo prendere in esame i *potenziali di equilibrio* del Na^+ e del K^+. In generale il potenziale di equilibrio per uno ione può essere definito come la *forza che questo ione esercita su una membrana a causa del suo gradiente di concentrazione* tra i due lati della stessa membrana e che viene equilibrato dal gradiente elettrico. In termini più semplici si può dire che il potenziale di equilibrio di uno ione è la traduzione in termini di voltaggio della forza che lo ione esercita su una membrana con il suo gradiente di concentrazione. Se $\boldsymbol{x}$ è lo ione che consideriamo, il suo potenziale di equilibrio E_i viene calcolato con l'equazione di Nerst:

$$E_i = RT/nF \times log_n [\boldsymbol{x}]_e/[\boldsymbol{x}]_i, \qquad (3.8)$$

dove *R* è la costante dei gas (8,316 joules per °C di temperatura assoluta), *T* è la temperatura assoluta (273 + 37 = 310 °C), *n* è la valenza dello ione, *F* è il numero di Faraday (96.500 Coulombs per mole) e $[\boldsymbol{x}]_e/[\boldsymbol{x}]_i$ indicano la concentrazione di $\boldsymbol{x}$ rispettivamente all'esterno e all'interno della membrana. Log_n indica il logaritmo naturale che corrisponde ad 2,3 volte il logaritmo decimale *log*.

Disponendo dell'equazione di Nerst possiamo calcolare il potenziale di equilibrio per il Na^+ e per il K^+.

Nel caso del Na^+ avremo

$E_{Na} = RT/nF \times 2{,}3 \log [10]_e/[1]_i = RT/nF \times 2{,}3 \log 10$ (3.9)

Sostituendo RT e F con i rispettivi valori e considerando che sia la valenza del Na^+ è che il valore di log 10 sono uguali a 1, abbiamo

$E_{Na} = RT/nF \times 2{,}3 = 0.061\ V$, *ossia 61 mV.* (3.10)

Questo valore indica che, a causa della sua differenza di concentrazione, il Na^+ esercita dall'esterno sulla membrana una forza pari a 61 mV. Se la membrana fosse loro permeabile, questa forza spingerebbe i Na^+ verso l'interno della fibra. In tale compito il potenziale di equilibrio si somma al potenziale a riposo che, essendo negativo all'interno attira da questo lato della membrana gli ioni sodio che sono positivi. La forza totale, o *gradiente elettrochimico,* che spinge i Na^+ dall'esterno all'interno della fibra è quindi di 151 mV (61 + 90). Tuttavia, dato che a riposo la membrana è pochissimo permeabile ai Na^+, questi praticamente non penetrano nella fibra.

Vediamo ora di calcolare il potenziale di equilibrio per il K^+. Il rapporto tra la concentrazione all'esterno e all'interno della membrana è in questo caso 1/30. L'equazione di Nerst sarà pertanto

$E_K = RT/nF \times 2{,}3 \log 1/30.$ (3.11)

Poiché il logaritmo di 1/30 è uguale a –log 30, l'equazione diventerà

$E_K = RT/nF \times 2{,}3 (-\log 30).$ (3.12)

Poiché il valore di –log 30 è 1,47, avremo

$E_K = 61 \times (-1{,}47) = -90\ mV.$ (3.13)

In virtù del loro gradiente di concentrazione i K^+ esercitano sulla membrana una forza pari a -90 mV. Questa forza è esercitata dall'interno verso l'esterno, ossia tende a fare uscire i K^+ dalla fibra. Si noti che in questo caso il segno – indica che gli ioni agiscono dall'interno all'esterno.

Fino a questo punto della spiegazione non vi è ancora alcuna differenza di potenziale tra l'esterno e l'interno della membrana, ossia non si è ancora formato alcun potenziale di riposo. I K^+ sono però soggetti a due forze agenti in senso opposto: quella elettronegativa degli anioni proteici A^- che tende a trattenerli all'interno della fibra, e quella del loro gradiente di concentrazione che tende a spingerli all'esterno attraverso una membrana che è ad essi permeabile.

A causa della loro elevata concentrazione all'interno della membrana e alla permeabilità di questa, un piccolo numero di K^+ riesce a uscire dalla fibra senza che la loro concentrazione all'esterno abbia a variare in modo misurabile, ma determinando una separazione di cariche ai due lati della membrana proprio perché non sono seguiti dagli A^- che non possono uscire dalla cellula.

La fuoriuscita dei K^+ cessa quando la differenza di voltaggio tra l'esterno positivo e l'interno negativo è di 90 mV e si è quindi creata una situazione di equilibrio tra la forza che cerca di farli uscire e quella che cerca di trattenerli nella fibra. In questo modo si è venuto a determinare il potenziale di membrana a riposo, che risulta pertanto dovuto alla separazione tra cariche positive e negative come effetto della migrazione dei K^+.

In sintesi il potenziale di membrana a riposo si forma allorché l'elevata concentrazione degli ioni K^+ all'interno della fibra ne fa uscire un certo numero dalla fibra senza che essi possano essere accompagnati dagli A^-. L'elevata concentrazione dei K^+ all'interno della fibra è dovuta alla pompa Na^+/K^+. Questa, insieme alla bassissima permeabilità ai Na^+ della membrana a riposo, è anche responsabile dell'elevata concentrazione dei Na^+ all'esterno della fibra.

Il reale potenziale di riposo è leggermente meno negativo del potenziale di equilibrio previsto per il K^+ in quanto la membrana cellulare presenta una modestissima permeabilità anche ad altri ioni positivi, tra i quali lo stesso Na^+, che, essendo concentrati all'esterno, possono penetrare nella fibra.

3.3 POTENZIALE D'AZIONE

In seguito alla stimolazione *la fibra si depolarizza*, ossia diventa positiva di +30 mV all'interno rispetto all'esterno che risulta quindi negativo. La depolarizzazione della fibra e la successiva ripolarizzazione costituiscono il *potenziale d'azione*. Nel cuore il potenziale d'azione può avere una morfologia diversa a seconda del tessuto funzionale in cui si manifesta. Come riferimento prendiamo il potenziale d'azione di una fibra del miocardio ventricolare, con il quale metteremo a confronto i potenziali delle altre parti del cuore (vedi cap. 4.1).

La figura 3.5 illustra un potenziale d'azione del miocardio ventricolare dovuto alle variazione della conduttanza della membrana agli ioni Na^+, K^+ e Ca^{2+}. Come si può osservare dalla figura, il potenziale d'azione ha una durata (300-350 ms) assai maggiore dei potenziali delle fibre nervose e muscolari scheletriche. La maggior durata è dovuta ad una ripolarizzazione piuttosto lenta che assicura al miocardio un lungo stato di ineccitabilità o *refrattarietà* che dura praticamente per tutto il tempo della contrazione. Il lungo periodo di refrattarietà impedisce alla fibra di andare incontro ad una nuova contrazione prima di essersi rilasciata. Si comprende allora come, a differenza del muscolo scheletrico che ha un periodo refrattario confinato nella fase di latenza dopo uno stimolo, il cuore non possa andare incontro a tetanizzazione.

La figura 3.5 illustra come il potenziale d'azione di una fibra del miocardio ventricolare possa essere diviso in quattro fasi. Partendo dalla situazione di riposo o *fase 4*, osserviamo come l'improvvisa e rapida depolarizzazione venga indicata come *fase 0*. Al termine di questa fase l'esterno è 30 mV negativo rispetto all'interno. La parte positiva del potenziale d'azione viene chiamata *eccedenza* o *aggetto*. Subito dopo la *fase 0* inizia la depolarizzazione e si ha la *fase 1*. Questa fase dura molto poco, in quanto, non appena il potenziale di membrana è più o meno vicino allo zero, si ha un rallentamento della ripolarizzazione che costituisce la *fase 2*. Come si può facilmente capire, la *fase 2* è la causa della lunga durata del potenziale d'azione del miocardio ventricolare e quindi del lungo periodo refrattario. Dopo la *fase 2*, riprende la ripolarizzazione e si ha la *fase 3,* alla fine della quale il miocardio torna nella condizione di riposo caratteristica della *fase 4*. Vediamo ora quali sono i meccanismi ionici che determinano il potenziale d'azione.

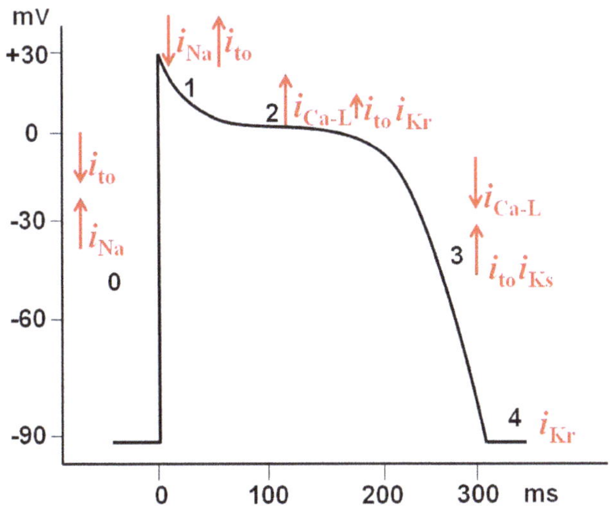

Figura 3.5 Potenziale d'azione della fibra miocardica ventricolare. In rosso le correnti ioniche responsabili delle fasi del potenziale miocardico. $\boldsymbol{i}_{Na}$: corrente del sodio; $i_{Ca\text{-}L}$: corrente del calcio; i_{to}, i_{kr} e $i l_{ks}$: correnti del potassio. Vedi spiegazione nel testo.

Quando un impulso ha raggiunto un punto della fibra, in questo punto si aprono i *canali rapidi voltaggio-dipendenti per il Na^+*. L'apertura dei canali per il Na^+ determina un aumento della conduttanza per il Na^+. Questo fluisce rapidamente all'interno della fibra in virtù del proprio potenziale elettrochimico che, come abbiamo visto, è di 151 mV.

La conduttanza per il Na^+ è indicata come *gNa*. I canali rapidi per il Na^+ sono detti voltaggio-dipendenti in quanto sono attivati da una riduzione dell'ampiezza del potenziale di membrana a riposo come avviene appunto all'arrivo di un impulso. La corrente dovuta alla loro apertura è indicata come $\boldsymbol{i}_{Na.}$

Il precipitarsi del Na^+ all'interno della fibra, o corrente del Na^+, è responsabile della fase 0 del potenziale d'azione. Infatti il flusso di cariche positive all'interno della fibra riduce l'ampiezza del potenziale di membrana fino ad invertirne la polarità, in modo che l'interno della fibra finisce per essere positivo di 30 mV rispetto all'esterno. La durata della fase 0 è di pochi millisecondi. La la somma del massimo della depolarizzazione (+30 mV) e il potenziale di membrana a riposo è detta *ampiezza del potenziale d'azione*. Nel caso che il potenziale a riposo sia -80 mV, l'ampiezza del potenziale d'azione è pari a 110 mV.

Durante la fase 0, oltre ad un aumento della conduttanza al Na^+, si ha una diminuzione della conduttanza al K^+. Ne consegue che durante la depolarizzazione l'ingresso di cariche positive legate al Na^+, non è accompagnato dall'uscita di cariche positive legate al K^+.

Terminata la fase 0, ha inizio la ripolarizzazione. Questa è inizialmente costituita dalla breve fase 1, dovuta a una rapida diminuzione della conduttanza al Na^+ e della corrispondente corrente che tuttavia non raggiungono il livello di riposo, e da un'iniziale ripresa della conduttanza al K^+.

Subito dopo la fase 1, il potenziale presenta le fase 2 o *plateau*, che è responsabile della lunga durata del potenziale d'azione cardiaco rispetto ai potenziali d'azione della maggior parte dei tessuti eccitabili. Il plateau è dovuto a tre fattori: 1) un aumento della conduttanza al Ca^{2+}, 2) un rallentamento della ripresa della conduttanza al K^+ e 3) il permanere di un certo, seppure piccolo, grado di conduttanza al Na^+.

L'aumento della conduttanza al Ca^{2+} è dovuto all'apertura di *canali di tipo L.* Si tratta di canali voltaggio-dipendenti che cominciano ad aprirsi quando nella fase 0 il potenziale di membrana si è ridotto a –45 mV. La corrente che ne deriva è detta di tipo L come i canali ed è indicata come $\boldsymbol{i}_{Ca\text{-}L}$. In virtù di questa corrente cariche positive entrano nella fibra rallentando il processo di ripolarizzazione.

Il rallentamento della ripresa della conduttanza al K^+, limita la fuoriuscita di cariche positive necessaria alla ripolarizzazione.

Il permanere di un certo grado di conduttanza al Na^+ è dovuto non tanto alla mancata chiusura di un piccolo numero di canali, quanto all'attivarsi di uno scambiatore passivo o antiporto Na^+/Ca^{2+} in seguito all'aumento della concentrazione del Ca^{2+} all'interno della fibra come conseguenza dell'ingresso di questo ione. In virtù di questo antiporto una piccola quantità di Na^+ continua a penetrare nella fibra durante tutta la fase 2.

L'ingresso di Ca^{2+} nella fibra durante la fase 2 del potenziale d'azione spiega perché, come vedremo più avanti, l'aumento della frequenza si accompagni ad un certo aumento della contrattilità.

Alla fine della fase 2 si chiudono i canali L per il Ca^{2+} e rallenta l'attività dell'antiporto, mentre riprende a salire la conduttanza per i K^+, che, permettendo la fuoriuscita di questi ioni dalla fibra, completa la ripolarizzazione e la fase 3. Terminata la fase 3 la fibra si trova nuovamente al potenziale di membrana a riposo o fase 4.

La ripolarizzazione presenta una componente iniziale, coincidente con la fase 1 del potenziale d'azione, e una componente ritardata che inizia nella parte finale della fase 2 e si compie con la fase 3. Come è già stato visto, la ripolarizzazione avviene ad opera di correnti per il K^+ rivolte verso l'esterno con le loro cariche positive.

La corrente del potassio presente nella fase 1 è detta corrente transitoria in uscita ed è indicata come $\boldsymbol{i}_{to}$. Le correnti presenti alla fine della fase 2 e nella fase 3 sono la stessa corrente $\boldsymbol{i}_{to}$ e due correnti rettificanti ritardate indicate rispettivamente come $\boldsymbol{i}_{Kr}$ e $\boldsymbol{i}_{Ks}$. Ovviamente a ciascuna corrente per il potassio corrisponde uno specifico canale. Avvenuta la ripolarizzazione, nella fase 4 è presente una *corrente rettificante in ingresso* indicata come i_{Kr}. Il termine "in ingresso" non deve creare confusione in quanto anche nella fase 4 la corrente del K^+ è rivolta verso l'esterno. Infatti la corrente del potassio nelle cellule cardiache è sempre in uscita. Si ricorda che in condizioni di riposo e durante il potenziale d'azione la pompa Na^+/K^+ è sempre attiva.

Complessivamente, durante un potenziale d'azione abbiamo due correnti rivolte verso l'interno: la corrente per il Na^+, responsabile della fase 0, e una per il Ca^{2+}, responsabile per la fase 2. Il ruolo di queste due correnti nella morfologia del potenziale d'azione è stato messo in evidenza da Carmeliet e Vereeke (1969) in una fibra del Purkinje.

La figura 3.6 illustra le variazioni che subisce un potenziale d'azione in seguito al trattamento combinato della fibra con *adrenalina* che apre i canali per il Ca^{2+} e con *tetrodotossina*, che chiude i canali per il Na^+. Rispetto alla situazione di riposo (Fig 3.6 A), la somministrazione di adrenalina determina uno spostamento in alto della fase 2 che è soprattutto dovuta ad una corrente di Ca^{2+} rivolta verso l'interno (Fig 3.6 B), mentre la somministrazione di tetrodotossina riduce l'ampiezza della fase 0 che invece è dovuta alla corrente rapida di Na^+ (Fig 3.6 C). Come si vede dalla figura 3.6 C e D, l'effetto combinato delle due sostanze modifica l'aspetto del potenziale d'azione facendogli assumere un aspetto a campana, risultante dall'innalzamento della fase 2 e dalla progressiva scomparsa della fase 0.

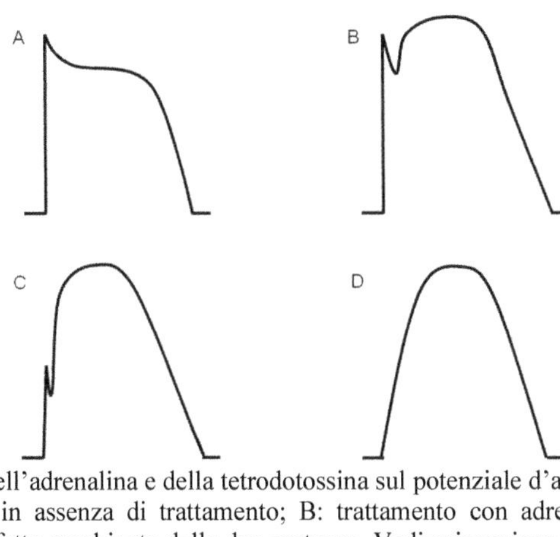

Figura 3.6 Effetto dell'adrenalina e della tetrodotossina sul potenziale d'azione del miocardio. A: potenziale d'azione in assenza di trattamento; B: trattamento con adrenalina; C: aggiunta di tetrodotossina; D: effetto combinato delle due sostanze. Vedi spiegazione nel testo. (da Carmeliet E e Vereeke J, 1969).

3.4 LE DEPOLARIZZAZIONI POSTUME

Un potenziale d'azione può essere responsabile di un'*attività indotta* capace di provocare la comparsa di *extrasistoli*. Questa attività indotta è costituita da *depolarizzazioni postume precoci e tardive*.

Come si può vedere dalla figura 3.7, le *depolarizzazioni postume precoci* si verificano lungo la fase 3 del potenziale d'azione, in genere quando la ripolarizzazione ha raggiunto -60 mV (Fig 3.7 A), mentre le *depolarizzazioni postume tardive* si manifestano soprattutto verso la fine della ripolarizzazione o nella fase 4 (Fig 3.7 B).

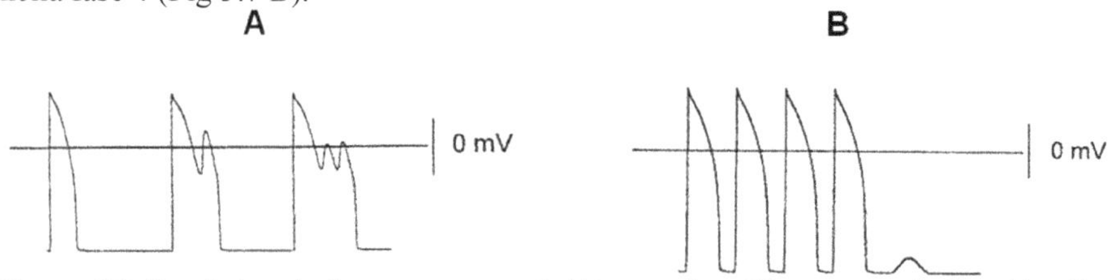

Figura 3.7 Depolarizzazioni postume precoci (A) e tardive (B) con genesi di tachicardia ventricolare. Vedi spiegazione nel testo.

Le depolarizzazioni postume possono essere causa di extrasistoli (vedi oltre). Quando insorgono più di una volta nel corso di un ritmo sinusale, queste extrasistoli seguono sempre dello stesso intervallo di tempo il battito sinusale che le precede e sono pertanto classificate come *ad accoppiamento fisso* al pari delle extrasistoli da rientro. Le extrasistoli da depolarizzazione postuma possono essere l'inizio di una *tachicardia ventricolare* ed esitare nella fibrillazione ventricolare (vedi oltre). Entrambe le depolarizzazioni postume possono essere attribuite a squilibri delle correnti del Ca^{2+}. In particolare, quelle precoci sembrano essere causate dal riattivarsi precoce dei canali per il Ca^{2+}, mentre le tardive da un sovraccarico intracellulare di Ca^{2+} che attiva lo scambiatore $3Na^+/1Ca^{2+}$.

3.5 RIASSUNTO

Elettrofisiologia cardiaca. generalità

A riposo la membrana delle fibre miocardiche ventricolari è polarizzata essendo l'interno di circa 90 mV negativo. Si dice allora che il potenziale a riposo è circa – 90 mV. In presenza di eccitamento si sviluppa il potenziale d'azione durante il quale l'interno diventa di +30 mV positivo rispetto all'esterno. L'ampiezza del potenziale d'azione è quindi di 110 -120 mV.

Il potenziale di membrana a riposo dipende dalla distribuzione degli ioni Na^+, K^+, A^- e i Cl^- all'esterno e all'interno della cellula. A riposo la membrana è permeabile ai K^+ e ai Cl^-, mentre è assai scarsamente permeabile ai Na^+ e totalmente impermeabile agli anioni proteici A^-, per cui i Na^+ non possono entrare nelle fibra e gli A^- non ne possono uscire. Durante lo sviluppo del potenziale d'azione la membrana diventa transitoriamente permeabile ai Na^+, mentre rimane impermeabile agli A^-.

I canali per il Na^+ posseggono 2 cancelli *m* e *h*. I cancelli *m* sono chiusi a riposo, ma si aprono all'arrivo di un eccitamento, mentre i cancelli *h* si chiudono al picco del potenziale d'azione e iniziano a riaprirsi durante la ripolarizzazione. Durante la ripolarizzazione si ha la progressiva chiusura dei cancelli *m*. Mentre i cancelli *m* permettono alla fibra di venire eccitata durante la fase di riposo, i cancelli *h* la rendono ineccitabile durante la fase di ripolarizzazione in quanto non si possono aprire all'arrivo di un nuovo eccitamento.

La membrana cellulare è anche sede di pompe attive e di scambiatori passivi di ioni. La pompa Na^+/K^+ estromette attivamente dalla fibra 3 Na^+ e vi immette 2 K^+. La pompa per il Ca^{2+} estromette i Ca^{2+} e permette il rilasciamento della fibra. Lo scambiatore $3Na^+/1Ca^{2+}$, normalmente permette l'uscita di Ca^{2+} e l'ingresso di Na^+, ma può anche agire in senso inverso per aumento della concentrazione del Na^+ all'interno della fibra. Questo scambiatore è in parte responsabile della bassissima permeabilità che la membrana al Na^+ conserva durante la fase 2 del potenziale d'azione.

Genesi del potenziale di membrana a riposo

Alla base della genesi del potenziale di membrana a riposo abbiamo: la scarsa o nulla conduttanza al sodio, una libera conduttanza al potassio e l'impossibilità degli anioni proteici ad uscire dalla fibra. E' inoltre attiva la pompa Na^+/K^+.

A causa della pompa Na^+/K^+ e della diversa conduttanza per i due ioni, il sodio si trova concentrato soprattutto all'esterno e il potassio all'interno della fibra. All'esterno il sodio è elettricamente bilanciato dagli ioni Cl^- (e bicarbonato), mentre all'interno il potassio è elettricamente bilanciato dagli anioni proteici. A causa della elevata concentrazione nella fibra, il potassio tende ad uscire verso l'esterno non accompagnato dagli A^-. Avvenuta una minima fuoriuscita di ioni K^+, le cariche elettriche si dissociano cosicchè l'esterno risulta positivo rispetto all'interno. In questo modo è stato raggiunto il potenziale di equilibrio per il potassio per cui il potassio cessa di uscire quando il potenziale di equilibrio è uguale o di poco superiore al potenziale di membrana. Il potenziale di equilibrio per uno ione è la traduzione in termini di voltaggio della forza esercitata dalla concentrazione dello ione. Si parla di potenziale di equilibrio in quanto viene equilibrato dal potenziale di membrana.

Il potenziale d'azione

La depolarizzazione della fibra fino a + 30 mV e la successiva ripolarizzazione costituiscono il potenziale d'azione.

Il potenziale d'azione del miocardio ventricolare ha una durata di 300-350 ms. Questa lunga durata è dovuta ad una ripolarizzazione lenta che assicura una lunga refrattarietà che dura per tutto il tempo della contrazione. Questo impedisce che la fibra possa ri-contrarsi prima di essersi rilasciata. Il cuore, quindi, non può andare incontro a tetanizzazione.

Partendo dalla situazione di riposo o fase 4, si ha un'improvvisa e rapida depolarizzazione fino a +30 mV, indicata come fase 0. La parte positiva del potenziale d'azione viene chiamata eccedenza o aggetto.

Nella fase 0 si aprono per pochi millisecondi i canali rapidi voltaggio-dipendenti per il Na^+ che entra rapidamente nella fibra. Durante questa fase 0 si ha anche una diminuzione della conduttanza al K^+, così che l'uscita di K^+ viene limitata.

Con la fase 1 ha inizio la prima parte della ripolarizzazione dovuta a una diminuzione della conduttanza al Na^+ e a un'iniziale ripresa della conduttanza al K^+ che determina una corrente transitoria in uscita indicata come $\boldsymbol{i}_{to}$.

La fase 2 o plateau è un rallentamento della ripolarizzazione ed è responsabile della lunga durata del potenziale d'azione miocardico. Essa è dovuta a tre fattori: 1) un aumento della conduttanza al Ca^{2+} per apertura di canali L, 2) un rallentamento della ripresa della conduttanza al K^+ e 3) il permanere di un certo, seppure piccolo, grado di conduttanza al Na^+ per attivazione dello scambiatore Na^+/Ca^{2+} da parte del Ca^{2+} entrato nella fibra.

L'apertura dei canali L per il Ca^{2+} avviene già nella fase 0 quando il potenziale di membrana si è ridotto a –45 mV.

Nella fase 3 prevale l'aumento della conduttanza al potassio. Nella fase 4 la fibra si trova nuovamente al potenziale di membrana a riposo caratterizzato da una debole corrente del potassio rivolta verso l'esterno.

Un potenziale d'azione modifica la propria morfologia in seguito al trattamento combinato della fibra con adrenalina, che apre i canali per il Ca^{2+}, e con tetrodotossina, che chiude i canali per il Na^+. La somministrazione di adrenalina determina uno spostamento in alto della fase 2 dovuta ad una corrente di Ca2+ rivolta verso l'interno. La successiva somministrazione di tetrodotossina riduce l'ampiezza della fase 0 fino a farla scomparire. L'effetto combinato delle due sostanze modifica l'aspetto del potenziale d'azione facendogli assumere un aspetto a campana.

Le depolarizzazioni postume

Le depolarizzazioni postume (*potenziali postumi*) possono provocare la comparsa di aritmie. Esse possono essere precoci o tardive. Le depolarizzazioni postume precoci si verificano come ritardi della ripolarizzazione lungo la fase 3 del potenziale d'azione; mentre quelle tardive si manifestano verso la fine della ripolarizzazione o nella fase 4. Attribuite a squilibri delle correnti del Ca^{2+}, le depolarizzazioni postume possono generare extrasistoli ad accoppiamento fisso e dare talora inizio a tachicardie ventricolari che possono esitare in fibrillazione.

BIBLIOGRAFIA

Carmeliet E e Vereeke J (1969) *Adrenaline and the plateau phase of the cardiac action potential. Importance of Ca++, Na+ and K+ conductance.* Pflüger's Archiv 313: 303-315

Taglietti V, Casella C (2000) *Principi di Fisiologia e Biofisica della Cellula. Vol. II: scambi tra cellula e ambiente.* La Goliardica Pavese, Pavia.

Capitolo 4.

I tessuti funzionali del cuore

4.1 LE PROPRIETA' DEI TESSUTI FUNZIONALI DEL CUORE

Nel capitolo 3.1 abbiamo visto che i tessuti funzionali del cuore sono: il miocardio, il tessuto del nodo seno-atriale (NSA), e il tessuto dei sistemi di conduzione.

Il miocardio si divide in miocardio atriale e ventricolare, mentre i sistemi di conduzione si dividono in sistema internodale (IN), interatriale (IA) e atrio-ventricolare (AV). Il NSA non fa parte di alcun sistema di condizione, anche perché al suo interno la velocità di conduzione dell'impulso è la più bassa che possiamo riscontrare nel cuore (0.01 m/s).

4.1.1 L'automatismo o cronotropismo

Per comprendere bene il significato dell'automatismo è necessario stabilire il significato di due termini apparentemente simili, ma sostanzialmente diversi: *stimolo* ed *eccitamento.* Quando vogliamo ottenere una risposta da un tessuto che è in grado di darla e che per questo è detto eccitabile, gli applichiamo uno *stimolo.* Così operiamo se vogliamo fare contrarre un muscolo isolato. Lo stimolo provoca nel muscolo quelle modificazioni che costituiscono l'*eccitamento.* Per tutti i tessuti eccitabili la presenza di un eccitamento è rivelata da un potenziale d'azione che, nel caso di un muscolo o del cuore, è seguito da contrazione. Vi è poi un terzo termine, l'*impulso*, che indica prevalentemente l'eccitamento che si sposta da un punto all'altro del tessuto eccitato, anche se molte volte esso viene indifferentemente impiegato per significare ciò che è meglio indicare come stimolo o eccitamento.

L'automatismo, o *cronotropismo,* è la capacità di alcune parti del cuore di autoeccitarsi con una determinata frequenza. Questa capacità è assai elevata nel NSA, un po' meno elevata nel nodo atrio-ventricolare (NAV) e progressivamente più bassa nelle parti successive del sistema di conduzione atrio-ventricolare quali il fascio di His, le branche destra e sinistra, i fascicoli nei quali queste si dividono, e la rete sottoendocardica del Purkinje. In determinate condizioni anche il miocardio di lavoro può essere sede di attività automatica sia a livello degli atri che dei ventricoli. Anche se teoricamente ciascuna delle sedi fisiologicamente dotate di cronotropismo può eccitare il miocardio facendolo contrarre, in condizioni normali, l'unico centro attivo è di norma il NSA che, per la maggiore frequenza con cui genera gli impulsi, controlla l'attività di tutto il cuore ed è pertanto detto *segnapasso* o *avviatore primario del cuore.*

L'autoeccitamento del NSA può essere spiegato con la morfologia del suo potenziale d'azione, in particolare della fase che ne precede lo sviluppo. Come si può vedere dalla figura 4.1, il potenziale d'azione non è preceduto da un potenziale di riposo a voltaggio costante. Infatti, alla fine del potenziale d'azione precedente, il potenziale di membrana non è di -90 mV come nel miocardio ventricolare, ma è di soli –65 - –55 mV. Questo valore non rimane costante durante diastole, ma si riduce progressivamente fino a raggiungere il valore soglia di –40 - –45 mV (fase 4). A questo punto scatta il potenziale d'azione che ha una modalità di salita piuttosto lenta (fase 0). A differenza inoltre degli altri potenziali d'azione, questo potenziale presenta un picco arrotondato, mentre è scarsa o assente l'eccedenza. Nella ripolarizzazione (fase 3) inoltre vi è una sola fase e mancano quindi le fasi 1 e 2 che caratterizzano il miocardio ventricolare.

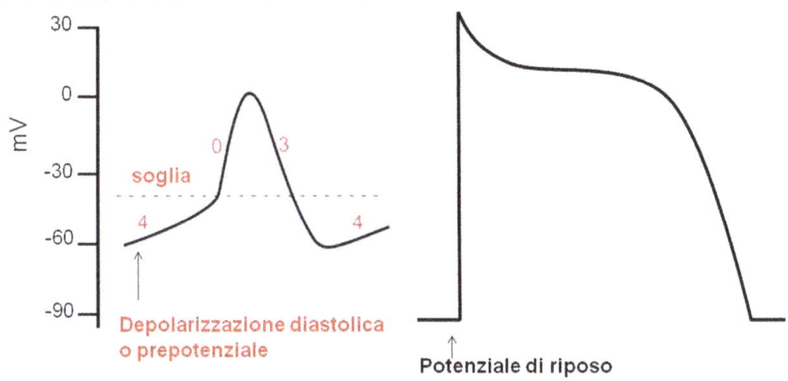

Figura 4.1 Potenziale d'azione del nodo del seno (a sinistra) confrontato con un potenziale d'azione del miocardio ventricolare (a destra).

La riduzione progressiva dell'ampiezza del potenziale di membrana raggiunto al termine della depolarizzazione spontanea è detto *prepotenziale* o *depolarizzazione diastolica.* In breve si può dire che esso è dovuto a un aumento della conduttanza della membrana al Na^+, seguito da un aumento della conduttanza al Ca^{2+} contemporaneamente ad una diminuzione della conduttanza al K^+. Poiché l'aumento della conduttanza al Na^+ e al Ca^{2+} comporta un flusso di cariche positive verso l'interno mentre la diminuzione della conduttanza al K^+ comporta una diminuzione della corrente sostenuta da questo ione diretta verso l'esterno, è facile comprendere come il potenziale di membrana diventi progressivamente meno negativo e possa quindi raggiungere il valore soglia di –40 - –45 mV capace di generare il potenziale d'azione vero e proprio.

L'aumento iniziale della conduttanza al Na^+ avviene in conseguenza dell'apertura di canali che per il loro comportamento singolare di essere attivati dal massimo della ripolarizzazione sono detti *canali bizzarri (funny channels)* (Fig 4.2). Prima che avvenga l'apertura di questi canali, ciò che dà inizio alla depolarizzazione diastolica è una debole corrente rivolta verso l'interno, verosimilmente parte della corrente di base del Na^+ indicata come $\boldsymbol{i}_b$.

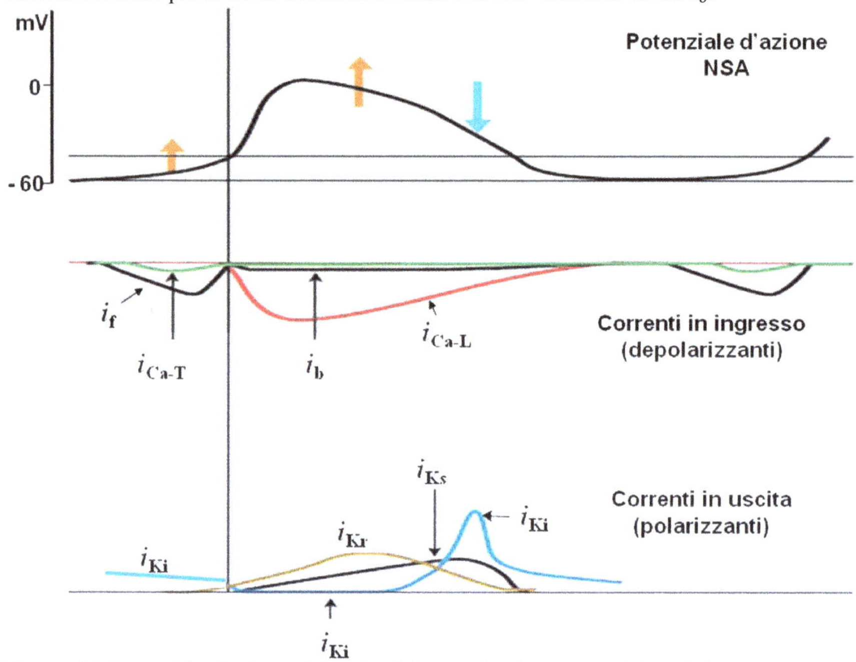

Figura 4.2 Potenziale d'azione del nodo del seno (in alto) correnti depolarizzanti (a metà) e polarizzanti (in basso). Le frecce sul potenziale d'azione del nodo seno-atriale indicano il prevalere rispettivamente delle correnti in ingresso (freccia arancione) e in uscita (freccia azzurra). $\boldsymbol{i}_f$: corrente bizzarra per il sodio; $\boldsymbol{i}_b$: corrente di base del sodio; $\boldsymbol{i}_{Ca\text{-}T}$: corrente transiente dei canali del calcio di breve durata; $\boldsymbol{i}_{Ca\text{-}L}$: corrente dei canali del calcio di lunga durata; $\boldsymbol{i}_{Ki}$, $\boldsymbol{i}_{Ks}$ e $\boldsymbol{i}_{Kr}$: correnti per il potassio. Vedi spiegazione nel testo.

I canali bizzarri, simili a quelli delle membrane post-sinaptiche, lasciano entrare Na^+ e fuoriuscire K^+. Poiché tuttavia è maggiore l'ingresso di Na^+ di quanto non sia l'uscita di K^+ l'azione netta dei canali bizzarri è l'ingresso di cariche positive all'interno della fibra. Questo ingresso costituisce la cosiddetta corrente bizzarra (*funny current*) indicata come I_f, ossia *inward funny current (corrente bizzarra rivolta verso l'interno).* I canali sono detti bizzarri in quanto, più che dalla depolarizzazione, sono aperti dall'iperpolarizzazione.

Quando il potenziale di membrana da –60 si è portato a –55 mV si aprono *canali transienti (tipo T) voltaggio-dipendenti per il* Ca^{2+} che permettono l'instaurarsi di una corrente del Ca^{2+} rivolta verso l'interno ($\boldsymbol{i}_{Ca\text{-}T}$).

Nello stesso tempo una certa quantità di Ca^{2+} arriva dal reticolo sarcoplasmatico (RS) e mette in moto uno scambiatore passivo Na^+/Ca^{2+} di membrana che permette l'ingresso di tre Na^+ per ciascun Ca^{2+} che esce. Anche questo meccanismo permette una ulteriore riduzione di ampiezza del potenziale di membrana. Quando questo ha raggiunto il valore di –45 - –50 mV si aprono i *canali per il Ca^{2+} di lunga durata (tipo L)* che generano una corrente di Ca^{2+} in ingresso indicata come $\boldsymbol{i}_{Ca\text{-}L}$ e lo sviluppo del potenziale d'azione. Il potenziale d'azione autoctono del NSA ha quindi la caratteristica non solo di essere preceduto dal prepotenziale, ma anche di svilupparsi per ingresso nella fibra di Ca^{2+} anziché di Na^+.

La diminuzione della conduttanza per il K^+ che contribuisce allo sviluppo del prepotenziale avviene con una certa lentezza ed è nota come $\boldsymbol{i}_{Ki}$ (Fig 4.2).
La ripolarizzazione del NSA avviene per chiusura dei canali per il Ca^{2+} di tipo *L* e per l'aumento della conduttanza al potassio che determina le correnti in uscita $\boldsymbol{i}_{Ks}$, $\boldsymbol{i}_{Ki}$ e $\boldsymbol{i}_{Kr}$. Alla fine della ripolarizzazione permane la corrente $\boldsymbol{i}_{Ki}$.

Il NSA non è l'unica struttura ad essere dotata di automatismo. Sono infatti dotati di attività automatica il NAV e tutte le parti successive del sistema di conduzione atrio-ventricolare. Poiché la frequenza di scarica di tutti questi centri è progressivamente più bassa mano a mano che ci si allontana dal NSA, essi sono in genere silenti, in quanto, prima di essere pronti a generare un potenziale d'azione, sono depolarizzanti dal sopraggiungere di un impulso sinusale.

La più bassa frequenza dei centri automatici secondari dipende sia dalla maggiore ampiezza del potenziale di riposo, sia dal più lento sviluppo del prepotenziale. Mentre poca è la differenza tra il potenziale d'azione del NSA e quello del NAV, assai più spiccata è tra questi due centri rispetto al fascio di His e alla rete del Purkinje. Nelle fibre di queste ultime strutture, infatti, l'ampiezza del potenziale di riposo è pari a –90 mV e la depolarizzazione diastolica è talmente lenta che la frequenza che uno di questi centri può imprimere al cuore nel caso di blocco completo della conduzione A-V è di 20-30 b.p.m.

Un'altra differenza tra il NSA e il NAV da un lato e la restante parte del sistema di conduzione dall'altro è nella morfologia complessiva del potenziale d'azione. Mentre il potenziale d'azione del NAV ha un aspetto molto simile a quello del NSA, i potenziali del fascio di His e della rete del Purkinje hanno pressoché lo stesso aspetto dei potenziali del miocardio di lavoro ventricolare (Fig 4.3). Infatti, mentre genesi e sviluppo del potenziale del NAV è dovuta agli stessi scambi ionici che hanno luogo nel NSA, il potenziale del fascio di His e della rete del Purkinje, una volta che è stato raggiunto il valore soglia, sono caratterizzati dagli stessi scambi ionici del miocardio di lavoro.

Se si ha l'inattivazione del NSA si può avere la comparsa di un ritmo vicariante dal NAV. La frequenza può passare dal 70 b.p.m. a 50 b.p.m. Se invece un impulso insorto nel NSA (o nel NAV) non può giungere ai ventricoli, come nel caso già citato di blocco atrio-ventricolare completo, la frequenza cardiaca si ridurrà a 20-30 b.p.m., cioè alla frequenza di scarica propria del fascio di His e delle sue diramazioni.

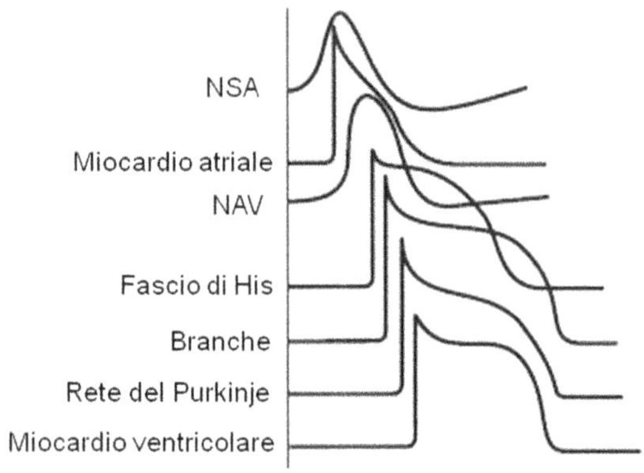

Figura 4.3 Morfologia dei potenziali d'azione dal nodo seno-atriale al miocardio ventricolare. NSA: nodo seno-atriale; NAV: nodo atrio-ventricolare. Vedi spiegazione nel testo.

4.1.2 L'eccitabilità o batmotropismo

L'eccitalibilità o *batmotropismo* è la proprietà del cuore di venire eccitato in risposta a stimoli applicati dall'esterno. L'accitabilità non deve venire confusa con l'automatismo, in quanto, mentre questo consiste nella capacità del cuore stesso di generare impulsi, l'eccitabilità è la capacità di rispondere ad uno stimolo esterno. Naturalmente, se consideriamo una singola fibra, possiamo dire che questa viene eccitata se riceve un impulso da un'altra fibra, mentre è sede di attività automatica se genera essa stessa un impulso.

Per essere efficace uno stimolo deve possedere un'intensità minima detta *soglia*. Uno stimolo inferiore alla soglia è inefficace e viene detto *subliminale*, mentre se ha un'intensità superiore alla soglia viene detto *sopraliminare*. Secondo *la legge del tutto o del nulla*, la risposta ad uno stimolo subliminale è nulla, mentre è massima quando lo stimolo ha il valore pari o superiore alla soglia. Così se una fibra miocardica viene raggiunta da uno stimolo subliminale non genera alcun potenziale d'azione e non si contrae, mentre, se viene raggiunta da uno stimolo soglia o più intenso, dà la risposta massima che può dare in quelle condizioni, ossia un potenziale d'azione della massima ampiezza e una contrazione della massima intensità. Per la legge del tutto o del nulla non è quindi possibile, dopo che è stata raggiunta la soglia, aumentare l'intensità della risposta aumentando l'intensità dello stimolo.

In presenza di un potenziale d'azione, un tessuto è ineccitabile, ossia incapace di rispondere ad uno stimolo. Si dice allora che il tessuto è in *stato di refrattarietà*. Il periodo di tempo in cui un tessuto è in stato di refrattarietà è detto *periodo refrattario*. Questo può essere *assoluto* o *relativo*. Durante il *periodo refrattario assoluto* il tessuto non può rispondere ad alcuno stimolo per intenso che questo possa essere. Possiamo anche dire che la soglia è diventata infinita. Nel *periodo refrattario relativo*, invece, il tessuto non risponde a stimoli soglia, ma può venire eccitato da stimoli di intensità superiore alla soglia.

Nel caso del muscolo scheletrico, il potenziale d'azione e il relativo periodo refrattario sono confinati nel periodo di latenza, ossia in quell'intervallo di tempo che va dall'istante in cui viene applicato lo stimolo all'inizio della contrazione. Ne consegue che, quando inizia a contrarsi, il muscolo è nuovamente eccitabile, ossia può rispondere allo stimolo con una nuova contrazione che si fonde con la precedente facendo anche aumentare la tensione sviluppata. Se gli stimoli si susseguono con una frequenza tale da indurre la fusione e la sommazione di diverse scosse singole, si ha quello che viene chiamato tetano muscolare.

A differenza del muscolo scheletrico il cuore non può andare incontro a tetanizzazione, in quanto il potenziale d'azione ha una durata tale da mantenere il miocardio in stato di refrattarietà per tutto il tempo in cui si contrae. Nella figura 4.4 in alto è riportata la contrazione di una fibra del miocardio ventricolare e in basso il potenziale d'azione che ne è stato la causa.

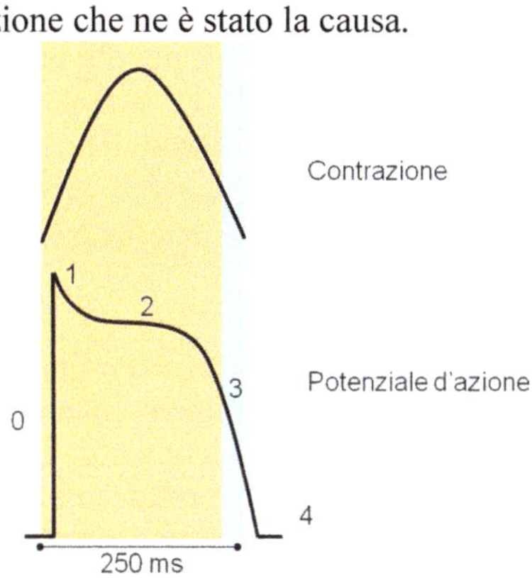

Figura 4.4 Periodo refrattario assoluto (in giallo) e relativo (in azzurro) riferite alla contrazione e potenziale d'azione. Vedi spiegazione nel testo.

Dalla figura si può vedere come la contrazione inizi alla fine della fase 0 e termini quando il potenziale è nuovamente in condizioni di riposo (fase 4). Il periodo refrattario assoluto (banda gialla) si estende alla maggior parte della contrazione coincidente con le fasi 1 e 2 e con la prima parte della fase 3 quando la ripolarizzazione del potenziale d'azione è di circa –50 mV. Il periodo refrattario relativo si estende fino alla fine della contrazione (banda azzurra). Nel cuore il periodo refrattario assoluto dura 200-250 ms, mentre quello relativo dura 25-30 ms. I periodi refrattario assoluto e relativo formano insieme il *periodo refrattario totale*.

La causa del variare dell'eccitabilità del miocardio è attribuita al fatto che i canali per il Na^+ della fibra possono essere chiusi da due diversi tipo di cancello, i cancelli *m* e i cancelli *h* (vedi cap. 3.1) (Fig 3.3). Mentre lo stato di chiusura dei cancelli *m* (di attivazione), pur impedendo l'ingresso del Na^+, permette alla fibra di essere eccitabile (Fig 3.3 A) e cessa a seguito dell'eccitamento, la chiusura di cancelli *h* (di inattivazione) rende la fibra in eccitabile (Fig 3.3 C).

In condizioni di riposo (fase 4 del potenziale di membrana) i cancelli *m* sono chiusi mentre quelli *h* sono aperti (Fig 3.3 A). La fibra è quindi eccitabile.

Non appena si riduce l'ampiezza del potenziale di riposo per l'arrivo di un impulso, i cancelli *m* si aprono in modo voltaggio dipendente e il Na^+ penetra rapidamente nella fibra dando origine alla fase 0 (Fig 3.3 B). Non appena è terminata la fase 0, i cancelli *m* rimangono aperti ma i canali vengono chiusi dai cancelli *h* in modo tempo dipendente (Fig 3.3 C). Da questo momento la fibra è diventata ineccitabile e si trova quindi in periodo refrattario assoluto. Questo, come è stato visto, perdura per tutta la durata delle fasi 1 e 2, intervallo in cui tutti i canali per il Na^+ sono tenuti chiusi dai cancelli *h*. Con la fase 3 inizia la riapertura dei cancelli *h*, mentre tornano a chiudersi i cancelli *m*. I canali per il Na^+ rimangono chiusi, ma la fibra diventa progressivamente meno refrattaria. Quando il potenziale d'azione è tornato alla fase 4, soltanto i cancelli *m* sono chiusi e la fibra si trova di nuovo normalmente eccitabile (Fig 3.3 A).

Nella fase terminale della ripolarizzazione si ha un periodo di aumentata eccitabilità detto periodo supernornale. Si tratta di un aumento estremamente limitato dell'eccitabilità, dal momento che lo stimolo richiesto per indurre la risposta è appena di 0.01-0.05 mA inferiore alla soglia.

4.1.3 La conduttività o dromotropismo: origine e diffusione dell'impulso cardiaco

La conduttività o *dromotropismo* è la proprietà delle fibre del NSA, dei sistemi di conduzione e del miocardio di condurre l'impulso permettendone la diffusione a tutte le parti del cuore. L'impulso viene condotto come potenziale d'azione propagato, ossia come formazione di un potenziale d'azione in un tratto di fibra adiacente a quello già attivo. La conduzione avviene per l'instaurarsi di correnti elettrotoniche tra il punto attivo a quello adiacente a riposo.

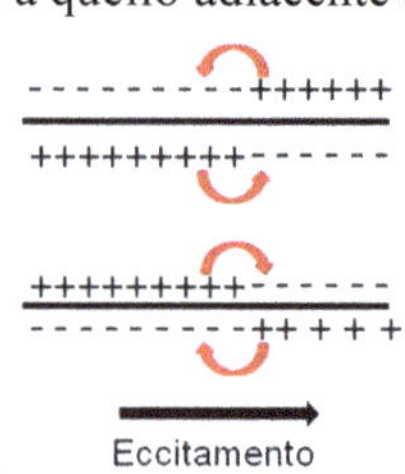

Figura 4.5 Propagazione di un eccitamento attraverso correnti elettrotoniche.Vedi spiegazione nel testo.

Ciò che avviene quando tra due punti di una fibra si instaura una corrente elettrotonica è un fluire, all'esterno delle fibra, di cariche positive da un punto a riposo polarizzato, e quindi positivo, ad un punto adiacente depolarizzato, e quindi negativo, e, all'interno della fibra, dal punto depolarizzato, e quindi positivo a quello polarizzato e quindi negativo (Fig 4.5). La presenza di questi flussi di cariche determina nel punto ancora non eccitato una riduzione dell'ampiezza del potenziale di riposo. Quando la riduzione è di circa 15 mV, si ha l'improvvisa apertura dei cancelli *m* dei canali per il Na^+ che dà inizio allo sviluppo del potenziale d'azione. In tal modo l'eccitamento passa al punto che prima era a riposo.

Come è già stato detto, i sistemi di conduzione del cuore sono costituiti dai *fasci internodali*, dal *fascio interatriale* e dal *sistema atrio-ventricolare* (AV). La figura 4.6 illustra la disposizione di questi tre sistemi. I fasci internodali sono costituiti da un *fascio internodale anteriore*, da un *fascio internodale medio* e da un *fascio internodale posteriore*. Questi fasci portano l'eccitamento dal NSA al NAV con il quale sono collegati per mezzo delle fibre transizionali. Il fascio interatriale collega. invece il NSA con l'atrio sinistro passando lungo la parete anteriore dei due atri.

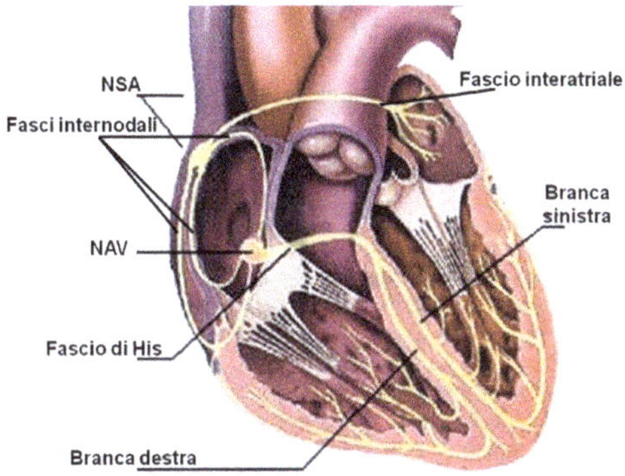

Figura 4.6 Sistemi di conduzione: seno-nodale, interatriale e atrio-ventricolare. NSA: nodo seno-atriale; NAV: nodo atrio-ventricolare. Vedi spiegazione nel testo.

Il sistema AV è costituito dal NAV che si continua con il *fascio AV* di His, il quale a sua volta si suddivide nelle due branche destra e sinistra. Il passaggio dal NAV al fascio di His avviene attraverso il tessuto fibroso atrio-ventricolare. Le fibre del nodo che attraversano il tessuto fibroso formano la cosiddetta *porzione penetrante del fascio AV.*

Il fascio di His è molto breve e decorre dal lato destro della parte iniziale del setto interventricolare. Le due branche nelle quali si suddivide decorrono rispettivamente dal lato destro e sinistro del setto. *La branca sinistra* si divide successivamente nei fascicoli anteriore, medio e posteriore: Di questi l'anteriore e il posteriore si portano rispettivamente ai muscoli papillari anteriore e posteriore del ventricolo sinistro, mentre il medio si estende sulla parte settale dello stesso ventricolo. *La branca destra*, decorrendo sulla superficie destra del setto raggiunge la *trabecola di Leonardo.*

Le diramazioni delle due branche formano la *rete sottoendocardica del Purkinje* che si distribuisce alla superficie interna del cuore dall'apice alla base dei ventricoli. La base dei ventricoli è quindi l'ultima parte del cuore a venire eccitata.

Dalla rete sottoendocardica si dipartono filamenti che si approfondano nello spessore della parete miocardica rivolti verso la superficie epicardica del cuore. Essi non percorrono tutto lo spessore della parete ma si arrestano circa al limite tra i due terzi interni e il terzo esterno della parete. Per ragioni che verranno chiarite più avanti la superficie immaginaria che nella parete miocardica separa i due terzi interni dal terzo esterno è detta *endocardio elettrico*.

Come è stato visto a proposito dell'automatismo, in condizioni normali l'eccitamento si manifesta spontaneamente nel NSA per quel processo di depolarizzazione diastolica che genera il prepotenziale. Quando, in conseguenza del propotenziale, l'ampiezza del potenziale di membrana si riduce da –60 a meno 45-40 mV, l'apertura del canali L per il Ca^{2+} determina lo sviluppo del potenziale d'azione.

Una volta che si è formato nel NSA, il potenziale d'azione si propaga sia alla muscolatura atriale che ai fasci internodali e al fascio interatriale. Nel miocardio atriale l'impulso si propaga a circa 0,3 m/s, mentre nei fasci a circa 1 m/s.

Molto importanti sono i valori della velocità di conduzione all'interno del NSA e il tempo impiegato dall'eccitamento ad uscire dal NSA per attivare il tessuto miocardico circostante. All'interno del NSA, che non può essere considerato tessuto di conduzione, la velocità di conduzione è appena di 0,01-0,02 m/s.

Il tempo impiegato dall'impulso sinusale ad attivare il miocardio atriale o *tempo di conduzione seno-atriale* (TCSA) è di circa 75 ms. Si tratta di un tempo che può venire misurato con l'elettrografia intracavitaria che, con due elettrodi spinti nell'atrio destro, permette di valutare quando si manifesta il potenziale del NSA e quando il potenziale d'azione compare nel miocardio adiacente.

Alle volte il TCSA è assai superiore a 75 ms. E' questa la situazione che si osserva in pazienti affetti dalla *sindrome bradicardia-tachicardia*. E' questo un quadro patologico in cui ad una frequenza di base piuttosto bassa (es. 50 b.p.m.) si possono alternare episodi di tachicardia assai elevata o *tachicardia parossistica sopraventricolare*. In inglese con il termine *sick sinus syndrome* si intende sia una situazione di frequenza sinusale stabilmente molto bassa, talora con arresto dell'attività del nodo del seno o con blocco più o meno saltuario della conduzione seno-atriale, sia la sindrome bradicardia-tachicardia.

Dopo essersi propagato attraverso i fasci internodali, l'eccitamento giunge al NAV. Il tempo tra la sua uscita dal NSA e l'arrivo al NAV è di circa 30 ms. Nel NAV la velocità di conduzione è molto lenta, tant'è vero che occorrono altri 90 ms prima che l'eccitamento arrivi alla prima parte o porzione penetrante del fascio di His le cui fibre, come è stato visto, attraversano il tessuto fibroso atrio-ventricolare.

Il passaggio dell'eccitamento attraverso la porzione penetrante richiede 40 ms. Nel passaggio attraverso il NAV l'impulso subisce quindi un ritardo di 160 ms. Questo ritardo ha una notevole importanza funzionale in quanto impedisce che battiti prematuri insorti negli atri si propaghino troppo rapidamente ai ventricoli.

Le fibre del fascio di His, delle due branche, dei fascicoli e della rete del Purkinje sono formate da fibre del Purkinje. Con la sola eccezione della porzione penetrante queste fibre sono piuttosto larghe avendo un diametro anche superiore a quelle del miocardio di lavoro. In virtù di questa larghezza la velocità di conduzione dell'eccitamento lungo queste fibre è assai elevata potendo giungere fino a 4 m/s. Dalla rete sottoendocardica del Purkinje, filamenti che si approfondano nello spessore della parete miocardica trasmettono un impulso alla stessa velocità di conduzione del fascio di His. Superati la rete del Purkinje e i filamenti che da essa derivano, l'eccitamento diffonde al miocardio di lavoro ventricolare attraverso il quale si propaga ad una velocità variabile da 0.4 a 1 m/s.

A causa della distribuzione del sistema di conduzione la sequenza di attivazione dei ventricoli è la seguente: setto, parete libera (non settale), base. L'apice del cuore viene attivato insieme al setto.

4.1.4 La contrattilità o inotropismo

La contrattilità o inotropismo riguarda la capacità del cuore a sviluppare forza. Al termine del processo di accoppiamento eccitamento-contrazione, si ha lo scorrimento dei filamenti sottili sui filamenti spessi con accorciamento del sarcomero. Lo scorrimento avviene in quanto i ponti trasversi delle teste dei filamenti di miosina si inseriscono sull'actina dei filamenti sottili e, passando da una posizione perpendicolare all'asse del sarcomero (Fig 4.7 A) ad una posizione inclinata verso il centro del sarcomero (Fig 4.7 C), esercitano una trazione sui filamenti sottili in direzione della parte centrale del sarcomero stesso. Essendo ancorati alle linee Z i filamenti sottili esercitano su queste una trazione, determinando così un accorciamento del sarcomero. Ad ogni ciclo dei ponti il filamento sottile scivola di 5-10 nm.

Il *ciclo dei ponti trasversi* descrive l'inserimento delle teste di miosina sul globulo di un filamento di actina, la loro flessione con relativa trazione sui filamenti sottili, il successivo distacco e il ritorno della miosina nella posizione iniziale di riposo.

Nella figura 4.7 il ciclo è descritto nei dettagli. Nella posizione di riposo, alla miosina è legato ATP (Fig 4.7 A). Dopo che, nel processo di accoppiamento eccitamento-contrazione, ioni Ca^{2+} si sono legati alla troponina, si ha il legame tra miosina e actina, mentre l'ATP si scinde in ADP e fosforo inorganico (P_i), i quali tuttavia rimangono entrambi legati alla miosina (Fig 4.7 B). La testa della miosina forma ora con le code un angolo di 90°. Dopo l'inserimento, la testa della miosina si flette fino ridurre l'angolo a circa 50°. In questa fase il P_i si stacca dalla miosina. In un istante immediatamente successivo si stacca anche l'ADP e la flessione si accentua portando l'angolo a 45° (Fig 4.7 C). La flessione della testa della miosina è detta *colpo di forza.* Alla testa della miosina flessa a 45° si unisce ora l'ATP resintetizzato dall'ossidazione di acidi grassi e glucosio. Il nuovo legame con l'ATP ha un *effetto emolliente,* che permette alla testa della miosina di staccarsi dall'actina e di riassumere la posizione di riposo a 90°. Il ritorno della miosina nella posizione di riposo è detto *riarmo,* in quanto mette i ponti trasversi nella condizione di riprendere un nuovo ciclo.

La forza che i filamenti spessi esercitano su quelli sottili dipende sia dal numero di ponti trasversi che si inseriscono, sia dalla quantità di calcio che si lega alla troponina C nel processo di accoppiamento elettro-meccanico. Se questa forza aumenta si parla di un aumento della forza di contrazione del miocardio. Delle variazioni e della regolazione della forza di contrazione del miocardio si parlerà nel capitolo 7.

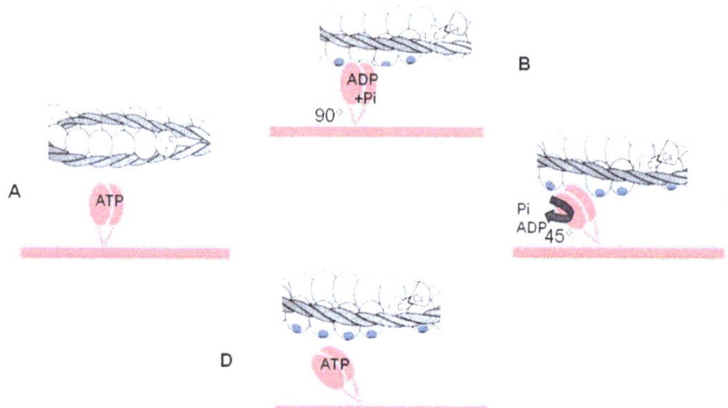

Figura 4.7 Ciclo dei ponti trasversi. A: situazione iniziale e finale di riarmo; B: scissione dell'ATP in ADP e fosfato inorganico con formazione del complesso actomiosinico; C: rilascio del fosfato inorganico e ADP dalla testa miosinica e colpo di forza; D: legame di una molecola di ATP alla testa miosinica con distacco della seconda dal filamento sottile.

L'accorciamento dei sarcomeri determina l'accorciamento del muscolo, se a questo è permesso di accorciarsi, oppure il solo sviluppo di forza o tensione se al muscolo è impedito di accorciarsi. Nel primo caso si parla di *contrazione isotonica*, in quando la tensione rimane costante per tutta la durata dell'accorciamento del muscolo, e nel secondo caso di *contrazione isometrica*, in quanto la lunghezza del muscolo non varia.

Nella contrazione isometrica ciò che rimane costante è la lunghezza complessiva del muscolo, ma non delle componenti contrattile ed elastica che lo compongono. La componente contrattile è costituita dall'insieme dei sarcomeri, mentre la componente elastica è costituita da elementi in serie rappresentati dal cosiddetto scheletro del cuore e dalle corde tendinee dei muscoli papillari.

Per comodità immaginiamo che un muscolo papillare si comporti come un muscolo scheletrico. Se il muscolo è fissato ai due capi e non può accorciarsi nella sua interezza, allorché viene stimolato presenta un accorciamento soltanto della componente contrattile, mentre la componente elastica in serie (corde tendinee) viene distesa della stessa lunghezza di cui si accorcia la componente contrattile. La distensione della componente elastica in serie è responsabile dell'aumento di tensione a cui il muscolo va incontro. Una contrazione isometrica si ha anche quando al muscolo viene applicato un postcarico troppo elevato per potere essere sollevato (vedi oltre).

Il concetto di *contrazione isotonica* è applicabile alle fibre dei muscoli scheletrici e del miocardio, ai muscoli papillari e ai pezzi di miocardio, ma non al cuore nel suo complesso. Come si vedrà quando si parlerà del ciclo cardiaco, per il cuore è meglio parlare di *contrazione a postcarico variabile*. Malgrado questa precisazione è opportuno parlare ancora per un momento di contrazione isotonica prendendo a prestito il muscolo papillare.

Una contrazione isotonica può avvenire con *precarico*, con *postcarico* o con entrambi. Se, come si osserva nella figura 4.8, il muscolo è fissato per un capo ad uno stativo e porta dall'altro capo un carico che non appoggia su alcun supporto, il muscolo a riposo è soggetto ad un precarico che è dato dal peso del carico applicato (Fig 4.8 A). Questo precarico determina nel muscolo uno stiramento e uno stato di tensione che possiamo definire *tensione passiva* e che è dovuta soprattutto alla distensione dei tendini. Questi, come abbiamo visto, costituiscono quella componente elastica del muscolo che è situata in serie rispetto alla componente contrattile costituita dai sarcomeri. Se il muscolo viene stimolato a contrarsi, i sarcomeri si accorciano sollevando il tendine al quale è applicato il carico (Fig 4.8 B). In questo modo il muscolo nel suo insieme si accorcia, ma la sua tensione, data dalla distensione dei tendini già prima che iniziasse la contrazione, rimane invariata. *La contrazione isotonica con precarico* è quindi isotonica in tutta la sua durata.

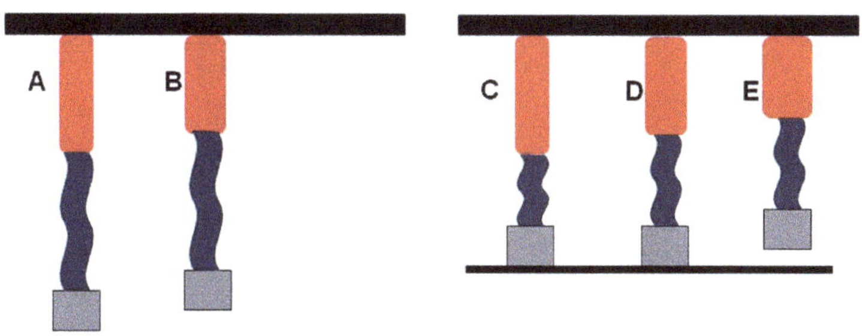

Figura 4.8 Contrazione isotonica con precarico (in alto) e con postcarico (in basso). In rosso la componente contrattile e in blu la componente elastica in serie. Vedi spiegazione nel testo.

Immaginiamo invece che il carico applicato alla corda tendinea del muscolo poggi su un supporto in modo da non determinare alcuno stiramento. In queste condizioni il muscolo non sviluppa alcuna tensione passiva e il carico non si fa sentire (Fig 4.8 C). Quando il muscolo viene stimolato, la componente contrattile si accorcia distendendo inizialmente la componente elastica che comincia a sviluppare una tensione. Il muscolo nel suo complesso non si accorcia in quanto la componente elastica si allunga di tanto quanto si accorcia la componente contrattile (Fig 4.8 D). Quando questa tensione raggiunge il peso del carico, l'ulteriore accorciamento dei sarcomeri solleva il carico, senza determinare un ulteriore aumento della tensione (Fig 4.8 E). Essendo stato avvertito dal muscolo più tardi rispetto all'inizio dell'accorciamento della componente contrattile, il carico viene definito postcarico. Nel caso in cui il muscolo sollevi un postcarico, si parla di *contrazione isotonica con postcarico*.

In realtà la contrazione è propriamente isotonica soltanto nella fase in cui avviene l'accorciamento di tutto il muscolo nelle sue componenti contrattile ed elastica, mentre nella prima fase, in cui avviene soltanto l'accorciamento della componente contrattile e una contemporanea distensione di pari entità della componente elastica, la contrazione è isometrica. E' chiaro come la contrazione diventi isometrica dall'inizio alla fine se il postcarico è così pesante da non potere venire sollevato.

La contrazione di un muscolo può poi essere contemporaneamente con precarico e con postcarico se il carico viene fatto aumentare nel corso dell'accorciamento. Come si può vedere nella figura 4.9 al muscolo a riposo viene applicato un precarico che lo stira e gli imprime un certo valore di tensione passiva (Fig 4.9 A). A partire da questo valore di tensione il muscolo viene fatto contrarre. Nella prima fase della contrazione si lascia accorciare il muscolo mantenendo costante il carico e quindi la tensione. Se durante l'accorciamento si aumenta il carico che viene sollevato (Fig 4.9 B), la tensione aumenta per la restante parte della contrazione. In questo caso la contrazione è isotonica in ciascuna delle sue parti prese separatamente, ma sviluppa una tensione maggiore nella seconda parte rispetto alla prima.

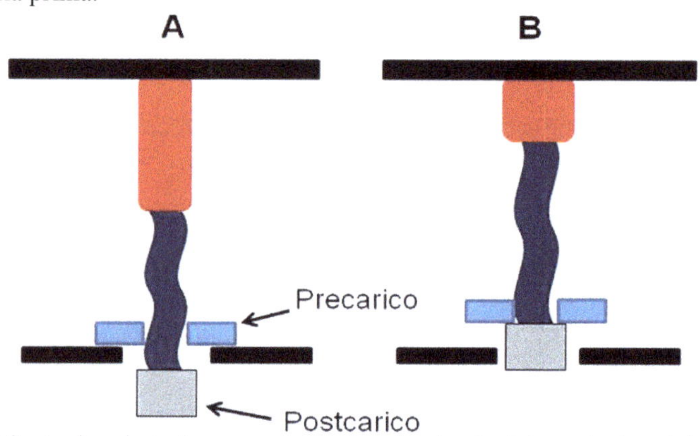

Figura 4.9 Contrazione isotonica con precarico e postcarico. In A la contrazione inizia con solo precarico, mentre in B il postcarico viene aggiunto al precarico.In rosso la componente contrattile e in blu la componente elastica in serie. Vedi spiegazione nel testo.

Anche la contrazione cardiaca avviene con precarico e con postcarico. Il precarico è rappresentato dalla pressione diastolica ventricolare e il postcarico dalla pressione presente nell'aorta durante l'eiezione ventricolare. A differenza però della contrazione sopra illustrata, per il cuore non si può parlare di fase isotonica riferendosi al periodo in cui le fibre miocardiche si accorciano. Infatti, durante l'eiezione ventricolare la pressione nell'aorta non è costante ma varia in continuazione in conseguenza sia della quantità di sangue eiettata fino all'istante considerato, sia delle resistenze periferiche che regolano il passaggio del sangue dai vasi arteriosi alla microcircolazione. Per questo, anziché parlare di contrazione o sistole isotonica a proposito dell'efflusso ventricolare è bene parlare di *fase di efflusso a postcarico variabile.*

Nel cuore anche il precarico differenzia per certi versi dal precarico schematicamente illustrato per il muscolo scheletrico. Infatti, mentre nel muscolo scheletrico la tensione passiva è data dallo stiramento delle componente elastica in serie, nel caso dei ventricoli essa è data soprattutto dalla distensione delle fibre miocardiche.

4.2 LA CONTRATTILITA' E LA FORZA DI CONTRAZIONE NEL CUORE

Il fatto che, ogni volta che aumenta la *contrattilità,* aumenti anche la forza sviluppata dal cuore è facile da capire. Meno facile da capire è il fatto che si può avere un aumento della forza di contrazione senza che si abbia un aumento della contrattilità. Trattando della legge di Starling vedremo come una distensione entro certi limiti delle fibre miocardiche possa indurre il cuore a contrarsi con una forza maggiore senza che questo comporti un aumentato inotropismo.

La figura 4.10 illustra come la velocità di aumento delle pressione ventricolare possa permettere di capire se un aumento della forza di contrazione possa essere dovuto ad un aumento della contrattilità oppure ad un maggiore stiramento delle fibre.

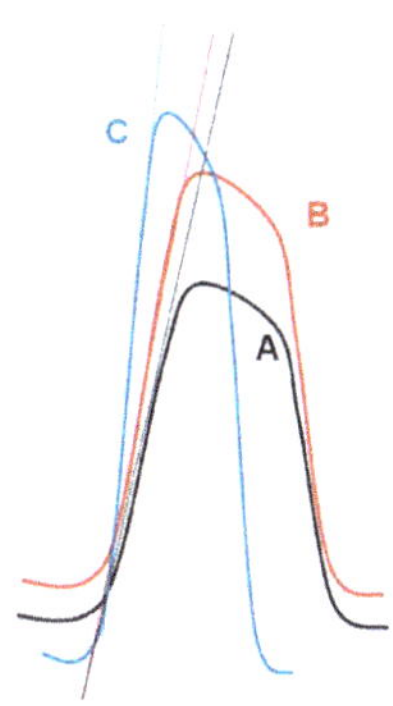

Figura 4.10 Curve di pressione ventricolare. A: condizione basale; B: Aumento del precarico. C: aumento della contrattilità. Vedi spiegazione nel testo.

La velocità di aumento della pressione ventricolare è dato dalla derivata della pressione stessa dP/dT, dove dP è la variazione di pressione e dT la variazione di tempo. Ogni aumento della derivata indica un aumento della forza di contrazione. La curva A della figura rappresenta la pressione ventricolare in situazione basale, la curva B rappresenta invece l'effetto di uno stiramento delle fibre e la curva C l'effetto di un aumento della contrattilità.

Nel passaggio da A a B si vede come ad *un maggiore stiramento delle fibre* corrisponda un aumento della pressione ventricolare in diastole ossia del *precarico*. Lo stiramento infatti è dovuto ad un maggior grado di riempimento del ventricolo, ossia ad un aumento del volume telediastolico ventricolare (VTDV).

In B vediamo come in sistole la pressione raggiunga un livello più elevato che nelle condizioni di controllo, impiegando però lo stesso tempo che impiegava in A a raggiungere il suo valore massimo. La derivata dP/dT risulta pertanto aumentata per aumento di dP, mentre rimane invariato dT.

In C invece è aumentata la *contrattilità*, in seguito, ad esempio, alla somministrazione di una sostanza ad azione inotropa quale, ad esempio, l'adrenalina. In sistole la pressione raggiunge anche qui un valore più elevato che in A, ma con una diminuzione di dT, ossia in un tempo minore che nelle due situazioni precedenti.

In sintesi, ogni volta che aumenta dP/dT, aumenta la forza di contrazione. Se questo aumento dipende dal precarico, l'aumento delle derivata è semplicemente dovuta all'aumento di dP a dT invariato. Se invece dipende da una migliore contrattilità, l'aumento della derivata è dovuta all'aumento di dP e alla diminuzione di dT.

Oltre a variazioni della velocità di contrazione si possono avere anche variazioni della velocità di rilasciamento, ossia del valore di –dP/dt. La proprietà che regola la velocità di rilasciamento è detta *lusitropismo*. Di essa si parlerà più dettagliatamente nel paragrafo successivo.

Un altro criterio per distinguere l'aumento della forza di contrazione da aumento del precarico o della contrattilità riguarda la velocità iniziale di accorciamento di un pezzo di miocardio (es. muscolo papillare) a diverse lunghezze iniziali e a diversi postcarichi da sollevare. La figura 4.11, riporta sulle ascisse il valore del postcarico applicato a un muscolo papillare e sulle ordinate la velocità iniziale di accorciamento (Sonnenblick E.H., 1962).

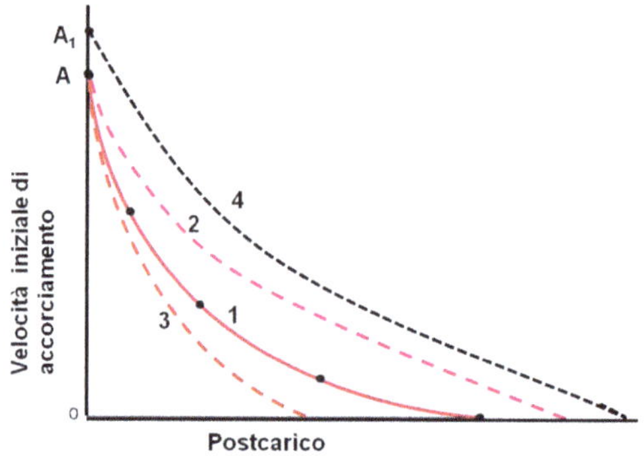

Figura 4.11 Curva postcarico - velocità di accorciamento. Curva 1: situazione di controllo; curva 2: aumento della lunghezza iniziale (precarico); curva 3 : riduzione della lunghezza iniziale. curva 4: aumento della contrattilità per somministrazione di adrenalina a lunghezza iniziale uguale alla curva 1. A: velocità iniziale a carico zero uguale per tutte le lunghezze iniziali in assenza di adrenalina. A_1: dimostra l'aumento della velocità iniziale di accorciamento a carico zero quando viene fatta aumentare la contrattilità.

La lunghezza iniziale viene regolata dalla posizione del supporto su cui poggia il postcarico. Stabilita una determinata lunghezza a riposo, o precarico, si può osservare come ad ogni aumento del postcarico diminuisca la velocità iniziale di accorciamento, fino a che per un postcarico troppo elevato la contrazione diventa del tutto isometrica. Se la lunghezza a riposo del muscolo papillare viene aumentata (curva 2 della Fig 4.11), si vede come per ciascun valore di postcarico aumenti la velocità iniziale di accorciamento e come sia maggiore il carico necessario a rendere la contrazione isometrica. Se la lunghezza a riposo del muscolo papillare viene diminuita (curva 3 della Fig 4.11), si vede come per ciascun valore di postcarico diminuisca la velocità iniziale di accorciamento e come sia ridotto il carico necessario a rendere la contrazione isometrica. Ciò che è interessante in questa famiglia di curve è che, a postcarico zero, la velocità di accorciamento (A) è la stessa per tutti i valori di lunghezza a riposo.

Nella figura 4.11 nella curva 4 la lunghezza a riposo del muscolo è la stessa che nella curva 1. Mentre la curva 1 si riferisce ad un muscolo papillare in condizioni basali, la curva 4 si riferisce allo stesso muscolo trattato con adrenalina che fa aumentare la contrattilità. In questo caso si può osservare come l'aumento della contrattilità faccia aumentare la velocità iniziale di accorciamento anche a postcarico zero.

4.3 LA CONTRATTILITA' CARDIACA E LE ISOFORME DELLA MEROMIOSINA PESANTE

Nel capitolo 2 abbiamo visto come la meromiosina pesante presente nella testa dei filamenti spessi e sede dell'attività ATPasica può essere costituita da *catene di tipo* α e da *catene di tipo* β. Nel cuore di ratto queste catene sono combinate in modo da formare tre isoforme della meromiosina pesante, la meromiosina V_1, la V_2 e la V_3.

La meromiosina V_1 è formata da due catene α e possiede un'elevata velocità dell'azione ATPasica, la V_2 è formata da una catena α e da una catena β e possiede una velocità ATPasica intermedia, mentre la V_3 è formata da due catene β ed è caratterizzata da una bassa velocità. La maggiore o minore velocità dell'azione ATPasica comporta una maggiore o minore velocità di accorciamento della fibra e quindi una maggiore o minore contrattilità miocardica.

Mentre nel cuore di ratto ipertiroideo si trova esclusivamente meromiosina V_1 per cui il miocardio presenta aumento della contrattilità, nel cuore di ratto ipotiroideo prevale nettamente la meromiosina V_3 con riduzione della contrattilità. Anche nell'iponutrizione si determina una prevalenza di meromiosina V_3.

La preponderanza di una o di un'altra delle isoforme della meromiosina pesante non è l'unico fattore strutturale della velocità di accorciamento. Infatti, a parità di isoforme la velocità di accorciamento è maggiore negli atri che nei ventricoli.

4.4 L'ACCOPPIAMENTO ECCITAMENTO-CONTRAZIONE

L'accoppiamento eccitamento-contrazione o *accoppiamento elettro-meccanico* è costituito da quell'insieme di meccanismi attraverso i quali l'eccitamento determina la contrazione della fibra miocardica.

Come è già stato detto nei capitoli 2.2 e i 4.1, la contrazione avviene per inserimento dei ponti trasversi dei filamenti spessi su determinati siti dei filamenti sottili. L'inserimento è seguita da una variazione dell'orientamento delle teste di miosina (ponti trasversi) che, da una posizione perpendicolare all'asse longitudinale della fibra, si portano in una posizione inclinata rivolta verso il centro del sarcomero. Questo movimento dei ponti determina lo scorrimento dei filamenti sottili sui filamenti spessi e quindi l'avvicinamento delle due linee zeta con accorciamento del sarcomero.

Come si vede dalla figura 4.12, quando la fibra è eccitata un potenziale d'azione ne percorre il *sarcolemma* e penetra nei *tubuli T* i quali formano le diadi, o triadi, con le cisterne del RS. Canali per il Ca^{2+} sono presenti nel sarcolemma, nella membrana del tubulo T e nelle cisterne del RS. Mentre i canali del sarcolemma e del tubulo T sono detti *canali di-idropiridinici* in quanto sono bloccati da farmaci della classe di-idropiridinica, i canali delle cisterne sono detti *canali rianodinici* (RyR) in quanto sono bloccati dalla rianodina.

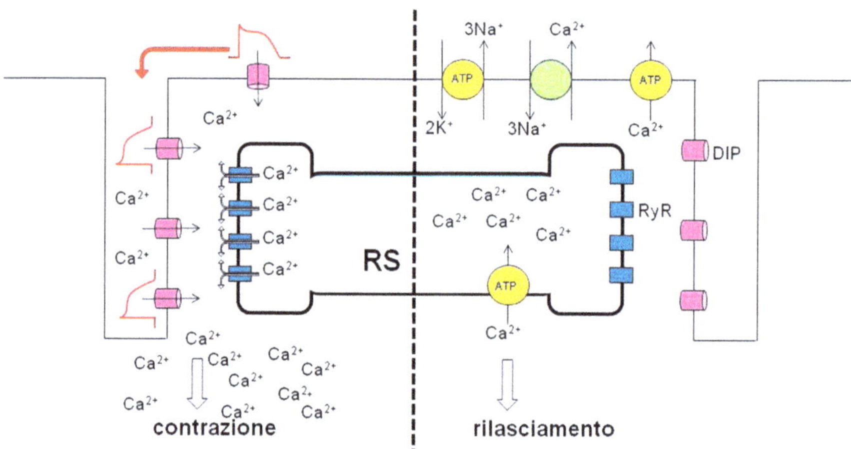

Figura 4.12 Accoppiamento eccitamento-contrazione (a sinistra) e rimozione del calcio dal sarcoplasma (a destra). RS: reticolo sarcoplasmatico; RyR: canale rianodinici; DIP: canale di-idropiridinico. Vedi spiegazione nel testo.

Mentre i canali di-idropiridinici, di tipo L, vengono aperti dal passaggio dell'eccitamento e precisamente dalla fase 2 del potenziale d'azione, i canali RyR vengono aperti dal Ca^{2+} già penetrato nella fibra attraverso i canali di-idropiridinici. In altre parole, in seguito all'apertura dei canali di-idropiridinici, una certa quantità di Ca^{2+} penetra all'interno del cardiomiocita dove determina l'apertura dei canali RyR. Il rilascio del Ca^{2+} da questi canali viene detto *rilascio del calcio indotto dal calcio (RCIC).* In conseguenza dell'apertura dei due tipi di canale, la concentrazione cellulare del Ca^{2+} aumenta da 10^{-7} M a 10^{-5} M.

Mentre il Ca^{2+} penetrato nella fibra dalla membrana sarcolemmale e del tubulo T ha la funzione di indurre l'apertura dei canali RyR e solo in piccola parte si lega alla componente C della troponina dei filamenti sottili, tutto quello proveniente dal RS si lega alla troponina. Del Ca^{2+} che entra nel citosol il 25% proviene dall'esterno e il 75% dal RS.

In seguito al legame del Ca^{2+} con la troponina C, tutto il *complesso troponinico* subisce una *modificazione conformazionale* che riguarda anche la tropomiosina che lascia così scoperti sull'actina i siti di legame per la testa della miosina.

Il cambiamento conformazionale permette l'attivazione della funzione ATPasica della miosina e, dopo che questa si è legata con l'actina, dell'actomiosina. In virtù di questa funzione ATPasica, l'ATP si scinde in ADP e fosfato inorganico sviluppando l'energia che viene utilizzata nello scorrimento dei filamenti. Si noti che la forza di contrazione che viene sviluppata dipende dal numero di ponti trasversi che si stabiliscono tra filamenti spessi e filamenti sottili e quindi dalla concentrazione di Ca^{2+} nel sarcoplasma, che dipende per la massima parte dal numero di canali RyR che si sono aperti.

Il numero di canali RyR che si apre dipende a sua volta, più che dal Ca^{2+} libero, da quello che si trova in loro prossimità e che viene detto *calcio subsarcolemmale locale*, la cui concentrazione dipende dai canali L che si sono aperti. Questo dato spiega perché tutti i fattori, come le catecolamine, che fanno aumentare il numero di canali L aperti, o il numero delle volte nelle quali si aprono, facciano aumentare la contrattilità. In tal modo l'aumento della frequenza cardiaca fa aumentare la contrattilità in quanto al maggior numero di potenziali d'azione nell'unità di tempo corrisponde un maggior numero di fasi 2 durante le quali i canali L sono aperti.

Terminata la contrazione, si ha il *rilasciamento* (Fig 12.4 B). Questo non è un fenomeno passivo, ma attivo, in quanto richiede un meccanismo attivo di espulsione del Ca^{2+} dalla fibra sia all'esterno (25%) che nel RS (75%). La diminuzione della concentrazione del Ca^{2+} nel sarcoplasma comporta un distacco dello ione dalla troponina C con conseguente rilasciamento per ripristino del mascheramento dei siti per le teste di miosina.

La fuoriuscita del Ca^{2+} attraverso il sarcolemma, avviene, come illustra la figura 4.12 per l'attività di una pompa Ca^{2+}-ATPasi e per l'intervento di uno scambiatore Na^+/Ca^{2+}. Mentre la pompa utilizza l'energia liberata dalla scissione del'ATP, lo scambiatore permette l'allontanamento del Ca^{2+} contro l'ingresso del Na^+ presente in elevata concentrazione nel liquido extracellulare in virtù della pompa Na^+/K^+.

Una pompa Ca^{2+}-ATPasi è presente pure sulla membrana del RS. In inglese è detta *Sarco-Endoplasmatic Reticulum CAlcium pump*, nome da cui deriva l'acronimo SERCA con cui in genere viene indicata. La SERCA2 viene attivata dall'aumento del Ca^{2+} libero nella fibra che viene così pompato nel reticolo. La sua attività è anche regolata dalla proteina inibitrice *fosfolambano*. E' questa una proteina del peso molecolare di 6080 D, formata da 52 aminoacidi e dotata di un residuo treoninico e di uno serinico. Quando uno di questi residui viene fosforilato da una proteina-chinasi (in genere dalla proteina-chinasi A o PKA), essa perde in varia misura il suo potere inibitorio sulla SERCA2. Il Ca^{2+} viene quindi pompato più rapidamente nel RS e la velocità di rilasciamento della fibra aumenta. Si ricorda che la velocità di rilasciamento è il *lusitropismo*.

Se aumenta la quantità di Ca^{2+} rientrato nel reticolo, aumenta anche il Ca^{2+} a disposizione di un successivo rilascio attraverso i canali RyR. Questo comporta il fatto che l'aumento del lusitropismo è associato in genere ad un aumento dell'inotropismo. L'adrenalina e la noradrenalina, oltre a fare aumentare il numero di canali RyR che si aprono, inattivano anche il fosfolambano: il risultato complessivo è un aumento della contrattilità e della velocità di rilasciamento.

La quantità di Ca^{2+} che dai canali RyR passa nel citoplasma aumenta anche per l'improvviso aumento della durata di una diastole. In questo caso infatti aumenta il tempo a diposizione dello ione per spostarsi dal punto in cui è rientrato nel reticolo o *compartimento di assunzione* alla cisterna terminale o *compartimento di rilascio.*

4.5 RIASSUNTO

Le proprietà dei tessuti funzionali del cuore

I tessuti funzionali del cuore sono: il miocardio atriale e ventricolare, il tessuto del nodo seno-atriale (NSA), e il tessuto dei sistemi di conduzione che si divide in sistema internodale (IN), interatriale (IA) e atrio-ventricolare (AV).

Lo *stimolo* provoca nel muscolo quelle modificazioni che costituiscono l'*eccitamento*. Questo è costituito dalla genesi di un *potenziale d'azione* che genera un *impulso*. Questo si propaga da un punto all'altro del tessuto.

L'automatismo o *cronotropismo* è la capacità di alcune parti del cuore di autoeccitarsi con una determinata frequenza. Anche se tutti i tessuti funzionali del cuore possono generare impulsi in condizioni normali, l'unico centro generatore attivo è il NSA che, a causa della maggiore frequenza con cui genera gli impulsi, controlla l'attività di tutto il cuore. Pertanto il NSA è detto *segnapasso* o avviatore primario del cuore.

Il potenziale d'azione del NSA, privo della fase 2, si sviluppa per riduzione progressiva da -60 a -45 circa del potenziale di membrana. Questa riduzione detta *prepotenziale o depolarizzazione diastolica* ed è dovuta a un aumento della conduttanza della membrana al Na^+, seguito da un aumento della conduttanza al Ca^{2+}. Durante il prepotenziale si ha anche una diminuzione lenta della conduttanza al K^+.

L'aumento della conduttanza per il Na^+ avviene in piccola parte con un aumento della corrente di base I_b e per la massima parte per apertura dei *canali bizzarri* (funny channels). L'aumento della conduttanza per il Ca^{2+} è dovuto all'apertura di canali di tipo T, quando il potenziale di membrana si è portato a –55 mV. Lo sviluppo del potenziale d'azione avviene per apettura di canali L per il Ca^{2+}.

Nella ripolarizzazione ad una diminuzione della conduttanza per il Ca^{2+}, corrisponde anche un ritorno ai valori normali della conduttanza al K^+.

L'*eccitalibilità* o *batmotropismo* è la proprietà del cuore di venire eccitato in risposta a stimoli soglia applicati dall'esterno. Uno stimolo inferiore alla soglia è inefficace e viene detto *subliminale*. Secondo la legge del tutto o del nulla, la risposta ad uno stimolo subliminale è nulla, mentre è massima quando lo stimolo ha il valore soglia o è superiore alla soglia. Raggiunta la soglia l'intensità della risposta è indipendente dall'intensità dello stimolo sia in termini elettrici che in termini meccanici.

In presenza di un potenziale d'azione la membrana è ineccitabile, ossia è in stato di refrattarietà. Il periodo refrattario può essere assoluto o relativo. Durante il periodo refrattario assoluto (200-300 ms) il tessuto non può rispondere ad alcuno stimolo per intenso che questo possa essere. Nel periodo refrattario relativo (25-30 ms), invece, il tessuto può venire eccitato da stimoli di intensità superiore alla soglia. La refrattarietà del cuore è regolata dal comportamento dei cancelli H e M dei canali per il Na^+.

A differenza del muscolo scheletrico il cuore non può andare incontro a tetanizzazione in quanto il potenziale d'azione ha una durata tale da mantenere il miocardio in stato di refrattarietà per tutto il tempo in cui si contrae.

La *conduttività o dromotropismo* è la proprietà dei tessuti di condurre l'impulso permettendone la diffusione a tutte le parti del cuore. L'impulso viene condotto per l'instaurarsi di correnti elettrotoniche locali tra il punto attivo a quello adiacente ancora a riposo.

I sistemi di conduzione del cuore sono costituiti dai fasci internodali (anteriore, medio e posteriore), interatriale e dal sistema atrio-ventricolare. Questo è costituito dal nodo atrio-ventricolare (NAV) e dal fascio di His, il quale si suddivide nelle due branche destra e sinistra che danno poi origine alla rete sottoendocardica del Purkinje che si distribuisce alla superficie interna del cuore dall'apice alla base dei ventricoli

Il tempo impiegato dall'impulso sinusale a uscire dal NSA e iniziare ad attivare il miocardio atriale, o tempo di conduzione seno-atriale (TCSA), è di circa 75 ms. Il tempo tra la sua insorgena nel NSA e l'arrivo al NAV è di circa 0.03 s. Nel NAV la velocità di conduzione è molto lenta, per cui l'impulso subisce un ritardo di 0,13 s nel passare dagli atri ai ventricoli. La velocità di conduzione dell'eccitamento lungo il fascio di His e i suoi rami è assai elevata (3-4 m/s circa). La superficie immaginaria che separa i due terzi della parete miocardica, nei quali si approfondano filamenti provenienti dalla rete del Purkinje, dallo strato è detta *endocardio elettrico.* Superato l'endocardio elettrico, l'eccitamento diffonde al miocardio di lavoro ventricolare attraverso il quale si propaga ad una velocità variabile da 0.4 a 1 m/s.

La *contrattilità* o *inotropismo* è la capacità del cuore di contrarsi e sviluppare forza. Quando passano da una posizione inclinata verso le linee Z ad una posizione perpendicolare all'asse del sarcomero, i ponti trasversi esercitano una trazione sui filamenti sottili in direzione della parte centrale del sarcomero stesso. Essendo ancorati alle linee Z, i filamenti sottili esercitano su questi una trazione determinando così uno slittamento dei filamenti e un accorciamento del sarcomero. Se consideriamo il muscolo scheletrico, l'accorciamento dei sarcomeri determina l'accorciamento del muscolo in toto, se a questo è permesso di accorciarsi, oppure il solo sviluppo di forza o tensione se al muscolo è impedito di accorciarsi. Nel primo caso si ha *contrazione isotonica*, poichè la tensione rimane costante durante l'accorciamento del muscolo, e nel secondo caso *contrazione isometrica*, poichè la lunghezza del muscolo in toto non varia.

Nella contrazione isometrica, mentre la componente contrattile (sarcomero) si accorcia, quella elastica viene allungata e sviluppa tensione. Una contrazione isotonica può avvenire con precarico, con postcarico o con entrambi. Una contrazione isotonica *con solo precarico* si ha quando il muscolo è fissato per un capo ad uno stativo e porta dall'altro capo un carico che non appoggia su alcun supporto. Il precarico determina nel muscolo uno stiramento e uno stato di tensione passiva. Se stimolato a contrarsi il muscolo nel suo insieme si accorcia, ma la sua tensione rimane invariata. La contrazione con solo precarico è quindi isotonica in tutta la sua durata.

Quando il carico poggia su un supporto in modo da non determinare alcuno stiramento, il muscolo non sviluppa alcuna tensione passiva. Se il muscolo viene stimolato, la componente contrattile si accorcia distendendo inizialmente la componente elastica che comincia a sviluppare una tensione. Il muscolo nel suo complesso non si accorcia in quanto la componente elastica si allunga di tanto quanto si accorcia la componente contrattile. Quando questa tensione raggiunge il valore del carico, l'ulteriore accorciamento dei sarcomeri solleva il carico, senza determinare un ulteriore aumento della tensione. La contrazione viene detta isotonica con postcarico, anche se prima del sollevamento del postcarico essa si compie in modo isometrico. La contrazione è completamente isometrica, dall'inizio alla fine, se il postcarico è così pesante da non potere venire sollevato.

La contrazione cardiaca avviene sia con precarico che con postcarico. Il precarico è rappresentato dalla pressione diastolica ventricolare e il postcarico dalla pressione presente nell'aorta durante l'eiezione ventricolare. Tuttavia durante l'eiezione ventricolare la pressione nell'aorta non è costante ma varia in continuazione. Per questo, anziché parlare di contrazione o sistole isotonica durante l'efflusso ventricolare, è bene parlare di *fase di efflusso a postcarico variabile*.

Ogni volta che aumenta la contrattilità, aumenta la forza sviluppata dal cuore. Inoltre una distensione entro certi limiti delle fibre miocardiche può indurre il cuore a contrarsi con una forza maggiore senza che questo comporti necessariamente un aumentata contrattilità.

Come indice della forza di contrazione si può usare la derivata o velocità di aumento della pressione ventricolare *dP/dT*, dove dP è la variazione di pressione e dT la variazione di tempo. Mentre quando la forza aumenta per aumentata distensione delle fibre, la derivata dP/dT risulta aumentata per aumento del solo dP, quando è aumentata la contrattilità, si ha sia un aumento di dP che una diminuzione di dT.

Oltre a variazioni della velocità di contrazione si possono avere anche variazioni della velocità di rilasciamento, ossia del valore di –dP/dt. Questa proprietà è detta *lusitropismo.*

L'aumento della forza di contrazione da aumento del precarico differisce dall'aumento della contrattilità per la curva postcarico-velocità. Questa si ottiene riportando sulle ascisse il valore del postcarico applicato a un muscolo papillare e sulle ordinate la velocità iniziale di accorciamento. Stabilita una determinata lunghezza a riposo, o precarico, si può osservare come ad ogni aumento del postcarico diminuisca la velocità iniziale di accorciamento, fino a che per un postcarico troppo elevato la contrazione diventa del tutto isometrica. Se viene fatta aumentare la lunghezza a riposo del muscolo papillare, per incremento del precarico, aumenta il postcarico necessario a rendere la contrazione isometrica e aumentano le velocità iniziali di accorciamento per tutti i postcarichi inferiori a questo. Non aumenta la velocità a postcarico zero che è sempre la stessa per tutti i valori di lunghezza a riposo.

A differenza dell'aumento del precarico, l'aumento della contrattilità fa aumentare tutte le velocità iniziali di accorciamento compresa quella a postcarico zero.

La contrattilità cardiaca e le isoforme della meromiosina pesante

La meromiosina pesante presente nella testa dei filamenti spessi può essere costituita da *catene di tipo* α e da *catene di tipo* β. La velocità dell'azione ATPasica di questa dipende dalla combinazione di queste catene. La meromiosina V_1 (due catene α) possiede un'elevata velocità dell'azione ATPasica, la V_2 (una catena α e una catena β) ha una velocità ATPasica intermedia, mentre la V_3 (due catene β) è caratterizzata da una bassa velocità.

La maggiore o minore velocità dell'azione ATPasica comporta una maggiore o minore velocità di accorciamento della fibra e quindi una maggiore o minore contrattilità miocardica. Inoltre, a parità di isoforme, la velocità di accorciamento è maggiore negli atri che nei ventricoli.

L'accoppiamento eccitamento-contrazione.

L'accoppiamento ecitamento-contrazione o accoppiamento elettro-meccanico è costituito da quell'insieme di meccanismi attraverso i quali l'eccitamento determina la contrazione della fibra miocardica.

Quando la fibra è eccitata, un potenziale d'azione ne percorre il sarcolemma e penetra nei tubuli T. L'insieme del tubulo T e di due cisterne del reticolo sarcoplasmatico formano la triade. Canali per il Ca^{2+} sono presenti nel sarcolemma, nella membrana del tubulo T (*canali di-idropiridinici)* e nelle cisterne del reticolo sarcoplasmatico (*canali rianodinici)*. Mentre i canali di-idropiridinici vengono aperti dal passaggio dell'eccitamento, i canali rianodinici vengono aperti dal Ca^{2+} penetrato nella fibra attraverso i canali di-idropiridinici. Il meccanismo viene detto *rilascio di calcio indotto dal calcio* (RCIC).

Il Ca^{2+} entrato nel sarcoplasma si lega alla troponina C, e, attraverso una modificazione del complesso troponinico-trpomiosinico, permette ai ponti trasversi dei filamenti spessi di inserirsi sui filamenti sottili, mentre viene attivata la funzione ATPasica della miosina.

L'ATP si scinde in ADP e P-inorganico sviluppando l'energia che viene utilizzata nello scorrimento dei filamenti. La forza di contrazione dipende dal numero di ponti trasversi che si stabiliscono tra filamenti spessi e filamenti sottili e quindi dalla concentrazione di Ca^{2+} nel sarcoplasma.

Il rilasciamento non è un fenomeno passivo in quanto richiede un meccanismo attivo di espulsione del Ca^{2+} dal sarcoplasma sia all'esterno (25% circa) sia nel reticolo sarcoplasmatico (75% circa). La diminuzione della concentrazione del Ca^{2+} nel sarcoplasma comporta il distacco dello ione dalla troponina C con conseguente rilasciamento.

La fuoriuscita del Ca^{2+} avviene, attraverso il sarcolemma, per l'intervento di una pompa Ca^{2+} -ATPasi e di uno scambiatore Na^{+}/Ca^{2+}, e nel reticolo sarcoplasmatico per l'attività di un'altra pompa detta SERCA2. Questa viene attivata dall'aumento del Ca^{2+} libero e inibita dalla proteina *fosfolambano*. Quando il fosfolambano viene fosforilato, in genere dalla proteina-chinasi A (PKA), esso perde il suo potere inibitorio sul SERCA2. Il Ca^{2+} viene quindi pompato più rapidamente nel reticolo sarcoplasmatico e la velocità di rilasciamento, o lusitrpismo, della fibra aumenta. Quando aumenta la quantità di Ca^{2+} rientrato nel RS, aumenta anche il Ca^{2+} a disposizione di un successivo rilascio. Pertanto l'aumento del lusitropismo è associato in genere ad un aumento dell'inotropismo.

BIBLIOGRAFIA

DiFrancesco D, Borer JS (2007) *The funny current: cellular basis for the control of heart rate*. Drugs 67:15-24.

Ebashi E (1976) *Excitation-contraction coupling* Ann Rev Physiol 38:293-313.

Periasamy M, Kalyanasundaram A (2007) *SERCA pump isoforms: their role in calcium transport and disease*. Muscle Nerve 35:430-42.

Sonnenblick EH (1962) *Force-velocity relations in mammalian heart muscle.* Am. J. Physiol 202: 931-939.

Capitolo 5.

Il ciclo cardiaco.

5.1 IL CUORE GENERATORE DI PRESSIONE

Nel capitolo 1.3 è stato detto che il cuore genera pressione e che la pressione genera flusso. Il cuore deve pertanto essere considerato come un generatore di pressione. Innalzando la pressione dei ventricoli ad un valore superiore a quello presente nella grossa arteria che da esso si diparte, ad ogni battito ciascun ventricolo vi immette il sangue della gettata sistolica. Questo sangue finisce per avere, in ciascuna delle due grosse arterie, una pressione maggiore di quella che si trova all'estremità terminale della corrispondente sezione venosa.

Se ci riferiamo al ventricolo sinistro vediamo come a ciascun battito esso immetta nell'aorta una certa quantità di sangue la cui pressione viene ad essere assai superiore a quella che troviamo nelle sezioni successive, in particolare nell'atrio e nel ventricolo destro durante la diastole. In virtù di questa differenza, o gradiente di pressione, il sangue si sposta dall'aorta al ventricolo destro, passando attraverso tutto il circolo generale. Una descrizione analoga è valida per il sangue nel circolo polmonare che, partendo dal ventricolo destro termina in diastole nel ventricolo sinistro a causa di un analogo, seppure minore, gradiente di pressione.

Anche gli atri contraendosi generano pressione. Si tratta di una pressione abbastanza modesta che, come vedremo tra poco, serve a completare il riempimento dei ventricoli alla fine della diastole.

5.2 LE FASI DEL CICLO CARDIACO

Il ciclo del cuore sinistro e quello del cuore destro sono costituiti dalle stesse fasi e quindi dallo stesso susseguirsi di eventi. La differenza consiste nel fatto che i valori pressori sviluppati dal ventricolo destro sono assai inferiori rispetto a quelli sviluppati dal ventricolo sinistro.

Per uno studio esauriente del ciclo del cuore sinistro devono essere prese in considerazione le curve di pressione ventricolare, di pressione aortica e di pressione atriale sinistra secondo l'ordine riportato nella figura 5.1. E' pure utile prendere in esame la curva di volume ventricolare e quella della gettata sistolica. In particolare, da quando è stato possibile disporre della registrazione della curva della gettata sistolica, è possibile suddividere la fase di eiezione ventricolare in fase di efflusso con accelerazione e in fase di efflusso con decelerazione, anziché, come erroneamente veniva fatto un tempo, in fase di efflusso rapido o massimo e di efflusso lento o ridotto.

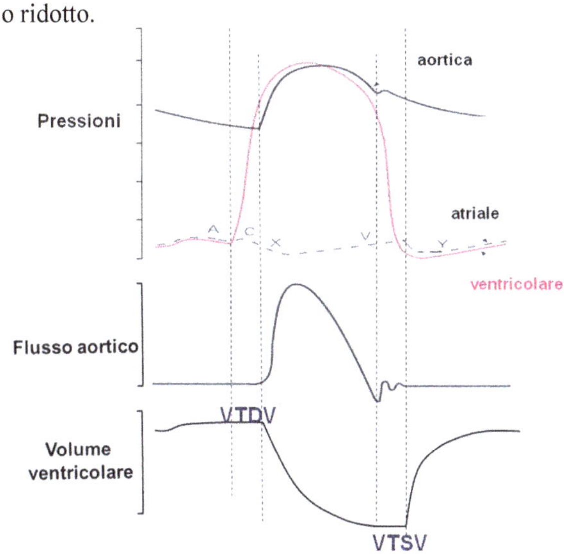

Figura 5.1 In alto: Curve di pressione aortica, atriale e ventricolare. In mezzo curva di flusso aortico. In basso curva del volume ventricolare. VTDV: volume telediastolico ventricolare; VTSV: volume telesistolico ventricolare. Vedi spiegazione nel testo.

Le fasi del ciclo cardiaco possono essere elencate dall'istante in cui, terminato il riempimento dei ventricoli, questi iniziano a contrarsi. La sequenza della varie fasi è riportata nella seguente tabella:

SISTOLE	*Contrazione isovolumica*
	Fase di efflusso con accelerazione
	Fase di efflusso con decelerazione
PROTODIASTOLE	
DIASTOLE	*Fase di rilasciamento isovolumico*
	Fase di riempimento rapido
	Fase di riempimento lento
	Sistole atriale

Per evitare complicazioni descrittive determinate dal fatto di dovere tenere conto della gravità, nell'esposizione che segue le pressioni vengono considerate come se fossero state registrate da un individuo posto in posizione sdraiata.

Dato che il ciclo cardiaco viene studiato come riferito ai ventricoli, la prima fase considerata è quella in cui inizia l'aumento della pressione ventricolare o sistole isovolumica, ossia quando è terminato il riempimento ventricolare.

Alla fine del riempimento ventricolare la valvola mitrale è aperta per cui atrio e ventricolo formano un'unica cavità nella quale la pressione in condizioni normali è poco diversa da zero. Questa pressione, che in taluni casi può essere sensibilmente superiore allo zero, costituisce il *precarico ventricolare.*

Poiché nel riempimento ventricolare il sangue procede dall'atrio al ventricolo, nella figura 5.1 pressione atriale è riportata come se in questa fase fosse leggermente più elevata della pressione ventricolare. Durante tutto il periodo di riempimento del ventricolo la pressione aortica, pur diminuendo progressivamente, è maggiore della pressione ventricolare. La notevole differenza tra pressione aortica e pressione ventricolare fa sì che la valvola aortica sia chiusa.

5.2.1 La sistole isovolumica

Non appena il ventricolo inizia a contrarsi, la pressione nella sua cavità diventa improvvisamente superiore a quella presente nell'atrio. Questa inversione del gradiente di pressione fra atrio e ventricolo determina la chiusura della valvola mitrale. Da questo istante fino al termine di questa fase del ciclo cardiaco la muscolatura ventricolare si contrae su una cavità chiusa nella quale il sangue non può entrare e dalla quale non può uscire.

La contrazione del ventricolo su una cavità chiusa fa sì che la pressione all'interno di questa cavità continui ad aumentare fino a che non superi quella presente nell'aorta. Questa, nel momento in cui viene superata dalla pressione ventricolare può, in condizioni normali, essere pari a 70-80 mmHg. E' questo il valore detto di *pressione diastolica aortica.*

Non appena la pressione ventricolare supera la pressione aortica, si ha l'apertura della valvola aortica e inizia l'eiezione ventricolare. L'intervallo di tempo che va tra la chiusura della valvola atrio-ventricolare (mitrale per il cuore sinistro) all'apertura della valvola aortica rappresenta la *fase di sistole isovolumica.*

In condizioni normali la durata della sistole isovolumica è di circa 0.06 s. Teoricamente questa durata può diminuire se aumenta la contrattilità ventricolare e aumentare se aumenta la pressione diastolica aortica. Un aumento della contrattilità ventricolare può infatti determinare un più rapido aumento della pressione endocavitaria, mentre un aumento della pressione diastolica aortica può far sì che alla pressione endocavitaria sia richiesto un maggior tempo per raggiungere il valore che le permette di aprire la valvola aortica.

Poiché la sistole isovolumica si compie dopo che è terminato il riempimento ventricolare, durante tutta questa prima fase il volume ventricolare rimane fissato al valore più elevato che si può osservare nel corso di tutto il ciclo cardiaco come si può osservare dalla figura 5.1.

5.2.2 La fase di eiezione ventricolare

L'eiezione ventricolare è costituita da una *fase di efflusso con accelerazione* e una *fase di efflusso con decelerazione.*

La fase di eiezione ventricolare viene anche chiamata impropriamente sistole isotonica per distinguerla dalla precedente sistole isovolumica. Il termine isotonico presupporrebbe che durante l'eiezione la tensione del miocardio rimanesse costante. Questo sarebbe possibile solo se il carico che il cuore deve affrontare per espellere il sangue della gettata sistolica rimanesse costante. Poiché questo carico non è null'altro che la pressione presente nell'aorta e poiché questa varia durante tutta la fase di eiezione, anziché di contrazione isotonica si dovrebbe parlare di *contrazione a carico variabile.*

5.2.2.1 La fase di eiezione ventricolare:l'efflusso con accelerazione

Con l'apertura della valvola aortica ha inizio la fase di efflusso con accelerazione. Come si può vedere dalla curva di gettata sistolica della figura 5.1, durante l'efflusso con accelerazione il sangue viene immesso nell'aorta a velocità crescente. Contemporaneamente le pressioni aortica e ventricolare aumentano in modo quasi parallelo tra loro, con la pressione ventricolare avente in ciascun istante un valore leggermente superiore a quello della pressione aortica.

In questa fase la curva di volume ventricolare ci rivela come le dimensioni del ventricolo stiano diminuendo rapidamente.

In condizioni normali la durata di questa fase del ciclo cardiaco è di circa 0.12-0.13 s.

Il valore raggiunto dalla pressione alla fine di questa fase corrisponde alla pressione sistolica aortica. In condizioni normali esso è di 120-130 mmHg. Va tenuto tuttavia presente che, quando le resistenze periferiche sono sufficientemente elevate, il valore della pressione sistolica aortica può venire raggiunto quando la velocità di eiezione ventricolare ha già iniziato a diminuire. Le ragioni di questo fenomeno verranno illustrate più avanti.

5.2.2.2 La fase di eiezione ventricolare:l' efflusso con decelerazione

Osservando la curva di gettata sistolica (Fig 5.1) si vede come, dopo che ha raggiunto il suo valore massimo, la velocità di immissione del sangue nell'aorta inizi a diminuire. Dalla fase di efflusso con accelerazione si passa quindi alla fase di efflusso con decelerazione.

Le pressioni aortica e ventricolare, che erano aumentate durante la fase precedente, vanno ora incontro ad una progressiva riduzione, nel corso della quale si può osservare come, pur continuando il sangue a muoversi dal ventricolo all'aorta, la pressione ventricolare sia non più leggermente superiore, ma leggermente inferiore a quella aortica.

Durante questa fase del ciclo cardiaco il volume ventricolare va

diminuendo con una velocità inferiore a quella che si è visto nella fase di efflusso con accelerazione. Al termine della fase di efflusso con decelerazione il volume ventricolare raggiunge il valore minimo di tutto il ciclo cardiaco.
Si ritiene che in condizioni normali l'efflusso con decelerazione duri circa 0.16 s.

E' già stato detto che le fasi di efflusso con accelerazione e di decelerazione vengono molte volte indicate con i vecchi termini di fasi di efflusso massimo e di efflusso ridotto. Si tratta di due termini del tutto errati. Se infatti consideriamo che l'area sottesa dalla curva di gettata sistolica indica la quantità in assoluto di sangue pompato in un battito, possiamo vedere come una linea verticale condotta dall'apice della curva divida l'area in una prima parte a sinistra minore della seconda parte a destra, indicando una situazione opposta a quella proposta dalla vecchia terminologia (Fig 5.2).

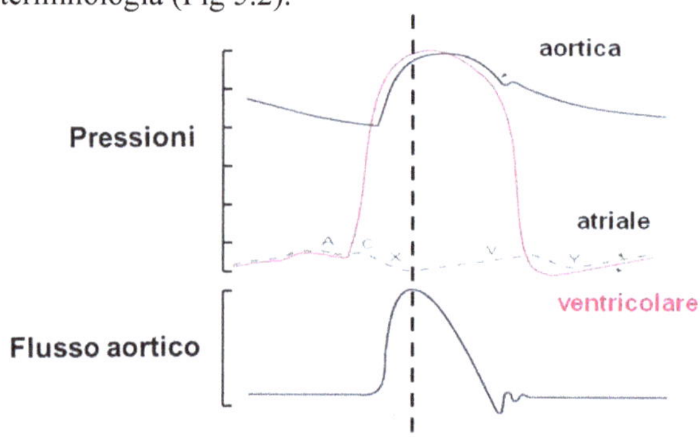

Figura 5.2 Pressioni aortica, ventricolare e atriale e flusso aortico. Si noti che la quantità di sangue eiettata nella prima parte della gettata sistolica è minore di quella eiettata nella seconda parte.

Dalla descrizione delle due fasi di efflusso ventricolare ci si può chiedere perché le pressioni ventricolare e aortica aumentino nella fase di efflusso con acclerazione e diminuiscano nella fase con decelerazione. La risposta a questa domanda è relativamente semplice.

Un istante prima che abbia inizio l'eiezione ventricolare il sangue presente nei primi tratti dell'aorta è fermo. Questo sangue possiede una massa inerziale che si oppone alla forza di pompa del cuore che, mediante la pressione impressa alla gettata sistolica, tende a spingerlo verso i vasi periferici.

In conseguenza dell'inerzia del sangue presente nell'aorta, allorché il ventricolo inizia a pompare la sua gettata sistolica ad una velocità crescente (fase di efflusso con accelerazione), la quantità di sangue che dal ventricolo entra nell'aorta risulta maggiore della quantità di sangue che dall'aorta procede verso i vasi più piccoli e che, a causa dell'inerzia, si mette in movimento con un certo ritardo. A causa di questa differenza tra la quantità di sangue che entra nell'albero arterioso e la quantità che nello stesso tempo dall'albero arterioso si allontana, la pressione nell'aorta non può fare altro che aumentare.

Quando nella fase di efflusso con decelerazione la velocità con cui il sangue viene immesso nell'aorta va diminuendo, l'inerzia che prima tendeva a fare rimanere fermo il sangue già presente nell'aorta, tende ora a mantenerlo in quello stato di moto che gli è stato impresso nella fase precedente. Ne consegue che durante la fase di efflusso con decelerazione la quantità di sangue che dal ventricolo entra nell'aorta risulta minore della quantità di sangue cha dall'aorta procede verso i vasi più piccoli. A causa della differenza che si è ora venuta ad instaurare, la pressione aortica, che era aumentata durante l'efflusso con accelerazione, diminuisce progressivamente durante l'efflusso con decelerazione. Naturalmente, poiché durante tutta l'eiezione ventricolare aorta e ventricolo sono tra loro in comunicazione le variazioni di pressione che avvengono nell' aorta hanno luogo pure nel ventricolo.

Una seconda domanda richiede invece una risposta più complessa. Come si può osservare dalla figura 5.1, durante la fase di efflusso con decelerazione la pressione aortica si mantiene superiore alla pressione ventricolare, per cui il sangue risulta fluire da un compartimento a pressione più bassa ad un compartimento a pressione più elevata. La domanda riguarda quindi la possibilità di un simile fenomeno. Anche in questo caso la risposta deve tenere conto dell'inerzia del sangue.

Dal momento in cui il sangue si sposta da un compartimento all'altro con moto oscillatorio anziché stazionario, la differenza totale di pressione tra ventricolo e aorta è costituita da una *componente resistiva*, una *componente inerziale* e una *componente gravitazionale*. Si può pertanto scrivere:

$$\Delta Ptot = \Delta Pres + \Delta Pi + \Delta Pg \qquad (5.1)$$

dove $\Delta Ptot$ rappresenta il gradiente pressorio totale tra ventricolo e aorta, $\Delta Pres$ la componente resistiva del gradiente, ΔPi la componente inerziale e ΔPg la componente gravitazionale, che può essere trascurata se il paziente è sdraiato.

Si noti che la componente resistiva non è data dalle resistenze periferiche, bensì dall'ostio aortico che il sangue deve attraversare per passare da una cavità all'altra. Si tratta quindi di una resistenza assai modesta. Poiché invece nell'aorta è presente una notevole massa di sangue dotata di inerzia, è chiaro come nel gradiente totale di pressione tra ventricolo e aorta la componente inerziale prevalga su quella resistiva.

E' noto che, quando in un gradiente di pressione la componente inerziale prevale su quella resistiva, la differenza totale $\Delta Ptot$ più che guidare il senso del movimento del fluido in studio, ne guida le variazioni di velocità (accelerazione o decelerazione). Si comprende quindi come, quando nella fase di efflusso con accelerazione la pressione ventricolare è superiore a quella dell'aorta, la velocità di eiezione del sangue aumenti, mentre, quando durante l'efflusso con decelerazione il gradiente è invertito, la velocità di eiezione diminuisca anche se il senso del flusso è sempre lo stesso.

5.2.3 La protodiastole

Terminata la fase di efflusso con decelerazione inizia il rilasciamento ventricolare.

E' importante segnalare come la contrazione ventricolare, a differenza di quella del muscolo scheletrico, termini non nell'istante in cui la pressione ventricolare raggiunge il suo massimo, ma quando sta già diminuendo. Come si può vedere dalla figura 5.1, al termine della contrazione (fine della fase di efflusso con decelerazione), la pressione ventricolare è più bassa di quella aortica e la velocità di efflusso ventricolare (curva di gettata sistolica) è scesa fino ad annullarsi. L'inizio del rilasciamento ventricolare determina un'ulteriore diminuzione della pressione ventricolare e un ulteriore aumento della differenza pressoria tra aorta e ventricolo.

A partire dall'istante in cui, terminata la fase di efflusso con accelerazione, la pressione aortica ha cominciato a superare la pressione ventricolare, la velocità del sangue inizia a diminuire. Con l'accentuarsi poi della differenza tra le due pressioni, il sangue inverte il senso del suo movimento e tende a tornare dall'aorta nel ventricolo. Questa inversione del senso di spostamento del sangue viene però immediatamente impedita dalla chiusura dei lembi semilunari della valvola aortica. Il breve intervallo di tempo in cui ha luogo la chiusura della valvola aortica costituisce la *protodiastole*, che, avendo una *durata di soli 0.02 s*, è la fase più breve del ciclo cardiaco.

Nella chiusura i lembi della valvola aortica protrudono leggermente verso il ventricolo. Questa protrusione è segnalata da una specie di *reflusso* di sangue in senso opposto all'eiezione. Il segnale di questo reflusso, o *backflow*, si inserisce alla fine della curva di gettata sistolica.

Il sangue che dall'aorta si muove verso il ventricolo possiede energia cinetica. L'improvviso arresto di questo movimento ad opera della chiusura della valvola aortica fa sì che l'energia cinetica venga trasformata in energia di pressione. Questa energia di pressione determina la comparsa di quella piccola onda pressoria, detta *onda dicrota*, che si osserva sulla fase discendente della curva di pressione aortica e che si muove, attenuandosi, lungo l'albero aortico inserita nella parte discendente dell'onda principale. Lo spazio interposto tra l'onda principale e l'onda dicrota è detta incisura e corrisponde quasi esattamente alla protodiastole.

Il fenomeno per il quale energia cinetica viene trasformata in energia di pressione da parte di un ostacolo (la chiusura della valvola aortica) prende il nome di *colpo d'ariete.*

5.2.4 La fase di rilasciamento isovolumico

Dopo la protodiastole, aorta e ventricolo formano due cavità separate. In particolare il ventricolo è ora una cavità chiusa, essendo chiuse sia la valvole aortica che quella mitrale. Mentre, a partire dalla protodiastole, la pressione scende lentamente nell'aorta, essa scende assai più rapidamente nel ventricolo a causa del rilasciamento del miocardio.

A causa della chiusura delle due valvole, il ventricolo si rilascia senza che possa variare il suo volume, per cui questa fase del ciclo cardiaco viene detta fase di *rilasciamento isovolumico*. Durante tutta questa fase, che avviene dopo quella di eiezione, il volume ventricolare rimane fissato al valore più basso di tutto il ciclo cardiaco. *In condizioni normali la fase di rilasciamento isovolumico dura circa 0.06 s.*

Dal momento in cui, con l'inizio della sistole isovolumica, si è chiusa la valvola mitrale, atrio e ventricolo formano due cavità separate. Durante tutto questo intervallo di tempo sangue continua ad entrare nell'atrio dalle vene polmonari senza però potere passare nel ventricolo. Il sangue che si accumula nell'atrio fa aumentare la pressione in questa cavità: dalla curva di pressione atriale dalla figura 5.1 si osserva infatti un progressivo aumento della pressione atriale che sale a circa 8 - 10 mmHg. La salita della pressione atriale cessa quando la pressione ventricolare diventa inferiore a quella atriale. In questo istante si apre la valvola atrio-ventricolare, per cui termina la fase di rilasciamento isovolumico e inizia la fase di riempimento rapido.

La durata della fase di rilasciamento isovolumico, che abbiamo detto essere in genere di 0.06, può variare in parte in dipendenza del livello di pressione al quale si è avuta protodiastole, vale a dire in dipendenza della pressione aortica e in parte anche in relazione alla velocità di rilasciamento miocardico o lusitropismo.

5.2.5 La fase di riempimento rapido ventricolare

Allorché la pressione ventricolare scende al di sotto della pressione presente nell'atrio, dove nel frattempo si è accumulato del sangue, la valvola mitrale si apre, lasciando che il sangue precipiti dall'atrio al ventricolo. La pressione atriale e quella ventricolare scendono rapidamente ad un livello prossimo allo zero. Durante questa discesa rapida che prende nome di fase di *riempimento rapido ventricolare* entra nel ventricolo il 70-75% del volume di sangue che formerà la gettata sistolica del battito successivo. In questa, come nelle successive fasi di riempimento lento e di sistole atriale, la pressione atriale e ventricolare decorrono tra loro parallele rimanendo quella atriale leggermente superiore a quella ventricolare. *La durata della fase di riempimento rapido è 0.11-0.12 s.*

Durante la fase di riempimento rapido, il volume ventricolare sale rapidamente pur non raggiungendo il valore massimo del ciclo cardiaco.

5.2.6 La fase di riempimento lento ventricolare

In condizioni di frequenza non elevata questa fase è la più lunga di tutto il ciclo cardiaco, avendo una *durata che può variare da 0.16 a 0.23 s in modo inverso alla frequenza cardiaca.* Come si vede dalla figura 5.1, essa inizia quando le curve di pressione atriale e ventricolare, dopo essere discese in modo piuttosto ripido a valori prossimi allo zero, diventano orizzontali o iniziano a risalire molto lentamente. In altre parole, il passaggio dalla fase di riempimento rapido a quella di riempimento lento coincide con l'istante in cui le due curve pressorie cambiano improvvisamente direzione.

Durante la fase di riempimento lento il volume ventricolare si porta praticamente al suo valore massimo. La fase di riempimento lento termina con la sistole atriale.

5.2.7 La fase di sistole atriale

Questa fase rappresenta un *contributo attivo* dell'atrio al riempimento ventricolare. Durante tutte le precedenti fasi del ciclo cardiaco l'atrio è rimasto rilasciato, costituendo una cavità nella quale il sangue si è accumulato dall'inizio della sistole isovolumica fino alla fine del rilasciamento isovolumico, dopo il quale ha avuto inizio il riempimento rapido ventricolare. *La sua durata può arrivare a 0.10 s.*

Il contributo della sistole atriale al riempimento ventricolare è elevato alle elevate frequenze cardiache per ridursi progressivamente con il ridursi della frequenza. Per maggiori dettagli si veda il capitolo 5.7.

Una funzione della sistole atriale è anche quella di evitare il rigurgito di una piccola quantità di sangue dal ventricolo all'atrio quando la valvola mitrale si chiude all'inizio della sistole isovolumica. A causa della contrazione dell'atrio, alla fine della sistole atriale l'ostio della valvola mitrale (e a destra, ovviamente, quello della valvola tricuspide) si trova un po' ristretto. Anche i lembi valvolari si trovano parzialmente approssimati a causa dei vortici che si sono formati in prossimità dell'ostio per l'accelerazione del sangue che la contrazione dell'atrio ha provocato. A causa di questa sua posizione di non più completa apertura (o di semichiusura), non appena la pressione ventricolare aumenta con l'inizio della sistole isovolumica, la valvola atrio-ventricolare si chiude rapidamente impedendo che si abbia quel rigurgito di sangue dal ventricolo all'atrio che si potrebbe avere se la sistole isovolumica iniziasse a valvola mitrale completamente aperta.

Durante la fasi di riempimento lento e di sistole atriale, in condizioni di frequenza cardiaca di 70-80 b.p.m., torna ai ventricoli il 25-30% del sangue che andrà a formare la successiva gettata sistolica.

5.3 LA CURVA DI PRESSIONE ATRIALE

Come si può osservare dalla figura 5.1, durante il ciclo cardiaco la curva di pressione atriale presenta *tre onde dirette verso l'alto* (*a, c* e *v*) e *due onde dirette verso il basso* o depressioni *x* e *y*.

L'onda *a* corrisponde alla sistole atriale e precede la sistole isovolumica ventricolare. L'onda *c* è dovuta ad una protrusione dei lembi della valvola mitrale nella cavità atriale durante la sistole isovolumica.

L'onda *c* è seguita dalla *depressione x,* dovuta all'abbassamento del piano atrio-ventricolare, con relativa diminuzione della pressione nell'atrio allorché nella fase di efflusso con accelerazione si ha una rapida diminuzione del volume ventricolare.

Dopo la *depressione x* il sangue che si accumula nell'atrio a valvola mitrale chiusa fa salire la pressione fino all'apice dell'onda *v*, che segna l'inizio del riempimento rapido ventricolare nel momento in cui la pressione ventricolare cade al di sotto di quella atriale. Il passaggio del sangue dall'atrio al ventricolo determina una caduta della pressione atriale (*depressione y*).

5.4 IL CICLO DEL CUORE DESTRO

Il ciclo del cuore destro presenta le stesse fasi del ciclo del cuore sinistro. Il ventricolo destro, tuttavia, sviluppa una pressione media pari a circa 1/6 soltanto rispetto al ventricolo sinistro. Come abbiamo già visto, questa bassa pressione, che interessa anche l'arteria polmonare è dovuta alle basse resistenze che il sangue incontra nel percorrere il piccolo circolo. Il minor spessore delle pareti del ventricolo destro è quindi la conseguenza del minor carico pressorio che esso deve affrontare.

La minore pressione che deve essere superata affinché si apra la valvola polmonare comporta una ridotta durata della sistole isovolumica del ventricolo destro. Questa infatti è di circa 0.02 s soltanto, anziché di 0.06 s come è per ventricolo sinistro. Poiché parte da un valore più basso, anche la fase di rilasciamento isovolumico finisce per essere più breve a destra.

A parità di gettata sistolica, il ventricolo destro è anche caratterizzato da un minore volume telediastolico e telesistolico. Come si vedrà nel capitolo 5.9, queste differenze di volume sono accompagnate da corrispondenti differenze della *frazione di eiezione.*

5.5 VARIAZIONI DELLA FREQUENZA CARDIACA E DURATA DELLE FASI DEL CICLO CARDIACO

In caso di aumento della frequenza cardiaca, la durata del ciclo cardiaco si riduce, mentre si allunga quando la frequenza diminuisce. Come si può osservare dalla figura 5.3, nell'aumento della frequenza da 60 a 180 b.p.m., ad un accorciamento piuttosto modesto della durata della sistole si accompagna un accorciamento assai maggiore della durata della diastole. Ciò è dovuto al fatto che un aumento della frequenza può essere con una certa approssimazione considerato un avvicinamento nel tempo di due battiti successivi con riduzione dell'intervallo che li separa, ossia della diastole e in particolare della sua fase più lunga che è appunto la fase di riempimento lento.

Un accorciamento della durata della sistole avviene senza dubbio quando una stimolazione simpatica, quale si ha ad esempio negli stati di eccitamento e nell'esercizio fisico, aumenta la contrattilità miocardica con conseguente aumento della velocità con cui la pressione ventricolare aumenta e diminuisce.

In assenza di stimolazione simpatica, l'accorciamento della durata sistole, sia pur limitato, dipende dal fatto che, con l'aumento della frequenza, aumenta la concentrazione intracellulare del Ca^{2+} e quindi la contrattilità miocardica secondo quando previsto dal *fenomeno della scala* di Bowditch. Questo fenomeno consiste in un aumento progressivo della contrattilità e della pressione sistolica sviluppata che si ha quando un cuore isolato pulsante a bassa frequenza viene stimolato con una frequenza maggiore. Si vede allora che, con il passaggio da una frequenza bassa ad una più alta, si ha inizialmente una diminuzione della pressione sviluppata seguita da un progressivo aumento fino al raggiungimento di una situazione stazionaria in cui la pressione risulta superiore a quella sviluppata a bassa frequenza.

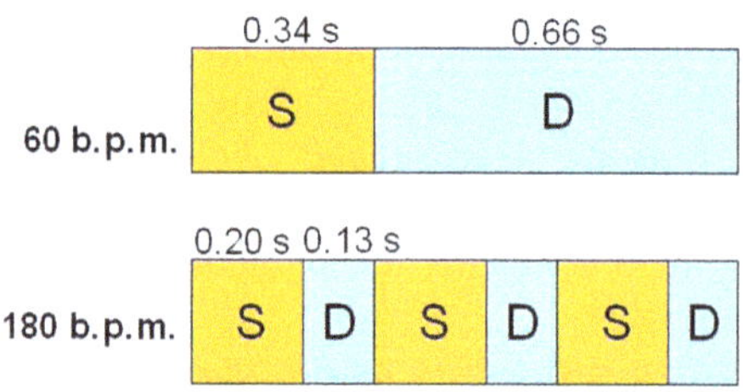

Figura 5.3 Variazioni della durata delle fasi del ciclo cardiaco al variare della frequenza. S: sistole; D: diastole.

L'effetto osservato può essere spiegato con il progressivo aumento della concentrazione intracellulare di Ca^{2+} in seguito all'aumento in un minuto del numero di potenziali d'azione, ciascuno con la sua fase di plateau (fase 2) durante la quale il Ca^{2+} entra nella fibra. Inoltre, l'aumento del numero di potenziali d'azione in un minuto riduce la durata degli intervalli tra un battito e l'altro, ossia dei periodi caratterizzati dal distacco del Ca^{2+} dalla troponina C e dal suo passaggio all'esterno della fibra o nel reticolo sarcoplasmatico. L'iniziale riduzione della contrattilità e della pressione sviluppata nei primi battiti subito dopo l'aumento della frequenza è invece dovuto ad una minore liberazione di Ca^{2+} dal reticolo sarcoplasmatico, quando l'improvvisa riduzione del tempo di diastole ha limitato il passaggio dello ione dal compartimento di assunzione, o tubulo longitudinale, al compartimento di rilascio, o cisterna terminale, dello stesso reticolo.

Nella pratica clinica un fenomeno del tutto analogo a quello di Bowditch avviene nel pilotaggio del cuore per mezzo di una sonda introdotta nell'esofago (pacing transesofageo).

L'accorciamento della diastole, assai più spiccato di quello della sistole, può comportare importanti modificazioni emodinamiche. Per aumenti non eccessivi della frequenza cardiaca, la fase del ciclo che viene compromessa è quella di riempimento lento, durante la quale, come è stato visto in precedenza, torna ai ventricoli il 30% circa del sangue che formerà la successiva gettata sistolica. Pertanto, se un aumento della frequenza riduce o anche annulla la fase di riempimento lento, le gettate sistoliche si riducono al massimo di quel 30% di sangue che a frequenza normale torna ai ventricoli durante questa fase.

La riduzione dell'ampiezza delle gettate sistoliche è compensata dall'aumento della frequenza, ossia del numero di gettate sistoliche al minuto. E' inoltre possibile che la riduzione delle gettate sistoliche sia inizialmente inferiore alla riduzione del ritorno di sangue ai ventricoli in diastole, in virtù di un maggiore utilizzo del residuo sistolico determinato dall'aumentata contrattilità che la maggior frequenza comporta.

L'equilibrio emodinamico che si instaura tra aumento della frequenza e riduzione dell'ampiezza delle gettate sistoliche spiega perché, in seguito ad aumenti contenuti della frequenza, la gettata cardiaca al minuto rimanga costante. Nel cane anestetizzato sottoposto a pacing atriale è stato visto come aumenti della frequenza da 100 a 160 b.p.m. non facciano variare la gettata cardiaca al minuto.

Per aumenti ulteriori della frequenza è possibile che l'accorciamento della diastole, dopo avere completamente soppresso la fase di riempimento lento, riduca anche la fase di riempimento rapido. Poiché in questa fase torna ai ventricoli il 70-75% del sangue che formerà la gettata cardiaca successiva, un simile accorciamento determina una drastica riduzione delle gettate sistoliche in modo che l'aumento del loro numero al minuto non può impedire una riduzione della gettata cardiaca. Nell'uomo una diminuzione improvvisa della gettata cardiaca e della pressione ad essa correlata si ha quando la frequenza cardiaca supera 180 b.p.m. E' questo il cosiddetto *limite critico superiore di Wenkebach.*

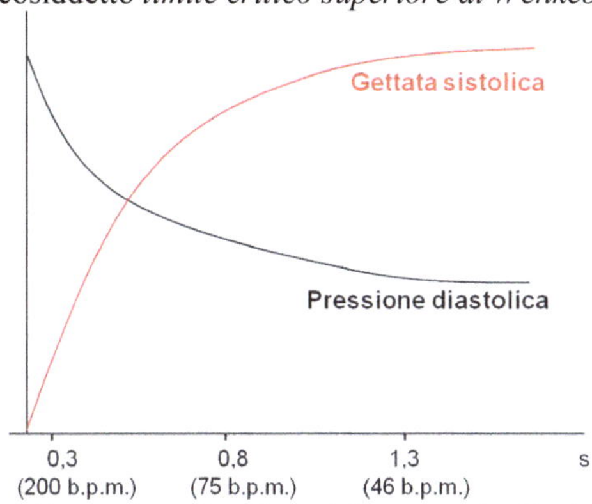

Figura 5.4 Variazione della pressione diastolica e della gettata sistolica in seguito alla variazione della frequenza cardiaca in relazione ad aumenti della durata del ciclo cardiaco (diminuzione della frequenza). Vedi spiegazione nel testo.

Se, al contrario, la frequenza cardiaca si riduce, la gettata cardiaca risulta inizialmente invariata in quanto al minor numero di gettate sistoliche al minuto si accompagna un aumento dell'ampiezza delle gettate sistoliche. Questo aumento è causato dal maggior tempo di riempimento ventricolare come pure dalla riduzione del postcarico iniziale, determinato a sua volta da un tempo più lungo di diastole che permette una più spiccata riduzione della pressione aortica (Fig 5.4). Se però la frequenza scende al di sotto di 40 b.p.m. circa, l'ulteriore allungamento della diastole non garantisce un maggior riempimento del ventricolo già pieno. A questo punto prevale la riduzione del numero di gettate sistoliche per cui inizia a diminuire la gettata al minuto. E' stato raggiunto il *limite critico inferiore di Alella*, come avviene in caso di *blocco atrio-ventricolare completo.*

5.6 IL RUOLO EMODINAMICO DELLA SISTOLE ATRIALE

Il ruolo emodinamico della sistole atriale varia con la frequenza. Modesto ad una frequenza normale, quando compare a riempimento ventricolare quasi completo, rappresenta una percentuale sempre maggiore della gettata sistolica successiva mano a mano che la frequenza aumenta e la fase di riempimento lento si riduce fino a scomparire. Nel cane, ad una frequenza di 150 b.p.m., la sistole atriale è stata vista contribuire alla gettata sistolica per circa il 50% del sangue eiettato.

Quando la frequenza è così elevata da fare scomparire completamente la fase di riempimento lento e da accorciare la fase di riempimento rapido, la sistole atriale diventa determinante per la genesi della gettata sistolica. Importante a questo proposito è il confronto tra *flutter* e *fibrillazione atriale*. In entrambi i casi l'intervallo tra due battiti cardiaci può essere inferiore a 300 ms, corrispondente ad una frequenza di 200 b.p.m.

Nel caso del *flutter* ogni battito è preceduto da una sistole atriale e la gettata sistolica, pur ridotta in ampiezza, è presente. Nel caso della *fibrillazione*, invece, la sistole atriale è assente: in questo caso un battito preceduto da una diastole molto breve può essere privo di gettata, ossia inefficace, indicando come a frequenze molto elevate la presenza della sistole atriale possa contribuire per il 100% alla produzione della gettata sistolica.

Il contributo della sistole atriale alla successiva gettata sistolica dipende anche dal tempo in cui essa cade. Nel caso di *extrasistoli ventricolari*, la sistole atriale può cadere contemporaneamente alla contrazione ventricolare. Poiché in questo caso le valvole atrio-ventricolari sono chiuse nel momento in cui l'atrio si contrae, la partecipazione di quest'ultimo al riempimento ventricolare è nullo, indipendentemente dalla frequenza cardiaca. Una situazione simile, ma non identica, si può verificare quando l'intervallo tra l'insorgenza della sistole atriale e di quella ventricolare è notevolmente ridotto. come può avvenire, oltre che in caso di aritmie, in caso di ritmo sinusale nella *sindrome di pre-eccitamento ventricolare o sindrome di Wolf-Parkinson-White*, nella quale l'intervallo PR dell'elettrocardiogramma è abnormemente accorciato e la sistole atriale si compie quasi a ridosso della sistole ventricolare.

5.7 LA CURVA DI GETTATA SISTOLICA

L'analisi della curva della *gettata sistolica* permette di capire come la fase di eiezione ventricolare si suddivida in una fase di *efflusso con accelerazione* e in una fase di *efflusso con decelerazione.*

La figura 5.2 rappresenta una curva di flusso aortico nel corso di un ciclo cardiaco. Ciascun punto della traccia indica un valore istantaneo di flusso espresso in ml/min. Inoltre nella figura 5.2 la curva di flusso aortico è sincronizzata con quelle della pressione aortica e ventricolare. Si può vedere come durante la diastole e la sistole isovolumica il flusso aortico sia uguale a zero. Nel momento in cui l'eiezione ha inizio, il flusso aumenta insieme alla pressione, raggiunge il suo valore massimo un po' prima del valore massimo della pressione e termina quando sulla curva di pressione compare l'incisura che corrisponde appunto alla fine dell'eiezione e alla chiusura della valvola aortica (protodiastole). Nell'istante corrispondente all'incisura, la curva di flusso presenta una piccolissima deflessione verso il basso, determinata dal movimento di sangue che in questo momento si verifica dall'aorta verso il ventricolo, movimento peraltro subito arrestato dalla chiusura della valvola. Dopo questo istante fino all'inizio dell'eiezione successiva il flusso aortico è nuovamente uguale a zero.

Come abbiamo detto nel capitolo .2, l'analisi della curva di gettata sistolica rende inadeguati i termini di fase di efflusso massimo e ridotto con i quali in passato venivano chiamate rispettivamente la prima e la seconda parte dell'eiezione ventricolare. D'altro canto non è neppure corretto parlare di efflusso rapido e di efflusso lento in quanto la velocità del sangue varia in continuazione durante ciascuna delle due fasi di eiezione. Poiché l'unico parametro che veramente contraddistingue ciascuna di queste fasi è l'aumento o la diminuzione della velocità del sangue, è opportuno che la prima fase venga definita fase di efflusso con accelerazione e la seconda fase di efflusso con decelerazione.

Rimane da vedere perché il valore massimo del flusso aortico e quello della pressione non coincidano, ma il secondo sia ritardato rispetto al primo (Fig 5.2). L'ipotesi più verosimile è che sulla curva dell'onda di pressione si inserisca una componente della stessa onda riflessa dai vasi di resistenza. Questa componente riflessa determinerebbe un ulteriore leggero aumento della pressione in corrispondenza della fase di efflusso con decelerazione.

La gettata sistolica può essere registrata con l'uso di flussimetri elettromagnetici o di sistemi eco-doppler posti attorno all'aorta ascendente. In entrambi i casi ciò che viene registrato è la *velocità* istantanea del sangue espressa in *cm/min*. Dato che la velocità istantanea varia durante l'eiezione, l'integrazione grafica di una curva di gettata sistolica (compresa la diastole in cui la velocità è zero!) permette di ottenere il valore medio della velocità durante un intero ciclo cardiaco.

Se si moltiplica il valore il valore della velocità per la superficie di sezione dell'aorta espressa in cm^2 si ottiene il *flusso* espresso in cm^3/min ossia in ml/min. A frequenza costante il flusso corrisponde alla gettata cardiaca. Se questa viene divisa per la frequenza cardiaca, si ottiene il valore di una singola gettata sistolica.

5.8 I TONI E I SOFFI CARDIACI

Se si appoggia uno stetoscopio sulla superficie anteriore del torace si può udire la ripetizione ritmica di due suoni *o toni cardiaci*. Il primo di questi toni è dovuto alla chiusura delle valvole atrio-ventricolare mentre il secondo è generato dalla chiusura delle valvole aortica e polmonare. Di conseguenza, mentre il primo tono coincide con la sistole isovolumica ed è detto tono *sistolico*, il secondo coincide con la protodiastole ed è detto *tono diastolico*. Il primo tono dura 0,10-0,17 s e ha una frequenza di 25-50 c.p.s., mentre il secondo ha una durata di 0,10 s e una frequenza di 50-200 c.p.s. All'ascoltazione il primo tono pertanto è più lungo e più basso del secondo che si presenta invece più breve e più alto (Fig 5.5).

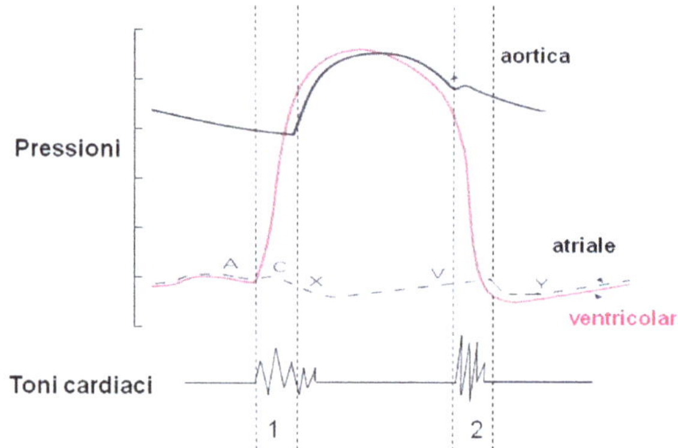

Figura 5.5 Primo e secondo tono cardiaco e loro relazione con le fasi del ciclo cardiaco.

Anche se i toni sono generati dalla chiusura valvolare, le vibrazioni che li caratterizzano non sono l'effetto diretto dell'urto dei lembi valvolari, che essendo immersi nel sangue producono vibrazioni così smorzate da non essere di per sé udibili. Essi sono invece la conseguenza del fatto che l'urto, a cui i lembi valvolari vanno incontro chiudendosi, mette in vibrazione le strutture sulle quali essi sono inseriti, ossia il miocardio ventricolare da parte delle valvole A-V, e le pareti dell'aorta e dell'arteria polmonare da parte delle rispettive valvole. E' questo il motivo per cui il primo tono è bene udibile all'apice del cuore, dove il ventricolo sinistro viene a contatto della parete toracica, mentre le componenti aortica e polmonare del secondo tono si percepiscono chiaramente lungo i primi tratti dell'aorta e, rispettivamente, dell'arteria polmonare. Va detto infine che il primo tono contiene anche una piccola componente muscolare, dovuta alle vibrazioni del miocardio che si contrae.

Per mezzo di microfoni adeguatamente sensibili, oltre al primo e al secondo tono, è possibile registrare anche un *terzo* e un *quarto tono*. Il terzo tono viene prodotto durante la fase di riempimento rapido ventricolare da parte delle vibrazioni generate nella parete ventricolare dalla caduta di sangue dagli atri. Il quarto tono invece precede immediatamente il primo tono del ciclo cardiaco successivo ed è attributo alle vibrazioni generate nella sistole atriale sia dalla messa in tensione delle pareti muscolari, sia dall'accelerazione del sangue che viene spinto a forza nei ventricoli.

All'ascoltazione è rara la percezione del terzo e del quarto tono. In soggetti giovani e longilinei è talora possibile percepire uno o, assai più raramente, entrambe. Tuttavia, anche quando il quarto tono ha un'intensità tale da potere essere percepito, può essere di difficile riconoscimento, in quanto è fuso con il primo tono che ad esso fa seguito immediatamente. In questo caso si dice che il primo tono è costituito anche da una componente atriale.

In clinica è possibile che tutti i quattro toni possano essere rilevati all'ascoltazione in condizioni caratterizzate anche da una frequenza cardiaca molto elevata. Il ritmo che si percepisce è il cosiddetto *ritmo di galoppo* che viene ritenuto indice di pessime condizioni del miocardio di un cuore scompensato e di prognosi infausta qualora non si possa intervenire con il trapianto cardiaco.

Le sedi di migliore percezione dei toni cardiaci sulla parete toracica non corrispondono ai punti di proiezione anatomica delle valvole o *focolai anatomici*. La migliore percezione si ottiene in quei punti che vengono chiamati *focolai d'ascoltazione*.

I focolai d'ascoltazione sono situati (Fig 5.6):

a) per la *componente mitralica del primo tono* in corrispondenza del *V spazio intercostale sinistro* un cm circa all'interno della linea che proviene dal punto di mezzo della clavicola o *linea emiclaveare*. In questo punto infatti l'apice dei ventricoli, messi in vibrazione dalla chiusura delle valvole A-V e in particolare della mitrale, si trova a contatto della parete toracica; per la *componente tricuspidale del primo tono* sopra il processo xifoideo;

b) per la *componente aortica del secondo tono* nel *secondo spazio intercostale immediatamente a destra dello sterno*, nel punto dove l'aorta ascendente, diretta inizialmente verso destra, tocca la parte del torace; per *la componente polmonare del secondo tono* nel *secondo spazio intercostale immediatamente a sinistra dello sterno,* dove l'arteria polmonare viene a contatto della parete toracica mentre si dirige verso sinistra quasi avvolgendo a passo di vite l'origine dell'aorta.

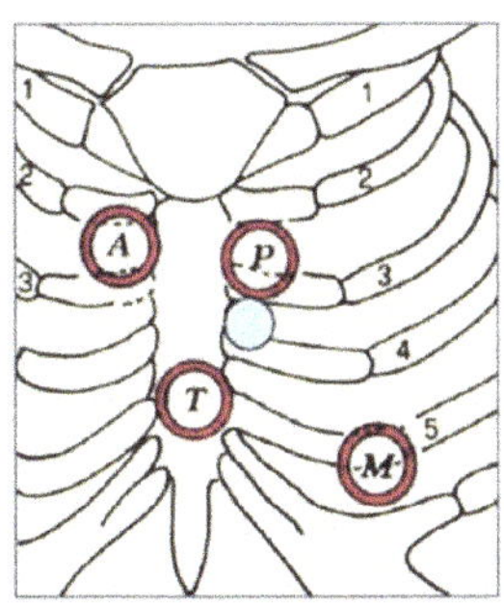

Figura 5.6 Focolai di ascoltazione. M: componente mitralica del primo tono; T: componente tricuspidale del primo tono; A: componente aortica del secondo tono; P: componente polmonare del secondo tono. Vedi spiegazione nel testo.

In condizioni patologiche può essere possibile ascoltare i cosiddetti *rumori di soffio*. I soffi sono detti *sistolici* se cadono tra il primo ed il secondo tono, mentre sono detti *diastolici* se cadono dopo il secondo tono.

I soffi compaiono quando, nel passaggio del sangue attraverso le valvole cardiache, si producono *vortici* di intensità tale da essere udibili. I *vortici udibili* possono generarsi sia nel passaggio del sangue attraverso orifizi valvolari stenotici, sia nel rigurgito attraverso valvole che non riescono a chiudersi in modo completo.

Nel caso di *stenosi mitralica,* il soffio compare alla fine della diastole *(soffio telediastolico),* cioè quando la sistole atriale spinge a forza il sangue attraverso la valvola stenotica; nel caso invece della *stenosi aortica* esso compare durante la sistole *(soffio sistolico)* e precisamente nella fase di eiezione.

In presenza di insufficienza o *incompetenza mitralica*, il soffio compare in sistole quando la contrazione del ventricolo fa tornare nell'atrio una certa quantità di sangue. In presenza invece di *incompetenza aortica*, il soffio compare in diastole per rigurgito nel ventricolo di parte del sangue appena eiettato. Soffi dovuti a vizi della valvola tricuspide sono assai rari, mentre soffi sistolici possono caratterizzare stenosi della polmonare dovuti a cardiopatie congenite.

5.9 I VOLUMI CARDIACI E LA FRAZIONE DI EIEZIONE

Dopo che con la sistole atriale è stato completato il riempimento ventricolare, il volume del cuore ha raggiunto il valore massimo che può avere durante il ciclo cardiaco. Per ciascun ventricolo questo volume è detto *volume telediastolico ventricolare* (VTDV). Esso è composto dal sangue rimasto nel ventricolo dopo la precedente eiezione, o *residuo sistolico* (RS), e dal sangue giunto al ventricolo durante la diastole definito *volume di ritorno diastolico ventricolare* (VRDV). In presenza di una situazione emodinamica costante il VRDV corrisponde alla gettata sistolica (GS), per cui risulta che

$$VTDV = RS + VRDV = RS + GS \qquad (5.2)$$

Durante l'eiezione ventricolare il volume di ciascun ventricolo si riduce di un volume uguale alla GS e diventa uguale al RS.
La gettata sistolica può anche essere espressa, oltre che in valore assoluto (60 – 80 ml nell'uomo), in valore percentuale del VTDV. Questa percentuale costituisce la *frazione di eiezione* (FE)

$$FE = GS/VTDV \times 100 \qquad (5.3)$$

La frazione di eiezione non è uguale per i due ventricoli. Infatti, mentre per il ventricolo sinistro essa è pari al 50-60% del VTDV, per il ventricolo destro ha un valore maggiore a causa di un minore VTDV in presenza di una uguale GS. Ovviamente per il ventricolo destro risulta inferiore anche il residuo sistolico.

Per ciascun ventricolo la frazione di eiezione aumenta e diminuisce rispettivamente con l'aumento e la diminuzione della contrattilità. In clinica viene studiata con attenzione la frazione di eiezione del ventricolo sinistro, la cui conoscenza permette la diagnosi e la valutazione quantitativa di eventuali insufficienze sinistre compensate, ossia di quelle riduzioni della contrattilità nelle quali, in condizioni di riposo, la gettata sistolica può essere normale, mentre la FE è ridotta e il VTDV è aumentato.

Il meccanismo con cui si instaura un'insufficienza compensata inizia con una riduzione della gettata sistolica da perdita di contrattilità. Il sangue che non viene pompato con la gettata sistolica rimane nel ventricolo dove determina un aumento del RS e, di conseguenza, del VTDV. Come abbiamo visto nel capitolo 4.2, un aumento del VTDV comporta quello stiramento delle fibre miocardiche che permette loro di sviluppare una maggiore forza di contrazione. Ne può allora conseguire un ritorno alla norma della gettata sistolica in presenza di un aumento del volume telediastolico ventricolare. Se allora viene calcolata la gettata sistolica come percentuale utilizzata del VTDV, si vede come la frazione di eiezione risulti diminuita.

L'ansa pressione-volume ventricolare può venire costruita utilizzando un sistema di coordinate cartesiane nel quale le variazioni del volume ventricolare vengono riportate sull'asse delle ascisse e quelle della pressione sull'asse delle ordinate (Fig 5.7). Il punto A dell'ansa rappresenta i valori di pressione e di volume dopo che si è completato il riempimento ventricolare. Questo volume è il VTDV.

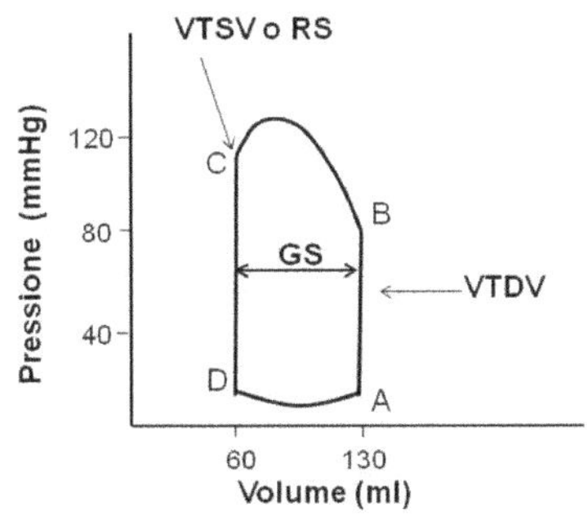

Figura 5.7 Ansa pressione-volume ventricolare. VTDV: volume telediastolico ventricolare; VTSV: volume telesistolico ventricolare o residuo sistolico; GS: gettata sistolica. Vedi spiegazione nel testo.

Durante la sistole isovolumica la pressione sale da A a B, senza che si abbia alcuna variazione di volume. Il punto B rappresenta la fine della sistole isovolumica e l'inizio dell'eiezione ventricolare. Durante questa fase il volume si riduce da B a C con un andamento a convessità rivolta verso l'alto in rapporto all'andamento della pressione durante l'espulsione della gettata sistolica.

Nel punto C il volume ventricolare ha raggiunto il valore minimo di tutto il ciclo cardiaco. Da questo istante e per tutta la successiva fase di rilasciamento isovolumico il ventricolo contiene soltanto il residuo sistolico. Durante il rilasciamento isovolumico la pressione scende al punto D.

Il rilasciamento isovolumico è seguito dalle tre fasi di riempimento diastolico ventricolare (riempimento rapido, riempimento lento e sistole atriale) che riportano l'ansa al punto A, ossia al completamento del VTDV. Come vedremo più avanti, la superficie inclusa entro l'ansa rappresenta il lavoro che il ventricolo compie nello spostare la gettata sistolica nell'aorta imprimendole la pressione che viene raggiunta durante l'eiezione.

In sintesi l'ansa pressione-volume permette di evidenziare e di confrontare tra loro i vari valori dei volumi cardiaci e la loro variazione, nonché di calcolare la frazione di eiezione.

5.10 RIASSUNTO

Il cuore come generatore di pressione
Il cuore è un generatore di pressione. A ogni battito esso immette il sangue della gettata sistolica nelle grosse arterie imprimendogli una certa pressione. Questa pressione è maggiore di quella presente all'estremità terminale della corrispondente sezione venosa. Da questo risulta che il sangue si sposta dall'aorta al ventricolo destro, dall'arteria polmonare al ventricolo sinistro. Anche gli atri contraendosi generano una pressione che, seppure modesta, completa il riempimento dei ventricoli alla fine della diastole.

Le fasi del ciclo cardiaco
Le fasi del ciclo cardiaco possono essere elencate dall'istante in cui, terminato il riempimento dei ventricoli, questi iniziano a contrarsi. La sequenza della varie fasi è allora la seguente: 1) Sistole: divisa in sistole isovolumica e fase di eiezione ventricolare, a sua volta suddivisa in fase di efflusso con accelerazione e fase di efflusso con decelerazione; 2) Protodiastole; 3) Diastole: divisa in rilasciamento isovolumico, fase di riempimento rapido, fase di riempimento lento e sistole atriale.

La sistole isovolumica: inizia alla fine del riempimento ventricolare e termina con l'apertura della valvola aortica. L'aumento iniziale della pressione ventricolare determina la chiusura della valvola mitrale. La sua durata è di 0.06 s.

La fase di eiezione ventricolare: è costituita da una fase di efflusso con accelerazione e una fase di efflusso con decelerazione. In questa fase le pressioni nell'aorta e nel ventricolo variano in modo quasi parallelo tra loro. Durante l'efflusso con accelerazione la pressione ventricolare è superiore a quella aortica, mentre durante l'efflusso con decelerazione la pressione ventricolare è inferiore a quella aortica per ragioni inerziali. Le durate di queste fasi sono rispettivamente 0,13 e 0,16 s circa.

La protodiastole dura appena 0,02 s ed è dovuta alla chiusura della valvola aortica.

La fase di rilasciamento isovolumico: è costituita dalla caduta della pressione ventricolare che si ha tra la chiusura della valvola aortica e l'apertura della valvola mitrale. La sua durata è di circa 0,06 s e può variare in dipendenza del lusitropismo.

La fase di riempimento rapido ventricolare inizia con l'apertura delle valvole A-V. Il sangue precipita dall'atrio al ventricolo e la pressioni, atriale e ventricolare, scendono rapidamente e parallelamente ad un livello prossimo allo zero. La sua durata è di 0,11 – 0, 12 s.

La fase di riempimento lento ventricolare è la fase più lunga del ciclo cardiaco. Inizia quando le curve di pressione atriale e ventricolare diventano orizzontali e prossime allo zero e termina con la sistole atriale. La sua durata è di 0,16 – 0,23 s.

La fase di sistole atriale è un meccanismo attivo del riempimento ventricolare la cui importanza aumenta con l'incremento della frequenza cardiaca. La sua durata è di 0,08 – 0,10

La curva di pressione atriale

La curva di pressione atriale è caratterizzata da tre onde positive (a, c e v) e due depressioni (x e y).

L'onda a corrisponde alla sistole atriale. L'onda c è dovuta ad una protrusione dei lembi della valvola mitrale nell'atrio durante la sistole isovolumica.

La depressione x è dovuta all'abbassamento del piano atrio-ventricolare nella fase di efflusso con accelerazione. Dopo la depressione x il sangue che si accumula nell'atrio fa salire la pressione fino in corrispondenza dell'onda v, che coincide con l'istante in cui la pressione ventricolare cade al di sotto di quella atriale. La depressione y è dovuta al passaggio del sangue dall'atrio al ventricolo nella fase di riempimento rapido.

Il ciclo del cuore destro

Il ciclo del cuore destro e quello del cuore sinistro presentano le stesse fasi con piccole differenze di durata. Tuttavia il ventricolo destro sviluppa una pressione media pari a circa 1/6 soltanto rispetto al ventricolo sinistro a causa delle basse resistenze che il sangue incontra nel percorrere il piccolo circolo.

Variazioni della frequenza cardiaca e durata delle fasi del ciclo cardiaco

L'aumento e la riduzione della frequenza cardiaca sono accompagnate da variazioni reciproche della durata del ciclo. Negli aumenti di frequenza si accorcia assai più la diastole che la sistole. La riduzione della durata della sistole aumenta quando una stimolazione simpatica aumenta la contrattilità miocardica. In assenza di stimolazione simpatica l'accorciamento, sia pur limitato, della durata della sistole, dipende dal fenomeno della scala di Bowditch che fa aumentare la velocità di accorciamento e rilasciamento del miocardio.

Per aumenti non eccessivi della frequenza cardiaca, la fase della diastole più compromessa è quella di riempimento lento. La riduzione delle gettate sistoliche può riguardare il 30% del sangue che a frequenza normale torna ai ventricoli in diastole.

Poiché la riduzione delle gettate sistoliche è compensato dall'aumento della frequenza, per aumenti contenuti di frequenza la gettata cardiaca non risulta diminuita. Solo per aumenti elevati è possibile che l'accorciamento della diastole riduca anche la fase di riempimento rapido facendo cadere seriamente la gettata sistolica, la gettata cardiaca e la pressione arteriosa. In genere nell'uomo questo avviene quando la frequenza cardiaca supera 180 b.p.m (limite critico superiore di Wenkebach). Invece, se la frequenza cardiaca si riduce, la gettata cardiaca inizia a diminuire quando si raggiunge il limite critico inferiore di Alella di 40 b.p.m. A questa frequenza infatti l'aumento delle gettate sistoliche, dovuto alla maggiore durata della fase di riempimento lento, non riesce a compensare la bassa frequenza.

Il ruolo emodinamico della sistole atriale

Il ruolo emodinamico della sistole atriale è modesto ad una frequenza normale, mentre rappresenta una percentuale sempre maggiore della gettata sistolica mano a mano che la frequenza aumenta. Quando la frequenza è così elevata da accorciare anche la fase di riempimento rapido, la sistole atriale diventa determinante per la persistenza della gettata sistolica.

La curva di gettata sistolica

Dall'analisi della curva della gettata sistolica si desume che la fase di eiezione ventricolare si suddivide in una fase di efflusso con accelerazione e in una fase di efflusso con decelerazione. Ciascun punto della traccia indica un valore istantaneo di flusso espresso in ml/min.

Durante la diastole e la sistole isovolumica il flusso aortico è zero. Durante l'eiezione, il flusso aumenta insieme alla pressione, raggiunge il suo valore massimo, un po' prima del valore massimo della pressione, diminuisce e termina alla fine dell'eiezione. In questo istante la curva di flusso presenta un brevissimo flusso negativo (backflow) subito interrotto dalla chiusura della valvola aortica. Dopo questo istante fino all'inizio dell'eiezione successiva, il flusso aortico è nuovamente uguale a zero.

Il valore massimo del flusso aortico precede quello della pressione, in quanto sulla curva dell'onda di pressione si inserisce una componente riflessa dai vasi di resistenza che ritarda il raggiungimento del picco.

I toni e i soffi cardiaci

Il primo tono è dovuto alla chiusura delle valvole A-V ed è bene udibile all'apice del cuore. Il secondo tono è invece dovuto alla chiusura della valvola aortica e di quella polmonare ed è udibile, per la componente aortica al secondo spazio intercostale destro e, per la componente polmonare, al secondo spazio intercostale sinistro. Le sedi di migliore percezione dei toni sulla parete toracica non corrispondono ai focolai anatomici, ma ai cosiddetti focolai d'ascoltazione.

A volte è possibile registrare anche un terzo ed un quarto tono. Il terzo tono viene prodotto durante la fase di riempimento rapido ventricolare. Il quarto tono invece è attribuito alle vibrazioni generate nella sistole atriale.

I soffi sono rumori udibili in vari momenti del ciclo cardiaco e in varie parti del sistema cardiovascolare. I soffi cardiaci sono detti sistolici se cadono tra il primo ed il secondo tono, mentre sono detti diastolici se cadono dopo il secondo tono.

I soffi cardiaci compaiono quando il flusso ematico diventa particolarmente vorticoso, in particolare per la presenza di vizi valvolari.

I volumi cardiaci e la frazione di eiezione

La percentuale di sangue che, rispetto alla quantità contenuta nei ventricoli alla fine del riempimento, lascia i ventricoli ad ogni sistole è detta frazione di eiezione (FE). Essa è la percentuale di volume telediastolico ventricolare (VTDV) che forma la gettata sistolica (GS). Il VTDV è composto dal residuo sistolico (RS) più il volume di ritorno diastolico ventricolare (VRDV). In presenza di una situazione emodinamica costante, il VRDV corrisponde esattamente alla GS.

La frazione di eiezione non è uguale per i due ventricoli. Infatti, mentre per il ventricolo sinistro essa è pari al 50-60% del VTDV, per il ventricolo destro ha un valore maggiore a causa di un minore VTDV in presenza di una uguale GS.

Per ciascun ventricolo la frazione di eiezione aumenta e diminuisce rispettivamente con l'aumento e la diminuzione della contrattilità.

L'ansa pressione-volume ventricolare si ottiene riportando le variazioni durante il ciclo cardiaco del volume ventricolare sull'asse delle ascisse e quelle della pressione sull'asse delle ordinate. Essa permette di evidenziare graficamente e di confrontare tra loro i vari valori dei volumi cardiaci e la loro variazione durante il ciclo, nonché di calcolare la frazione di eiezione. La superficie inclusa entro l'ansa rappresenta il lavoro che il ventricolo compie nello spostare la gettata sistolica nell'aorta imprimendole i valori di pressione che vengono raggiunti durante l'eiezione.

BIBLIOGRAFIA

Katz AM (2011) *Physiology of the Heart,* Fifth edition. Lippincott, Williams & Wilkins, Philadelphia.

Losano G, Pagliaro P (2006) *Introduzione all'Emodinamica,* CLUEB, Bologna.

Capitolo 6.

La gettata cardiaca e il ritorno venoso al cuore.

6.1 LA GETTATA CARDIACA

La gettata cardiaca (GC), o volume minuto cardiaco, è la quantità di sangue che un ventricolo pompa in un minuto nella grande arteria che ad esso fa capo. Data la disposizione del sistema cardiocircolatorio, è chiaro come in un minuto il ventricolo sinistro pompi nell'aorta la stessa quantità di sangue che il ventricolo destro pompa nell'arteria polmonare. E' altresì chiaro come anche la quantità di sangue che in un minuto ritorna al cuore sia la stessa che viene pompata da ciascun ventricolo. Generalizzando questo concetto possiamo dire che, in condizioni stazionarie, la gettata cardiaca è uguale al ritorno venoso.

La gettata cardiaca (GC) è il prodotto della gettata sistolica (GS) per la frequenza cardiaca (Fc), cioè il prodotto della quantità di sangue che un ventricolo pompa in un battito per il numero di battiti in un minuto:

$$GC = GS \, x \, Fc \qquad (6.1)$$

Nello studio del ciclo cardiaco è stato visto come, in presenza di una frequenza di 70-80 b.p.m, il 70-75% circa del sangue che formerà la successiva gettata sistolica ritorni ai ventricoli nella fase di riempimento rapido ventricolare, mentre il restante 25-30% ritorni nella fase di riempimento lento. E' stato anche visto come variazioni della frequenza comportino variazioni della durata della diastole e in particolare della fase di riempimento lento. Poiché, parità di altre condizioni, una variazione di frequenza si accompagna a variazioni in senso opposto del riempimento ventricolare e quindi della gettata sistolica, non si deve pensare che, sulla base formula GC = GS *x* freq, ogni aumento della frequenza comporti un parallelo aumento della gettata cardiaca. Le possibili relazioni tra variazioni della frequenza e variazioni della gettata sono già state descritte nel capitolo 5.5 e varranno riprese parlando della pressione arteriosa.

In un soggetto a riposo la gettata cardiaca è di circa 5 l/min, valore che può essere ottenuto moltiplicando una gettata sistolica di 70 ml per una frequenza di 70-75 b.p.m. In un soggetto normale questa gettata può subire una riduzione del 20% circa nel passaggio dalla posizione sdraiata o *clinostatica* alla posizione eretta o *ortostatica*. Come vedremo nel capitolo 6.2, questa riduzione, che si accompagna ad una diminuzione della pressione arteriosa, è dovuta ad un aumento del sangue ospitato nelle vene e quindi sottratto al ritorno venoso. La riduzione viene subito corretta da un aumento riflesso dell'attività simpatica che determina un aumento della contrattilità cardiaca con utilizzo di una parte del residuo sistolico oltre a una diminuzione della capacità delle vene con miglioramento del ritorno venoso. L'aumento dell'attività simpatica comporta in genere anche un aumento della frequenza. Di questo si parlerà nel capitolo 6.2, mentre le modalità del riflesso verranno descritte a proposito del controllo nervoso dell'apparato cardiovascolare (vedi cap. 12).

6.2 I FATTORI CHE DETERMINANO IL RITORNO VENOSO AL CUORE

Nel capitolo 6.1 è stato detto che in condizioni stazionarie la gettata cardiaca è uguale al *ritorno venoso*. Poiché la gettata cardiaca è riferita ad un minuto, anche il ritorno venoso deve essere riferito ad un minuto. Diverso dal ritorno venoso è il *volume di ritorno diastolico ventricolare (VRDV)*. Questo è la quantità di sangue che entra in un ventricolo durante la diastole. Come è già stato detto nel capitolo 5.5, il VRDV è uguale alla gettata sistolica.

I fattori che determinano il ritorno venoso al cuore sono quattro: la vis a tergo, la pompa muscolare, la depressione di Donders e, per l'uomo in posizione eretta, la gravità che permette il ritorno al cuore dai distretti situati in una posizione più alta del cuore.

La vis a tergo, il più importante dei quattro fattori, è costituita dalla pressione del sangue che dai capillari entra nelle venule e quindi nelle vene. Questa pressione è dovuta all'attività contrattile del cuore, il quale, immettendo il sangue in circolo, finisce quindi per essere la causa principale del proprio riempimento.

La pompa muscolare è costituita dall'azione di massaggio che i muscoli, contraendosi, esercitano sulle vene che li percorrono. Le vene, *vasi di capacità*, tendono a distendersi per effetto della pressione del sangue in esse contenuto. Nell'uomo in posizione eretta questa pressione è particolarmente elevata, per ragioni idrostatiche, nelle vene degli arti inferiori in quanto collocati assai più in basso del cuore. In queste vene la pressione idrostatica del sangue può determinare una distensione, ossia un aumento della capacità e di conseguenza del sangue in esse contenuto che viene quindi sottratto al ritorno venoso.

L'espansione venosa da parte della pressione idrostatica è limitato dalla contrazione dei grossi muscoli degli arti inferiori, che, agendo dall'esterno sulle vene, spingono il sangue verso l'alto. Affinché questa spinta abbia luogo, non sono necessarie contrazioni muscolari molto evidenti. In un soggetto in posizione ortostatica, quale può essere la posizione di un oratore, sono sufficienti spostamenti del peso del corpo da arto inferiore all'altro per evitare il ristagno venoso del sangue e la sua progressione verso il cuore. E' un dato universalmente noto il fatto che le guardie reali inglesi, nella posizione di "attenti", che richiede un'assoluta immobilità, si assicurano un adeguato ritorno venoso contraendo i muscoli degli arti inferiori in modo impercettibile sotto i larghi pantaloni. Naturalmente non è necessario che questi soldati conoscano la fisiologia, in quanto il contrarre i muscoli è diventato per loro spontaneo o dettato dall'esperienza. Alle giovani reclute, infatti, capita alle volte di perdere i sensi in quanto non sono in grado di assicurarsi un adeguato ritorno venoso e, con questo, un'adeguata gettata cardiaca e una sufficiente pressione arteriosa. La pompa muscolare è particolarmente attiva in corso di esercizio fisico, dove contribuisce all'aumento della gettata cardiaca. Di questo si parlerà nel capitolo 8.11.

La progressione verso il cuore del sangue contenuto nei distretti venosi più bassi del cuore è possibile anche per la presenza di *valvole a nido di rondine* lungo le stesse vene. Particolare importanza clinica riveste la valvola posta allo sbocco della safena interna nella femorale. Quando questa valvola è insufficiente, il sangue tende a ristagnare nella safena che nella parte più bassa, corrispondente al terzo inferiore della superficie mediale della gamba, viene distesa e presenta alterazioni della parete. Si formano in questo modo quelle dilatazioni locali patologiche dette varici, nella genesi delle quali sono importanti due principi fisici, ossia la *legge di Laplace* e il *teorema di Bernoulli.*

Secondo la *legge di Laplace*, in una struttura cava la tensione circonferenziale T dipende dal prodotto del raggio r per la pressione interna P (Fig 6.1). Se, per una determinata pressione del sangue, r aumenta, aumenta anche T che tende a fare espandere la parete della vena facendo aumentare ulteriormente r. Si determina in tal modo un circolo vizioso per cui una varice finisce per aumentare in modo progressivamente più rapido.

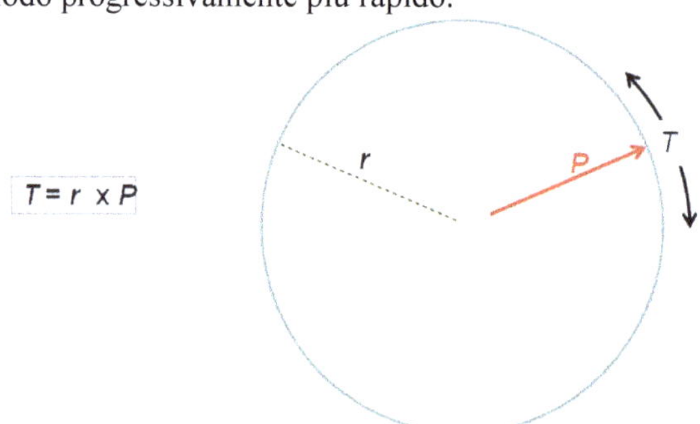

Figura 6.1 Legge di Laplace. Vedi spiegazione nel testo.

Secondo il teorema di Bernoulli, invece, poiché in un condotto la somma dell'energia cinetica $\frac{1}{2} mv^2$ e della pressione laterale P è costante, se lungo il condotto è presente un allargamento (varice) in quel punto si avrà una diminuzione della velocità v di scorrimento del liquido e quindi dell'energia cinetica con conseguente aumento di *P* che farà aumentare la tensione circonferenziale che a sua volta farà ulteriormente aumentare il volume del condotto. Questo aumento del volume comporterà un ulteriore aumento di P con aggravamento della situazione. Ne consegue che, insieme alla legge di Laplace, anche il teorema di Bernoulli rende sempre più rapido l'aumento di volume delle varici. E' ovvio che quanto detto per l'aumento di volume delle varici venose vale anche per gli aneurismi arteriosi.

La presenza di varici agli arti inferiori, limitando il ritorno venoso al cuore, può essere causa di riduzione della gettata cardiaca e di caduta della pressione, soprattutto nel passaggio dalla posizione clinostatica a quella ortostatica. In questo momento il paziente può avvertire fastidiose vertigini con transitorio obnubilamento delle vista. I portatori di varici possono evitare questi disturbi provvedendo a fasciarsi le gambe con bende elastiche prima di alzarsi dal letto, quando cioè le varici non sono ancora distese ad opera della pressione idrostatica. E' importante che la fasciatura venga fatta prima del cambio di posizione. Se venisse eseguita dopo che il paziente è passato nella posizione ortostatica, la fasciatura potrebbe intrappolare una certa quantità di sangue nella parte più bassa delle gamba sottraendola al ritorno venoso.

Una propulsione del sangue delle vene verso il cuore non è dovuto esclusivamente alla pompa muscolare. Esso infatti può essere dovuto anche ad una diminuzione della capacità venosa per una costrizione di questi vasi dovuta ad aumento dell'attività simpatica.

La depressione di Donders è la pressione subatmosferica presente nel cavo pleurico. L'effetto della depressione di Donders sul ritorno venoso può diminuire se si fa aumentare la pressione nel cavo pleurico mediante la manovra di Valsalva, che consiste in una espirazione forzata a vie aeree chiuse. La riduzione del ritorno venoso che così si ottiene determina una riduzione delle gettate sistoliche che può essere rilevata con una corrispondente diminuzione della pressione arteriosa e una minore ampiezza del polso radiale.

La depressione di Donders non è costante nel tempo ma varia con il ciclo respiratorio, scendendo fino a –8 cmH_2O alla fine di una espirazione e salendo fino a –5 cmH_2O alla fine di una espirazione. Come si vedrà nel capitolo 8.9 queste variazioni delle pressione intrapleurica sono la causa di quelle variazioni del ritorno venoso che sono responsabili delle oscillazioni di II ordine della pressione arteriosa.

La gravità come è già stato detto riguarda i distretti circolatori situati al di sopra del cuore. Data la posizione eretta riveste una certa importanza nell'uomo. La gravità può anche essere sfruttata per favorire il ritorno venoso dai distretti al di sotto del cuore. Così in caso di cadute della pressione arteriosa per improvvisa vasodilatazione periferica, si può mettere il paziente in posizione supina avendo cura che la parte inferiore del corpo sia più in alto del cuore. E' questa la *posizione di Trendelemburg* in cui la testa è più bassa del bacino.

6.3 LA PRESSIONE VENOSA CENTRALE

Con il termine di *pressione venosa centrale* (PVC) si intende la pressione presente nell'atrio destro. Poiché il sangue venoso che ritorna dal circolo generale è portato dalle vene cave all'atrio destro, la pressione presente in questa cavità dipende dal ritorno venoso. Se questo aumenta, anche la pressione venosa centrale aumenta, determinando un maggior riempimento del ventricolo destro, il quale finisce per pompare una maggiore quantità di sangue nel circolo polmonare. Ovviamente questo si risolve in un maggior ritorno di sangue all'atrio e al ventricolo di sinistra con aumento della gettata nel circolo generale. Quando aumenta per incremento del ritorno venoso si dice che la PVC aumenta *in via anterograda.*

La PVC può aumentare anche *in via retrograda* nel caso si abbia una perdita di contrattilità dei ventricoli o *insufficienza ventricolare.* In particolare nell'insufficienza sinistra, quando il ventricolo sinistro riesce a pompare nell'aorta una minore gettata sistolica, esso lascia al suo interno un maggiore residuo sistolico. Come si vedrà più in dettaglio nello studio del preparato cuore-polmoni di Starling (vedi cap. 7.1.), ad un aumento del residuo sistolico si accompagnano un maggiore volume e una maggiore pressione telediastolica ventricolare, responsabili a loro volta di un innalzamento pressorio nell'atrio sinistro. Attraverso il circolo polmonare questa maggiore pressione si propaga a ritroso fino all'atrio destro dove causa un aumento della PVC.

6.4 LA GETTATA CARIDACA E IL RITORNO VENOSO

Tenendo presente che in condizioni stazionarie la gettata cardiaca è uguale al ritorno venoso, osserviamo ora la figura 6.2. Sull'asse delle ascisse sono riportati i valori della PVC. Sugli assi delle ordinate sono riportati a sinistra il ritorno venoso e a destra la gettata cardiaca. Per rendere comprensibile la figura è necessario ricordare che la pressione venosa centrale può aumentare in via anterograda per aumento del ritorno venoso oppure in via retrograda per insufficienza ventricolare sinistra.

In un primo tempo consideriamo la gettata cardiaca e vediamo come essa possa variare in risposta a variazioni in via anterograda della PVC. Immaginiamo che la pressione sistemica media, ossia la pressione simultaneamente presente in tutto il sistema cardiovascolare (vedi cap. 1.2) sia a cuore fermo uguale a zero. In queste condizioni anche la PVC è uguale a zero e quando il cuore inizia a pulsare, dopo la prima gettata sistolica, non si ha alcuna ulteriore gettata, malgrado il cuore continui a pulsare.

Se la PVC aumenta *in via anterograda*, la gettata cardiaca diventa diversa da zero e aumenta con i successivi incrementi della PVC. La gettata cardiaca non aumenta però in modo lineare, in quanto, dopo che la PVC ha raggiunto in via anterograda circa 10 mmHg, rimane costante anche se ad un livello superiore a quello dei soggetti normali a riposo che hanno una PVC diversa da zero, ma inferiore a 10 mmHg. Secondo la figura 6.2, in condizioni normali la PVC a cuore pulsante ha un valore di circa 0-2 mmHg corrispondente ad una gettata di 5 litri al minuto. Nel grafico questi valori corrispondono al punto indicato con la lettera N.

Consideriamo ora il ritorno venoso e vediamo come esso possa variare in risposta a variazioni *in via retrograda* della PVC. Per una PVC compresa tra –10 e 0 mmHg, il ritorno venoso si mantiene ad un valore assai elevato praticamente uguale a quello massimo della gettata cardiaca quando la PVC viene fatta aumentare in via anterograda oltre 10 mmHg.

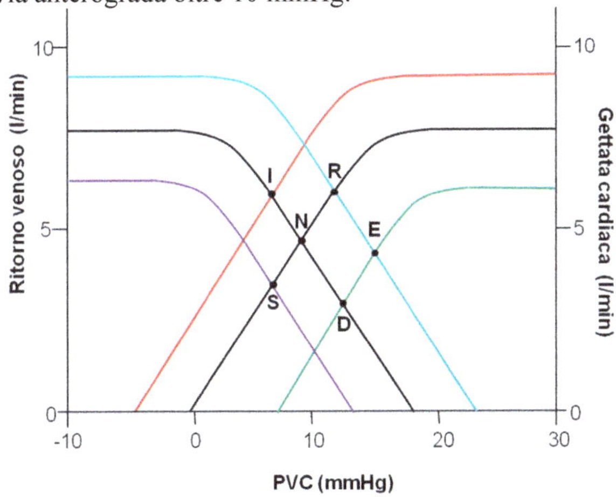

Figura 6.2 Effetto della variazione del volume circolante e della contrattilità miocardica sul ritorno venoso e gettata cardiaca in diverse condizioni. Condizione di controllo (in nero); aumento del liquido circolante (in azzurro); ipovolemia in viola; aumentato della contrattilità (in rosso) e riduzione (in verde). Vedi spiegazione nel testo.

Se la contrattilità del ventricolo sinistro diminuisce, tutta la curva della gettata si sposta in basso, in modo da incrociare la curva di ritorno venoso al punto D corrispondente ad una PVC leggermente aumentata in via retrograda. Il punto D rivela che, in queste condizioni di contrattilità diminuita, gettata cardiaca e ritorno venoso risultano ridotti allo stesso valore. Poiché se il ventricolo sinistro diventa insufficiente la gettata sistolica diminuisce e aumenta il residuo sistolico, alla fine di ogni diastole si avrà un aumento del VTDV sinistro e, in via retrograda, anche della PVC.

Se invece la contrattilità del ventricolo sinistro aumenta, come può avvenire in caso di attivazione adrenergica, la curva della gettata si sposta verso l'alto. Il maggiore utilizzo del residuo sistolico fa diminuire la PVC ad un valore che permette un aumento del ritorno venoso. Per questo valore di PVC le curve di gettata e di ritorno venoso si intersecano in un punto I che indica come le due variabili siano aumentati dello stesso valore.

Le variazioni della contrattilità hanno spostato la curva di gettata sistolica, mentre è rimasta invariata quella di ritorno venoso, sulla quale si è semplicemente spostato il punto di intersezione con la curva di gettata.

A questo punto possiamo immaginare di fare aumentare il volume di liquido circolante. Questo si può ottenere con una trasfusione di sangue o l'infusione di un *plasma expander* (Fig 6.2), oppure ancora per ritenzione idrica. Se il sistema cardiovascolare contiene più liquido, aumenta il ritorno venoso per ciascun valore di PVC. La curva di ritorno venoso si sposterà in alto e incrocerà la curva di gettata in un R più elevato corrispondente ad un maggiore valore di pressione nell'atrio destro e, soprattutto, di gettata cardiaca. Si può allora concludere che l'aumento del volume di sangue ha portato sia il ritorno venoso che la gettata cardiaca ad un valore di equilibrio più elevato.

E' interessante notare come, in presenza di un aumentato volume di liquido, il ritorno venoso vari secondo una *nuova curva* situata in posizione più elevata rispetto a quella di controllo, mentre la *curva di gettata cardiaca* rimanga invariata, in quanto la sua posizione nel grafico dipende dalla contrattilità del miocardio. La curva di ritorno venoso si sposta invece verso il basso in caso di riduzione del volume del liquido circolante quale si può avere in caso di emorragia. In questo caso la curva di ritorno venoso incontra quella di gettata cardiaca a contrattilità normale in un punto S più basso e spostato a sinistra rispetto ad N ad un valore ridotto di PVC.

Scheda di applicazione pratica: l'insufficienza a gettata aumentata e a frazione di eiezione normale

Abbiamo visto come l'insufficienza cardiaca dipenda da una riduzione della contrattilità e possa essere scompensata, con gettata a riposo ridotta, o compensata, con gettata a riposo normale. In entrambi i casi la frazione di eiezione è ridotta. In modo apparente paradossale esistono anche un'insufficienza a gettata aumentata e un'insufficienza a FE normale.

L'insufficienza a gettata cardiaca aumentata può essere presente nell'ipertiroidismo quando, oltre ad un aumento della frequenza, si ha anche un aumento della gettata sistolica favorito dalle diminuite resistenze periferiche dovute alla comparsa di "shunt" che permettono il passaggio di sangue tra piccole arterie e piccole vene evitando il passaggio attraverso le resistenze del microcircolo. Il protrarsi di una maggiore gettata cardiaca determina un aumento cronico del lavoro del cuore che, a lungo andare, provoca una riduzione della contrattilità. La gettata può allora rimanere aumentata rispetto ad una situazione di normalità, mentre l'insufficienza è rivelata da una riduzione della FE.

L'insufficienza a FE normale si riscontra invece nell'ipertrofia ventricolare quando la minore distensibiltà delle pareti del cuore limita il riempimento ventricolare e il corrispondente volume telediastolico. A una contrattilità che può essere invariata, un ridotto volume telediastolico è responsabile di una ridotta gettata sistolica mentre, essendo un valore percentuale, può rimanere invariata la frazione di eiezione.

Un'insufficienza ventricolare può accompagnarsi ad una ritenzione idrica con spostamento in alto della curva di ritorno venoso cosicché il punto di intersezione delle due curve si sposta al punto E (Fig 6.2). In questo modo la gettata cardiaca ritorna ad avere pressoché lo stesso valore che aveva prima che si instaurasse l'insufficienza. In questa situazione ci troviamo di fronte ad un insufficienza compensata, intendendo come compensata quell'insufficienza ventricolare nella quale la gettata cardiaca a riposo non è ridotta. Nel grafico ciò che rivela la presenza di diminuita contrattilità è l'aumento della PVC.

Si noti che quando variano la contrattilità o il riempimento del sistema venoso, transitoriamente i due valori (gettata cardiaca e ritorno venoso) non coincidono, per poi diventare nuovamente uguali in un nuovo punto che rappresenta una nuova situazione di equilibrio persistente.

6.5 LA GETTATA CARDIACA NELL'INSUFFICIENZA VENTRICOLARE COMPENSATA

L'insufficienza cardiaca può essere compensata o scompensata. Mentre *nell'insufficienza compensata* la gettata cardiaca a riposo è normale, nell'*insufficienza scompensata* la gettata cardiaca è ridotta. Ciò che permette di riconoscere un'insufficienza cardiaca anche in presenza di gettata cardiaca normale a riposo, oltre al mancato adattamento della gettata allo sforzo, è la presenza di una ridotta *frazione di eiezione.*

Nel paragrafo precedente abbiamo visto come la pressione venosa centrale possa aumentare in via anterograda per aumento del ritorno venoso e in via retrograda per insufficienza ventricolare. Mentre nel primo caso l'aumento della PVC finisce per determinare un aumento delle gettate sistolica e cardiaca, nel secondo caso è la conseguenza di una loro riduzione e rappresenta un fattore limitante al ritorno venoso.

Abbiamo anche visto come in presenza di insufficienza contrattile la curva che mette in relazione la gettata cardiaca con la PVC si sposti verso il basso (Fig 6.2). Poiché la curva di ritorno venoso non subisce alcuno spostamento, il punto di equilibrio tra ritorno venoso e gettata si sposterà da N a D, cioè in basso e a destra. Mentre lo spostamento in basso rappresenta la riduzione delle gettate sistolica e cardiaca, lo spostamento a destra rappresenta un aumento della PVC, indice anche di un aumento del residuo sistolico e del volume telediastolico ventricolare determinato dalla ridotta gettata sistolica. Per intervento del meccanismo di Starling è possibile che l'aumentato volume telediatolico o precarico riporti alla norma le gettate. A causa dell'aumentato volume telediastolico in presenza di una gettata sistolica normale, la frazione di eiezione risulta ridotta. La situazione che si determina è quella di una insufficienza compensata. Naturalmente il compenso viene meno sotto sforzo. Un'altra caratteristica dell'insufficienza compensata è il turgore delle vene superficiali del collo dovuto all'effetto retrogrado dell'aumento della PVC.

Modalità più complesse di compenso dell'insufficienza verranno descritte nel capitolo 7.2.

6.6 LA MANOVRA DI VALSALVA

Variazioni del ritorno venoso e della gettata cardiaca possono essere ottenute con la manovra di Valsalva. Questa può essere eseguita volontariamente con una espirazione forzata tenendo glottide, oppure naso e bocca, chiusa. Si ha così un aumento notevole della pressione intratoracica con limitazione del ritorno venoso. L'effetto emodinamico ottenuto può essere suddiviso in quattro fasi.

- Nella *prima fase* si ha un transitorio aumento della pressione arteriosa prodotto sia dall'aumento della pressione intratoracica sull'aorta, sia da una spremitura di sangue dal circolo polmonare al cuore sinistro.
- Nella *seconda fase* la pressione arteriosa diminuisce, oltre che nel suo valore medio, anche nel suo valore pulsatorio. A questo punto il ridotto ritorno venoso al cuore destro, dovuto alla elevata pressione intratoracica, si ripercuote sul cuore sinistro con riduzione delle gettate sistoliche. Poiché la ridotta pressione arteriosa fa diminuire la stimolazione dei barorecettori, in questa fase si osserva anche un aumento della frequenza cardiaca.
- La *terza fase* caratterizza la fine della manovra di Valsalva. Essa consiste nell'ulteriore breve caduta della pressione dopo che è venuto meno l'effetto dell'aumentata pressione intratoracica sull'aorta e che la riespansione improvvisa del circolo polmonare trattiene una certa quantità di sangue che non ritorna al cuore sinistro.
- Nella *quarta fase* si ha un improvviso aumento della pressione media e pulsatoria causato dall'aumentata gettata dopo che l'improvviso ritorno alla norma della pressione intratoracica favorisce il ritorno al cuore del sangue che si era accumulato nella sezione venosa del sistema vascolare.

6.7 RIASSUNTO

La gettata cardiaca

La gettata cardiaca, o volume minuto cardiaco, è la quantità di sangue che un ventricolo pompa in un minuto in circolo. La quantità di sangue che in un minuto viene pompata da ciascun ventricolo è la stessa che in un minuto ritorna al cuore. La gettata cardiaca è quindi uguale al ritorno venoso.

La gettata cardiaca (GC) è il prodotto della gettata sistolica (GS) per la frequenza. In un soggetto a riposo è di circa 5 l/min. Ogni aumento della frequenza non comporta un parallelo aumento della gettata cardiaca a causa della riduzione del VRDV e quindi della GS. Tuttavia, se l'aumento della frequenza è dovuta a una maggiore scarica simpatica, l'aumentata contrattilità fa aumentare la gettata cardiaca.

I fattori che determinano il ritorno venoso al cuore.

I fattori che determinano il ritorno venoso al cuore sono quattro: la vis a tergo (fattore più importante), la pompa muscolare, la depressione di Donders e la gravità. La propulsione del sangue dalle vene verso il cuore può essere facilitata anche ad una diminuzione della capacità venosa per una venocostrizione da aumento dell'attività simpatica.

La pressione venosa centrale

La pressione venosa centrale (PVC) è la pressione presente nell'atrio destro. Essa può aumentare sia in via anterograda, se aumenta il ritorno venoso, che retrograda in caso di insufficienza ventricolare.

L'aumento della PVC in via anterograda determina aumento della gettata cardiaca del ventricolo destro prima e dal sinistro poi. L'aumento della PVC in via retrograda limita invece il ritorno venoso. Infatti il ventricolo insufficiente lascia al suo interno un maggiore residuo sistolico responsabile a sua volta di una maggiore pressione nell'atrio sinistro che, attraverso il circolo polmonare, si propaga a ritroso fino all'atrio destro.

Gettata cardiaca e ritorno venoso

In condizioni stazionarie, nel soggetto normale il ritorno venoso e la gettata cardiaca sono uguali. Quando variano la contrattilità o il riempimento del sistema venoso, i due valori inizialmente non coincidono, per poi diventare nuovamente uguali per un nuovo valore che rappresenta una nuova situazione di equilibrio persistente.

La gettata cardiaca nell'insufficienza ventricolare compensata e scompensata

L'insufficienza cardiaca può essere compensata o scompensata. Mentre nell'insufficienza compensata la gettata cardiaca a riposo è normale, nell'insufficienza scompensata essa è ridotta. Un'insufficienza cardiaca, in presenza di gettata cardiaca normale a riposo, si riconosce per il mancato adattamento della gettata allo sforzo, la presenza di una aumentata PVC e una ridotta frazione di eiezione.

La manovra di Valsalva

Variazioni del ritorno venoso e della gettata cardiaca possono essere ottenute con la manovra di Valsalva. Questa consiste in una espirazione forzata a glottide chiusa. Si ha così un aumento notevole della pressione intratoracica.

L'effetto emodinamico ottenuto è suddiviso in quattro fasi: *una prima fase* in cui si ha transitorio aumento della pressione arteriosa per aumentato ritorno di sangue dal polmone al ventricolo sinistro; *una seconda fase* nella quale la pressione arteriosa media e pulsatoria diminuiscono per riduzione del ritorno venoso, con un conseguente aumento della frequenza da ridotta stimolazione dei barorecettori; *una terza fase* caratterizzata da una ulteriore breve caduta della pressione da riespansione dei polmoni alla fine della manovra; *una quarta fase* con improvviso aumento della pressione media e pulsatoria causato dall'aumentata gettata in seguito all'improvviso ritorno alla norma della pressione intratoracica e del ritorno venoso.

BIBLIOGRAFIA

Katz AM (2011) *Physiology of the Heart,* Fifth edition. Lippincott, Williams & Wilkins, Philadelphia.

Capitolo 7.

I fattori che controllano la forza di contrazione nel cuore.

7.1 REGOLAZIONE INTRINSECA ED ESTRINSECA DELLA FORZA DI CONTRAZIONE DEL CUORE

Nel capitolo 4 sono stati definiti i concetti di contrattilità e di forza di contrazione del cuore, nonché quelli di precarico e di postcarico. In breve, un aumento della forza di contrazione può essere la conseguenza di un aumento del precarico dovuto all'aumento del volume telediastolico ventricolare oppure di un aumento della contrattilità dovuto all'azione del simpatico o delle catecolamine del surrene o di farmaci inotropi sul cuore. Inoltre, mentre il precarico è dato dal volume telediastolico ventricolare e può essere anche espresso nei termini di pressione telediastolica ventricolare, il postcarico è dato dalla pressione aortica che si oppone all'eiezione ventricolare. Fatto questo richiamo si può parlare di regolazione intrinseca ed estrinseca della forza di contrazione.

La regolazione è *intrinseca* quando non necessita di fattori esterni al cuore, quali l'azione del sistema nervoso o di fattori umorali, ma è dovuta alle proprietà del miocardio stesso. Essa può essere *eterometrica* oppure *omeometrica.*

La regolazione intrinseca è *eterometrica* quando dipende da variazioni di lunghezza delle fibre muscolari, mentre è *omeometrica* quando non dipende da queste variazioni. Mentre la regolazione eterometrica è costituita dalla *legge di Starling*, la regolazione intrinseca omeometrica è descritta dal *fenomeno di Anrep* e da quello di *Bowditch.*

7.1.1 Regolazione intrinseca eterometrica: la legge di Starling

La *legge di Starling* o *legge del cuore,* come l'aveva chiamata lo stesso E. H. Starling nel 1914, dice che *la forza di contrazione del cuore aumenta con l'aumento, entro certi limiti, del volume telediastolico ventricolare* ossia con l'aumento della lunghezza delle fibre miocardiche.

Prima ancora di Starling il legame tra volume telediastolico e forza di contrazione era stato individuato da O. Frank nel cuore di rana fatto contrarre in modo isometrico, ossia senza produrre alcuna gettata e mantenendo pertanto invariato il volume del cuore. Utilizzando i risultati di O. Frank, S. W. Patterson ha costruito le curve della figura 7.1 teoricamente riferite al cuore di cane.

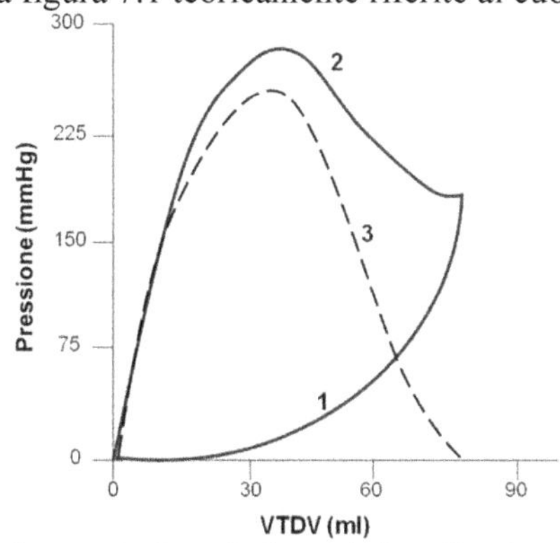

Figura 7.1 Variazione delle pressioni vetricolare telediastolica (curva 1), sistolica (curva 2) e sviluppata (curva 3) al variare del volume telediastolico ventricolare.

Nella figura 7.1 il volume telediastolico ventricolare è riportato sull'asse delle ascisse, mentre sull'asse delle ordinate sono riportati i valori di pressione. Poiché, come è stato detto, il cuore si contrae isometricamente, lo stesso volume vale per le tre curve riportate.

La curva 1 indica i valori di pressione del cuore in diastole, *la curva 2* si riferisce ai valori di pressione raggiunti in sistole e *la curva 3* ai valori di pressione sviluppata, ossia aggiunti dalla sistole ai preesistenti valori di pressione diastolica. In pratica la curva 3 è stata ottenuta sottraendo per ciascun volume i valori di pressione diastolica da quelli di pressione sistolica.

Come si può vedere dalla curva 1, l'aumento del VTDV, ossia del grado di riempimento del cuore, comporta un aumento della pressione telediastolica secondo le modalità dovute alla caratteristiche visco-elastiche del miocardio. Se per ciascun volume il cuore si contrae, la pressione sale ai valori della curva 2.

Se osserviamo le tre curve, vediamo come la pressione telediastolica ventricolare inizi ad essere superiore a zero soltanto quando il suo volume supera, nel caso ipotizzato, i 20 ml circa. Se entro questo valore il cuore si contrae abbiamo, come indicato dalla curva 2, un aumento della pressione sistolica progressivamente e rapidamente più elevato. Se sottraiamo i valori della curva 1 da quelli della curva 2, che sono uguali a zero, la pressione sviluppata (curva 3) coincide esattamente con la pressione sistolica (curva 2).

Quando viene superato il VTDV di 20 ml, i valori della pressione diastolica diventano diversi da zero, per cui la differenza tra pressione sistolica e pressione diastolica dà un valore di pressione sviluppata inferiore a quello della pressione sistolica. La curva 3 viene quindi a trovarsi inferiormente alla curva 2.

Inizialmente, sia pure in modo diverso, le curve 2 e 3 salgono fino a raggiungere ciascuno un massimo, oltre il quale entrambe cominciano a decrescere. Se l'aumento della pressione sviluppata fino al suo massimo è dovuto ad un aumento della forza di contrazione determinata dal maggiore VTDV, cioè della distensione delle fibre, la figura indica chiaramente come, superati certi limiti, un ulteriore distensione delle fibre determini non più un aumento, ma una diminuzione della forza di contrazione, proprio come enunciato dalla legge del cuore.

La figura illustra anche come l'aumento del VTDV faccia aumentare in modo sempre maggiore la pressione diastolica, specialmente quando le pressioni sistolica e sviluppata cominciano a decrescere. Il progressivo aumento della pressione diastolica (curva 1) e la progressiva diminuzione della pressione sistolica (curva 2) fanno sì che ad un certo punto le rispettive curve si incontrino, mentre la loro differenza o pressione sviluppata diventi uguale a zero come indicato dalla curva 3. In queste condizioni la distensione delle fibre è tale che esse non riescono più a contrarsi.

7.1.1.1 Il preparato cuore – polmone di Starling

Starling ha studiato nel cane la relazione tra distensione delle fibre e forza di contrazione mediante il *preparato cuore-polmoni* illustrato nella figura 7.2. In un cane posto in anestesia generale e con circolazione polmonare integra, è stata incannulata l'arteria anonima dalla quale nel cane si dipartono non solo la carotide comune e la succlavia di destra, ma anche la carotide comune di sinistra. La succlavia di sinistra si stacca invece direttamente dall'aorta. La legatura della succlavia e, più distalmente, dell'aorta faceva in modo che tutto il sangue pompato dal ventricolo sinistro prendesse la strada della cannula T, alla quale era connesso un manometro M_1 che permetteva di conoscere la pressione arteriosa.

La cannula T portava il sangue ad un sistema che comprendeva una resistenza R (resistenza di Starling) e una piccola campana di vetro B riempita in parte di aria che per la sua compressibilità simulava il mantice arterioso. R e B erano tra loro in parallelo, come nell'organismo sono appunto le resistenze periferiche e il mantice arterioso.

La resistenza di Starling era costituita da un tubo flessibile di gomma situato in un tubo rigido di vetro al quale era incollato soltanto alle estremità, in modo che aria potesse essere introdotta tra i due tubi lungo la loro lunghezza. Allo spazio tra i due tubi erano collegati un manometro M_2 e una bottiglia di Mariott SA, nella quale la pressione poteva essere fatta variare mediante una pompa P. Ogni variazione della pressione nella bottiglia di Mariott faceva variare la pressione presente tra i due tubi facendo quindi mutare la sezione del tubo di gomma e quindi la resistenza al flusso di sangue. L'interposizione della bottiglia tra la pompa P e la resistenza di Starling permetteva la regolazione fine della resistenza.

Dalla resistenza il sangue passava in una *serpentina* posta in un *riscaldatore* ad acqua in modo che durante il circolo extracorporeo conservasse la temperatura corporea.

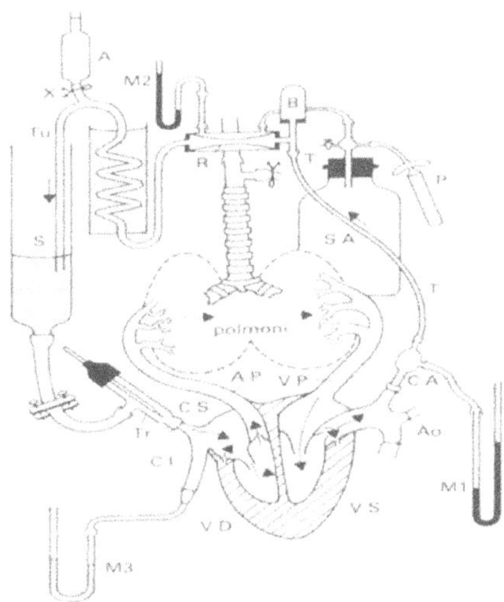

Figura 7.2 Il preparato cuore – polmone di Starling. Vedi spiegazione nel testo. (da Starling and Lovatt Evans, 1961).

Attraverso un tubo T_r flessibile un *serbatoio* S era collegato con la vena cava superiore e quindi con l'atrio destro. Il tubo era flessibile in modo che il livello del serbatoio potesse essere fatto variare. Il sangue proveniente dalla serpentina attraverso il tubo T_u veniva fatto cadere nel serbatoio.

La differenza di livello tra il menisco del sangue nel serbatoio e l'atrio destro rappresentava la pressione di riempimento atriale ossia la pressione venosa centrale. Questa era inoltre misurata dal manometro M_3 collegato all'atrio attraverso la vena cava inferiore.

Al tubo T_u era collegata un'ampolla A. Normalmente il collegamento era chiuso. Quando il collegamento veniva aperto, mentre T veniva chiuso distalmente, il sangue penetrava nell'ampolla per alcuni battiti. Dividendo il sangue entrato nell'ampolla per il numero di battiti si otteneva la gettata sistolica (**GS**).

Nel preparato così allestito Starling ha eseguito due diverse manovre.

Nella prima manovra, Starling ha fatto aumentare la resistenza R e con essa il postcarico, mentre il livello del serbatoio, e quindi il ritorno venoso (**RV**), rimanevano invariati.

Come riportato nella tabella 7.1 la gettata sistolica, che in condizioni basali possiamo convenzionalmente considerare di 10 ml di fronte ad un **VTDV** di 20 ml, subiva un'immediata riduzione a 7 ml. Il battito relativo lasciava nel ventricolo un residuo sistolico (**RS**) di 3 ml superiore a quello dei precedenti battiti: così, se in condizioni basali il residuo era di 10 ml, dopo l'aumento della resistenza finiva per essere di 13 ml, dei quali 10 dovuti al ritorno venoso e 3 ml aggiunti, dalla riduzione della gettata.

Poiché una minore gettata sistolica si compiva contro una *postcarico aumentato*, il lavoro per battito poteva rimanere invariato. Inoltre, dato che il livello del sangue nel serbatoio era sempre lo stesso, in diastole la stessa quantità di sangue tornava dapprima al cuore destro e successivamente, attraverso il circolo polmonare, al cuore sinistro. In questo modo il VTDV, ossia il precarico, passava da 20 a 23 ml.

Numero di battiti	*1*	*2*	*3*	*4*	*5*
RV	10 ml	10 ml	10 ml	10 ml	10 ml
VTDV	20 ml	20 ml	23 ml	24 ml	24 ml
GS	10 ml	7 ml	9 ml	10 ml	10 ml
RS	10 ml	13 ml	14 ml	14 ml	14 ml

Tabella 7.1 Prima manovra di Starling: aumento della resistenza. RV: residuo ventricolare; VTDV: volume telediastolico ventricolare; GS: gettata sistolica; RS: residuo sistolico.

Nel battito successivo, pur perdurando l'aumento del postcarico, la gettata saliva a 9 ml, aggiungendo però ancora 1 ml al residuo sistolico che saliva a 14 ml. Il VTDV saliva ora a 24 ml. Se nel battito ancora successivo la gettata sistolica saliva a 10 ml, il VTDV rimaneva uguale a 24 ml. A questo punto la gettata sistolica si assestava a 10 ml come nel controllo si manteneva tale nei battiti successivi con un precarico sempre di 24 ml. Una gettata tornata al valore di controllo pompata contro una pressione aumentata indicava che il cuore compiva ora un maggiore lavoro, ossia sviluppava una maggiore *energia di contrazione* rispetto al controllo. Si noti che si parla di forza di contrazione quando, come nel preparato di Frank, si considera la pressione sviluppata, mentre si parla di energia di contrazione quando si considera il lavoro compiuto.

Dalle varie tappe lungo le quali il cuore ripristina una gettata sistolica normale dopo l'aumento delle resistenze e del postcarico, si vede che un ruolo fondamentale deve essere attribuito all'aumento del precarico ossia della distensione o stiramento delle fibre. Naturalmente un eccessivo aumento del precarico, e quindi del VTDV, finiscono per determinare una diminuzione, anziché un ulteriore aumento, della gettata e del lavoro per battito.

La seconda manovra di Starling consisteva nel sollevamento del serbatoio S in presenza di una resistenza invariata. In conseguenza del sollevamento, aumentava la pressione venosa centrale e quindi il riempimento, inizialmente del ventricolo destro e successivamente, attraverso il circolo polmonare, del ventricolo sinistro. In questo caso, essendo il *postcarico invariato*, l'aumento del precarico determinava un aumento della gettata sistolica che, avvenendo contro un postcarico costante, era accompagnata da un aumento del lavoro per battito e quindi dell'energia di contrazione.

Le due manovre di Starling risultano in un aumento del lavoro per battito, dovuto nella prima manovra ad una *gettata sistolica normale contro un postcarico aumentato*, nella seconda manovra a un *aumento della gettata sistolica contro un postcarico normale*. Ciò che le due manovre avevano in comune era un aumento del precarico, dovuto nel primo caso ad un aumento del residuo sistolico, nel secondo caso ad un aumento del ritorno venoso. Si può anche dire che nel primo caso l'aumento del precarico avviene in *via retrograda*, mentre nel secondo caso avviene in *via anterograda*.

7.1.1.2 Meccanismi della legge di Starling

Per spiegare perché la distensione delle fibre miocardiche ne faccia aumentare la forza di contrazione sono state formulate alcune ipotesi che non si escludono tra loro. La prima ipotesi, valida anche per i muscoli scheletrici, prende in considerazione la posizione reciproca nel sarcomero del filamenti spessi e dei filamenti sottili. Condizione necessaria per il massimo sviluppo di forza è che sui filamenti di un lato si inseriscano tutti i ponti trasversi situati dal lato corrispondente dei filamenti spessi in modo che le due linee Z possano venire tratte verso il centro del sarcomero con la massima forza possibile.

Come si può vedere dalla figura 7.3 A, il massimo sviluppo di forza non può avvenire se la lunghezza di riposo della fibra è troppo breve e i filamenti sottili di un lato sono embricati con i filamenti sottili del lato opposto. In questo caso non tutti i ponti trasversi rivolti verso le due opposte estremità del sarcomero potranno inserirsi sui filamenti sottili del lato verso cui sono rivolti, cosicché sullo stesso filamento sottile potranno inserirsi anche ponti trasversi rivolti verso il lato opposto, i quali eserciteranno una forza rivolta in senso contrario a quello di scorrimento del filamento sottile. A causa dell'embricatura, il filamento sottile che non si trova in prossimità del filamento spesso ospiterà un numero minore di ponti trasversi. Se lo stiramento della fibra provoca un allungamento del sarcomero tutti i ponti trasversi potranno inserirsi nel modo più appropriato per produrre il massimo sviluppo di forza (Fig 7.3 B).

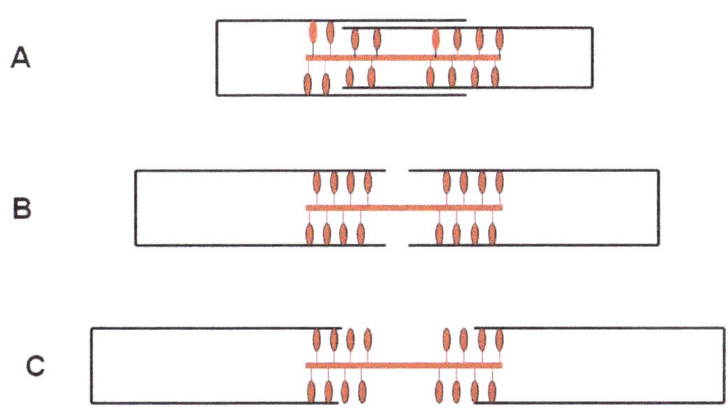

Figura 7.3 Possibili posizioni dei miofilamenti nella spiegazione del meccanismo della legge di Starling. Vedi spiegazione nel testo.

La figura illustra anche i limiti della legge di Starling, nel senso che si ha riduzione della forza sviluppata quando un eccessivo stiramento allontana i filamenti sottili dal centro del sarcomero in modo che alcuni ponti trasversi non potranno avere alcun inserimento (Fig 7.3 C).

Un'altra ipotesi che può spiegare il meccanismo di Starling è l'aumento, provocato dallo stiramento, dell'affinità della troponina C per il Ca^{2+}, per cui, se una maggiore quantità di Ca^{2+} si lega alla troponina, il sarcomero può sviluppare una forza maggiore in quanto viene ridotta l'azione di inibizione che la troponina e la tropomiosina esercitano sull'attività ATPasica della miosina dei filamenti spessi.

Una terza ipotesi (Casadei 2009) consiste nell'attivazione di una sintetasi dell'ossido nitrico (NO), detta neuronale (nNOS), in risposta allo stiramento della fibra. L'attivazione della nNOS, situata nella fibra miocardica tra il tubulo traverso e le cisterne del reticolo sarcoplasmatico, determinerebbe la produzione di NO capace di aprire i canali rianodinici per il Ca^{2+}.

7.1.2 Regolazione intrinseca omeometrica: fenomeno di Anrep e fenomeno di Bowditch o della scala

7.1.2.1 Il fenomeno di Anrep

Il fenomeno di Anrep viene definito come un esempio di *autoregolazione omeometrica* del cuore, per cui questo aumenta le sue prestazioni meccaniche nel battito che fa immediatamente seguito ad un aumento improvviso della pressione aortica, cioè prima ancora che sia aumentato il residuo sistolico. In conseguenza dell'aumento della pressione diastolica, prodotto ad esempio con un'improvvisa occlusione dell'aorta discendente toracica, si ha un aumento anche della pressione sistolica, mentre risulta ridotta la gettata. Essendo però l'aumento della pressione superiore alla diminuzione della gettata sistolica, il lavoro per battito risulta aumentato.

Il meccanismo alla base del fenomeno di Anrep potrebbe essere il *fenomeno di Gregg*, secondo il quale l'aumento della pressione di perfusione coronarica determinerebbe un aumento del metabolismo miocardico. Il fenomeno di Gregg viene spiegato con l'espansione passiva dei vasi intramiocardici, i quali, una volta aumentati di diametro, provocherebbero una distensione delle fibre miocardiche con aumento della forza di contrazione. In altre parole la distensione delle fibre miocardiche da aumento della pressione aortica evocherebbe la risposta di Starling agendo nello spessore delle pareti cardiache anziché nella cavità ventricolare. Mancando l'aumento del volume ventricolare, questo tipo di regolazione viene considerato omeometrico.

7.1.2.2 Il fenomeno di Bowditch o della scala

Il *fenomeno di Bowditch o della scala* è già stato descritto nel capitolo 5.5. In breve, esso è costituito da un aumento progressivo della contrattilità e della pressione sviluppata che si ha quando un cuore isolato, pulsante a bassa frequenza, viene fatto pulsare ad una frequenza maggiore. La spiegazione si fonda sul fatto che l'aumento della frequenza fa aumentare le occasioni d'ingresso del Ca^{2+}

attraverso il sarcolemma soprattutto durante la fase 2 del potenziale d'azione.

In 5.5 è stato anche spiegato come nei primissimi battiti dopo l'aumento della frequenza si abbia una transitoria riduzione della contrattilità dovuta verosimilmente all'improvvisa riduzione della diastole e quindi del tempo disponibile al Ca^{2+} a passare dal compartimento di assunzione a quello di rilascio del RS, limitando la concentrazione intracellulare di Ca^{2+}.

E' interessante come nel cuore insufficiente il ruolo del ridotto rilascio di Ca^{2+} dal reticolo prevalga stabilmente sull'ingresso dal sarcolemma cosicché all'aumento della frequenza corrisponde una diminuzione protratta, anziché un aumento della contrattilità. In questo caso si può parlare di *fenomeno di Bowditch inverso.*

7.1.3 Regolazione estrinseca nervosa e umorale

7.1.3.1 Regolazione nervosa

Il cuore è innervato da fibre simpatiche e da fibre vagali di tipo parasimpatico. L'azione complessiva del simpatico e del parasimpatico sul cuore verrà studiata nel capitolo sulla regolazione nervosa e umorale dell'apparato cardiovascolare (vedi cap. 12).

Le fibre simpatiche dirette al cuore sono costituite da *fibre postgangliari* raggruppate in modo da formare sia a destra che a sinistra i *tre nervi cardiaci superiore, medio e inferiore.* Da ciascun lato esse prendono origine dai *gangli cervicali, superiore, medio e inferiore,* ai quali arrivano fibre pregangliari provenienti dai primi cinque segmenti toracici del midollo spinale e decorrenti lungo il tronco simpatico. Nell'uomo e nel cane il ganglio cervicale inferiore è unito al primo ganglio toracico con il quale forma il cosiddetto *ganglio stellato.* Nell'uomo inoltre possono giungere al cuore anche alcune fibre postangliari provenienti dal quarto e talora dal quinto ganglio toracico.

Le fibre dei *nervi cardiaci di destra* innervano il nodo seno-atriale, gli atri e parte del ventricolo destro, mentre quelle dei *nervi cardiaci di sinistra* sono dirette ai ventricoli e in particolare a quello di sinistra.

Il neurotrasmettitore delle fibre simpatiche postgangliari è la *noradrenalina.* Questa agisce su recettori adrenergici miocardici per la stragrande maggioranza di tipo β_1, ma anche sui pochissimi β_2 presenti e all'occorrenza anche sui recettori β_3 che si formano nell'insufficienza ventricolare. Assai modesta è la presenza di recettori α sul miocardio.

Le fibre parasimpatiche dirette al cuore sono *fibre pregangliari* contenute nei due nervi vaghi, destro e sinistro. Queste fibre originano nel bulbo da cellule situate soprattutto nel *nucleo ambiguo* e, in parte minore, nel *nucleo motore dorsale.*

Le fibre vagali dirette al cuore si staccano dal tronco del vago dando origine ai *rami cardiaci superiore, medio e inferiore.* Esse prendono contatto sinaptico con neuroni postgangliari non raccolti in gangli, ma distribuiti sulla superficie del cuore sul quale agiscono attraverso fibre postgangliari molto brevi.

Il vago destro innerva prevalentemente l'atrio destro e il nodo seno-atriale, mentre il *vago sinistro* innerva prevalentemente l'atrio sinistro e il nodo atrio-ventricolare. Poche fibre sono invece dirette ai ventricoli sui quali l'innervazione vagale ha pertanto un'azione molto scarsa.

Il neurotrasmettitore delle fibre postgangliari parasimpatiche è l'*acetilcolina* che sul cuore agisce attraverso recettori colinergici di tipo muscarinico.

In questo capitolo il controllo nervoso del cuore viene riferito esclusivamente alla forza di contrazione del miocardio sulla quale il simpatico agisce aumentando, e il vago diminuendo, la contrattilità. Poiché la contrattilità viene anche definita come stato inotropo del cuore, al simpatico viene attribuita un'azione inotropa positiva, mentre al parasimpatico un'azione inotropa negativa. Per la distribuzione delle sue fibre l'azione del vago riguarda soprattutto la contrattilità degli atri.

Un aumento del tono simpatico determina un aumento della frequenza cardiaca e della gettata sistolica. Il secondo effetto comporta una riduzione del residuo sistolico o volume telesistolico. Se non variasse il riempimento ventricolare diastolico, il VTDV diminuirebbe esattamente come il volume telesistolico. Questo farebbe sì che, teoricamente, i battiti successivi al primo che è stato raggiunto da un aumento delle scarica simpatica, non possano più espellere una gettata aumentata. Nella realtà questo succede soltanto se la maggiore attività simpatica riguarda unicamente le fibre dirette al miocardio. In genere un aumento dell'attività simpatica si esplica su tutto il sistema cardiovascolare, compreso il sistema venoso, del quale causa una riduzione della capacità con aumento del ritorno di sangue al cuore. Un aumento del ritorno venoso avviene anche in seguito all'aumento iniziale della gettata. In questo modo, come avviene nella reazione di allarme e di difesa o *fight or fly reaction*, l'aumento del ritorno venoso fa sì che il VTDV sia ridotto meno del volume telesistolico e la gettata sistolica risulti aumentata.

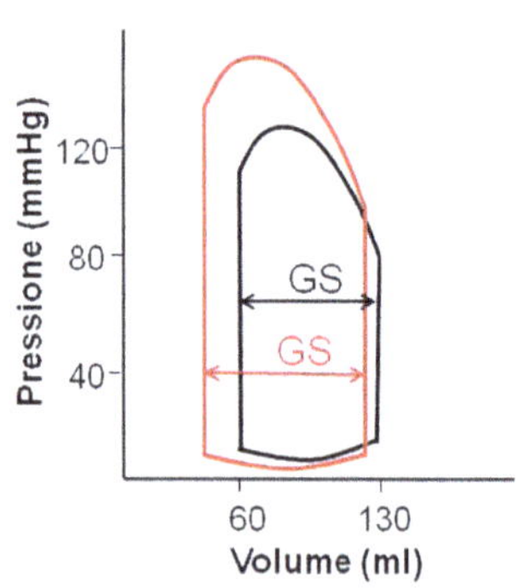

Figura 7.4 Ansa pressione-volume ventricolare: nella condizione di controllo (in nero) e dopo stimolazione adrenergica (in rosso). GS: gettata sistolica. Vedi spiegazione nel testo.

L'ansa pressione-volume riportata nella figura 7.4 illustra questo concetto.

L'azione inotropa del simpatico sul miocardio viene esercitata soprattutto attraverso i recettori β_1, con la mediazione della proteina di membrana G_s. Questi recettori, che possono essere bloccati dal propranololo, attivano l'*adenilato-ciclasi.* A sua volta questo enzima trasforma l'ATP intracellulare in AMP ciclico (AMPc) (Fig 7.5).

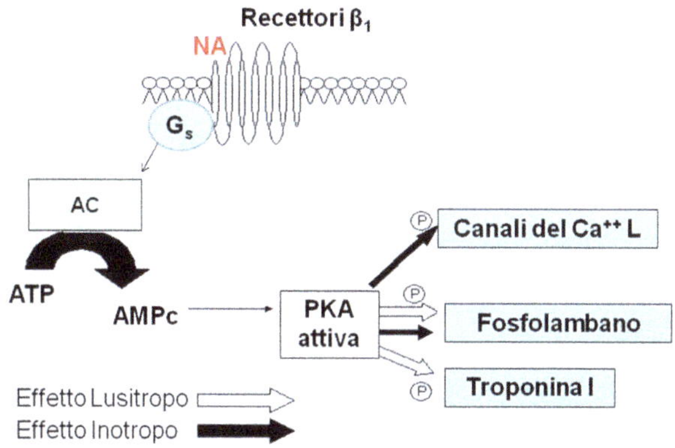

Figura 7.5 Azione della noradrenalina sui recettori β_1 miocardici. NA: noradrenalina; G_s: proteina di membrana accoppiata al recettore di membrana. Vedi spiegazione nel testo.

L'AMPc stimola una *proteina-chinasi A (PKA)* che da un lato apre canali specifici permettendo l'ingresso del calcio nella fibra, mentre dall'altro fosforila, e quindi disattiva, il *fosfolambano* che in condizioni basali limita l'attività del SERCA2. I risultati di questa duplice azione sono un aumento della concentrazione intracellulare di Ca^{2+} e un più rapido recupero di questo da parte del RS, cosicché, oltre ad una più rapida contrazione, si ha anche un più rapido rilasciamento. Anche la troponina I viene fosforilata dalla PKA che in tal modo esplica anche un effetto lusitropo.

7.1.3.2 Regolazione umorale

La regolazione umorale del cuore consiste soprattutto nell'azione che sul cuore hanno le *catecolamine* (noradrenalina e adrenalina) rilasciate dalla midollare surrenale. Esse esplicano sulla contrattilità cardiaca lo stesso effetto delle terminazioni simpatiche. La loro secrezione aumenta in genere quando aumenta l'attività del simpatico. La midollare surrenale riceve infatti fibre simpatiche pregangliari contenute nel nervo grande slancnico. Queste fibre, che come tutte le fibre pregangliari sono colinergiche, liberano acetilcolina che stimola l'attività delle cellule secernenti della ghiandola.

Un'altra sostanza che agisce sulla contrattilità cardiaca è l'*angiotensina II.* Come si vedrà nel capitolo 12, in seguito ad una caduta della pressione arteriosa si può avere un'aumentata scarica simpatica sull'apparato iuxtaglomerulare del rene. Poiché un abbassamento della pressione provoca anche una riduzione della filtrazione glomerulare, diminuisce l'osmolarità del liquido tubulare nella parte alta della branca ascendente dell'ansa di Henle dove si trovano le cellule della *macula densa* che informano le *cellule iuxtaglomerulari* della ridotta osmolarità.

Le cellule iuxtaglomerulari, informate della ridotta osmolarità del liquido tubulare, secernono la *renina,* enzima proteolitico che, agendo sull'angiotensinogeno del plasma, lo trasforma in angiotensina I inattiva. Questa viene a sua volta trasformata in angiotensina II attiva dall'*enzima convertente l'angiotensina (ACE)* presente negli endoteli soprattutto dei vasi polmonari. In seguito ad ulteriori azioni enzimatiche si possono formare anche piccole quantità di angiotensina III e IV, parimenti attive.

Agendo su recettori miocardici AT_1 l'angiotensina II, e verosimilmente anche la III e la IV, fanno aumentare la concentrazione intracellulare di Ca^{2+} che porta ad un aumento della contrattilità, anche se è stato visto come possano nello stesso tempo anche ridurre l'effetto inotropo della stimolazione β-adrenergica sul muscolo papillare di ratto verosimilmente attraverso la produzione di ossido nitrico.

L'ossido nitrico, del quale si parlerà diffusamente nel capitolo 13.2 svolge un'azione inotropa positiva a basse concentrazioni (0,05 μM) e un'azione inotropa negativa a concentrazioni elevate (>10 μM).

Di altre sostanze attive sulla contrattilità miocardica si parlerà nel capitolo 13.

7.1.4 L'effetto combinato della regolazione eterometrica e omeometrica

L'azione combinata della regolazione intrinseca eterometrica e intrinseca omeometrica da stimolazione simpatica è stata evidenziata in un interessante esperimento di Sarnoff e Linden nel 1960.

Come si può vedere dall figura 7.6, in un cane allestito come nel preparato di Starling sono state registrate le variazioni di volume del cuore su carta affumicata. A causa della bassa velocità di registrazione, l'insieme delle variazioni battito per battito si presenta come un'unica striscia bianca su sfondo nero. Il margine superiore della linea indica i volumi diastolici, mentre il margine inferiore indica i volumi sistolici, ossia il residuo di sangue che dopo ogni sistole rimane nel ventricolo. E' chiaro allora come la distanza verticale tra il margine superiore e quello inferiore rappresenti l'ampiezza delle gettate sistoliche. La linea continua in basso si riferisce alla pressione del sangue presente nel serbatoio di Starling, ossia la pressione venosa centrale.

All'istante **A** inizia la stimolazione del simpatico cardiaco che provoca la riduzione sia del volume diastolico che del volume sistolico del cuore. Poiché il volume sistolico diminuisce più del volume diastolico, si ha un aumento della distanza tra i due margini della traccia ad indicare un aumento delle gettate sistoliche. Il simpatico infatti, rendendo le contrazioni più vigorose per aumento dell'inotropismo, alla normale gettata sistolica aggiunge una certa quantità del sangue che, in condizioni basali e a ritorno venoso invariato, fa parte del residuo sistolico.

La linea relativa alla pressione venosa centrale indica che l'aumento della contrattilità fa diminuire la pressione venosa centrale.

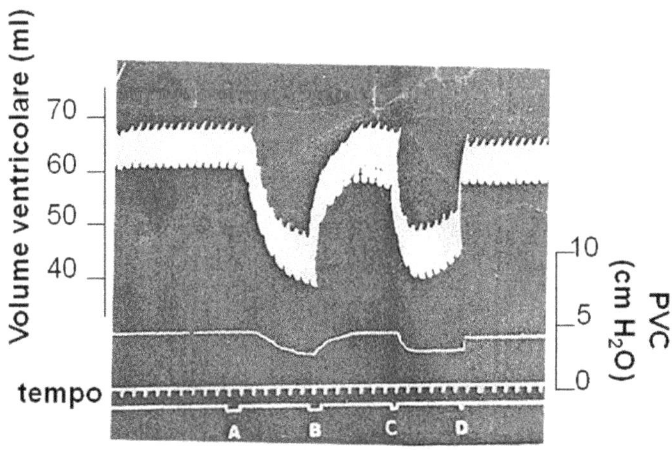

Figura 7.6 Effetto combinato della stimolazione simpatica e del grado di riempimento ventricolare sulla gettata sistolica. A: la stimolazione simpatica fa diminuire il volume sistolico (margine inferiore della traccia in alto) più di quello diastolico (margine superiore della traccia in alto) con aumento della gettata sistolica; B: l'aumento della PVC da sollevamento del serbatoio di Starling in presenza di stimolazione simpatica, fa tornare al controllo il volume diastolico e risalire assai meno il volume sistolico con ulteriore aumento ulteriore della gettata sistolica; C: viene interrotta la stimolazione e riportata al controllo la PVC; D: dopo 2 minuti di interruzione della registrazione, la gettata sistolica è tornata nella situazione di controllo. Si noti come la sola stimolazione simpatica tra A e B faccia diminuire la PVC che viene riportata alla norma dal sollevamento del serbatoio. In C il ritorno del serbatoio alla posizione normale e la contemporanea cessazione della stimolazione simpatica risultano nel persistere del solo effetto della stimolazione simpatica dovuta al fstto che la noradrenalina non è ancora stata metabolizzata. PVC: pressione venosa centrale. (Da Linden R. J., 1968).

All'istante **B,** mentre perdura la stimolazione simpatica, viene ripristinato il volume diastolico iniziale facendo aumentare il ritorno venoso mediante sollevamento del serbatoio. In queste condizioni anche la PVC torna al valore di controllo. Se si osserva attentamente la traccia dei volumi si vede come la gettata sistolica, ossia la differenza tra volume diastolico e sistolico, sia superiore a quella osservata in condizioni di controllo e in presenza della sola stimolazione simpatica. Ciò che ha fatto aumentare ulteriormente la gettata è stata la distensione del volume diastolico del ventricolo oltre il valore delle ridotte dimensioni dovute alla stimolazione simpatica.

In **C** la stimolazione simpatica viene interrotta e il serbatoio viene riportato nella posizione di controllo. In queste condizioni, mentre viene meno la regolazione eterometrica, permane ancora l'effetto postumo della stimolazione simpatica a causa dal lento degrado della noradrenalina. Per un certo tempo la situazione torna ad essere quella osservata immediatamente prima di **B.**

In **D** si vede infine come, trascorso un certo tempo (2 min) durante il quale la registrazione viene sospesa, volume diastolico e sistolico e gettata sistolica tornino al livello di controllo.

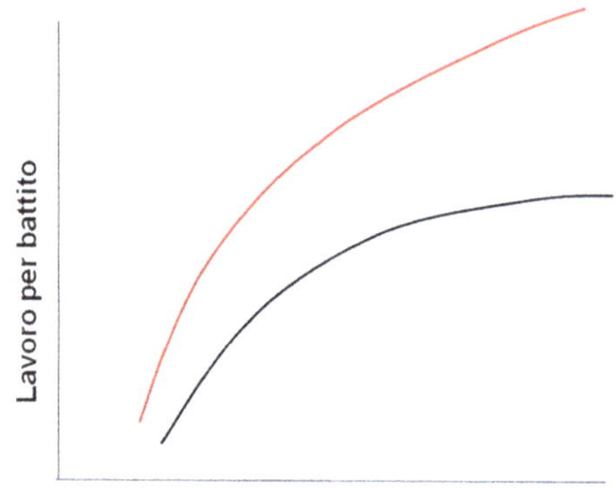

Figura 7.7 Effetto combinato delle regolazioni omeometrica ed eterometrica. In nero la situazione basale, in rosso in presenza di attivazione del simpatico. Aumentando il volume telediastolico ventricolare in condizioni basali il lavoro per battito aumenta spostandosi a destra lungo la curva in nero. Per ciascun valore di pressione telediastolica ventricolare la stimolazione simpatica fa aumentare il lavoro per battito spostandolo su punto corrispondente della curva in rosso.

Nella figura 7.7 si ha la rappresentazione grafica dell'effetto combinato delle regolazioni eterometrica e omeometrica. Sull'asse delle ascisse sono riportati i valori della pressione telediastolica ventricolare (PTDV), mentre sull'asse delle ordinate è riportato il lavoro per battito. Nella situazione di controllo, l'aumento progressivo della PTDV fa aumentare il lavoro per battito secondo le modalità previste dalla legge di Starling. In presenza di stimolazione del simpatico cardiaco l'aumento del lavoro per battito ha luogo sui valori più elevati per ciascun valore di PTDV e quindi collocati sulla curva in alto. Si noti che la differenza tra le due curve è soprattutto accentuata per le alte PTDV.

7.2 LA REGOLAZIONE DELLA FORZA DI CONTRAZIONE DEL CUORE E L'INSUFFICIENZA CARDIACA

L'insufficienza cardiaca è spesso la conseguenza di una diminuita contrattilità ventricolare, dovuta per lo più ad una perdita di cardiomiociti per necrosi o apoptosi. Come causa acuta di perdita di cardiomiociti è al primo posto l'infarto miocardico.

Nella figura 7.8 sono rappresentate le modalità attraverso le quali si instaura un'insufficienza compensata del ventricolo sinistro in seguito ad un infarto. Questo comporta una perdita immediata di contrattilità e quindi della forza di contrazione.

Come si può vedere dalla figura, la gettata cardiaca si sposta dal punto **A**, situato sulla curva più alta, al punto **B** situato sulla curva più in basso. Il punto **B** è anche spostato a destra rispetto ad **A**, indicando così un aumento della pressione venosa centrale (PVC). E' importante notare che la curva di ritorno venoso rimane nella stessa posizione per cui incrocia la curva di gettata ridotta nel punto **B** e rivela pertanto che tra ritorno venoso e gettata si è stabilito un nuovo equilibrio seppure ad un livello più basso.

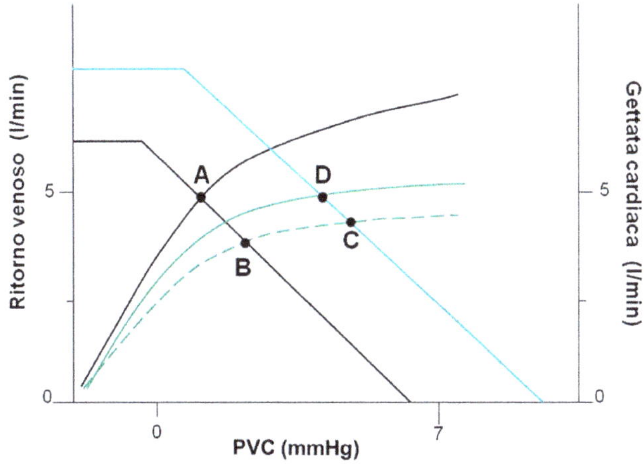

Figura 7.8 Variazioni della gettata cardiaca e ritorno venoso nel compenso di una insufficienza ventricolare da infarto. Condizione di controllo (in nero); insufficienza compensata (linea continua verde) e scompensata (linea tratteggiata verde); aumento del ritorno venoso per ritenzione idrica (linea azzurra). Vedi spiegazione nel testo.

Se il miocardio non è troppo danneggiato, l'aumento della PVC può dare l'avvio a due meccanismi di compenso. Il primo meccanismo è costituito dall'aumento del residuo sistolico e quindi del precarico, che risulta appunto la causa dell'aumento della PVC in via retrograda. Questo meccanismo comporta l'utilizzo della legge di Starling che, a parità di contrattilità, fa aumentare la forza di contrazione. Un aumentato tono simpatico da minore stimolazione dei recettori arteriosi di pressione (vedi cap. 12.6), determina anche una costrizione delle vene con conseguente aumento del ritorno venoso e con l'induzione in via anterograda di un ulteriore incremento della PVC. All'aumento del ritorno venoso contribuisce anche la ritenzione idrica che accompagna l'insufficienza cardiaca. Il maggior ritorno venoso è evidenziato da una nuova curva che incrocia quella di gettata nel punto **C**, situato più in alto e un po' più a destra del punto **B**. Questa nuova collocazione del punto di equilibrio tra ritorno venoso e gettata sistolica indica la presenza di un certo recupero della forza di contrazione cardiaca senza che le condizioni del miocardio siano migliorate.

Il secondo meccanismo di compenso è costituito, sempre per ridotta stimolazione dei barorecettori, dall'aumento del tono simpatico e dall'attenuazione del tono vagale sul cuore, con conseguente aumento della contrattilità e della frequenza cardiaca. Queste due variazioni migliorano la gettata per ciascun valore di PVC, identificando una nuova una curva situata in posizione intermedia rispetto alle prime due. Su questa nuova curva il valore di gettata corrisponde al punto **D**, dato dall'incrocio con la curva di ritorno venoso situata più in alto. Rispetto al punto **C,** questo punto è spostato verso sinistra a rivelare che il recupero della gettata è dovuta anche ad un sopraggiunto aumento parziale dell'inotropismo e, in minore misura rispetto alla situazione precedente, al meccanismo di Starling. Si noti che l'aumento dell'inotropismo, oltre che alla stimolazione simpatica, può essere dovuto anche ad un certo recupero del cuore. La posizione del punto D ci dice che la gettata in condizioni di riposo è uguale a quella del cuore prima dell'infarto (punto A).

Poiché l'aumento della PVC ci dice che è aumentato il volume telediastolico ventricolare, la frazione di eiezione risulta ridotta, malgrado la gettata sistolica a riposo sia normale. La situazione è pertanto quella di un'insufficienza compensata dove la normalità della gettata non esclude una compromissione della contrattilità.

Se le condizioni del miocardio sono gravemente compromesse, è possibile che i meccanismi sopra descritti non riescano a ripristinare una gettata normale, ma portino ad una progressiva ulteriore riduzione della gettata sino a valori non compatibili con la vita. La figura 7.9 illustra questa evenienza. La linea orizzontale, fissata ad una gettata cardiaca di 5 l/min, indica il valore che deve essere raggiunto affinché si abbia il compenso. Se il miocardio è severamente danneggiato non vi può essere alcun recupero della contrattilità malgrado la stimolazione simpatica.

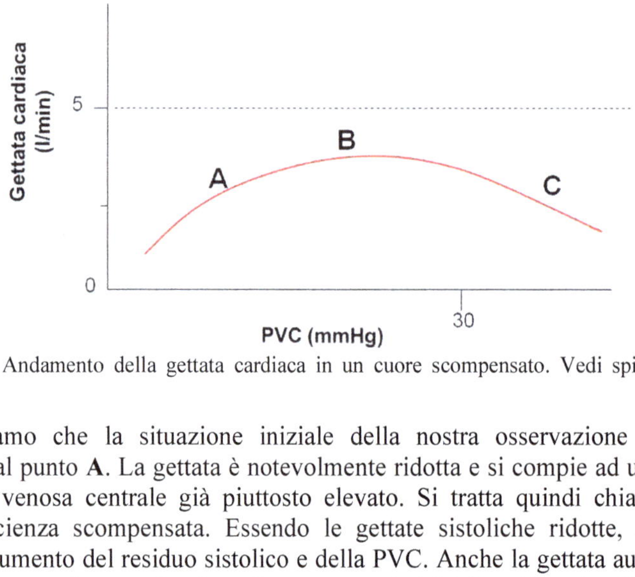

Figura 7.9 Andamento della gettata cardiaca in un cuore scompensato. Vedi spiegazione nel testo.

Immaginiamo che la situazione iniziale della nostra osservazione sia quella indicata dal punto **A**. La gettata è notevolmente ridotta e si compie ad un valore di pressione venosa centrale già piuttosto elevato. Si tratta quindi chiaramente di un'insufficienza scompensata. Essendo le gettate sistoliche ridotte, si avrà un ulteriore aumento del residuo sistolico e della PVC. Anche la gettata aumenterà da **A** a **B** senza raggiungere il valore di compenso. Poiché il residuo sistolico continua ad aumentare se non viene raggiunto il compenso, il cuore va progressivamente incontro ad un aumento del volume telediastolico, e quindi a dilatazione, fino a che vengono superati i limiti della legge di Starling senza che la gettata sia tornata normale. Dal punto **C** in poi la gettata va progressivamente diminuendo con ulteriore aumento della PVC e aggravamento dello scompenso.

Alla dilatazione cardiaca contribuisce in modo determinante la *ritenzione idro-salina* da parte del rene. Questa, come si vedrà nel capitolo 13.4, è dovuta all'aumentata secrezione dell'enzima proteolitico *renina* da parte dell'apparato iuxtaglomerulare con produzione di *angiotensina II.* Questa determina a sua volta la secrezione di *aldosterone* da parte della corteccia surrenale con conseguente maggior riassorbimento di NaCl seguito da un maggiore riassorbimento di acqua favorito dall'aumentato rilascio di ormone antidiuretico.

Dato il ruolo maladattativo di un precarico che ha superato i limiti previsti dalla legge di Starling, la terapia fondamentale di uno scompenso deve mirare a ridurre il volume di liquido circolante e a migliorare la contrattilità. Un tempo la riduzione del volume di liquido era ottenuta con il salasso, mentre attualmente si può usare un'ampia varietà di *farmaci diuretici.* Il miglioramento della contrattilità può essere ottenuta da farmaci inotropi quali *i glucosidi cardioattivi* della digitale.

I glucosidi cardioattivi agiscono sulla membrana della fibra miocardica inibendo la pompa del sodio e del potassio. L'accumulo di sodio che si ha all'interno delle fibra rallenta o inverte l'attività dello scambiatore Na^+/Ca^{2+} facendo aumentare la concentrazione intracellulare di Ca^{2+} con conseguente aumento dell'inotropismo.

Attualmente i farmaci inotropi vengono usati prevalentemente in condizioni di emergenza in quanto, pur determinando miglioramenti certi, non prolungano la vita del paziente. Oggi nell'insufficienza compensata e nello scompenso iniziale si preferisce migliorare le condizioni di lavoro del cuore, riducendo la stimolazione simpatica per mezzo di sostanze *β-bloccanti* e il postcarico, inteso come ostacolo all'eiezione ventricolare, con la somministrazione di *inibitori dell'enzima convertente l'angiotensina.* La riduzione della concentrazione plasmatica di angiotensina II provoca infatti una diminuzione della pressione arteriosa e quindi del postcarico. Essa inoltre, inducendo un minore rilascio di aldosterone, riduce la ritenzione idro-salina.

7.3 SFORZO RICHIESTO AL CUORE IN RELAZIONE AL VOLUME TELEDIASTOLICO VENTRICOLARE

Indipendentemente dall'effetto sul meccanismo di Starling, la dilatazione ventricolare modifica le condizioni di lavoro del cuore, nel senso che ad un cuore dilatato per sostenere una certa pressione viene richiesto uno sforzo maggiore che ad un cuore di dimensioni normali.

Se immaginiamo con una certa approssimazione che il ventricolo abbia la forma di una sfera, possiamo arbitrariamente applicare la *legge di Laplace* secondo la quale la tensione circonferenziale **T** è proporzionale al prodotto della pressione intracavitaria **P** per il raggio **r** della sfera (Fig 7.10). Se questa è piccola e quindi il suo raggio r è corto, una pressione **P** potrà essere sostenuta da una modesta tensione T. Se invece la sfera è grande, sarà più lungo **r**, per cui la stessa pressione P richiederà una maggiore tensione per essere sostenuta.

Se applichiamo ad un ventricolo il modello che abbiamo appena visto e consideriamo pari a **T** lo sforzo che esso deve compiere per sviluppare una certa pressione, vediamo appunto come un cuore grande debba compiere uno sforzo maggiore per sviluppare una determinata pressione.

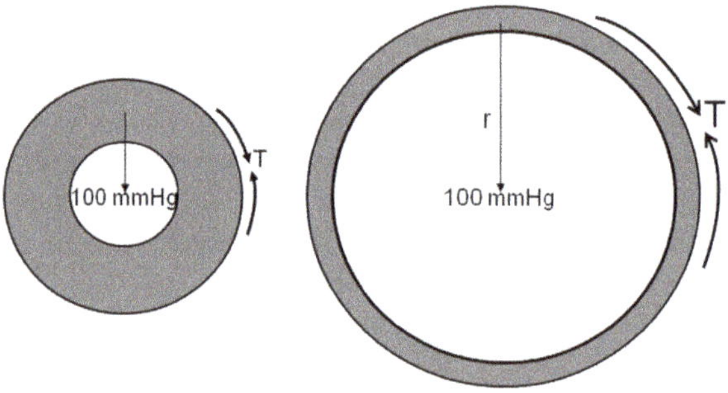

Figura 7.10 Tensione circonfereziale (T) richiesta per sostenere lo stesso valore di pressione intracavitaria in un cuore normale (a sinistra) e in un cuore dilatato (a destra) Vedi spiegazione nel testo.

Volumi cardiaci diversi si comportano anche in modo diverso per produrre una determinata gettata sistolica. Se paragoniamo ancora un ventricolo ad una sfera, vediamo come per ottenere la stessa riduzione di volume, una sfera piccola necessiti di una riduzione del raggio superiore a quella richiesta da una sfera grande (Fig 7.11). Ne consegue che un cuore dilatato può migliorare la propria gettata anche con un minimo aumento della escursione diastolico-sistolica delle sue pareti favorito dalla riduzione del postcarico. Si tratta in questo caso di un miglioramento apparente che non ha nulla a che vedere né con un aumento della contrattlità, né con il meccanismo di Starling. Infatti può succedere che pazienti in condizione di scompenso grave presentino aumenti della gettata con miglioramenti clinici poco prima di morire.

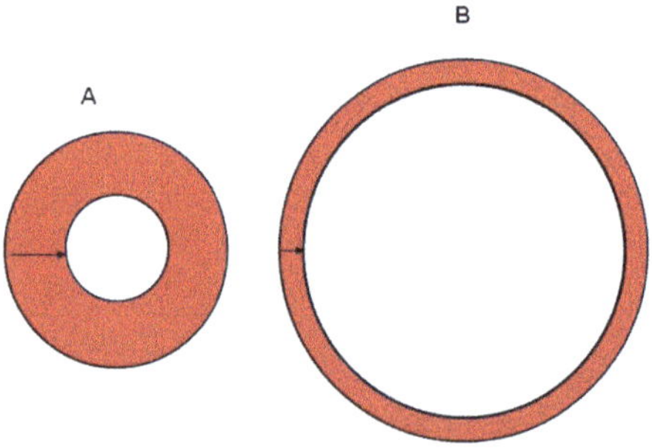

Figura 7.11 Variazioni di raggio r per la produzione della stessa gettata sistolica in un cuore normale (A) e dilatato (B). Vedi spiegazione nel testo.

7.4 RIASSUNTO

Regolazione intrinseca ed estrinseca della forza di contrazione del cuore.

La regolazione della forza di contrazione è intrinseca quando è dovuta alle proprietà del miocardio stesso. In questo caso può essere eterometrica e omeometrica.

La regolazione della forza di contrazione è estrinseca quando è dovuta all'azione del controllo nervoso e umorale sul cuore, come nel caso dell'azione del simpatico o delle catecolamine.

Regolazione intrinseca eterometrica: la legge di Starling

Secondo la legge di Starling la forza di contrazione del cuore aumenta, entro certi limiti, con la distensione delle fibre miocardiche. Superati certi limiti, un ulteriore distensione delle fibre determina una diminuzione della forza di contrazione.

Con il preparato cuore-polmoni, Starling ha eseguito due differenti manovre. Nella prima manovra un maggiore postcarico ha prodotto una riduzione della gettata sistolica con aumento del residuo sistolico. Questo, provocando una distensione delle fibre miocardiche, ha provocato un ritorno della gettata al valore di controllo contro una pressione più elevata, ossia ha fatto aumentare il lavoro per battito. Nella seconda manovra un aumento del ritorno venoso ha generato una gettata sistolica più ampia contro una pressione invariata. Anche in questo caso il lavoro per battito è risultato aumentato.

Alla base della legge di Starling vengono considerati i seguenti meccanismi: 1) un migliore posizionamento reciproco del filamenti spessi e di quelli sottili; 2) un'aumentata affinità della troponina C per il Ca^{2+}; 3) una maggiore sensibilità della troponina C per il Ca^{2+}: 4) l'attivazione di una nNOS situata nella fibra in prossimità delle cisterne del reticolo sarcoplasmatico con apertura dei canali rianodinici per il Ca^{2+}da parte dell'NO.

Regolazione intrinseca omeometrica: fenomeno di Anrep e fenomeno di Bowditch o della scala

Il fenomeno di Anrep è dato dall'aumento del lavoro del cuore nel battito che fa immediatamente seguito ad un aumento improvviso della pressione aortica. Il lavoro per battito risulta aumentato in quanto l'aumento della pressione risulta superiore alla riduzione della gettata. Alla base del fenomeno di Anrep potrebbe essere il fenomeno di Gregg, attribuito alla distensione dei vasi intramiocardici per aumento della pressione di perfusione. Il fenomeno di Bowditch o della scala è costituito da un aumento progressivo della contrattilità e della pressione sistolica sviluppata che si ha quando un cuore pulsante a bassa frequenza viene fatto pulsare ad una frequenza maggiore. E' attribuito ad aumento della concentrazione intracellulare di Ca^{2+}

Regolazione estrinseca nervosa e umorale

La regolazione estrinseca della forza di contrazione del cuore può essere sia nervosa che umorale. Essa regola la contrattilità senza che sia necessaria una variazione del precarico.

Il neurotrasmettitore delle fibre simpatiche postgangliari è la noradrenalina. Questa agisce su recettori β-adrenergici miocardici per la stragrande maggioranza di tipo β_1.

Poche fibre vagali sono invece dirette ai ventricoli sui quali l'innervazione vagale ha pertanto un'azione molto scarsa. Il neurotrasmettitore delle fibre parasimpatiche è l'acetilcolina che sul cuore agisce attraverso recettori colinergici di tipo muscarinico.

Il simpatico agisce aumentando (azione inotropa positiva) e il vago diminuendo la contrattilità (azione inotropa negativa). L'azione del vago riguarda soprattutto la contrattilità degli atri.

Per mezzo di una cascata di eventi, i recettori $\beta_{1,}$ stimolati dalla noradrenlina, portano ad un aumento della concentrazione intracellulare di Ca^{2+} e ad un più rapido recupero di questo da parte del reticolo sarcoplasmatico, cosicché, oltre ad una più rapida contrazione, si ha anche un più rapido rilasciamento.

La regolazione umorale del cuore consiste soprattutto nell'azione che sul cuore hanno le catecolamine circolanti. Esse esplicano sulla contrattilità cardiaca lo stesso effetto del simpatico.

Anche l'angiotensina II, che agisce sui recettori miocardici $AT_{1,}$ fa aumentare la concentrazione intracellulare di Ca^{2+} e quindi la contrattilità. L'ossido nitrico svolge un'azione inotropa positiva a basse concentrazioni e un'azione inotropa negativa a concentrazioni elevate.

Effetto combinato della regolazione eterometrica e omeometrica.

Gli aumenti della gettata sistolica e del lavoro cardiaco sono maggiori se la stimolazione del simpatico si accompagna ad un volume telediastolico ventricolare aumentato nei limiti della legge di Starling.

La regolazione della forza di contrazione del cuore e l'insufficienza cardiaca

L'insufficienza cardiaca è la conseguenza di una diminuita contrattilità ventricolare. Una causa di insufficienza cardiaca può essere l'infarto. In questo caso si ha una perdita immediata di contrattilità e quindi della forza di contrazione. La gettata cardiaca diminuisce e la PVC aumenta per un maggiore residuo sistolico. Vi è allora un miglioramento della forza di contrazione, che contribuisce ad un recupero della gettata. L'aumento del tono simpatico e l'attenuazione del tono vagale da minore stimolazione dei barorecettori partecipano all'aumento della contrattilità, inducono un incremento della frequenza cardiaca e migliorano il ritorno venoso per costrizione delle vene. Il ritorno venoso migliora anche per una ritenzione idrica da parte del rene. La gettata cardiaca può tornare normale in condizioni di riposo. Si ha un'insufficienza compensata dove la normalità della gettata a riposo si accompagna ad una riduzione della frazione di eiezione che rivela una compromissione dell'inotropismo.

Se le condizioni del miocardio sono gravemente compromesse, i meccanismi sopra descritti non riescono a ripristinare una gettata normale, facendo aumentare il residuo sistolico e il VTDV oltre i limiti della legge di Starling. Si ha allora una progressiva riduzione della gettata sino a valori non compatibili con la vita.

Sforzo richiesto al cuore in relazione al volume telediastolico ventricolare

Per sostenere una certa pressione, ad un cuore dilatato viene richiesto uno sforzo maggiore che ad un cuore di dimensioni normali. In base alla legge di Laplace, se è corto il raggio **r** di una sfera/ventricolo, una pressione **P** potrà essere sostenuta da una modesta tensione circonferenziale **T**. Se invece la sfera/ventricolo è grande, sarà più lungo **r,** per cui la stessa pressione P richiederà, per essere sostenuta, una maggiore tensione. Quindi ne deriva che un cuore grande debba compiere uno sforzo maggiore di uno piccolo per sviluppare una determinata pressione.

Per ragioni geometriche, in una sfera/ventricolo grande piccole riduzioni del raggio possono determinare le stesse riduzioni di volume (aumenti della gettata sistolica) che un cuore piccolo produce con maggiori riduzioni del raggio. In questo modo è possibile che un cuore molto ingrandito possa presentare falsi miglioramenti per un piccolissimo aumento della riduzione sistolica del raggio.

BIBLIOGRAFIA

Guyton AC, Jones CF, Coleman TG (1973) *Circulatory Physiology: Cardiac Output and its regulation*, WB Saunders, Philadelphia.

Linden RJ (1968) *The heart-ventricular function.* Anaesthesia 23:566-584.

Patterson SW, Piper H, Starling EH (1914) *The regulation of the heart beat.* J Physiol 48:465-513.

Sonnenblick E.H. (1962) *Force-velocity relations in mammalian heart muscle.* Am J Physiol 202:931-939.

Starling EH and Lovatt Evans C (1962) *Principles of human physiology,* Davson M and Eggleton MG Eds, Churchill.

Zhang YH, Dingle L, Hall R, Casadei B (2009) *The role of nitric oxide and reactive oxygen species in the positive inotropic response to mechanical stretch in the mammalian myocardium.* Biochim Biophys Acta 1787:811-817.

Capitolo 8.

La pressione arteriosa.

8.1 IL DISPOSITIVO E LA LEGGE DI POISEUILLE

In Fisica la *pressione* è costituita dalla forza ***f*** divisa per la superficie ***s***, ossia è la forza che agisce su una unità di superficie:

$$P = f/s \qquad (8.1)$$

In un tubo in cui scorre un liquido, la pressione è la forza che il liquido esercita su una unità di superficie della parete del tubo stesso. Poiseuille ha messo a punto il dispositivo della figura 8.1 che gli ha permesso di mettere in relazione la pressione con il flusso e le resistenze al flusso.

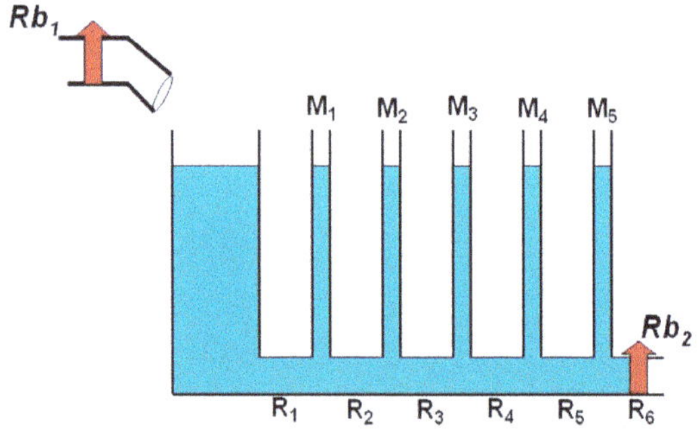

Figura 8.1 Il dispositivo di Poiseuille. In assenza di flusso in ingresso e in uscita, la pressione è la stessa nel serbatoio e nei vari manometri.

Come si vede dalla figura 8.1 *il dispositivo di Poiseuille* è costituito da un serbatoio verticale, dalla base del quale si diparte un tubo orizzontale di lunghezza ***l*** e di raggio ***r***. Lungo il tubo orizzontale a partire dal serbatoio sono inseriti tubi verticali che dividono il tubo orizzontale in tanti segmenti di lunghezza uguale l'uno all'altro. Ciascun segmento è indicato con la lettera R e un numero. Nella figura i segmenti sono indicati in sequenza R_1, R_2, R_3, R_4 R_5 e R_6. Come si può vedere il segmento R_1 è situato tra il serbatoio e il primo tubo verticale, mentre l'ultimo segmento R_6 è situato tra l'ultimo tubo verticale e l'estremità destra del tubo orizzontale. A questa estremità vi è un rubinetto Rb_2 che può essere chiuso o variamente aperto.

Immaginiamo che il tubo orizzontale sia chiuso e che il sistema sia pieno di acqua. Nel serbatoio e nei tubi verticali il livello dell'acqua sarà lo stesso per il principio dei vasi comunicanti. Poiché all'altezza che l'acqua ha nel serbatoio e nei tubi corrisponde un valore di pressione, si comprende come, a rubinetto chiuso, la pressione sia la stessa nel serbatoio e nei tubi verticali, i quali ultimi possono essere considerati come tanti manometri M_1, M_2, M_3 M_4 e M_5.

Immaginiamo ora di aprire il rubinetto Rb_2 che chiude il tubo orizzontale (Fig 8.2). Il liquido comincia ad uscire dal sistema. Aprendo il rubinetto Rb_1, possiamo fare in modo che nell'unità di tempo entri nel serbatoio tanta acqua quanta ne esce da Rb_2. Quando abbiamo raggiunto questa situazione di equilibrio possiamo andare a vedere cosa succede all'altezza dell'acqua (pressione) nei vari manometri. Nel passare dal serbatoio ai vari manometri la pressione scende progressivamente. Se uniamo con una linea i vari menischi liquidi, otteniamo una linea obliqua che scende fino a raggiungere il tubo orizzontale in corrispondenza del rubinetto Rb_2.

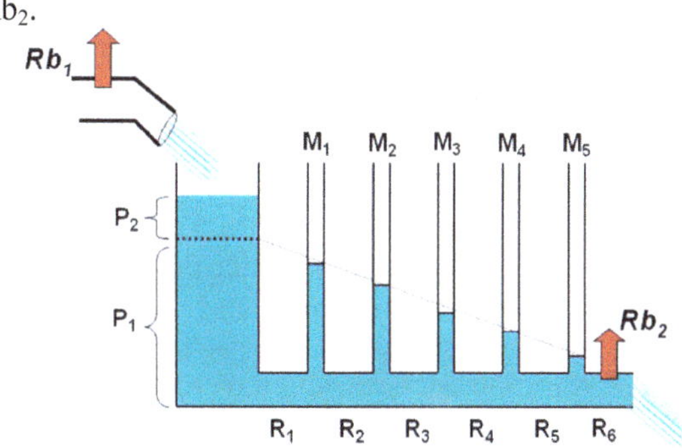

Figura 8.2 Il dispositivo di Poiseuille in presenza di flusso in ingresso e in uscita. La pressione scende nei manometri in modo lineare. La linea che unisce i menischi dei vari manometri manometri separa nel serbatoio una pressione P1 che spinge l'acqua nel tubo orizzontale da una pressione più bassa P2 che imprime velocità all'acqua.

Dal lato del serbatoio la linea non raggiunge il menisco dell'acqua, ma taglia l'altezza P della colonna liquida in due parti: una di altezza maggiore situata in basso (P_1) e una di altezza minore situata in alto (P_2). Mentre P_1 corrisponde alla pressione necessaria a vincere la resistenza allo scorrimento dell'acqua lungo il tubo orizzontale, P_2 corrisponde alla pressione necessaria a imprimere all'acqua la velocità di scorrimento.

Se tra due manometri si pone una resistenza (Fig 8.3), costituita da un restringimento del tubo orizzontale, vediamo che i menischi a monte risultano allineati ad un livello più alto, mentre quelli situati a valle del restringimento si trovano allineati ad un livello più basso. La pendenza delle due linee risulta ridotta, mentre aumenta il dislivello tra il menisco che immediatamente precede e quello che immediatamente segue la resistenza, indicando come quest'ultima faccia aumentare la pressione a monte e diminuire quella a valle. Se si ha cura di regolare Rb_1 in modo che il livello nel serbatoio rimanga invariato, si riduce la quantità di acqua che attraversa il sistema nell'unità di tempo.

Dall'osservazione della figura si vede anche come la linea che congiunge i menischi a monte della resistenza tra i due manometri incontri la colonna liquida del serbatoio in un punto più alto di quanto lo incontri in assenza della resistenza. Questo nuovo punto di intersezione ci dice che è aumentata la frazione di pressione necessaria a vincere la resistenza complessiva del sistema ed è diminuita quella necessaria a imprimere velocità all'acqua, in dipendenza del fatto che la resistenza complessiva è aumentata mentre è diminuita la velocità di scorrimento dell'acqua.

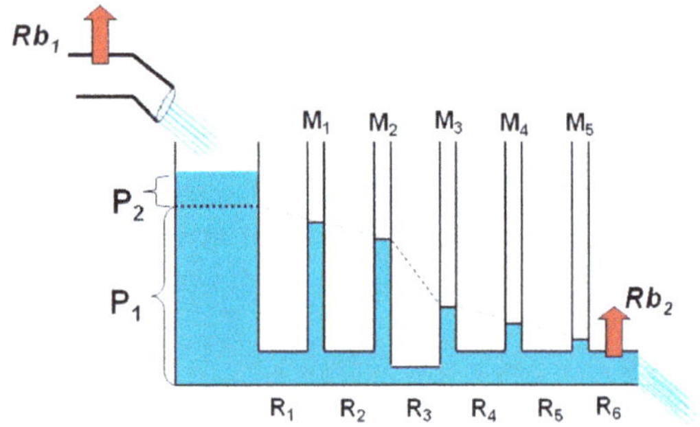

Figura 8.3 Il dispositivo di Poiseuille dopo aumento della resistenza nel tratto R3. Vedi spiegazione nel testo.

Torniamo ora alla situazione di equilibrio in cui Rb_2 è completamente aperto e Rb_1 lascia entrare nel serbatoio nell'unità di tempo tutta l'acqua che nella stessa unità di tempo esce da Rb_2. Se raccogliamo e misuriamo questa quantità di acqua o *flusso* Q, vediamo che essa è proporzionale alla pressione totale $\boldsymbol{P}$, e alla quarta potenza del raggio $\boldsymbol{r^4}$ moltiplicata per $\boldsymbol{\pi}$ e inversamente proporzionale alla lunghezza del tubo $\boldsymbol{l}$ e alla viscosità $\boldsymbol{\eta}$ moltiplicati per 8. Si ha pertanto:

$$Q = P.\pi r^4/8\eta l \tag{8.2}$$

da cui si può ricavare la formula della pressione $\boldsymbol{P}$, dove

$$P = Q.\ 8\eta l/\pi r^4 \tag{8.3}$$

Poiché l'espressione $\boldsymbol{8\eta l/\pi r^4}$ indica la resistenza $\boldsymbol{R}$, possiamo dire che la pressione è data dal prodotto del flusso per la resistenza

$$P=Q.R, \tag{8.4}$$

mentre la resistenza è data dal rapporto tra la pressione e il flusso

$$R=P/Q. \tag{8.5}$$

Il fatto che la resistenza R sia uguale a $8\eta l/\pi r^4$ indica anche come il fattore che più interviene negativamente nel regolare la resistenza sia il raggio del tubo considerato, nel senso che piccole variazioni del raggio fanno variare alla quarta potenza la resistenza di un tubo in senso inverso.

Nell'apparato cardiovascolare la pressione P è la pressione arteriosa media, il flusso Q è la gettata cardiaca **GC** e la resistenza **R** è costituita dalle resistenze periferiche totali ***Rpt***. Poiché la gettata cardiaca GC è data dal prodotto della gettata sistolica (GS) per la frequenza cardiaca (Fc) la formula della pressione viene ad essere

$$P = GS \times Fc \times Rpt. \tag{8.6}$$

Il fatto inoltre che il flusso di sangue dal ventricolo all'aorta avvenga in modo pulsatile fa sì che la pressione arteriosa non sia stazionaria ma pulsatile. Per questo motivo, come si può vedere nella figura 8.4 nella curva di pressione aortica possiamo riconoscere un valore di *pressione diastolica (PD),* uno di *pressione sistolica (PS),* uno *di pressione pulsatoria (PP),* uno di *pressione media (PM),* uno di *pressione sistolica media (PSiM)* e uno di *pressione diastolica media (PDiM).*

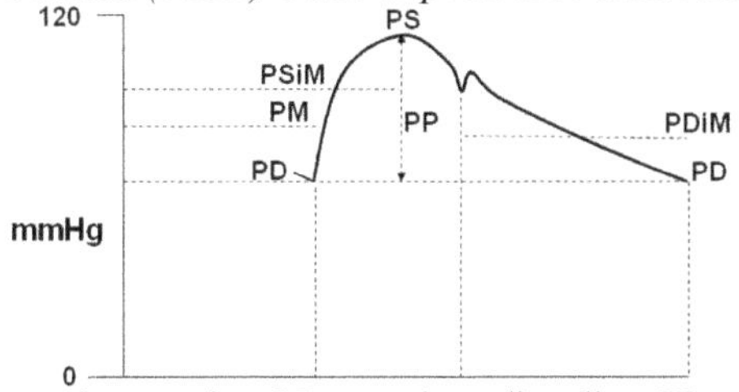

Figura 8.4 Valori di pressione aortica. PD: pressione diastolica; PS: pressione sistolica; PP: pressione pulsatoria; PM: pressione media; PSiM: pressione sistolica media; PDiM: pressione diastolica media.

- *La pressione diastolica*, come è già stato visto a proposito del ciclo cardiaco, è la pressione presente nell'aorta (e nell'albero arterioso) nell'istante in cui si apre la valvola aortica. E' quindi la pressione che troviamo nel passaggio tra la fine della sistole isovolumica e l'inizio dell'eiezione ventricolare.
- *La pressione sistolica* è invece la pressione presente nel momento del passaggio tra la fase di efflusso con accelerazione e quella di efflusso con decelerazione. In realtà la pressione sistolica non coincide esattamente con l'istante del passaggio tra l'una e l'altra fase, ma è leggermente ritardata rispetto a questo istante. La causa di questo ritardo è costituita dalla riflessione della testa della stessa onda di pressione dalla periferia, probabilmente dai vasi di resistenza, anche se alcuni dati di Westerhof collocano la sede della riflessione nel punto dell'aorta addominale da cui si distaccano le arterie renali. E' degno di nota il fatto che una riduzione delle resistenze periferiche totali annulli il ritardo della pressione sistolica.

- *La pressione pulsatoria* è la differenza tra la pressione sistolica e la pressione diastolica. Erroneamente è detta talora pressione differenziale.
- *La pressione media* è il valore medio di tutti gli infiniti valori che la pressione assume durante il ciclo cardiaco. Se si ha a disposizione una curva della pressione, questo valore può essere ottenuto mediante l'integrazione grafica. Empiricamente la pressione media può essere ottenuta con una buona approssimazione sommando un terzo della pressione pulsatoria alla pressione diastolica.
- *La pressione sistolica media* è il valore medio di tutti gli infiniti valori che la pressione assume durante l'eiezione ventricolare. Si vedrà nel capitolo 9.1 come la pressione sistolica media venga utilizzata per il calcolo del lavoro cardiaco per battito.
- *La pressione diastolica media* è il valore medio di tutti gli infiniti valori che la pressione assume durante la diastole, vale a dire dall'istante in cui compare l'incisura, fino all'inizio dell'eiezione successiva. Se la pressione diastolica media viene divisa per il flusso coronarico in diastole si ottiene quella che viene detta la *resistenza autoregolativa coronarica*, ossia la resistenza al flusso coronarico non modificata dall'effetto compressivo della contrazione miocardica (vedi cap. 14.1).

Nella elencare i valori della pressione aortica abbiamo indicato la pressione diastolica prima della pressione sistolica. La scelta è motivata dal fatto che la PD costituisce il postcarico iniziale per il battito che dà luogo all'eiezione che inizia in quell'istante e condiziona quindi l'impedenza contro la quale si compie la gettata sistolica di quel preciso battito.

8.2 I FATTORI MECCANICI DELLA PRESSIONE ARTERIOSA

Una variazione di quelli che sono definiti i determinanti o fattori meccanici della pressione arteriosa fa variare i valori della pressione che abbiamo preso in esame e, in particolare, i valori di PD, PS, PP e PM. I valori di PSiM e di PDiM variano in relazione a questi valori. Per comodità facciamo aumentare separatamente GS, freq e Rpt.

	PD	**PS**	**PP**	**PM**
GS	+	**++**	+	+
Freq	**++**	+	-	+
Rpt	**+**	+	=	+
	++	+++	+	+

Tabella 8.1 Variazioni delle pressioni sistolica, diastolica, pulsatoria e media in seguito ad aumenti di ciascun determinante meccanico (gettata sistolica, frequenza e resistenze periferiche totali). Per ciascun determinante, il numero dei segni + si riferisce all'aumento relativo di un valore di pressione rispetto agli altri, mentre il grassetto indica che quel valore è la conseguenza immediata della variazione di un determinante.

La dimensione dei segni + indica il valore di pressione che aumenta immediatamente dopo la variazione del fattore considerato.

8.2.1 Aumento della gettata sistolica

Il primo effetto è costituito dall'aumento della *pressione sistolica.* Infatti, poiché questa viene raggiunta alla fine della fase di efflusso con accelerazione e poiché, in presenza di una maggiore gettata sistolica, una maggiore quantità di sangue viene spinta nell'aorta già in questa fase, la pressione presente alla fine dell'efflusso con accelerazione, ossia la pressione sistolica, risulterà aumentata. Poiché l'aumento della PS risulta essere la conseguenza immediata dell'aumento della gettata sistolica, i segni + vengono indicati di dimensione maggiore di quelli riferiti all'aumento degli altri valori della pressione.

La pressione diastolica aumenta invece in modo minore della pressione sistolica. Di primo acchito si potrebbe pensare che l'aumento della PD possa essere uguale all'aumento della PS, in quanto, se l'aumento della gettata sistolica è stato di un certo numero di ml in eccesso, a parità di durata della diastole lo stesso numero di ml dovrà essere presente nell'aorta alla fine della stessa diastole. In realtà una certa parte di quei ml in eccesso si è allontanato dall'aorta e dai vasi arteriosi attraverso la microcircolazione a causa di quell'aumento della PS che rappresenta la forza motrice capace di spingere il sangue in avanti durante la diastole. Nella tabella l'aumento della PD viene quindi indicato con un solo + di dimensioni normali.

Se la PS aumenta più della PD, sarà aumentata anche la differenza tra la prima e la seconda, ossia la *pressione pulsatoria.* Nessun dubbio che sia aumentata anche la *pressione media.* Un + di dimensioni normali indica l'aumento di questi due valori della pressione.

8.2.2 Aumento della frequenza cardiaca

In questo caso ci riferiamo a quello che si può chiamare aumento pilotato della frequenza cardiaca, ossia ad un aumento al quale non partecipi alcuna variazione del tono simpatico e della contrattilità. Nell'uomo aumenti di questo tipo sono possibili con *il pacing transesofageo*, oppure in conseguenza di *tachiaritmie sopraventricolari.* Naturalmente dobbiamo considerare trascurabili le variazioni di contrattilità che si possono avere a causa del fenomeno di Bowditch.

Abbiamo già visto che, se un aumento della frequenza avviene senza aumento della contrattilità, la gettata sistolica si riduce a causa della riduzione del tempo di riempimento ventricolare. In genere, l'aumento del numero delle gettate sistoliche al minuto è compensato dalla diminuzione della quantità di sangue pompato da ciascuna gettata sistolica, in modo tale che la gettata cardiaca rimane costante. Tuttavia, come si può vedere dalla tabella, in caso di aumento pilotato della frequenza la pressione aumenta nei suoi valori diastolico, sistolico e medio, pur in assenza di un aumento della gettata cardiaca. La figura 8.5 illustra il meccanismo con cui questo aumento si manifesta.

In seguito ad aumento pilotato della frequenza, ciascuna eiezione ventricolare inizia prima che la pressione diastolica successiva alla gettata sistolica precedente abbia avuto modo di ridursi al valore di controllo. La PD risulta quindi aumentata come effetto immediato dell'aumento della frequenza. Poiché questo aumento è maggiore di quello della pressione sistolica, esso viene indicato con ++ di dimensioni aumentate.

Se una gettata sistolica normale venisse spinta in un aorta in cui è aumentata la PD, anche la PS dovrebbe presentare lo stesso aumento della PD. L'aumento della pressione sistolica è invece minore dell'aumento della pressione sistolica dal momento che la gettata è ridotta a causa dell'accorciamento del tempo a disposizione per il riempimento ventricolare. Naturalmente un aumento della PS inferiore a quello della PD comporta una diminuzione della pressione pulsatoria, mentre l'aumento di entrambe implica un aumento della pressione media.

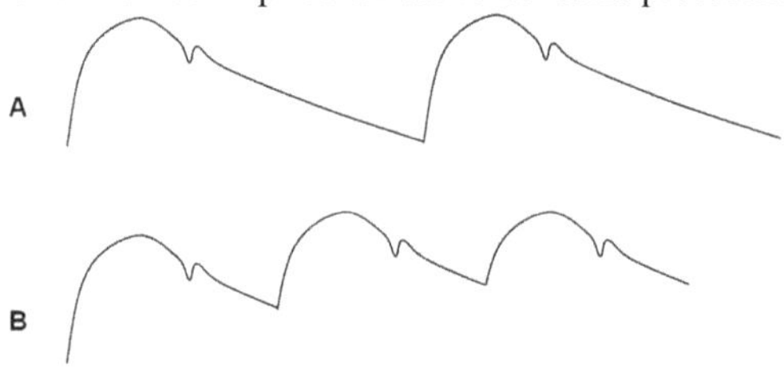

Figura 8.5 Effetto dell'aumento della frequenza sui valori di pressione arteriosa. In A si osserva una frequenza di base, in B si può vedere come l'insorgenza anticipata di ciascun battito successivo incontri una pressione diastolica che non ha avuto tempo a cadere fino ai valori del controllo. Anche la pressione sistolica risulta leggermente aumentata mentre si ha una riduzione della pressione pulsatoria. Ovviamente è aumentata la pressione media.

Quanto è stato detto non vale quando un aumento della frequenza supera il *limite critico superiore di Wenchebach*, che, come abbiamo detto, nell'uomo è di circa 180 b.p.m. e si può verificare in caso di tachicardie sopraventricolari (o anche ventricolari) di grado elevato nelle quali non vi sia un aumento dell'attività simpatica sull'inotropismo. In questo caso l'accorciamento del tempo di riempimento, dopo avere annullato la fase di riempimento lento, interessa anche la fase di riempimento rapido, con una tale riduzione delle gettate sistoliche che risulta compromessa anche la gettata cardiaca. Da questo risulta che, quando viene superato il limite critico superiore, si ha una caduta della pressione arteriosa.

8.2.3 Aumento della resistenze periferiche totali

Anche l'aumento delle Rpt ha come effetto immediato l'aumento della PD. Nella tabella questo aumento è indicato con ++ di grandezza superiore alla norma. La causa di questo effetto immediato è dovuta al più lento decrescere della pressione durante la diastole (Fig 8.6) causato dal rallentato deflusso del sangue dalle arterie attraverso i vasi di resistenza precapillari.

Di fronte ad una PD aumentata, l'eiezione di una gettata sistolica è normale in seguito agli opportuni aggiustamenti dovuti al meccanismo di Starling ed eventualmente di Anrep. La PS può quindi presentare lo stesso aumento della

PD, con pressione pulsatoria invariata e aumento della pressione media. Nella tabella l'aumento della PS è indicato con + per segnalare che esso è uguale a quello della PD. Poiché l'aumento della PS non è l'effetto immediato della variazione delle Rpt, le due ++ hanno dimensioni normali. La pressione pulsatoria rimane invariata mentre la pressione media è aumentata anche in questo caso.

Quanto è stato appena descritto vale nel caso di un aumento contenuto della pressione diastolica. Se invece la PD è aumentata a 100 o più mmHg per un aumento eccessivo delle Rpt, la PS può aumentare assai più della PD con conseguente notevole aumento della pressione pulsatoria anche in presenza di una gettata sistolica invariata o addirittura diminuita (Fig 8.6). Il motivo di questo tipo di aumento della PS è da mettere in relazione con l'aumento del modulo di elasticità (vedi cap. 1.3) causato dall'eccessiva distensione dell'aorta e dei grossi vasi arteriosi. L'aumento del modulo di elasticità limita l'espansione di questi vasi nel momento in cui si compie la gettata sistolica. Le arterie quindi presentano una riduzione dell'effetto mantice (vedi cap. II.3) senza che vari la struttura della loro parete. Ne consegue che quella parte di energia impressa dal cuore al sangue che andrebbe spesa nel distendere le pareti arteriose finisce per aumentare la pressione sistolica.

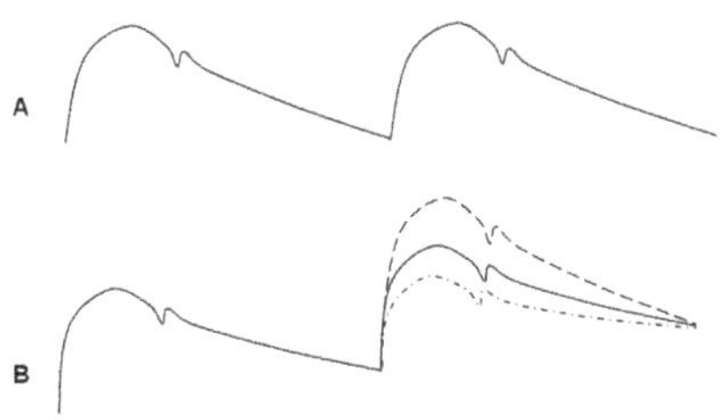

Figura 8.6 Effetto dell'aumento delle resistenze periferiche totali sui valori di pressione arteriosa. In A situazione di controllo, in B resistenze aumentate. Quando le resistenze aumentano la pressione diastolica aumenta per prima in quanto il sangue passa con maggiore difficoltà dalle grosse arterie alla microcircolazione. La pressione sistolica aumenta della stessa ampiezza della pressione diastolica (linea continua) se la distensibilità delle arterie rimane invariata. Aumenta invece più della pressione diastolica se l'aumento di quest'ultima ha disteso talmente le arterie da farne aumentare il modulo di elasticità (linea tratteggiata in alto). Infine se si ha comparsa di insufficienza ventricolare a causa del perdurare dell'aumentato postcarico, la gettata sistolica si riduce e la pressione sistolica aumenta meno della diastolica (linea tratteggiata in basso).

E' infine possibile che un protrarsi dell'eccessivo postcarico renda il miocardio insufficiente. In tal caso la pressione sistolica aumenta in misura minore di quella diastolica (Fig 8.6).

8.3 LA MISURAZIONE DELLE RESISTENZE

Dal momento che sono date dal rapporto P/Q le resistenze vascolari sono indicate dal rapporto tra valore della pressione media, espressa in genere in mmHg e il valore del flusso ematico, espresso in ml/min. I numeri che risultano da questo rapporto vengono riportati come unità di resistenza. Possiamo pertanto avere l'unità di resistenze periferiche totali e le unità di resistenza di ciascun distretto.

Le resistenze periferiche totali possono essere misurate con il rapporto tra pressione arteriosa media e gettata cardiaca, per cui se la pressione media è 100 mmHg e la gettata cardiaca è 5000 ml/min, le resistenze periferiche totali saranno pari a 100mmHg/5000 ml, ossia 0,02 mmHg/ml/min.

A differenza delle resistenze periferiche totali, le *resistenze distrettuali* devono tenere conto del peso del tessuto o dell'organo perfuso, cosa che per altro può essere fatta anche per le resistenze periferiche.

Se si calcolasse semplicemente il rapporto tra la pressione media e il flusso ematico in un determinato organo o distretto, si avrebbe il paradosso di un aumento delle resistenze per i piccoli distretti, in quanto, a parità di pressione media (numeratore) si avrebbe un minor flusso (denominatore). Per ovviare a questo inconveniente, i valori del rapporto devono venire riferiti a 100 g di peso corporeo o di distretto irrorato. In tal modo si ottengono le *resistenze normalizzate.* Così se in un soggetto di 70 kg la pressione media è 100 mmHg e la gettata cardiaca è 5000 ml/min, il rapporto sarà 100/5000 ossia 0,02. Se riferisco questo valore a 100 g di peso corporeo, lo devo moltiplicare per 70.000 e dividere per 100. Avrò quindi 0,02 *x* 700000/100 = 14 che è appunto il valore delle *resistenze periferiche totali normalizzate.*

La *resistenza nel singolo distretto* è ottenuta dal rapporto tra la pressione arteriosa media e il flusso ematico nell'arteria affluente al distretto (P/F). Questo rapporto mi può dare erroneamente una maggiore resistenza per i circoli di minore estensione, in quanto a parità di pressione arteriosa media rispetto ad altri circoli distrettuali viene a diminuire il flusso ematico. Nel calcolo delle resistenze distrettuali è quindi opportuno normalizzare il valore delle resistenze riferendolo a 100 g dell'organo o del tessuto perfuso. Così, se consideriamo il circolo coronarico di un cuore di 350 g, la pressione media di perfusione continua ad essere di 100 mmHg, mentre il flusso al minuto sarà soltanto di 280 ml. La resistenza sarà allora 100/280 = 0,36. Se voglio riferire questo valore a 100 g di cuore, avrò 0,36 x 350/100 = 1,26. Si noti che questa resistenza normalizzata è minore di quella del circolo generale non perché il circolo coronarico è più piccolo, ma perché perfonde un organo sempre in attività e quindi a flusso ematico elevato.

8.4 DISPOSIZIONE IN PARALLELO DELLE RESISTENZE DISTRETTUALI

Nel capitol 2 abbiamo visto come le singole resistenze distrettuali, che insieme formano le resistenze periferiche totali, siano disposte tra loro in parallelo. La figura 8.7 indica in A come sono disposte tre *resistenze in serie* e in B come sono invece disposte tre *resistenze in parallelo.*

Se in A una resistenza viene portata all'infinito la somma delle resistenze sale pure all'infinito e un liquido non può passare dal punto P_1 al punto P_0. Se invece viene portata all'infinito una delle resistenze dello schema B, il liquido può ugualmente passare da P_1 a P_0 attraverso le altre due resistenze.

Da quanto detto risulta che, mentre nel caso A si può dire che la resistenza totale (RT) è data dalla somme di R_1, R_2 e R_3, nel caso B il reciproco di RT è uguale alla somma dei reciproci di R_1, R_2 e R_3.

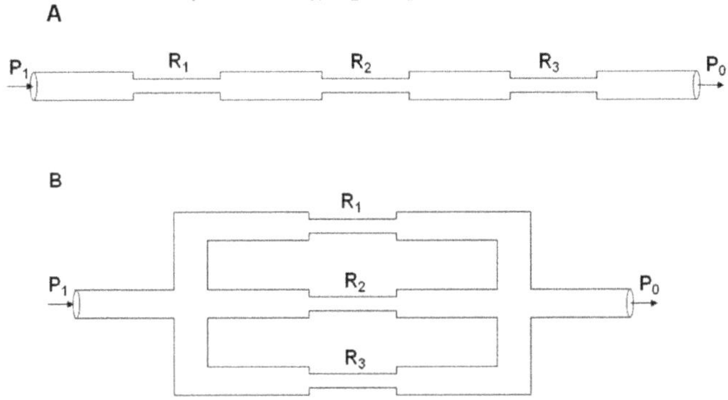

Figura 8.7 Resistenze in serie (A) e in parallelo (B).

Nel caso delle resistenze in parallelo dell'apparato circolatorio la relazione tra resistenze periferiche totali e resistenze distrettuali può dunque essere rappresentata come:

$$1/Rpt = 1/R_1 + 1/R_2 + 1/R_3 \tag{8.7}$$

Questa espressione indica che l'aumento anche all'infinito di una sola delle resistenze distrettuali, che nell'apparato circolatorio si trovano in numero molto elevato, ha una scarsissima se non nulla importanza sulle resistenze totali e quindi sulla pressione. Se così non fosse, l'amputazione di un arto, elevando all'infinito la resistenza distrettuale di quell'arto dovrebbe fare salire la pressione all'infinito!

Poiché il reciproco della resistenza è la *conduttanza*, si può dire che nell'apparato vascolare, la conduttanza totale è uguale alla somme delle conduttanze distrettuali.

8.5 LA REGOLAZIONE DELLE RESISTENZE VASCOLARI

Già nel capitolo 1.4 è stato detto che le resistenze vascolari sono situate soprattutto a livello delle *arteriole* e degli *sfinteri precapillari*. I vasi di resistenza, oltre alle arteriole, comprendono anche le *metarteriole* e il *tratto prossimale del tragitto preferenziale*.

Il tragitto preferenziale è costituito in serie dalla *metarteriola,* che è la continuazione di una arteriola, dal *tratto prossimale* e dal *tratto distale*, il quale ultimo termina in una venula. Dalla metarteriola e dal tratto prossimale si aprono i capillari che, dopo avere perfuso il tessuto si aprono nel tratto distale.

Lo sfintere precapillare, formato da fibrocellule muscolari lisce, si trova all'origine dei capillari. Il suo stato di apertura o di chiusura assicura o meno lo stato di apertura o di chiusura del capillare (Fig 8.8). Si ritiene che in condizioni basali soltanto un quarto dei capillari è aperto.

In condizioni basali i muscoli lisci dei vasi di resistenza si trovano in uno stato di parziale contrazione, tono vasomotore a riposo, che garantisce il grado di resistenza in condizioni basali. Il tono vasomotore può aumentare in seguito ad un aumento dell'attività simpatica determinando vasocostrizione, o diminuire per riduzione di questa attività inducendo vasodilatazione. Nella trattazione dei meccanismi di controllo della pressione si vedrà come il tono vasomotore sia controllato dai riflessi barorecettoriali.

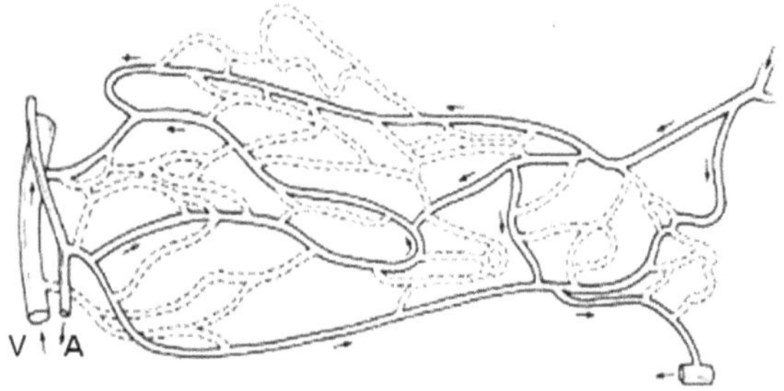

Figura 8.8 Rappresentazione schematica della microcircolazione. Le linee continue rappresentano il tragitto preferenziale con tutte le sue componenti. Le linee tratteggiare rappresentano i capillari. A: arteriola; V: venula. Le frecce indicano il flusso del sangue nel tragitto preferenziale. Vedi spiegazione nel testo. (Da Zweifach BW, 1950)

Oltre al *simpatico vasocostrittore* esiste anche un *simpatico vasodilatatore* diretto esclusivamente ai vasi di resistenza dei muscoli scheletrici e attivo attraverso la liberazione di acetilcolina. Il simpatico vasodilatatore è responsabile della prima fase della vasodilatazione che si osserva nei muscoli all'inizio di un esercizio fisico.

Anche fattori umorali possono prendere parte alla regolazione del tono vasomotore e delle resistenze vascolari. Le caratteristiche di questo testo non permettono di indugiare su questo argomento. Ricordiamo in ogni caso che, oltre agli ormoni della midollare surrenale, intervengono in questa regolazione varie prostaglandine e i fattori endoteliali, tra i quali particolare importanza rivestono l'ossido nitrico (NO) ad azione vasodilatatrice e le endoteline ad azione vasocostrittrice.

In molti tessuti il tono vasomotore dipende dallo *stato metabolico* dei tessuti stessi. Nei tessuti attivi tendono ad accumularsi "metaboliti", ossia composti che determinano vasodilatazione. Fra questi metaboliti si annoverano il K^+, la CO_2 e l'adenosina. Quest'ultima inibisce anche la liberazione di noradrenalina dalle terminazioni nervose. Anche il lattato e la diminuzione di pH in genere possono contribuire alla vasodilatazione, come anche la diminuzione della tensione di O_2.

Quando si occlude un vaso la tensione di O_2 diminuisce e i metaboliti si accumulano a valle dell'occlusione. Questo determina una notevole vasodilatazione che alla riapertura del vaso fa sì che il flusso aumenti notevolmente (*iperemia reattiva*), in modo da rimuovere i metaboliti. All'iperemia reattiva, in realtà concorrono anche una risposta miogena e il rilascio di NO da parte dell'endotelio.

La *teoria metabolica dell'autoregolazione* prevede che quando la pressione diminuisce, la diminuzione del flusso che ne consegue determina l'accumulo dei metaboliti, i quali, vasodilatando, fanno si che il flusso ritorni al punto di partenza; invece quando la pressione aumenta, il flusso all'inizio aumenta e i metaboliti tendono ad essere rimossi. Di conseguenza cessa la vasodilatazione e il flusso torna alla situazione di controllo. In altre parole il flusso ad un organo è dettato dallo stato metabolico dei tessuti entro ampi ambiti di pressione di perfusione.

Al pari degli altri vasi, anche i vasi di resistenza possono venire distesi dall'aumento della pressione. Si tratta di una distensione che può avvenire se la pressione sale in un ambito che va da 0 a 60 mmHg e interessa i circoli distrettuali. Poiché la distensione di un vaso ne provoca l'aumento del raggio e quindi una diminuzione della resistenza, è facile capire che, se un aumento di pressione avviene localmente, il flusso aumenta più di quanto aumenterebbe se il raggio non variasse. Sempre nei circoli distrettuali, allorché la pressione di perfusione supera 60 mmHg interviene il meccanismo di *autoregolazione miogena.*

In virtù di questo meccanismo un aumento della pressione da 60 a circa 120 mmHg determina vasocostrizione e viceversa la diminuzione determina vasodilatazione. Le risposte sono dette miogene in quanto, oltre che a fattori metabolici, sono dovute direttamente alle variazioni di stiramento della muscolatura liscia dei vasi a causa delle variazioni della pressione transmurale. Nei circoli distrettuali nei quali si verifica, l'autoregolazione miogena, insieme ai fattori metabolici, tende a mantenere costante il flusso anche in presenza di variazioni della pressione.

8.6 IL MANTICE ARTERIOSO E LA PRESSIONE ARTERIOSA

In vari punti di questo libro, e in particolare al capitolo 7.1, abbiamo accennato all'effetto mantice dell'aorta e delle arterie elastiche. Questo effetto non può essere incluso tra i fattori meccanici della pressione arteriosa in quanto, pur intervenendo sulla pressione diastolica, sistolica e pulsatoria, non influenza "di per sé" la pressione media. Alla base dell'effetto mantice (Fig 8.9) vi è la distensibilità o *compliance* delle arterie elastiche, data dal rapporto tra la variazione di volume e la variazione di pressione.

$$C = \Delta V / \Delta P \qquad (8.8)$$

Come abbiamo già visto, le arterie elastiche come l'aorta, distendendosi al momento dell'eiezione sistolica ventricolare, aumentano di volume e ospitano nell'espansione una parte del sangue eiettato mentre assorbono nella loro parete una parte dell'energia impressa al sangue come pressione dalla contrazione ventricolare.

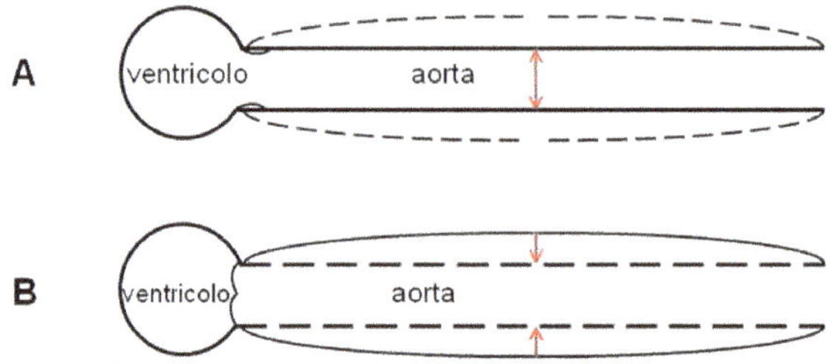

Figura 8.9 Mantice arterioso. Durante l'eiezione (A) la parete dell'arteria si espande accogliendo una parte della gettata sistolica, durante la diastole (B) la parete torna in posizione di partenza. La compliance (C) è la variazione di volume (ΔV) che si ha per un aumento unitario della pressione (ΔP).

L'energia che viene assorbita dalla distensione è sottratta alla pressione sistolica, che viene pertanto ad essere attenuata rispetto al valore che raggiungerebbe in assenza di distensione. Durante la diastole la parete dell'aorta, prima elasticamente espansa, torna nella posizione di riposo restituendo al sangue la pressione assorbita durante la sistole e impedendo pertanto una eccessiva caduta della pressione durante la diastole.

Quando le arterie perdono la loro elasticità, come avviene ad esempio nell'anziano, l'effetto mantice viene meno e si ha un aumento della pressione sistolica e una diminuzione della pressione diastolica (Fig 8.10). La caduta, inoltre, dal valore sistolico a quello diastolico avviene più velocemente. Infine, mentre si ha un aumento della pressione pulsatoria, rimane invariata la pressione media.

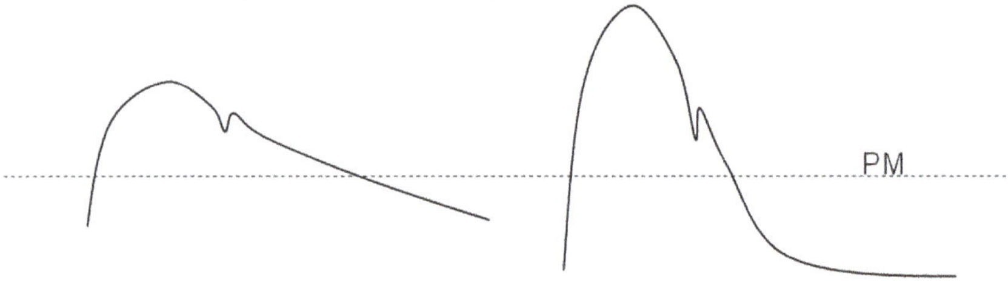

Figura 8.10 Perdita dell'effetto mantice con aumento della pressione sistolica e riduzione della pressione diastolica. Vedi spiegazione nel testo.

La situazione che è stata riferita è tipica della sola perdita dell'effetto mantice. E' possibile, infatti, che la perdita dell'effetto mantice si accompagni ad una limitata o nulla diminuzione della pressione diastolica, con aumento della pressione media. In questo caso si deve concludere che nel determinare il quadro pressorio partecipino anche un aumento della resistenze periferiche e/o del volume in eccesso e quindi della pressione sistemica media (vedi cap. 1.2). La perdita dell'effetto mantice con aumento delle resistenze periferiche può avere luogo nell'aterosclerosi.

Anche un aumento della pressione media senza aumento della rigidità dei vasi arteriosi può causare un aumento della pressione pulsatoria. Infatti, se la pressione media aumenta, l'aorta e le arterie elastiche si trovano in uno stato di maggiore tensione circonferenziale per cui la loro parete diventa meno distendibile. In tal modo, anche se la struttura delle loro pareti non è alterata, i vasi arteriosi vedono aumentare il loro modulo di elasticità, mentre si riduce la loro capacità di essere distesi.

8.7 L'IMPEDENZA ALL'EIEZIONE VENTRICOLARE

Anche se contribuisce a spiegare con una buona approssimazione la genesi della pressione arteriosa, il concetto di resistenza non è adeguato a spiegare il reale ostacolo che il cuore incontra nell'immettere il sangue nelle grosse arterie durante l'eiezione ventricolare. Infatti, poiché i ventricoli svolgono in modo pulsatorio il loro effetto di pompa, il concetto di resistenza deve essere sostituito dal *concetto di impedenza* o meglio di *impedenza aortica all'eiezione ventricolare.*

La spiegazione può partire da un analogo elettrico. La figura 8.11 illustra un circuito a corrente alternata.

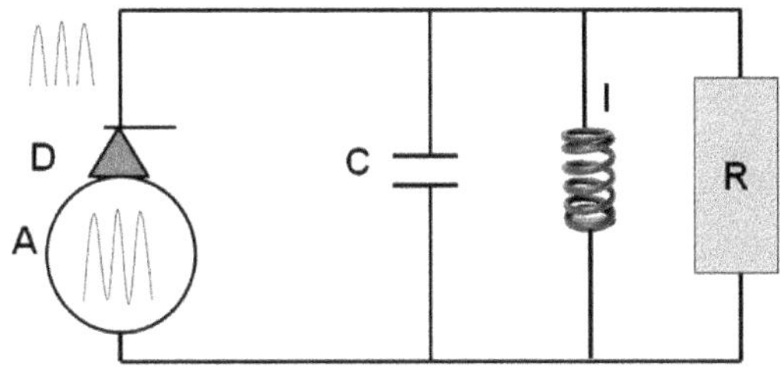

Figura 8.11 Circuito a corrente alternata. A: alternatore; D: diodo raddrizzatore; C: condensatore; I: induttanza; R: resistenza. Il diodo raddrizzatore trasforma la corrente alternata in corrente pulsante. Vedi spiegazione nel testo.

In *A* è rappresentato un alternatore che genera questo tipo di corrente. All'uscita di *A* troviamo il diodo raddrizzatore *D* che trasforma la corrente alternata in corrente pulsante. Il circuito presenta poi un condensatore di capacità *C,* un'induttanza *I* e una resistenza *R* situati tra loro in parallelo. L'impedenza Z_ω, in cui ω rappresenta l'ampiezza della pulsazione, è data da

$$Z_\omega = \sqrt{R^2 + (I - 1/C)^2}\,. \tag{8.9}$$

Se dall'analogo elettrico si passa si passa al sistema ventricolo-aorta, ω rappresenta l'ampiezza della pressione pulsatoria, *R* le resistenze periferiche totali, *I* la massa inerziale della gettata sistolica e *C* la *compliance* o distensibilità dell'aorta e delle grosse arterie elastiche. Infatti, come di fronte ad un aumento pulsatorio dell'intensità di corrente un condensatore assume cariche elettriche per restituirle al circuito quando l'intensità della corrente pulsatile diminuisce, così le arterie elastiche accettano sangue espandendosi quando la pressione passa dal valore diastolico a quello sistolico per restituirlo alla parte a valle del sistema circolatorio quando la pressione torna al valore diastolico.

8.8 LA VELOCITÀ DI PROPAGAZIONE E LA LUNGHEZZA DELL'ONDA DI PRESSIONE

Come tutte le onde, anche l'onda di pressione, o onda sfigmica, si propaga con una certa velocità e possiede una certa lunghezza.

Se i vasi fossero tubi rigidi pieni di sangue, la velocità di propagazione dell'onda sfigmica sarebbe pari a quella del suono nell'acqua, cioè circa 1000 m/s. La struttura elastica delle pareti arteriose riduce notevolmente questa velocità. Nel soggetto giovane, in cui le arterie posseggono una buona elasticità, essa è di circa 5 m/s. La velocità aumenta con il progredire dell'età a causa della perdita di elasticità, cosicché nel soggetto anziano essa può arrivare a 10 m/s. Come si vedrà più avanti, la velocità dell'onda di pressione non deve essere confusa con la velocità di scorrimento del sangue che è mediamente di 0,1-0,2 m/s.

La lunghezza dell'onda sfigmica è cosa diversa dalla durata nel tempo dell'onda che nelle comuni descrizioni viene riportata sull'asse delle ascisse mentre sull'asse delle ordinate vengono riportati i valori pressori.

La figura 8.12 mette a confronto una curva di pressione registrata nel dominio del tempo con la sua rappresentazione nel dominio dello spazio.

Nel dominio dello spazio possiamo distinguere nell'onda sfigmica una testa, un corpo e una coda. Sull'asse delle ascisse la lunghezza *l* dell'onda è compresa dall'inizio della testa (a destra nella figura) alla fine della coda (a sinistra nella figura). In genere nell'uomo l'onda sfigmica ha una lunghezza di 1,4 m. Poiché nell'uomo nessuna arteria raggiunge questa lunghezza, ne deriva che durante la propagazione abbiamo un intervallo di tempo in cui l'arteria è sotto l'azione di un'onda di pressione lungo tutta la sua lunghezza.

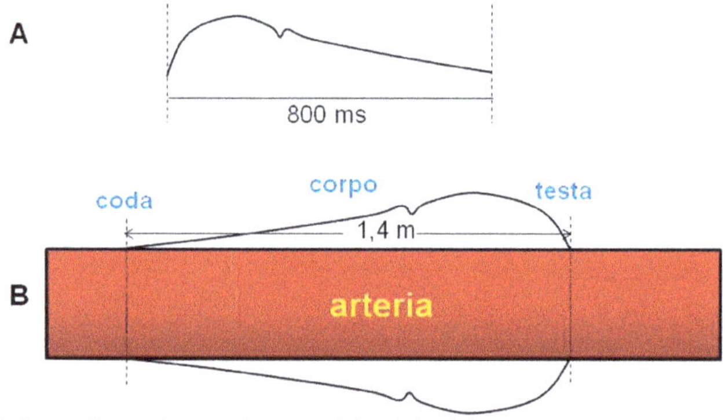

Figura 8. 12 Curva di pressione registrata nel dominio del tempo (A) e nel dominio dello spazio (B).

Se la pulsazione di un'arteria generata da un determinato battito non è dovuta al passaggio del sangue, o di una frazione del sangue pompato da quel battito, ciò non significa che in quel momento nel punto esplorato non passi sangue. Significa piuttosto che il sangue che passa in quel momento si trovava un istante prima nel tratto di arteria immediatamente a monte del punto in cui abbiamo percepito la pulsazione.

Gli effetti della velocità di propagazione, della lunghezza e della riflessione di un'onda di pressione sono illustrate nella figura 8.13, dove la parte sferica disegnata a sinistra rappresenta il ventricolo sinistro. Da questo si diparte il sistema arterioso disegnato come un tubo distensibile rivolto verso destra. Il tubo è convenzionalmente diviso in 5 comparti (C1-C5) e il comparto C5 è sede delle resistenze In alto (diastole) il sangue contenuto nel ventricolo (Sv) è diverso da quello contenuto nei vari comparti dell'albero arterioso (S1-S5). In B, dopo che è terminata la sistole, parte del sangue contenuto nel ventricolo (Sv) è passato in C1, mentre, il sangue precedentemente contenuto in C1 è passato in C2 e così via.

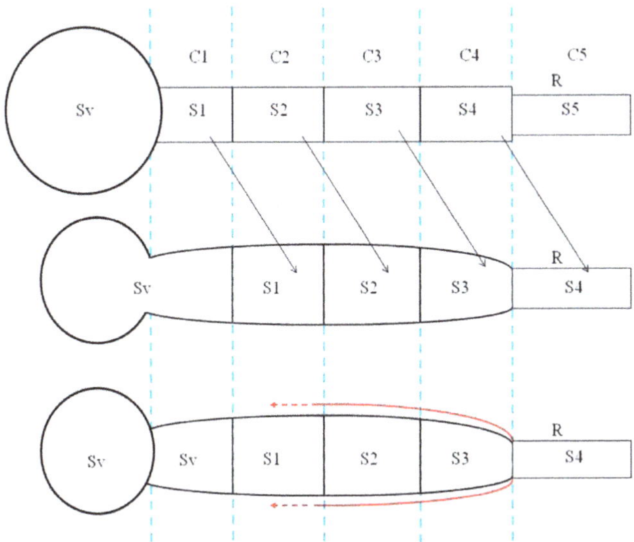

Figura 8.13 Propagazione e riflessione dell'onda di pressione nell'albero arterioso. Avvenuta la sistole, parte del sangue contenuto nel cuore si è spostato nel C1 spostando in avanti il sangue contenuto nei comparti successivi. Quando il sangue è stato eiettato nel C1, l'onda sfigmica è già arrivata alla fine del C4 da dove viene riflessa in via retrograda (curva in rosso).C1-C5: compartimenti vascolari; Sv: sangue ventricolare; S1-S5: sangue dei comparti vascolari; R: resistenza.

In posizione intermedia vediamo anche che il diametro del sistema arterioso è aumentato e che questo aumento si estende fino al termine del comparto C4. L'aumento del diametro è dovuto alla propagazione dell'onda di pressione, mentre la lunghezza del tratto vascolare espanso ne indica la parte di lunghezza che ha già invaso le arterie. Poiché la testa dell'onda ha raggiunto il comparto C4 quando il sangue eiettato dal ventricolo Sv è ancora nel comparto C1, si comprende facilmente come l'onda sfigmica proceda ad una velocità assai superiore a quella del sangue.

In basso vediamo l'effetto della riflessione dell'onda dalla resistenza costituita dal comparto C5. Lungo il tubo, oltre all'aumento di diametro dovuto alla presenza dell'onda sfigmica in movimento anterogrado, osserviamo anche l'arrivo da destra di un'ulteriore espansione che procede in via retrograda in quanto riflessa dai vasi di resistenza (C5) verso il cuore. La componente riflessa dell'onda sfigmica si sovrappone alla componente anterograda che non si è ancora esaurita. E' ovvio che in prossimità del cuore la componente riflessa si iscriverà nella parte piuttosto tardiva dell'onda di pressione in quanto arriva in quel punto dopo essere giunta fino ai vasi di resistenza e avere poi percorso in senso retrogrado buona parte dell'albero arterioso.

La figura 8.14 illustra come variano le curve di pressione mano a mano che ci si allontana dal cuore.

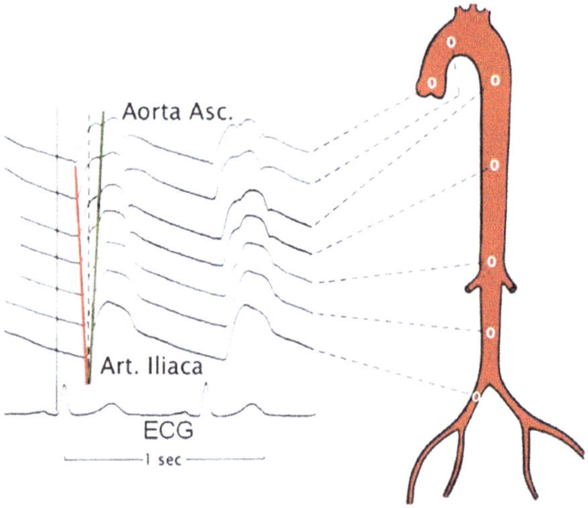

Figura 8.14 Onda pressoria lungo l'albero arterioso La linea rossa indica la pressione diastolica che coincide con l'inizio della eiezione. La linea nera tratteggiata corrisponde alla fine della fase di efflusso con accelerazione. La linea verde indica la sovrapposizione della onda di polso sull'onda principale di pressione. Si può notare come l'onda di polso è meno ritardata man mano che ci si allontana dal cuore.

Se fosse attivo soltanto l'effetto mantice dell'aorta e delle grosse arterie elastiche, avremmo semplicemente uno smorzamento delle oscillazioni verso la periferia. Al contrario, pur nel progressivo ridursi della pressione media, si può osservare sia un aumento della pressione sistolica che una diminuzione di quella diastolica. Queste modificazioni sono dovute alla componente dell'onda riflessa dalla periferia. In particolare questa componente, procedendo in senso retrogrado, si iscrive tardivamente all'origine dell'aorta dove è più lungo il percorso dalla periferia, e più precocemente nei tratti arteriosi distali (es. arteria iliaca) a causa del breve percorso tra il punto di registrazione e quello di riflessione. In questo caso, iscrivendosi sulla fase ascendente della componente anterograda, fa aumentare il valore della pressione sistolica che risulta pertanto dovuto alla somma di una componente anterograda e una riflessa. L'iscrizione non più ritardata della componente riflessa spiegherebbe anche una maggiore caduta della pressione diastolica nelle arterie periferiche.

8.9 LE OSCILLAZIONI DI I, II E III ORDINE DELLA PRESSIONE ARTERIOSA

Le variazioni diastolico-sistoliche della pressione arteriosa che abbiamo descritto sono considerate *oscillazioni* o *onde di I ordine*. Insiemi di queste oscillazioni sincrone con gli atti respiratori formano le onde di II ordine. Insiemi lenti di onde di II ordine formano le onde di III ordine.

Le oscillazioni di II ordine, dette anche *onde di Traube e Hering*, sono caratterizzate da un aumento della pressione che inizia nella seconda fase dell'inspirazione e si protrae nella prima fase dell'espirazione e da una diminuzione che inizia nella seconda fase dell'espirazione e si protrae nella prima fase dell'inspirazione (Fig 8.15).

Con l'insorgere dell'inspirazione, la pressione nel cavo pleurico diminuisce e i polmoni si espandono trattenendo una certa quantità di sangue nel circolo polmonare in modo da ridurre per alcuni istanti il ritorno venoso al cuore sinistro. In conseguenza di questo ridotto ritorno venoso si ha una riduzione delle gettate sistoliche e, di conseguenza, della pressione arteriosa.

La diminuzione della pressione nel cavo pleurico causa anche un aumento del ritorno venoso al cuore destro che, a partire dalla seconda fase dell'inspirazione, si ripercuoterà al cuore sinistro attraverso il circolo polmonare. Ne consegue allora che, a partire della seconda fase dell'inspirazione, la pressione arteriosa inizia ad aumentare. L'aumento si protrae nella prima fase dell'espirazione, quando i polmoni, dopo essersi espansi, iniziano a diminuire di volume riducendo il letto del circolo polmonare che così genera un maggiore ritorno al cuore sinistro che favorisce a sua volta un aumento delle gettate sistoliche.

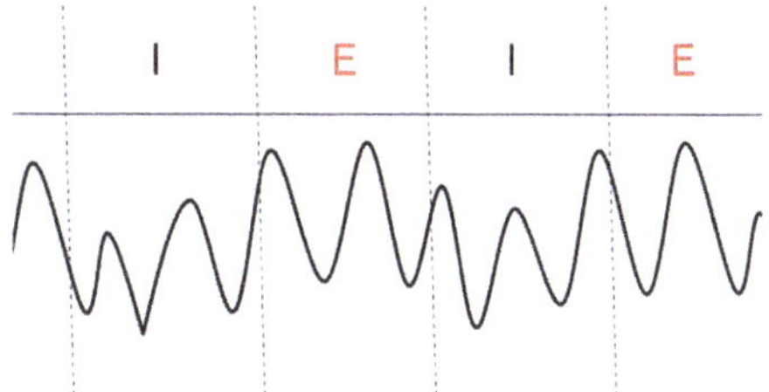

Figura 8.15 Onde di secondo ordine della pressione arteriosa. I: inspirazione; E: espirazione. Vedi spiegazione nel testo.

L'espirazione fa però aumentare anche la pressione nel cavo pleurico con riduzione del ritorno venoso al cuore destro. Come abbiamo visto per l'aumento, anche la diminuzione del ritorno venoso si ripercuote dopo alcuni istanti sul cuore sinistro dando così inizio a quella diminuzione della pressione arteriosa che dalla seconda fase della espirazione si protrae fino alla prima fase della successiva inspirazione.

Le oscillazioni di III ordine, o *onde di Mayer*, sono onde molto lente. Quasi mai presenti in condizioni fisiologiche possono comparire in animali posti in narcosi di profondità tale da compromettere l'attività respiratoria oppure in condizioni di grave anemia come può essere quella provocata da copiose emorragie. Si pensa che in queste oscillazioni la fase di aumento della pressione sia dovuta all'arrivo di sangue poco ossigenato ai chemorecettori aortici e carotidei. L'attivazione di questi recettori stimolerebbe la *rostro-ventrolateral medulla* (RVLM) attraverso vie afferenti contenute nel vago e nel glossofaringeo. La stimolazione della RVLM determinerebbe un aumento dell'attività simpatica e quindi vasocostrizione. Il conseguente aumento della pressione migliorerebbe l'arrivo di ossigeno ai chemorecettori che quindi non sarebbero più stimolati e permetterebbero la riduzione della pressione ai valori iniziali. A questo punto il ciclo si ripete.

8.10 I MECCANISMI DI CONTROLLO DELLA PRESSIONE ARTERIOSA

La costanza della pressione arteriosa e dei suoi valori nel soggetto normale è legata al funzionamento e all'integrazione di una serie di meccanismi di controllo. Per comprendere il funzionamento e l'importanza di ciascuno di questi meccanismi è necessario prendere in esame tre loro caratteristiche: *il guadagno*, *il range* e il *decorso temporale*. Oltre che ai singoli meccanismi queste caratteristiche possono essere riferite all'insieme di tutti i meccanismi.

Il guadagno indica l'efficienza del sistema. Se, dopo una perturbazione, il meccanismo in esame è in grado di riportare alla norma la pressione arteriosa, il guadagno è infinito, mentre se non corregge affatto l'effetto della perturbazione, il guadagno è nullo. Il guadagno può essere determinato con la formula che segue:

$$G = (Ei - Er)/ Er, \qquad (8.10)$$

dove G indica il guadagno mentre Ei ed Er indicano rispettivamente l'*errore indotto* e l'*errore residuo*.

Immaginiamo che una perturbazione abbia portato la pressione media da 100 a 180 mmHg. Ei corrisponde a 80 mmHg. Se dopo un certo tempo la pressione torna a 100 mmHg, Er sarà pari a zero e G risulterà infinito, mentre se la pressione rimarrà pari a 180 mmHg, Er sarà uguale a 80, cioè ad Ei, e G risulterà pari a zero.

Se invece la pressione scende da 180 a 110 in virtù del meccanismo di controllo, Er sarà uguale a 10, per cui la differenza Ei - Er sarà uguale a 80 – 10 = 70 e G assumerà il valore di 7.

Il range indica l'ambito pressorio entro il quale il meccanismo in esame è efficace (Fig 8.16), mentre il *decorso temporale* si riferisce al tempo impiegato da ciascun meccanismo a raggiungere il massimo guadagno (Fig 8.17).

Se classifichiamo i vari meccanismi di controllo secondo il decorso temporale, vediamo come essi si dividano in meccanismi a *breve, medio e lungo termine*, a seconda del tempo impiegato a raggiungere il massimo guadagno. Il decorso temporale comprende anche il tempo di adattamento che però non viene preso in considerazione nella definizione dei meccanismi di controllo.

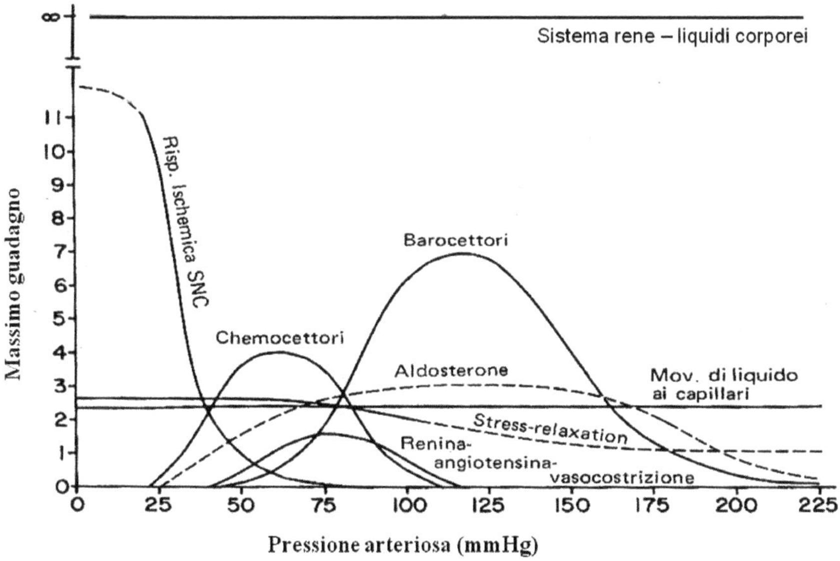

Figura 8.16 Meccanismi di controllo a breve, medio e lungo termine della pressione arteriosa riportati nel dominio della pressione. (da Pinotti O., 1963).

8.10.1 I meccanismi di controllo a breve termine

I meccanismi di controllo *a breve termine* sono tre e sono tutti di *natura nervosa.* Essi sono costituiti dalla risposta ischemica del sistema nervoso centrale, dal sistema dei barorecettori e dal sistema dei chemorecettori. Come si vede dalla figura 8.17, il massimo guadagno di questi sistemi viene raggiunto in pochissimi secondi.

8.10.1.1 *Risposta ischemica del sistema nervoso centrale.*

La risposta ischemica del sistema nervoso centrale è considerata l'ultima spiaggia nella protezione contro le cadute gravi della pressione, quali quelle che possono essere provocate da gravi perdite di sangue che portano la *pressione sistemica media* a valori prossimi allo zero. In queste situazioni si determina un'ischemia della rostro-ventrolateral medulla che viene attivata. Si ha quindi un'attivazione simpatica generalizzata che risulta in una vasocostrizione arteriolare responsabile di un aumento delle resistenze periferiche totali, e venulare con riduzione del lume dei vasi di capacità e miglioramento del ritorno venoso.

Poiché il simpatico fa anche aumentare la frequenza e la contrattilità cardiache, la gettata può migliorare e contribuire a limitare la caduta della pressione. Come si vede dalla figura 8.16 e 8.17, il massimo guadagno è collocato tra 35 e 0 mmHg, mentre il range riguarda un ambito ridotto di pressione. E' quindi molto difficile che questo meccanismo riesca a ripristinare un valore normale di pressione qualora non si intervenga con appropriate trasfusioni di sangue.

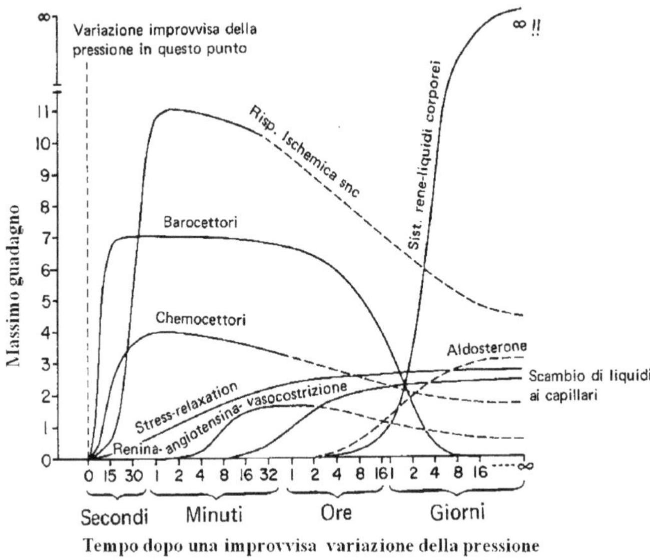

Figura 8.17 Meccanismi di controllo a breve, medio e lungo termine della pressione arteriosa riportati nel dominio del tempo. (da Pinotti O., 1963).

Anche quando aumenta la pressione intracranica per una massa occupante spazio, si ha ipoperfusione e ipossia della RVLM con conseguente aumento della scarica. Questo comporta un aumento della pressione arteriosa che a sua volta, stimolando i barorecettori, determinerà bradicardia (*Riflesso di Cushing*).

8.10.1.2 *Sistema dei barorecettori.*

Come si vede dalla (Fig 8.16), il range di questo meccanismo di controllo è molto ampio, variando da 40 a 180 mmHg con il massimo guadagno a circa 110 mmHg.

L'estensione del range ci dice che questo meccanismo protegge sia contro aumenti che contro diminuzioni della pressione: contro gli aumenti attraverso *una maggiore stimolazione dei barorecettori*, contro le diminuzioni attraverso *una minore stimolazione.*

La causa dell'estensione del range di attività dei barorecettori risiede nel fatto che le fibre che da essi si dipartono sono di due tipi: fibre mieliniche a bassa soglia e bassa saturazione, e fibre amieliniche ad alta soglia e alta saturazione.

Le fibre mieliniche, di tipo A, hanno una *soglia di stimolazione* di 40 mmHg e sono pertanto le prime ad essere stimolate. La loro frequenza di scarica (Fig 8.18) aumenta linearmente con l'aumento delle pressione fino a 120 mmHg. Oltre a questo valore di pressione, la loro frequenza di scarica non aumenta ulteriormente e si ha quindi la *saturazione*. Le fibre amieliniche, di tipo C, hanno invece la loro soglia circa a 120 mmHg e la loro saturazione a 180- 200 mmHg.

Il livello pressorio a cui si trova il massimo guadagno indica che il sistema tende costantemente a mantenere la pressione attorno ai valori normali.

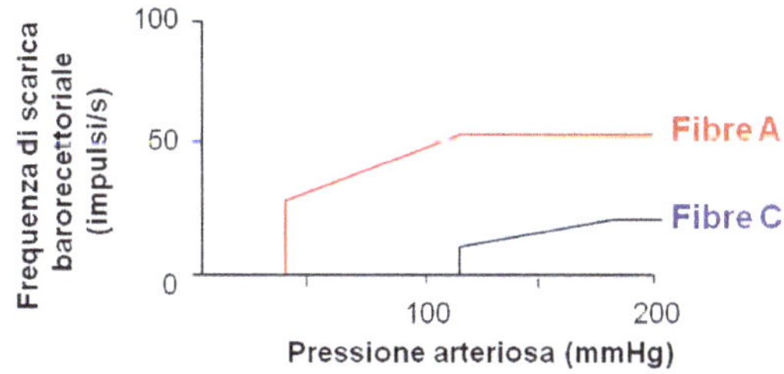

Figura 8.18 Andamento della frequenza di scarica dei barorecettori nelle fibre A e C.

La stimolazione dei barorecettori aortici e carotidei da parte dell'aumento della pressione determina una inibizione del simpatico e una stimolazione del vago. La prima permette la riduzione delle resistenze periferiche totali, la seconda della frequenza cardiaca, entrambi effetti che contribuiscono a riportare alla norma, riducendola, la pressione arteriosa. Nel caso invece di una caduta della pressione, la minore stimolazione dei barorecettori farà risalire la pressione attraverso una minore inibizione del simpatico e una ridotta stimolazione vagale.

La rapidità con cui viene raggiunto il massimo guadagno causa un pronto intervento da parte del sistema dei barorecettori di fronte a variazioni della pressione. L'intervento è in genere così pronto che le variazioni non riescono il più delle volte ad essere segnalate. In qualsiasi soggetto, la determinazione della pressione da parte di un operatore può rappresentare uno stimolo emotivo che, in assenza dei riflessi barorecettoriali, porterebbe ad un aumento improvviso e cospicuo della pressione. Questo aumento si manifesta alle volte nei soggetti anziani, nei quali questi riflessi possono essere assai attenuati.

Il decorso temporale dell'attività barorecettoriale nel controllo della pressione indica che il completo adattamento avviene dopo alcuni giorni, anche se inizia dopo alcune ore dalla perturbazione (Fig 8.17).

Se la risposta ischemica del sistema nervoso centrale non riesce a fare tornare ai valori normali la pressione di un soggetto caduta ai valori minimi per la perdita di una notevole quantità di sangue, è invece possibile che il meccanismo dei barorecettori ripristini quasi completamente la pressione dopo un'emorragia grave ma non eccessiva. Proprio per la ridotta stimolazione dei barorecettori è possibile che, dopo una più o meno cospicua emorragia, alcuni soggetti presentino una frequenza molto elevata e una pressione poco ridotta.

8.10.1.3 *Sistema dei chemorecettori.*

I chemorecettori, situati nei glomi aortici e carotidei sono stimolati quando nel sangue arterioso diminuisce la tensione dell'O_2 o, in misura minore, quando aumenta la tensione della CO_2 La figura 8.16 illustra come questo sistema sia caratterizzato da un range situato tra 25 e 110 mmHg, con il massimo guadagno ad un valore di pressione di 60-70 mmHg. Si comprende allora facilmente come il meccanismo dei chemorecettori protegga contro le cadute della pressione. Infatti, se la pressione media scende al di sotto di 70 – 75 mmHg, una minore quantità di sangue perfonde i capillari dei glomi aortici e carotidei dove questi recettori sono situati. Un minore apporto di sangue comporta un minore apporto di ossigeno.

In presenza di ipossia i chemorecettori, pur agendo prevalentemente sull'apparato respiratorio dove determinano aumento della ventilazione polmonare, agiscono anche sull'apparato cardiovascolare dove, attraverso una inibizione del vago e un'attivazione del simpatico, inducono tachicardia e aumento delle resistenze periferiche e favoriscono quindi il recupero della pressione.

Mentre l'aumento delle resistenze è un riflesso non mediato, l'aumento della frequenza cardiaca è mediato dall'aumento della ventilazione polmonare. E' stato infatti osservato che, se si impediscono variazioni della ventilazione polmonare in un cane anestetizzato, la stimolazione dei chemorecettori da ridotta tensione arteriosa di O_2 determina bradicardia anziche tachicardia.

Si ricorda che le fibre provenienti dai chemorecettori sono contenute negli stessi nervi dove sono contenute quelle afferenti dai barorecettori. Ne consegue che le fibre provenienti dai glomi aortici sono contenute nei vaghi mentre quelle che originano nei glomi carotidei sono contenute nei glossofaringei.

I chemorecettori hanno una soglia di stimolazione assai più alta dei barorecettori. Rispetto ai barorecettori che proteggono sia contro l'aumento che la diminuzione della pressione, i chemorecettori intervengono in situazioni di emergenza di fronte a cadute gravi della pressione. Questa loro funzione è stata provata in preparati sperimentali posti in anestesia generale. Se a questi preparati si impedisce con il raffreddamento la conduzione lungo i nervi vaghi e i glossofaringei, attraverso i quali decorrono sia le vie provenienti dai barorecettori sia quella provenienti dai chemorecettori, si ha un diverso risultato a seconda se la pressione è normale o seriamente ridotta.

Nel caso la pressione sia normale, sono attivate solo le fibre tampone provenienti dai barorecettori, mentre sono inattive quelle provenienti dai chemocettori, per cui il raffreddamento dei vaghi e dei glossofaringei provoca un aumento della pressione. Se invece la pressione è molto bassa, come ad esempio dopo copiose emorragie, sono attivate le fibre provenienti dai chemorecettori, mentre sono inattive quelle provenienti dai barorecettori. La risposta al blocco della conduzione sarà in questo caso un'ulteriore irreversibile caduta della pressione con morte dell'animale.

8.10.2 I meccanismi di controllo a medio termine

I meccanismi di controllo a medio termine sono gli scambi di liquido attraverso la parete dei capillari, il sistema renina-angiotensina-aldosterone e, di importanza assai minore, il fenomeno dello stress-relaxation. In questi meccanismi il massimo guadagno, peraltro modesto, viene raggiunto dopo diversi minuti o ore dalla perturbazione.

8.10.2.1 *Scambi di liquido attraverso la parete dei capillari.*

Interviene dopo alcuni minuti dalla perturbazione e raggiunge il massimo guadagno alcune ore più tardi. Ha un range infinito e non presenta adattamento (Fig 8.16 e Fig 8.17).

E' noto che l'equilibrio tra la pressione del sangue nei vari tratti di un capillare, la pressione oncotica o colloidosmotica della proteine plasmatiche e la pressione dei liquidi interstiziali regola la filtrazione di liquido nell'interstizio dal *lato arteriolare* o prossimale dei capillari e il riassorbimento nel capillare dal *lato venulare* o distale. In realtà già in condizioni normali non tutto il liquido che esce dal lato arteriolare rientra da quello venulare: una quantità più o meno grande infatti viene drenata dal sistema linfatico e successivamente rimessa nel circolo sanguigno attraverso il dotto toracico.

In presenza di un aumento pressorio, dovuto ad aumento del volume in eccesso e della pressione sistemica media, è possibile che la filtrazione prevalga sul riassorbimento lungo tutta la lunghezza del capillare e superi la quantità che il circolo linfatico restituisce al circolo ematico. In questo caso il volume in eccesso si riduce e la pressione tende a tornare normale.

Se invece la pressione è diminuita per riduzione del volume in eccesso, il riassorbimento prevale sulla filtrazione e la pressione tende a risalire. Il meccanismo degli scambi di liquido attraverso la parete dei capillari ha lo stesso guadagno per tutti i valori di pressione e non va incontro ad adattamento.

8.10.2.2 *Sistema renina-angiotensina-aldosterone.*

Anche se il meccanismo renina-angiotensina viene molte volte indicato separatamente da quello dell'aldosterone che viene riferito come meccanismo a lungo termine (Fig 8.17), si ritiene utile trattarli insieme per il modo integrato con cui si manifestano.

Attraverso meccanismi che verranno illustrati più avanti (vedi cap. 13.4) una caduta della pressione induce la produzione di *renina* da parte dell'apparato juxtaglomerulare del rene. La renina, versata in circolo trasforma l'*angiotensinogeno* plasmatico in *angiotensina I* inattiva. Questa viene a sua volta trasformata in *angiotensina II* attiva da parte *dell'enzima convertente l'angiotensina (ECA),* situato sulla superficie degli endoteli dei capillari polmonari e, forse, anche dei capillari del circolo generale.

Oltre a determinare una vasocostrizione a medio termine, l'angiotensina II induce anche increzione di *aldosterone* da parte delle cellule granulari della corteccia surrenale. L'aldosterone aumenta l'assorbimento renale del sodio e quindi anche di acqua facendo aumentare il volume in eccesso e favorendo così la risalita della pressione.

Al contrario di quanto abbiamo appena visto, l'aumento della pressione riduce la liberazione basale di renina in circolo mettendo in moto una catena di eventi che tendono a ridurre la pressione stessa. In altre parole il sistema renina-angiotensina-aldosterone protegge sia contro le diminuzioni che contro gli aumenti della pressione arteriosa.

Anche se il massimo di attività dell'aldosterone (Fig 8.17) viene raggiunto dopo alcuni giorni dalla caduta della pressione e quindi è di per sé un meccanismo a lungo termine, per le ragioni sopra esposte è stato trattato tra i meccanismi a medio termine. Si deve inoltre tenere presente come il sistema renina-angiotensina-aldosterone sia controbilanciato dai peptidi natriuretici atrale e cerebrale (vedi cap. 13.3).

8.10.2.3 *Fenomeno dello stress-relaxation.*

Se si distende una molla, questa vede aumentare la propria tensione. Dopo un certo tempo, tuttavia, pur perdurando lo stiramento, la tensione va incontro ad una certa riduzione. Si tratta del fenomeno dello stress-relaxation che si può osservare a carico dei corpi elastici.

I vasi sanguigni sono dotati di elasticità. Quando la pressione aumenta al loro interno, aumenta anche il loro raggio, causando una distensione della loro parete che presenta un aumento della *tensione circonferenziale*. Dopo un po' di tempo, pur in assenza di ulteriori modifiche del raggio, la tensione circonferenziale diminuisce. La diminuzione della tensione finisce per attenuare l'aumento della pressione. Al contrario, quando la pressione diminuisce, il raggio diminuisce e la parete vede diminuire la propria tensione. Dopo un certo tempo la tensione circonferenziale aumenta leggermente senza che il raggio presenti altre variazioni. In conseguenza dell'aumento della tensione si ha un certo recupero della pressione all'interno del vaso.

Tutti i meccanismi di controllo che abbiamo fin qui preso in esame hanno un guadagno limitato e, con la sola eccezione dello scambio di liquidi attraverso la parete dei capillari, vanno incontro ad adattamento per cui, dopo un tempo più o meno lungo dall'inizio della perturbazione, non sono più efficaci (Fig 8.17).

8.10.3 I meccanismi di controllo a lungo termine

8.10.3.1 *Sistema rene-liquidi corporei.*

E' questo l'unico vero sistema di controllo a *lungo termine*. Rappresenta il meccanismo più efficiente nel controllo della pressione arteriosa. Inizia alcune ore dopo una perturbazione e raggiunge un *guadagno infinito* dopo alcuni giorni (Fig 8.17). Questo guadagno rimane invariato per tutti i valori della pressione. Il sistema inoltre *non va incontro ad adattamento.*

Il sistema rene-liquidi corporei utilizza sicuramente il sistema renina-angiotensina-aldostrone che abbiamo invece inquadrato tra i meccanismi a medio-termine, anche se la partecipazione dell'aldosterone risulta piuttosto tardiva e, come si vede dalla figura 8.17, ha una parziale coincidenza cronologica con il meccanismo che stiamo discutendo.

A parte la sequenza cronologica, i caratteri che contraddistinguono il sistema rene-liquidi corporei dal sistema renina-angiotensina-aldosterone sono il guadagno infinito e la mancanza di adattamento. Questa caratteristica ci dice che il rene deve anche utilizzare un meccanismo suo proprio. Si ritiene che questo meccanismo utilizzi il gradiente pressorio tra dotti collettori e vasa recta. Se la pressione del sangue nei vasa recta è aumentata, diminuisce la quantità di acqua che viene assorbita dai dotti collettori. Aumenta di conseguenza la diuresi e si riduce il volume in eccesso. Al contrario se la pressione nei vasa recta è bassa, l'assorbimento di acqua è favorito cosicché volume in eccesso, pressione sistemica media e pressione arteriosa finiscono per aumentare.

8.11 LE VARIZIONI EMODINAMICHE E DELLA PRESSIONE ARTERIOSA NELL'ESERCIZIO FISICO

Nell'individuo durante un esercizio fisico si nota normalmente un aumento della gettata cardiaca. Questa, in caso di esercizio massimale, può risultare quadruplicata nel soggetto sedentario e sestuplicata nell'atleta ben allenato.

L'aumento della gettata è mediato da un maggiore ritorno venoso al cuore, come pure dall'aumento della frequenza e della contrattilità cardiache. L'aumento del ritorno venoso al cuore è dovuto al massaggio dei muscoli che si contraggono sulle vene che li percorrono e dalla costrizione di queste e di altre vene ad opera dell'attivazione simpatica che accompagna l'esercizio.

Oltre che sulle vene il simpatico agisce anche sul cuore dove determina un aumento della frequenza e della contrattilità. Poiché il maggiore ritorno venoso accelera il riempimento diastolico ventricolare, la gettata sistolica aumenta anche se, per l'aumento della frequenza, si riduce il tempo di riempimento, mentre la migliore contrattilità determina un maggiore utilizzo del residuo sistolico. In sintesi, nell'esercizio fisico ci troviamo di fronte ad una situazione, in cui un aumento della frequenza si associa a un cospicuo aumento della gettata cardiaca.

Malgrado l'aumento della gettata cardiaca, nel soggetto sano l'esercizio fisico non provoca in genere ad aumento significativo della pressione. Infatti, ad un possibile, ma non costante, aumento della pressione sistolica si può accompagnare una diminuzione della pressione diastolica. Malgrado, infatti, l'attivazione generalizzata del simpatico interessi anche le resistenze precapillari riducendo il flusso ematico soprattutto nel territorio mesenterico, la vasodilatazione cospicua che si realizza nel territorio vascolare più esteso, ossia in quello della muscolatura scheletrica, finisce per determinare una riduzione della resistenze periferiche totali. E' bene ribadire il concetto che quanto detto vale nell'individuo sano: nei soggetti ipertesi l'aumento di pressione durante l'esercizio è una evenienza possibile.

E' interessante prendere in esame le modalità con le quali si manifesta la vasodilatazione muscolare. A riposo nei muscoli a fibre pallide il flusso ematico è di circa 2 – 4 ml/100 g/min. In condizione di sforzo questo flusso può salire a 70 – 80 ml/100 g/min. Questo aumento avviene in due tempi. All'inizio dell'esercizio, o anche nella fase preparatoria dell'esercizio, il flusso può aumentare fino a 30 ml/100 g/min.

Questo *aumento iniziale* è dovuto alla vasodilatazione che interessa le arteriole precapillari e il tratto prossimale del tragitto preferenziale che circonda i capillari, ma non riguarda gli sfinteri dei capillari che nascono dal tratto prossimale e terminano nel tratto distale venoso dello stesso tragitto (Fig 8.9). Questa vasodilatazione fa aumentare il flusso nel tragitto preferenziale ma non nei capillari per cui non rappresenta alcun maggiore apporto di sangue ai muscoli che si contraggono.

Quale è dunque il significato funzionale della vasodilatazione iniziale? Il significato è essenzialmente emodinamico in quanto permette una riduzione delle resistenze periferiche totali evitando così l'aumento della pressione che si avrebbe in conseguenza del cospicuo aumento della gettata cardiaca. La prima fase della vasodilatazione muscolare è dovuta al cosiddetto simpatico vasodilatatore a mediazione colinergica e diretto esclusivamente ai vasi dei muscoli scheletrici.

La seconda fase dell'aumento del flusso ematico ai muscoli avviene allorché i cataboliti prodotti dalla contrazione determinano il rilascimento delle fibrocellule muscolari lisce che formano gli sfinteri precapillari. In questo modo il flusso aumenta nei vasi di scambio assicurando ai muscoli un maggiore apporto di ossigeno. Nel capitolo sulla circolazione distrettuale verranno trattati in dettaglio i meccanismi responsabili della vasodilatazione da esercizio nei muscoli scheletrici (cap. 14.4).

I valori di flusso muscolare che sono stati qui sopra considerati riguardano i muscoli fasici a fibre pallide, che costituiscono il 75% della massa muscolare striata dell'organismo. Nei muscoli tonici a fibre rosse il flusso a riposo ammonta a 20 – 30 ml/100 g/min e può salire a 150 ml/100 g/min sotto sforzo intenso. Si tratta di valori resi possibili a causa della maggiore vascolarizzazione di questi muscoli, per i quali un maggiore apporto di sangue e di ossigeno permette le persistenti contrazioni toniche necessarie per la postura senza che compaia la fatica da esaurimento dei composti fosforati ad alta energia.

L'esercizio a cui ci si è riferiti è l'esercizio isotonico dinamico nel quale si ha una successione di contrazioni isotoniche di breve durata. Anche se questo tipo di esercizio è quello che nella vita di relazione si manifesta con maggiore frequenza, non bisogna trascurare l'esercizio di tipo statico caratterizzato da contrazioni sostenute e prolungate nel tempo dirette a vincere elevate resistenze, come avviene, ad esempio, nel caso del sollevamento pesi o in esercizi di culturismo fisico.

Dal punto di vista emodinamico l'esercizio statico si caratterizza per un modesto aumento della frequenza cardiaca e un notevole aumento della pressione arteriosa. L'aumento della pressione, dovuto soprattutto all'aumento dell'attività simpatica sui vasi di resistenza, favorisce la perfusione di vasi compressi dall'esterno da muscoli che si contraggono in modo prolungato prevalentemente isometrico.

8.12 LA DETERMINAZIONE DELLA PRESSIONE ARTERIOSA NELL'UOMO

Nell'uomo la pressione arteriosa viene misurata mediante lo *sfigmomanometro di Riva-Rocci*, sia nella sua versione originale a mercurio, sia nella versione di Bourdon in cui il manometro a mercurio è sostituito da un manometro a spirale tubulare metallica e a sezione ellittica che può essere distesa dall'aumento della pressione al suo interno generando lo spostamento di una lancetta posta al centro di un quadrante.

Attraverso appositi tubi, il manometro è collegato sia ad un bracciale di gomma avvolta in un telo, sia ad una pompa che permette di insufflare aria nel sistema. Date le connessioni la pressione è in ciascun istante la stessa nel manometro e nel bracciale.

Dopo che il bracciale è stato posto attorno ad un braccio, aria viene pompata nel sistema. L'aumento di pressione nel bracciale comprime l'arteria omerale fino ad occluderla completamente sia in diastole che in sistole. Per essere sicuro di avere compresso adeguatamente l'arteria omerale, l'operatore si riferisce alla scomparsa del polso radiale.

Accertata l'occlusione dell'arteria, l'operatore pone la membrana di un fonendoscopio a valle del bracciale lungo il margine mediale del tendine distale del muscolo bicipite dove si può facilmente apprezzare la pulsazione dell'arteria omerale quando è presente.

Quando l'arteria omerale è chiusa, l'operatore non ode alcun suono al fonendoscopio. Facendo defluire una certa quantità di aria da una valvola posta in prossimità della pompa, egli percepisce la comparsa di un soffio *(rumore di Korotkff)* non appena la pressione nel bracciale è scesa di pochissimo al di sotto della pressione sistolica (Fig 8.19). La genesi del rumore di Korotkoff è dovuta al fatto che la pressione riesce a fare passare il sangue nel tratto di arteria compresso dal bracciale soltanto in sistole, cioè quando il vaso viene transitoriamente aperto in modo parziale. A causa di questa incompleta apertura, in sistole nell'arteria si formano vortici in grado di generare un soffio. Il valore di pressione indicato in questo istante sul manometro è praticamente quello della *pressione sistolica.*

L'ulteriore decompressione del bracciale permette all'arteria di rimanere parzialmente pervia per un tempo progressivamente più lungo. Il soffio diventa più lungo e meglio udibile. Quando poi la pressione nel bracciale diventa inferiore alla pressione diastolica, il sangue fluisce per tutta la durata del ciclo cardiaco attraverso un tratto di arteria completamente pervio. Il rumore di Korotkoff a questo punto scompare, mentre la pressione che si legge sul manometro corrisponde alla *pressione diastolica.*

Attualmente per uso clinico vengono impiegati anche altri tipi di manometri per lo più a trasduzione elettronica: alcuni di questi manometri vengono facilmente usati dallo stesso paziente, mentre altri, che permettono la registrazione della curva di pressione, vengono utilizzati soltanto in centri specializzati anche per il loro costo.

Una corretta determinazione della pressione arteriosa nell'uomo deve tenere conto della frequenza cardiaca e del ritorno venoso al cuore. Mentre non vi sono problemi nella valutazione della frequenza cardiaca, variazioni del ritorno venoso possono essere valutate indirettamente attraverso la ripetizione della misurazione, prima nel paziente in posizione sdraiata e subito dopo in posizione eretta. Si deve inoltre ricordare che le oscillazioni della pressione sincrone con il ritmo respiratorio possono spiegare le piccole variazioni che si possono ottenere in misurazioni successive eseguite nelle stesse condizioni.

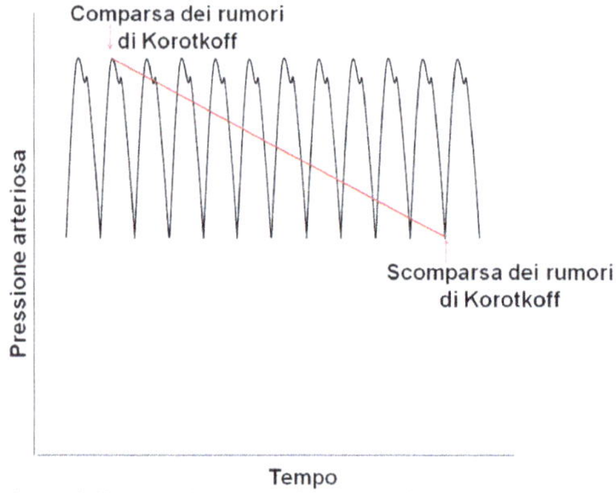

Figura 8.19 Misurazione della pressione arteriosa con il metodo di Riva-Rocci. La linea rossa obliqua rappresenta la desuflazione del bracciale dello sfigmomanometro. Le frecce indicano rispettivamente la comparsa (pressione sitolica) e la scomparsa (pressione diastolica) dei suoni di Korotkoff.

L'impiego preferenziale del braccio sinistro per la determinazione della pressione arteriosa non ha altro motivo se non quello di standardizzare la procedura.

8.13 IL POLSO ARTERIOSO

Il polso arterioso è quell'aumento di tensione di un'arteria che si può apprezzare manualmente in concomitanza del passaggio di un'onda di pressione nel punto che viene esplorato con la palpazione.

Trattandosi della propagazione di un'*onda di pressione,* o *onda sfigmica,* il polso arterioso non rispecchia il passaggio di sangue nel punto esplorato. La velocità di scorrimento del sangue è infatti assai inferiore alla velocità di propagazione dell'onda sfigmica. Ne consegue che, nel momento in cui un battito cardiaco viene rivelato dalla pulsazione di un'arteria periferica, nel tratto di arteria esplorato arriva un'onda di pressione ma non ancora il sangue immesso nell'aorta da quel battito.

La registrazione del polso può essere fatta usando varie tecniche. Nel tracciato un'onda di polso ha la stessa morfologia dell'onda di pressione che l'ha generata. Così possiamo osservare una fase ascendente o *anacrote* e una fase discendente o *dicrote* (Fig 8.20). Sulla dicrote sono visibili l'onda dicrota e l'incisura dovute alla chiusura della valvola aortica e coincidenti con la protodiastole.

L'apice dell'onda di pressione sistemica registrata non troppo lontano dal cuore è piuttosto arrotondato, per cui si possono distinguere una parte iniziale e una parte tardiva. La parte iniziale coincide con la massima velocità di eiezione ventricolare, mentre quella tardiva è dovuta ad una riflessione dell'onda dai vasi di resistenza. In alcune registrazioni è possibile che l'apice della curva sia addirittura sdoppiato in due onde. Quella che corrisponde alla massima velocità di eiezione viene detta *onda di percussione*, mentre quella che corrisponde alla riflessione viene detta *onda di marea.*

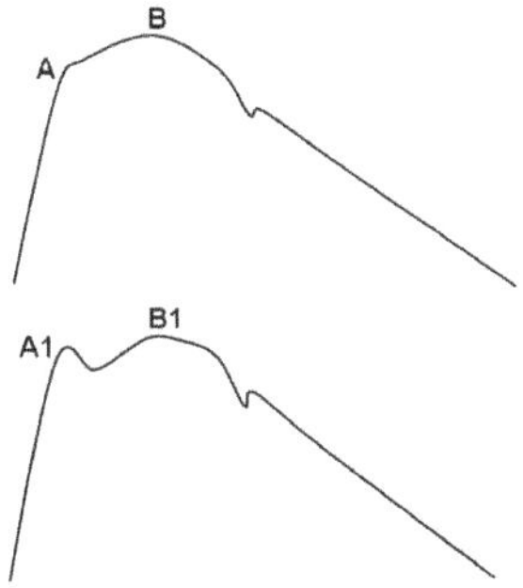

Figura 8.20 Onda di polso (onda sfigmica) registrata da una arteria non lontano dal cuore. A e A1: onde di percussione; B e B1: onde di marea. Nel traciato in basso,,le 2 onde A1 e B1 sono più dissociate rispetto alle onde A e B del tracciato in alto. La dissociazione può essere dovuta ad un ritardo della propagazione a ritroso dell'onda riflessa.

E' interessante come la componente riflessa dell'onda di pressione riguardi la stessa onda sulla quale si iscrivere. Per comprendere questo fenomeno è necessario tenere presente quanto detto nell'ultima parte di 8.8.

8.14 IL POLSO VENOSO

Il polso venoso può essere facilmente registrato da una delle vene giugulari esterne. Esso è dovuto alla propagazione retrograda delle variazioni della pressione nell'atrio destro o pressione venosa centrale ed è pertanto caratterizzato da tre onde positive *a, c* e *v* e due onde negative *x* e *y.*

Al pari delle onde della PVC e della pressione atriale sinistra (Fig 5.1), l'onda *a* è dovuta alla contrazione dell'atrio e la *v* al riempimento dello stesso mentre la tricuspide è ancora chiusa. L'onda positiva *c* è invece più ampia e di maggiore durata di quella che si può registrare nell'atrio. Essa infatti è dovuta non solo alla chiusura della tricuspide, ma anche alla trasmissione attraverso i tessuti della pulsazione della carotide interna.

Delle due onde negative la x è dovuta allo spostamento verso l'apice del pavimento atriale durante l'eiezione ventricolare e la y alla rapida caduta del sangue dall'atrio al ventricolo al momento dell'apertura della valvola.

8.15 RIASSUNTO

Il dispositivo e la legge di Poiseuille

Per mezzo del dispositivo di Poiseuille possiamo osservare che in un tubo in cui scorra liquido la pressione in ciascun punto è data dal prodotto della portata per le resistenze situate a valle. Queste sono direttamente proporzionali alla viscosità del liquido e alla lunghezza del tubo distalmente al punto considerato e inveramente proporzionali alla quarta potenza del raggio del tubo.

Nell'apparato cardiovascolare la pressione *P* è la pressione arteriosa media, il flusso *Q* è la gettata cardiaca *GC* e la resistenza *R* è costituita dalle resistenze periferiche totali *Rp*t. Poiché la gettata cardiaca è data dal prodotto della gettata sistolica *GS* per la frequenza cardiaca *Fc*, la formula della pressione viene ad essere *P = GS x Fc x R pt.*

Dato che la pressione arteriosa è pulsatile possiamo riconoscere un valore di pressione diastolica *PD*, uno di pressione sistolica *PS*, uno di pressione pulsatoria *PP*, uno di pressione media *PM*, uno di pressione sistolica media PSiM e uno di pressione diastolica media PDiM.

I fattori meccanici della pressione arteriosa

I determinanti o fattori meccanici della pressione arteriosa sono *GS, freq* e *Rpt.* Se variano uno o più di questi fattori, variano i valori della pressione che abbiamo preso in esame e, in particolare, i valori di PD, PS, PP e PM. I valori di PSiM e di PDiM variano in relazione a questi valori. Le variazione dei valori di pressione dovuta a variazioni dei fattori meccanici sono illustrati nella tabella 8.1.

L'effetto mantice è dato dalla distensibilità delle arterie elastiche. Esso non è un fattore meccanico della pressione arteriosa e quindi le sue variazioni non determinano di per se variazioni della PM. Per riduzione dell'effetto mantice (sopraggiunta rigidità) si può avere aumento della pressione sistolica e diminuzione della pressione diastolica senza variazioni delle pressione media.

La misurazione delle resistenze

Le resistenze periferiche totali sono date dal rapporto tra pressione arteriosa media e gettata cardiaca. Per i singoli distretti circolatori le resistenze, calcolate dal rapporto tra pressione e flusso distrettuale, vengono normalizzate riferendo i valori del rapporto a 100 g di peso del distretto irrorato. La normalizzazione evita che le resistenze aumentino apparentemente quando, a parità di pressione di perfusione, sono più piccoli i distretti e i relativi flussi ematici. Anche le resistenze periferiche totali possono venire normalizzate per 100 g di peso corporeo.

Disposizione in parallelo delle resistenze distrettuali

Se le resistenze del nostro organismo fossero tra loro in serie le resistenze periferiche totali sarebbero date dalla somma delle singole resistenze distrettuali. Poiché invece le resistenze distrettuali sono tra loro in parallelo è il reciproco delle resistenze totali ad essere uguale alla somma dei reciproci delle singole resistenze. Per questo motivo l'aumento anche all'infinito di una delle resistenze distrettuali, che nell'apparato circolatorio si trovano in numero molto elevato, ha una scarsissima se non nulla importanza sulle resistenze totali e quindi sulla pressione.

La regolazione delle resistenze vascolari.

In condizioni basali i muscoli lisci dei vasi di resistenza si trovano in uno stato di parziale contrazione, che garantisce il tono vasomotore a riposo. Questo può aumentare in seguito ad un aumento dell'attività simpatica (vasocostrizione), o diminuire per riduzione di questa attività (vasodilatazione) Oltre al simpatico vasocostrittore esiste anche un simpatico vasodilatatore responsabile della prima fase della vasodilatazione che si osserva nei muscoli all'inizio di un esercizio fisico. Anche fattori umorali e metabolici possono prendere parte alla regolazione del tono vasomotore e delle resistenze vascolari.

Il meccanismo di autoregolazione miogena tende a mantenere costante il flusso anche in presenza di variazioni della pressione nell'ambito di 60 (limite inferiore) e di 120 mmHg (limite superiore).

Il mantice arterioso e la pressione arteriosa

L'effetto mantice, o effetto windkessel, non può essere incluso tra i fattori meccanici della pressione arteriosa in quanto, pur intervenendo sulla pressione diastolica, sistolica e pulsatoria, non influenza "di per sé" la pressione media.

Alla base dell'effetto mantice vi è la distensibilità o *compliance* delle arterie elastiche. La compliance *(C)* è la variazione di volume *(ΔV)* che si ha per un aumento unitario della pressione *(ΔP)*.

Quando le arterie perdono la loro elasticità, come avviene ad esempio nell'anziano, l'effetto mantice viene meno e si ha aumento della pressione sistolica con diminuzione della pressione diastolica, mentre rimane invariata la pressione media.

Se la perdita dell'effetto mantice si accompagna ad una limitata o nulla diminuzione della pressione diastolica con aumento della pressione media, si è di fronte ad un concomitante aumento della resistenze periferiche e/o del volume in eccesso e quindi della pressione sistemica media.

L'impedenza all'eiezione ventricolare

Per un flusso pulsatile più che di resistenza sarebbe opportuno parlare di impedenza Z_{ω} dove $_{\omega}$ rappresenta l'ampiezza della pulsazione. L'impedenza è data da

$$Z_{\omega} = \sqrt{R^2 + (I - 1/C)^2}\,.$$

dove *R* rappresenta le resistenze periferiche totali, *I* la massa inerziale della gettata sistolica e *C* la compliance o distensibilità dell'aorta e delle grosse arterie elastiche

La velocità di propagazione e la lunghezza dell'onda di pressione

L'onda sfigmica si propaga con una certa velocità e possiede una certa lunghezza. Nel soggetto giovane, in cui le arterie sono dotate di una buona elasticità, la velocità è di soli 5 m/s. Invece nel soggetto anziano, nel quale le arterie sono più rigide, essa può arrivare a 10 m/s. L'onda ha una lunghezza di 1,4 m circa, per cui durante la propagazione abbiamo un intervallo di tempo in cui l'arteria è sotto l'azione di un'onda di pressione lungo tutta la sua lunghezza. La velocità di scorrimento del sangue è mediamente di 0,1-0,2 m/s soltanto.

Le oscillazioni di I, II e III ordine della pressione arteriosa

Le variazioni diastolico-sistoliche della pressione arteriosa sono considerate onde di I ordine. Insiemi di queste oscillazioni sincroni con gli atti respiratori formano le onde di II ordine, dette anche onde di Traube e Hering. Insiemi lenti di onde di II ordine formano le onde di III ordine, dette onde di Mayer. Le oscillazioni di II ordine sono caratterizzate da un aumento della pressione che inizia nella seconda fase dell'inspirazione e si protrae nella prima fase dell'espirazione e da una diminuzione che inizia nella seconda fase dell'espirazione si protrae nella prima fase dell'inspirazione. Le oscillazioni di III ordine, possono comparire in animali posti in narcosi oppure in condizioni di grave anemia generalmente provocata da gravi emorragie. Si pensa che queste oscillazioni della pressione siano dovute alle oscillazioni ritmiche della concentrazione di ossigeno nel sangue che arriva ai chemorecettori aortici e carotidei.

I meccanismi di controllo della pressione arteriosa.

La costanza della pressione arteriosa media è legata al funzionamento e alla cooperazione di una serie di meccanismi di controllo. Caratteristiche di tutti i meccanismi sono il guadagno, il range e il decorso temporale. Il decorso temporale dipende dal tempo impiegato da ciascun meccanismo a raggiungere il massimo guadagno. Secondo il decorso temporale, i meccanismi di controllo possono essere a breve, medio e lungo termine.

I meccanismi a breve termine sono tutti di natura nervosa, in quanto raggiungono il massimo guadagno in pochissimi secondi

La risposta ischemica del sistema nervoso centrale è considerata l'ultima spiaggia nella protezione contro le cadute gravi della pressione, come quelle registrabili in caso di forte emorragia. Quando si determina un'ischemia della RVLM questa viene attivata e si ha un'attivazione simpatica generalizzata. Il più delle volte questo meccnismo da solo risulta inefficace.

Per il sistema dei barorecettori il range è molto ampio, variando da 40 a 180 mmHg con un massimo guadagno a circa 110 mmHg. Il livello pressorio a cui si trova il massimo guadagno indica che il sistema tende costantemente a mantenere la pressione attorno ai valori normali.

La stimolazione dei barorecettori aortici e carotidei da parte dell'aumento della pressione determina una inibizione del simpatico e una stimolazione del vago. La prima permette la riduzione delle resistenze periferiche totali, la seconda della frequenza cardiaca, cosicché entrambi gli effetti contribuiscono a riportare alla norma, riducendola, la pressione arteriosa. Nel caso invece di una caduta della pressione, la minore stimolazione dei barorecettori sortirà effetti opposti. Il completo adattamento dei barorecettori avviene dopo alcuni giorni, anche se inizia dopo alcune ore dalla perturbazione.

I chemorecettori proteggono in condizioni di emegenza contro le cadute della pressione al di sotto di 70 – 75 mmHg. Infatti, se la pressione media scende, una minore quantità di sangue e di ossigeno perfonde i capillari dei glomi aortici e carotidei. I chemorecettori agiscono allora anche sull'apparato cardiovascolare dove, attraverso una inibizione del vago e un'attivazione del simpatico, inducono tachicardia e aumento delle resistenze periferiche. Mentre l'aumento delle resistenze è un riflesso non mediato, l'aumento della frequenza cardiaca è mediato dall'aumento della ventilazione polmonare.

Nei meccanismi di controllo a medio termine il massimo guadagno, peraltro modesto, viene raggiunto dopo diversi minuti o ore dalla perturbazione.

Gli scambi di liquido attraverso la parete dei capillari intervengono dopo alcuni minuti e raggiungono il massimo guadagno alcune ore più tardi. Il sistema ha un range infinito e non presenta adattamento.

Nel meccanismo renina-angiotensina, la caduta della pressione induce la produzione di renina da parte dell'apparato juxtaglomerulare del rene. La renina trasforma l'angiotensinogeno plasmatico in angiotensina I che viene a sua volta trasformata in angiotensina II. Oltre a determinare una vasocostrizione a medio termine, l'angiotensina II induce anche increzione di aldosterone con aumento del riassorbimento renale del sodio e quindi anche di acqua Quando la pressione diminuisce si ha invece riduzione dell'attività basale del sistema renina-angiotensina-aldosterone.

Secondo il fenomeno dello stress-relaxation, quando la pressione aumenta stabilmente, la tensione della parete vascolare. dopo un iniziale aumento, va incontro ad una certa riduzione. L'opposto avviene quando la pressione si riduce.

Il sistema rene-liquidi corporei è un sistema a lungo termine caratterizzato da guadagno infinito e assenza di adattamento. Rappresenta il meccanismo più efficiente nel controllo della pressione arteriosa. Inizia alcune ore dopo una perturbazione e raggiunge un guadagno infinito dopo alcuni giorni. Questo guadagno rimane invariato per tutti i valori della pressione.

Le variazioni emodinamiche e della pressione arteriosa nell'esercizio fisico.

La gettata cardiaca in caso di esercizio fisico aumenta fino a quattro volte nel soggetto sedentario e a sei volte nell'atleta ben allenato.

L'aumento della gettata cardiaca si spiega con un maggiore ritorno venoso al cuore e un aumento della frequenza e della contrattilità cardiache. L'aumento di questi parametri è dovuto ad attivazione del simpatico e all'inibizione del vago. Un maggiore ritorno venoso al cuore è anche dovuto al massaggio dei muscoli che si contraggono sulle vene che li percorrono. Per l'aumento del ritorno venoso e della contrattilità, l'aumento della frequenza permette che la gettata sistolica non si riduca o addirittura aumenti.

La cospicua vasodilatazione che si realizza nella muscolatura scheletrica, determina una riduzione della resistenze periferiche totali. Per questo motivo l'esercizio fisico non si accompagna in genere ad aumento della pressione media, anche se è aumentata la pressione pulsatoria.

L'aumento di flusso ai muscoli avviene in due fasi. All'inizio vi è una vasodilatazione dovuta al cosiddetto simpatico vasodilatatore a mediazione colinergica e all'attivazione dei recettori β_2 vascolari. La seconda fase dell'aumento del flusso ematico ai muscoli avviene per il rilasciamento di natura metabolica degli sfinteri precapillari. Solo in questa seconda fase il flusso aumenta nei vasi di scambio assicurando ai muscoli un maggiore apporto di ossigeno.

Nell'esercizio di tipo statico, un notevole aumento della pressione arteriosa da attivazione simpatica, favorisce la perfusione di vasi compressi dall'esterno da muscoli che si contraggono in modo prevalentemente isometrico.

La determinazione della pressione arteriosa nell'uomo

Nell'uomo la pressione arteriosa viene misurata mediante lo sfigmomanometro di Riva-Rocci. Un bracciale viene posto attorno al braccio e aria viene pompata nel sistema. L'aumento di pressione nel bracciale comprime l'arteria omerale fino ad occluderla completamente con scomparsa del polso radiale. La membrana di un fonendoscopio posta a valle del bracciale lungo il margine mediale del tendine distale del muscolo bicipite permette di udire dei suoni *(rumore di Korotkoff)*, nell'arteria omerale. Quando compaiono i rumori di Korotkoff a si legge sul manometro la pressione sistolica, mentre quando scompaiono si legge la pressione diastolica.

Il polso arterioso

Il polso arterioso è quell'aumento di tensione di un'arteria che si può apprezzare in concomitanza del passaggio di un'onda di pressione, o onda sfigmica, in un tratto di arteria che viene esplorato con la palpazione. Mentre la la velocità di propagazione dell'onda sfigmica è di circa 5 m/s, la velocità del sangue è di 0,1-0,2 m/s, per cui nel tratto esplorato l'arrivo dell'onda di pressione precede l'arrivo del sangue immesso nell'aorta dal medesimo battito. Quindi il sangue che passa sotto il punto esplorato nel momento in cui si percepisce la pulsazione si trovava un istante prima nel tratto di arteria immediatamente a monte.

Nel polso possiamo osservare una fase ascendente o anacrote e una fase discendente o dicrote. In alcune registrazioni è possibile che l'apice dell'onda sia sdoppiato in due onde. Quella che corrisponde alla massima velocità di eiezione viene detta onda di percussione, mentre quella che corrisponde alla riflessione viene detta onda di marea La componente riflessa dell'onda di pressione riguarda la stessa onda sulla quale si iscrivere.

Il polso venoso

Il polso venoso può essere registrato da una delle vene giugulari esterne. Esso è dovuto alla propagazione retrograda delle variazioni della pressione nell'atrio destro o PVC ed è pertanto caratterizzato da tre onde positive a, c e v e due onde negative x e y. L'onda positiva c è più ampia di quella che registra nell'atrio in quanto in questa sede risente anche della trasmissione nei tessuti del collo della pulsazione della carotide comune.

BIBLIOGRAFIA

Kohan DE, Rossi NF, Inscho EW, Pollock DM (2011) *Regulation of Blood Pressure and Salt Homeostasis by Endothelin*, Physiol Rev 91: 1-77.

Losano G, Pagliaro P (2006) *Introduzione all'Emodinamica,* CLUEB, Bologna.

Luisada AA (1953) *The*heart beat. *Graphic methods in the study of the cardiac patient.* Paul B. Hoeber Inc., New York.

Pinotti O (1963) *Fisiopatologia della circolazione distrettuale viscerale.* Pozzi, Roma.

Zweifach BW. *Third Conference on factors regulating blood pressure*, Josiah Macy Foundation, new York, 1950.

Capitolo 9.

Il lavoro e il metabolismo cardiaco

9.1 IL LAVORO DEL CUORE

Ad ogni battito ciascun ventricolo compie un lavoro che consiste di due componenti. Di queste componenti la maggiore è quella che imprime una pressione P al volume V di sangue che viene spostato dal ventricolo nella grande arteria che da esso si diparte, mentre la minore è quella che imprime una velocità v al sangue durante l'eiezione. Poiché la prima parte del lavoro conferisce al sangue l'energia potenziale che gli permette di muoversi lungo i vasi durante la diastole può essere definita *componente di energia potenziale* o componente potenziale. Tale componente corrisponde all'area racchiusa dall'ansa pressione volume (Fig 5.7). La seconda altro non è che energia cinetica per cui può essere definita *componente di energia cinetica* o componente cinetica. Il lavoro totale di un ventricolo sarà quindi

$$L_t = PV + 1/2mv^2, \tag{9.1}$$

dove PV rappresenta la componente potenziale e $1/2mv^2$ la componente cinetica.

La ragione per cui la componente potenziale viene espressa con il prodotto della pressione per il volume, mentre il lavoro viene in genere espresso come il prodotto della forza per lo spostamento è il seguente: poiché la pressione P è data dal rapporto f/s tra la forza f e la superficie s sulla quale la forza agisce, possiamo indicare la forza f con il prodotto Ps. Se lo spostamento ha la dimensione di una lunghezza l, possiamo scrivere

$$Lavoro = Psl. \tag{9.2}$$

Poiché il prodotto di una superficie s per una lunghezza l è un volume V, sarà

$$Lavoro = Psl = PV, \tag{9.3}$$

dove V rappresenta la gettata sistolica.

Se prendiamo in considerazione il *lavoro del ventricolo sinistro*, vediamo come in condizioni basali la componente potenziale rappresenti il 98% circa del lavoro totale, mentre la componente cinetica ammonti soltanto al 2%. Si tratta naturalmente di valori riscontrabili a riposo, in quanto è stato calcolato che in caso di esercizio fisico l'aumento della velocità di eiezione ventricolare può fare salire fino al 25% la componente cinetica.

Se prendiamo in considerazione il *lavoro del ventricolo destro*, vediamo come, a causa della bassa pressione presente nell'arteria polmonare, a parità di gettata sistolica la componente potenziale sia pari a circa un sesto della stessa componente riferita al ventricolo sinistro, mentre la componente cinetica sia la stessa a causa della (quasi) identica velocità di fuoriuscita del sangue dai due ventricoli. La somma del lavoro compiuto dai due ventricoli nello stesso battito sarà quindi:

$$L_{vs} = PV + \tfrac{1}{2}\, mv^2 +$$
$$L_{vd} = 1/6\, PV + \tfrac{1}{2}\, mv^2 =$$

$$L_t = 7/6\, PV + mv^2, \tag{9.4}$$

dove L_{vs} e L_{vd} indicano rispettivamente il lavoro del ventricolo sinistro e di quello destro.

Abbiamo visto come per il ventricolo sinistro in condizioni di riposo la componente cinetica rappresenti il 1% circa del lavoro totale che il ventricolo compie. In assoluto la componente cinetica è pressoché uguale per i due ventricoli. Ne risulta che, se per il ventricolo destro la componente potenziale è 1/6 della corrispondente componente del lavoro del ventricolo sinistro, rispetto al lavoro totale del ventricolo destro la componente cinetica sarà percentualmente sei volte maggiore che per il ventricolo sinistro, ossia sarà pari al 6% anziché al 1%. Gli istogrammi della figura 9.1 rappresentano graficamente questa variazione di percentuale a parità di valore assoluto.

Quale è la pressione che deve essere considerata nel calcolo della componente potenziale del lavoro del cuore? E' la pressione sistolica media, ossia il valore medio della pressione aortica o polmonare durante l'eiezione ventricolare. Contro questa pressione il sangue imprime energia potenziale al sangue che viene eiettato. Terminata questa fase del ciclo cardiaco, inizia la diastole durante la quale non vi è spostamento di sangue. Poiché in assenza di spostamento non si ha lavoro, è facile comprendere come solo la pressione presente nella fase di eiezione può venire utilizzata nel calcolo del lavoro.

La pressione sistolica media è la media degli infiniti valori di pressione che il sangue assume nell'aorta (o nell'arteria polmonare) durante le fasi di efflusso. Anche la velocità v con cui il sangue viene eiettato è la media degli infiniti valori che v assume durante l'eiezione. Con il variare nel tempo della pressione e della velocità si hanno progressivi incrementi di volume e di massa di sangue espulsi. Anche se il risultato non cambia, per meglio sottolineare queste continue variazioni può essere opportuno rappresentare in forma di integrale le due componenti del lavoro cardiaco:

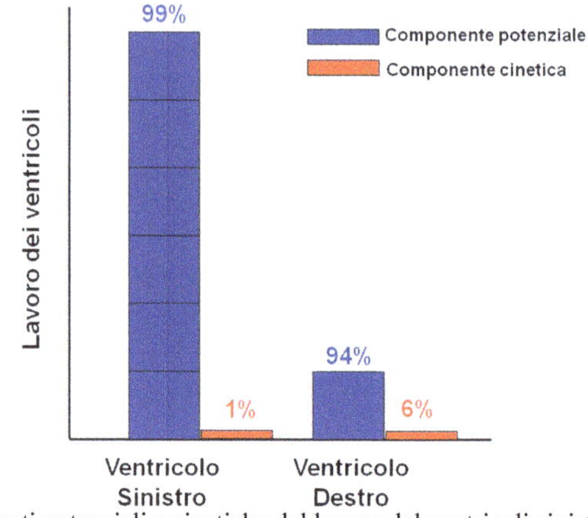

Figura 9.1 Componenti potenziali e cinetiche del lavoro del ventricoli sinistro e destro.

$$L = \int_{E1}^{E2} P \cdot dV + \int_{E1}^{E2} \tfrac{1}{2}\, dmv^2 , \qquad (9.5)$$

dove il segno $\int_{E1}^{E2}$ indica l'integrale dall'inizio E1 alla fine E2 della fase di

eiezione e la lettera *d* segnala che gli integrali si riferiscono rispettivamente al prodotto della variazione di pressione per ciascun incremento di volume dV e al prodotto del quadrato della velocità v^2 per ciascun incremento di massa dm di sangue espulso.

Anche se non si ricorre agli integrali è possibile calcolare il lavoro reale del cuore utilizzando la formula generale $L = PV + \frac{1}{2}\, mv^2$. Per misurare il lavoro del ventricolo sinistro nella sua componente principale PV, immaginiamo che in condizioni di riposo ad ogni battito esso immetta nell'aorta 70 ml di sangue contro una pressione sistolica media di 100 mmHg (0,1 mHg). Immaginiamo anche che la velocità media di efflusso sia di 0.5 m/s.

Calcolando in grammetri (gm) la componente di energia potenziale del ventricolo sinistro, abbiamo

$$PVs = 70 \times 0,1 \times 13,86 = 97,02 \text{ gm} \qquad (9.6)$$

dove PVs indica il lavoro potenziale del ventricolo sinistro e 13,86 è il peso specifico del mercurio.

Se si vuole esprimere in joule (J) questa componente del lavoro, si può moltiplicare il risultato per l'accelerazione di gravità (9,8 m/s^2)

$PVs = 97 \times 9{,}8 = 950{,}6\ J$ (9.7)

Per valutare il lavoro potenziale *PDv* del ventricolo destro, in assenza di una misurazione esatta della pressione nell'arteria polmonare, si può dividere per 6 il lavoro *PVs* del ventricolo sinistro:

$PDv = 97{,}02 : 6 = 16{,}17\ gm.$ (9.8)

Oppure

$PVd = 16 \times 9{,}8 = 157\ J$ (9.9)

Per calcolare invece il lavoro di energia cinetica ½mv^2, che, come si è visto, è uguale per i due ventricoli, se una gettata di 70 ml considerata avere con buona approssimazione una massa di 70 g mentre la velocità media di efflusso è 0,5 m/s, abbiamo:

$$ECvs = \frac{70 \times 0{,}5^2}{2 \times 9{,}8} = 0{,}89\ gm \quad (9.10)$$

Dove *ECvs* indica l'energia cinetica impressa dal ventricolo al sangue. Se poi il risultato viene moltiplicato per 9,8 si ottiene *ECvs* espressa in joule:

$ECvs = 0{,}89 \times 9{,}8 = 8{,}722\ J$ (9.11)

Corrispondente a circa l'1% del lavoro totale del ventricolo sinistro e a circa il 6% del lavoro totale del ventricolo destro.

Dato il valore trascurabile dell'energia cinetica, la somma del lavoro dei due ventricoli per battito risulta essere data dalla somma delle componenti potenziali dei due ventricoli (113 gm o 1107 J). Riferito a 24 ore il lavoro del cuore è di circa 10.000 kgm o 98.000 J.

9.2 IL RENDIMENTO DEL CUORE

In fisica il rendimento è dato dal rapporto tra il lavoro esterno prodotto e l'energia consumata per produrlo:

$R = L/E,$ (9.10)

dove *R* indica il rendimento, *L* il lavoro prodotto ed *E* l'energia consumata. Questa formula vale anche per il cuore, dove, per la difficoltà a misurare le sostanze energetiche utilizzate e il relativo sviluppo di energia, si preferisce riferire quest'ultima al consumo di ossigeno di più facile determinazione.

Abbiamo visto che la componente principale del lavoro del cuore è quella data dal prodotto *PV*, ossia dal prodotto della pressione *P* durante l'eiezione ventricolare (pressione sistolica media) per il volume di sangue eiettato *V* (gettata sistolica).

Il rendimento del cuore è del 15-18% in quanto nella sistole isovolumica i ventricoli consumano energia senza produrre lavoro dal momento che in questa fase non si ha spostamento di sangue.

Il prodotto *PV* può avere lo stesso valore sia per un basso valore di *P* e un alto valore di *V*, sia per un alto valore di *P* e un basso valore di *V*. In altre parole, quanto più elevato è il valore della pressione che il sangue deve superare per immettere il sangue nell'aorta o nella polmonare, tanto maggiore è la durata della fase in cui al consumo di ossigeno non corrisponde alcun lavoro. Ne consegue che i battiti contro una pressione elevata o *battiti prevalentemente di pressione* si compiono con un rendimento minore dei battiti contro una pressione bassa o *battiti prevalentemente di volume.*

In generale sono battiti prevalentemente di pressione, e quindi a *basso rendimento*, sia quelli che hanno luogo nei soggetti ipertesi, sia quelli che avvengono ad elevata frequenza che determina un aumento della pressione diastolica. Sono invece battiti prevalentemente di volume, e hanno quindi *alto rendimento*, sia quelli che avvengono in soggetti ipotesi, sia quelli che avvengono a bassa frequenza che, a causa della lunga diastole, permettono alla pressione diastolica di raggiungere livelli piuttosto bassi. Tra i battiti a scarso rendimento vanno incluse anche le extrasistoli molto precoci, che possono avere addirittura un rendimento uguale a zero, quando per la loro estrema precocità non riescono a produrre alcuna gettata sistolica.

Va infine ricordato che, a causa della diversa pressione del circolo generale e di quello polmonare, il ventricolo destro lavora con un rendimento maggiore del ventricolo sinistro.

9.3 IL METABOLISMO DEL MIOCARDIO

Come abbiamo già fatto cenno nel capitolo 4.4, l'energia che viene utilizzata nello scorrimento dei miofilamenti viene prodotta dalla idrolisi dell'ATP in ADP e fosforo inorganico P_i. In questa idrolisi si ha la liberazione di 7,5 kcal/mole.

$$ATP \Leftrightarrow ADP + P_i + 7{,}5\ kcal/mole. \qquad (9.11)$$

La scissione dell'ATP è anche necessaria per il trasporto di ioni attraverso il sarcolemma ad opera della Na^+/K^+-ATPasi, o pompa del Na^+ e del K^+ o della pompa sacolemmale del Ca^{2+} come pure per il rientro del Ca^{2+} nel reticolo sarcoplasmatico ad opera del SERCA2. E' ovvio che la maggior parte di ATP viene scissa per lo scorrimento dei miofilamenti.

Nel capitolo 4.1 abbiamo visto i dettagli della partecipazione dell'ATP al meccanismo dello scorrimento dei miofilamenti. In particolare abbiamo visto come la sua scissione sia necessaria per lo stabilirsi del legame tra actina e miosina e per il *colpo di forza,* mentre la resintesi sia necessaria per la sconnessione dei ponti e per il cosiddetto *riarmo* del sistema dei ponti.

Affinché la presenza di ATP nella fibra miocardica sia costante è necessario che, oltre a venire scisso, il nucleotide sia di volta in volta resintetizzato. Per questa operazione di resintesi è necessario che venga fornita energia da parte dal metabolismo di sostanze alimentari e cioè di glucoso e acidi grassi. Come si può vedere dalla figura 9.2 lo sviluppo di energia da parte del glucoso inizia con la glicolisi anaerobica che dà origine alla formazione di acido piruvico. In questa prima fase metabolica per ogni mole di glucosio consumato vengono resintetizzae 2 moli di ATP, una quantità piuttosto modesta per le necessità del cuore.

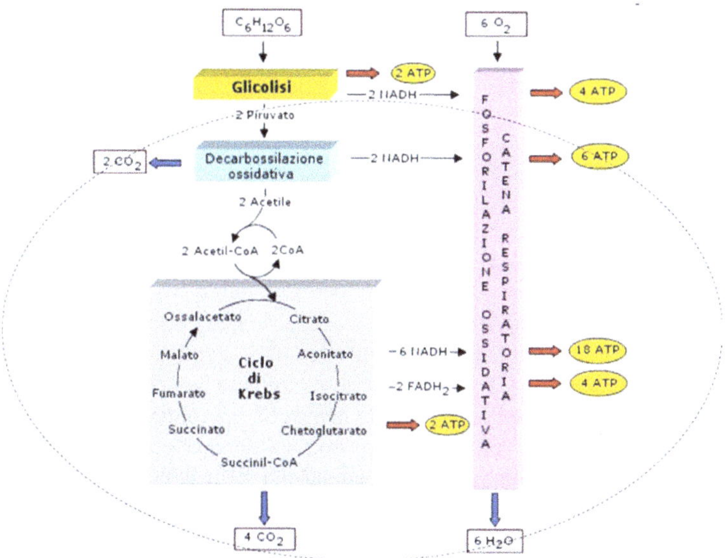

Figura 9.2 Resintesi dell'ATP nella glicolisi, nel ciclo di Krebs e nella fosforilazione ossidativa.

L'enzima *piruvato decarbossilasi* trasforma l'acido piruvico in acido ossalacetico, che, in presenza di acetil-coenzima A (acetil-CoA), entra nel *ciclo di Krebs* o *degli acidi tricarbossilici*, portando alla resintesi di altre 2 moli di ATP. L'acetil-CoA è prodotto in massima parte dalla β-ossidazione degli acidi grassi, ma può derivare anche dall'acido piruvico per azione della *piruvato-deidrgenasi* che catalizza il processo della *decarbossilazione ossidativa.* Alla fine del ciclo di Krebs, oltre alla formazione di ATP e CO_2, si trova ancora l'acido ossalacetico, mentre è scomparso l'acetil-CoA. Al ciclo di Krebs segue la fosforilazione ossidativa responsabile della resintesi di 32 moli di ATP. A partire dalla glicolisi fino alla fine della fosforilazione ossidativa si riformano quindi 36 moli di ATP per ogni mole di glucosio consumato. Si noti, tuttavia che, più che dal metabolismo glucidico, il cuore trae l'energia soprattutto da quello lipidico che inizia con la β-ossidazione degli acidi grassi.

La netta prevalenza del metabolismo lipidico, che sviluppa circa il 70%

dell'energia necessaria mentre quello glucidico ne sviluppa soltanto il 30%, è dovuta alla scarsa capacità del miocardio di utilizzare la glicolisi anaerobica per cui, se non gli viene fornito ossigeno, il cuore si arresta in 3 o 4 minuti, anche se in questo periodo può, fino a che non esaurisce il proprio glicogeno, utilizzare in misura maggiore la glicolisi anaerobica.

In realtà il cuore può utilizzare *substrati diversi* per la resintesi di ATP a seconda del variare delle situazioni nelle quali viene a trovarsi. Così, mentre in condizioni basali e per alcune ore dopo un pasto misto, il cuore trae l'energia per il 70% da acidi grassi e per il 30% dal glucoso, dopo un pasto ricco di glucidi esso può per un po' di tempo utilizzare glucoso in massima, se non in unica, parte. Nell'acidosi diabetica il cuore può trarre energia dall'ossidazione dei *corpi chetonici,* mentre nell'esercizio può ossidare *l'acido lattico* che si forma per riduzione dell'acido piruvico.

9.4 RIASSUNTO

Il lavoro del cuore

Il lavoro compiuto da ciascun ventricolo per ogni battito è dato dalla somma di due componenti: $L_t = PV + \frac{1}{2}mv^2$, dove la prima componente rappresenta l'energia potenziale (*PV*) che permette al sangue di avanzare lungo i vasi durante la diastole e la seconda componente si riferisce all'energia cinetica ($1/2mv^2$) relativa alla velocità impressa dal sangue durante l'eiezione.

In condizioni basali, per il ventricolo sinistro la componente di energia potenziale è pari al 99% del lavoro totale mentre la componente cinetica è pari al 1%. A causa della ridotta pressione nell'arteria polmonare, per ventricolo destro la componente potenziale è pari a 1/6 di quella del ventricolo sinistro a parità di gettata sistolica. Essendo invece identica la velocità di efflusso del sangue dai 2 ventricoli, la componente cinetica è circa uguale come valore assoluto, ma, se espressa come percentuale del lavoro totale del rispettivo ventricolo, per il ventricolo destro sarà 6 volte maggiore rispetto al ventricolo sinistro, ossia del 6%.

Il lavoro compiuto dal cuore dato dalla somma del lavoro compiuto dai 2 ventricoli. Il lavoro totale che il cuore compie in un singolo battito è di 113 gm o 1107 J. Il lavoro compiuto dal cuore in 24 ore corrisponde a 10.000 kgm o 98.000 J.

Il rendimento del cuore

Il rendimento del cuore è dato dal rapporto tra il lavoro del cuore e l'energia spesa per produrlo. Poiché l'energia consumata è di difficile determinazione, si preferisce utilizzare il rapporto tra lavoro e consumo di ossigeno. Il rendimento del cuore è del 15-18%, in quanto nella sistole isovolumica i ventricoli consumano ossigeno senza compiere lavoro in quanto non si ha spostamento di sangue.

Essendo la componete principale del lavoro di ciascun ventricolo data dal prodotto della pressione sistolica media per il volume di sangue eiettato (PV), a parità di lavoro compiuto se si ha un elevato valore di pressione il rendimento del cuore sarà basso. Infatti, in presenza di una pressione elevata sarà più lunga la fase di sistole isovolumica durante la quale il miocardio consuma ossigeno senza compiere lavoro. Viceversa se si ha una pressione bassa la fase di sistole isovolumica sarà breve e quindi il rendimento del cuore sarà maggiore. Nel primo caso si parla di battiti a basso rendimento, nel secondo caso di battiti ad alto rendimento.

Poiché il ventricolo sinistro immette il sangue nel circolo generale e lavora con valori di pressione più elevati, esso ha un rendimento più basso rispetto al ventricolo destro.

Il metabolismo del miocardio

L'idrolisi dell'ATP fornisce l'energia necessaria non solo per il funzionamento della pompa Na^+/K^+-ATPasi presente sul sarcolemma e della pompa Ca^{2+}-ATPasi (SERCA2) localizzata sul reticolo sarcoplasmatico, ma anche per lo scorrimento dei miofilamenti in quanto è responsabile sia dell'attacco della testa miosinica sul filamento di actina che del *colpo di forza*. La resintesi dell'ATP è altresì necessaria per il distacco della miosina e quindi per il ripetersi del ciclo dei ponti.

In condizioni basali, l'energia per la contrazione del cuore è ottenuta principalmente dal metabolismo lipidico (70%), mentre il metabolismo glucidico (30%) è scarso a causa della limitata capacità del miocardio di utilizzare la glicolisi anaerobica. In particolari condizioni si può avere un incremento del metabolismo glucidico oppure il cuore può utilizzare substrati diversi come il lattato o i corpi chetonici

BIBLIOGRAFIA

Katz AM (2011) *Physiology of the heart.* Fifth edition, Lippincott, Williams & Wilkins, Philadelphia

Capitolo 10.

L'elettrocardiogramma

10.1 DEFINIZIONE DI ELETTROCARDIOGRAMMA E TEORIA DEL DIPOLO

L'elettrocardogramma (ECG) può essere definito come la *registrazione delle variazioni di campo elettrico prodotte sulla superficie del corpo dall'attività elettrica del cuore.*

L'attività elettrica del cuore è costituita dai processi di *depolarizzazione,* o genesi e diffusione dell'eccitamento, e di *ripolarizzazione*, o estinzione dell'eccitamento, nel corso di un battito cardiaco. L'elettrocardiogramma non è dunque la registrazione di potenziali d'azione come tali, bensì della conseguenza sulla superficie del corpo delle principali risultanti delle numerosissime variazioni di potenziale che si hanno nel miocardio durante i processi di depolarizzazione e di ripolarizzazione.

Anche se l'attività elettrica ha sede in più parti del cuore (miocardio, nodo seno-atriale, sistemi di conduzione seno-nodale, interatriale e atrio-ventricolare) quando si parla di ECG, è più corretto parlare di miocardio anziché di cuore, in quanto solo le risultanti dei processi di depolarizzazione e ripolarizzazione delle varie parti del *miocardio di lavoro* sono in grado di produrre variazioni di campo elettrico sulla superficie del corpo. Dalle considerazioni sulla definizione di ECG emerge come esso non possa dare indicazioni sull'attività meccanica del cuore, tanto più che i processi di depolarizzazione non accompagnano, ma precedono, la contrazione.

Nel capitolo 3.1 abbiamo visto che un fibra miocardica a riposo è polarizzata, ossia presenta cariche positive all'esterno della membrana e negative all'interno (Fig 3.1 A). Quando invece è in stato di eccitamento, la fibra è depolarizzata, ossia presenta cariche negative all'esterno e positive all'interno (Fig 3.1 B).

Se prima di avere invaso la fibra per tutta la sua lunghezza, l'eccitamento si sta propagando lungo la fibra, la situazione è quella illustrata dalla figura 10.1 A, dove la fibra è depolarizzata a sinistra, ma ancora polarizzata a destra. La progressione dell'eccitamento è quindi diretta da sinistra a destra e può essere rappresentata con un vettore, tratteggiato nella figura 10.1A, che si muove da sinistra a destra e ha la punta rivolta verso destra.

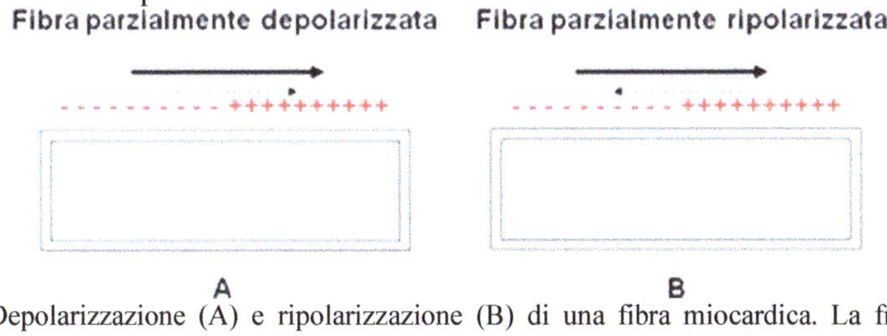

Figura 10.1 Depolarizzazione (A) e ripolarizzazione (B) di una fibra miocardica. La freccia tratteggiata rappresenta il senso del movimento del vettore. La freccia continua ha la punta rivolta verso la parte di fibra polarizzata. La sua lunghezza è proporzionale alla differenza di potenziale tra i due lati esterni della fibra.

La punta rivolta a destra del vettore continuo non indica il senso di movimento, bensì il fatto che esso è rivolto verso l'estremità della fibra ancora polarizzata. Infatti questo vettore viene sempre rappresentato con la punta rivolta verso il lato della fibra polarizzata indipendentemente dal senso del suo movimento. Ne consegue che se, dopo la completa depolarizzazione, la fibra va incontro a ripolarizzazione partendo dall'ultimo tratto depolarizzato, ossia da destra, il vettore verrà ancora rappresentato con la punta rivolta verso destra anche se la ripolarizzazione si muove a ritroso in senso opposto al precedente senso di depolarizzazione (Fig 10.1 B).

La lunghezza del vettore continuo dipende dalla differenza tra le cariche elettriche positive e negative presente all'esterno della membrana, ossia dalla differenza di potenziale tra due parti situate entrambe all'esterno della fibra e non tra l'esterno e l'interno della membrana. L'ampiezza di questa differenza di potenziale determina l'ampiezza della corrispondente onda di ripolarizzazione. Ovviamente quando la fibra è completamente polarizzata o completamente depolarizzata come nella figura 3.1, non viene rappresentato alcun vettore e non si produce alcuna onda.

Il modo con il quale la depolarizzazione e la ripolarizzazione del miocardio danno origine alle onde elettrocardiografiche registrabili alla superficie del corpo può venire studiato con la *teoria del dipolo.* Un dipolo è costituito da due punti di carica elettrica opposta separati da una brevissima distanza. Materialmente si può creare un dipolo con una vaschetta piena di una soluzione salina, che abbia cioè la capacità di condurre l'elettricità (Fig 10.2). Poiché è tridimensionale, la soluzione costituisce un *volume conduttore.* Nella soluzione vengono introdotti due elettrodi isolati dalla soluzione ad eccezione delle punte che rappresentano le due sedi delle opposte cariche elettriche. Gli elettrodi sono collegati con i due poli di una batteria. Nella soluzione si formeranno due campi elettrici. Uno positivo intorno all'anodo e uno negativo intorno al catodo.

In quanto immersi in un volume conduttore, i due campi elettrici saranno rappresentati da superfici sferiche isopotenziali eccentriche addensate nello spazio tra i due elettrodi (poli) e distanziate esternamente. Mano a mano che le superfici isopotenziali di ciascun campo si allontanano dal polo corrispondente, presentano un voltaggio che decresce con il quadrato della distanza.

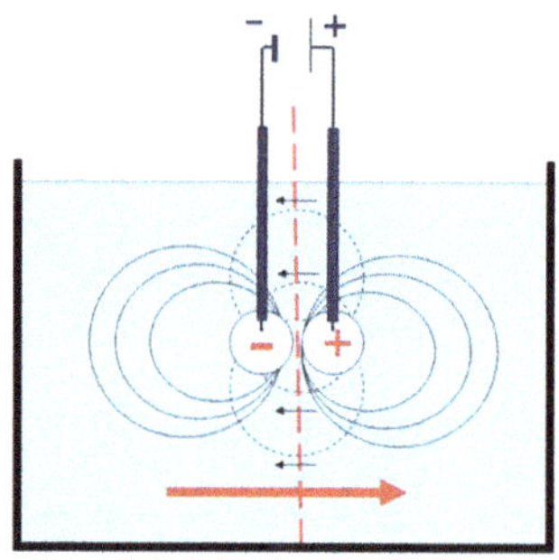

Figura 10.2 Schema di dipolo artificiale. La freccia in rosso indica l'orientamento del dipolo. Le frecce nere indicano il verso della corrente rappresentata dalle linee nere tratteggiate. La linea tratteggiata verticale rossa rappresenta il piano a potenziale zero. I cerchi eccentrici (linee continue) indicano le superfici isopotenziali. Vedi spiegazione nel testo.

Dall'anodo al catodo del dipolo si genera un flusso di corrente che segue le linee evidenziate da frecce come indicato nella figura 10.2. La maggior parte di questo flusso va direttamente dall'anodo al catodo secondo la linea che congiunge i due poli. Altre linee di corrente hanno invece il decorso curvilineo. Tutte le linee intersecano ad angolo retto le varie superfici isopotenziali. Il piano verticale che passa per il centro del dipolo è a potenziale zero in ogni suo punto.

Colleghiamo ora due elettrodi ad un galvanometro e poniamone uno *(elettrodo esplorante Ee)* sulla superficie del volume conduttore dal lato dell'anodo e l'altro *(elettrodo indifferente Ei)* a potenziale 0. Poiché la superficie del volume conduttore è sede dei potenziali del campo elettrico, l'ago del galvanometro sarà deviato dal lato indicante il passaggio di una corrente da *Ee* a *Ei* (Fig 10.3). Se l'elettrodo *Ee* viene invece posto dal lato del catodo o viene invertita la polarità del dipolo, la deviazione dell'ago avverrà dal lato opposto.

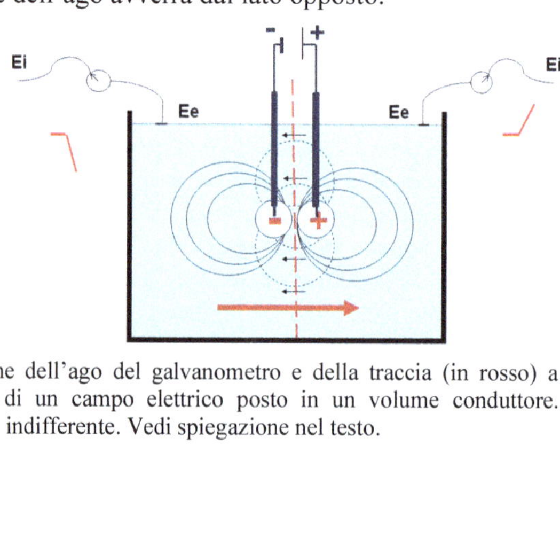

Figura 10.3 Deflessione dell'ago del galvanometro e della traccia (in rosso) a seconda della positività o negatività di un campo elettrico posto in un volume conduttore. Ee: elettrodo esplorante; Ei: elettrodo indifferente. Vedi spiegazione nel testo.

L'intensità della corrente sarà tanto maggiore quanto più sarà elevato il voltaggio della superficie isopotenziale a contatto con l'elettrodo, per cui la deviazione dell'ago del galvanometro sarà da ciascun lato più ampia, quanto più *Ee* sarà vicino rispettivamente all'anodo o al catodo.

Oltre che fare deviare l'ago di un galvanometro, il passaggio di una corrente può anche spostare la linea isoelettrica di base di una registrazione grafica. I registratori sono predisposti in modo che, quando l'elettrodo *Ee* è a contatto con il lato positivo del dipolo, la deviazione dell'ago del galvanometro è rappresentato da uno spostamento della linea di base verso l'alto, mentre il contrario avviene quando *Ee* è a contatto con il lato negativo (Fig 10.3).

Immaginiamo ora di spostare il dipolo dentro la vaschetta che funge da volume conduttore e seguiamo gli spostamenti della traccia dalla linea di base. Nella figura 10.4 A, la situazione iniziale vede aperto il circuito batteria-elettrodi. In queste condizioni non esiste alcun dipolo per cui la linea la lancetta del galvanometro rimane in posizione di riposo e la linea di base rimane al livello isoelettrico.

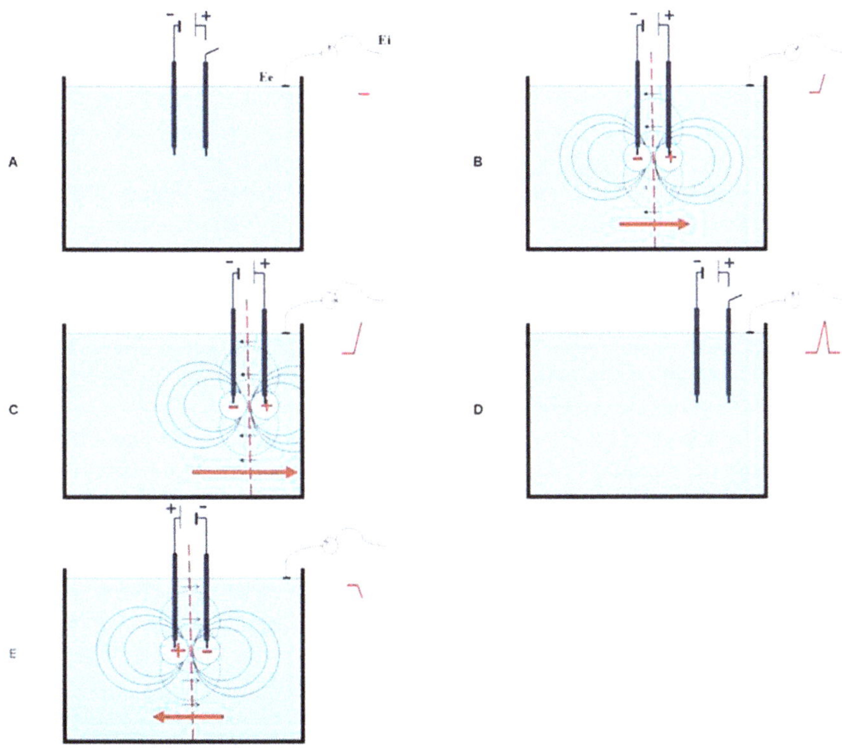

Figura 10.4 Genesi e spostamento di un dipolo in un volume conduttore. A: assenza di dipolo; B: comparsa di dipolo; C: spostamento del dipolo verso l'elettrodo esplorante Ee; D:scomparsa del dipolo; E: dipolo a polarità invertita. Vedi spiegazione nel testo.

Se chiudiamo il circuito (Fig 10.4 B), vediamo comparire i due campi elettrici positivo e negativo, essendo il positivo situato alla destra nella figura. L'elettrodo esplorante tocca ora la superficie del volume conduttore in corrispondenza di una superficie isopotenziale piuttosto distante dal polo positivo e quindi di voltaggio piuttosto basso. In queste condizioni si ha una modesta deviazione dell'ago del galvanometro e una modesta deflessione verso l'alto della linea della registrazione grafica.

A questo punto il sistema del dipolo può essere spostato verso destra (Fig 10.4 C). L'elettrodo *Ee* viene allora progressivamente a contatto con superfici isopotenziali progressivamente a maggior voltaggio per cui la deviazione dell'ago e la deflessione della linea diventano progressivamente più marcate.

Se ora si apre il circuito (Fig 10.4 D), i due campi elettrici scompaiono e l'ago del galvanometro e la corrispondente traccia tornano in posizione isoelettrica.

Il passo successivo consiste nel riportare il dipolo al centro della vaschetta (Fig 10.4 E), avendo cura di invertirne la polarità. Fin che il circuito è aperto, il galvanometro non segna alcun passaggio di corrente e la traccia rimane isoelettrica. Quando il circuito viene chiuso, si formano nuovamente due campi elettrici ovviamente con polarità invertita rispetto alla situazione precedente. Questa volta l'elettrodo *Ee* è inizialmente a contatto con una superficie isopotenziale negativa a basso voltaggio e quindi produce una deflessione negativa di scarsa ampiezza. La deflessione si fa invece più profonda con l'avvicinamento del dipolo al lato destro della vaschetta (non indicato nella figura).

Come sintesi delle manovre che sono state descritte si può dire che la traccia presenta una deflessione positiva ogni volta che vede avvicinarsi il polo positivo di un dipolo e negativa se vede avvicinarsi il polo negativo.

Fino a questo punto abbiamo preso in esame l'avvicinarsi dei poli del dipolo all'elettrodo esplorante. Vediamo ora cosa succede quando i poli si allontanano. Ritorniamo quindi alla situazione in cui il dipolo con il polo positivo a destra è arrivato all'estremità destra della vaschetta e abbiamo aperto il circuito La traccia rimane sulla linea isoelettrica (Fig 10.4 D).

Non appena il circuito viene chiuso si ha una deflessione massima verso l'alto a causa del contatto di *Ee* con una superficie isopotenziale ad alto voltaggio (Fig 10.4 C). Se poi si sposta il dipolo verso il lato opposto della vaschetta, la deflessione si attenua progressivamente fino ad annullarsi se la batteria viene nuovamente disconnessa (Fig 10.4 A e B). Con questa manovra vediamo che una deflessione positiva è presente non solo se il polo con cariche positive si avvicina ad *Ee*, ma anche se si allontana. Se poi ripetiamo quest'ultima manovra dopo avere invertito la posizione del dipolo possiamo osservare che *Ee* permette di registrare una deflessione negativa non solo se vede avvicinarsi il polo negativo del dipolo, ma anche se lo vede allontanarsi.

Da quanto detto si può ribadire il concetto che una deflessione è sempre *positiva* quando *Ee* vede il polo positivo del dipolo indipendentemente dal fatto che esso si avvicini o si allontani, e *negativa* se l'elettrodo esplorante vede il polo negativo del dipolo indipendentemente dal fatto che esso si avvicini o si allontani.

Poiché in elettrocardiografia i vari dipoli che si formano nei processi di depolarizzazione e ripolarizzazione delle varie parti del miocardio vengono rappresentati da vettori con la punta rivolta verso il polo positivo e la coda rivolta verso il polo negativo del dipolo, si può anche dire che la deflessione è *positiva* ogni volta che *Ee* vede la punta e *negativa* ogni volta che vede la coda del vettore. Poiché inoltre la differenza di potenziale tra il polo positivo e quello negativo del dipolo può essere più o meno ampia, la sua ampiezza viene indicata con la lunghezza del vettore che è proporzionale all'ampiezza della deflessione segnata dal galvanometro.

Se da un dipolo artificiale come quello descritto passiamo ad una fibra miocardica, vediamo che questa può essere sede di un dipolo soltanto se sulla sua superficie esterna sono presenti cariche positive e negative, cioè se la fibra è in parte polarizzata e in parte depolarizzata (Fig 10.5). Se la fibra è tutta uniformemente polarizzata o tutta uniformemente depolarizzata non esiste dipolo e nella registrazione la traccia è in posizione isoelettrica (Fig 10.5 A e C).

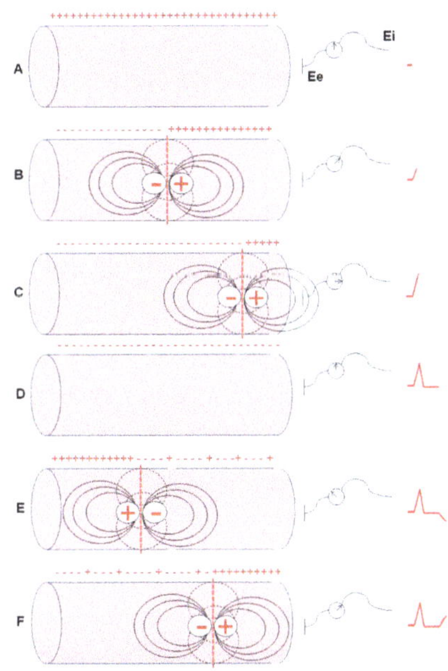

Figura 10.5 Dipolo in una fibra miocardica. A: fibra a riposo; B: fibra parzialmente depolarizzata; C: fibra quasi totalmente depolarizzata; D: fibra totalmente depolarizzata; E: fibra parzialmente ripolarizzata partendo dal lato depolarizzato per primo (sinistra); F: fibra parzialmente ripolarizzata partendo dal lato depolarizzato per ultimo (destra). Ee: elettrodo esplorante; Ei: elettrodo indifferente. Vedi spiegazione nel testo.

Immaginiamo ora che la fibra sia divisa in due metà, delle quali quella di destra completamente polarizzata e quella di sinistra completamente depolarizzata (Fig 10.5B). Il polo positivo del dipolo è dato dalla somma di tutte le cariche positive del tratto di fibra polarizzato, mentre il polo negativo è dato dalla soma di tutte le cariche negative del tratto di fibra depolarizzato. I due poli sono situati vicini l'uno all'altro, separati tra loro dal piano mediano della fibra a potenziale zero. Come nel caso del dipolo artificiale, attorno ai due poli sono presenti i relativi campi elettrici con le rispettive superfici isopotenziali.

Nel passaggio dalla situazione in cui tutta la fibra è polarizzata a quella in cui la fibra è depolarizzata a sinistra e polarizzata a destra, la traccia subisce una deflessione verso l'alto. La deflessione, inizialmente modesta, si accentua quando il fronte di depolarizzazione avanza verso destra. L'avanzamento, infatti, porta a contatto con E superfici isopotenziali sempre più positive (Fig 10.5 B e C). Quando tutta la fibra è depolarizzata, sulla sua superficie esterna troviamo unicamente cariche negative, ossia non esiste più il dipolo e la traccia torna sulla linea isoelettrica (Fig 10.5 D).

Se ad un certo punto la ripolarizzazione inizia dal lato sinistro della fibra che è stato il primo ad essere depolarizzato, la traccia subirà una deflessione verso il basso (Fig 10.5 E) per tornare sulla linea isoelettrica non appena l'intera fibra sarà ripolarrizata con scomparsa del dipolo. Se invece la ripolarizzazione avviene da destra, ossia dall'ultima parte che è stata depolarizzata. La deflessione sarà positiva (Fig 10.5 F).

Vediamo ora quel che succede nella realtà. Se consideriamo una porzione della *parete non settale* del ventricolo sinistro, osserviamo come la depolarizzazione, che procede dalla superficie sottoendocardica a quella sottoepicardica del miocardio, si dirige dalla destra alla sinistra del soggetto studiato, corrispondente alla direzione che per l'osservatore andava dalla sinistra alla sua destra negli esempi precedenti (Fig 10.6).

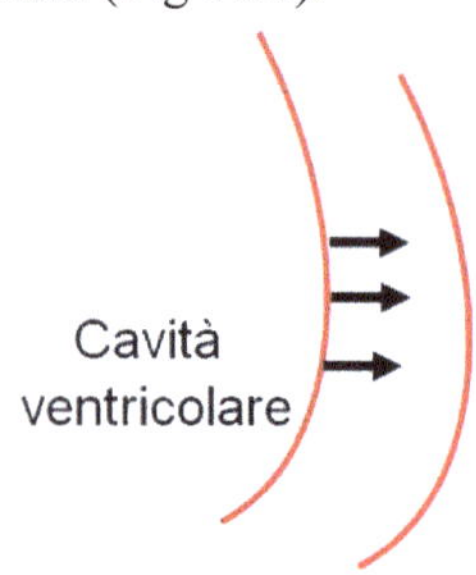

Figura 10.6 Attivazione della parete non settale del ventricolo sinistro dalla superficie sottoendocardica a quella sottoepicardica.

Nel cuore, come nell'ultimo esempio fatto con la singola fibra, la ripolarizzazione inizia dall'ultimo tratto di miocardio depolarizzato, ossia dal lato sinistro del paziente, cioè a destra di chi guarda. Per quanto abbiamo detto prima, poiché nella depolarizzazione e nella ripolarizzazione *E* vede sempre la punta, ossia il lato positivo del vettore, sia nella depolarizzazione che nella ripolarizzazione vengono registrate onde positive. Questo è quanto avviene nell'elettrocardiogramma (Fig 10.7) dove l'onda di ripolarizzazione (onda T) della parete libera del ventricolo sinistro ha lo stesso orientamento della depolarizzazione.(onda R).

Dall'osservazione della figura 10.7 si può anche osservare come l'onda T, riferita alla ripolarizzazione, abbia un'ampiezza minore dell'onda R riferita alla depolarizzazione. La minore ampiezza dell'onda T dipende dal fatto che nella ripolarizzazione la differenza di potenziale tra la parte di miocardio polarizzato e quello depolarizzato è inferiore alla differenza che abbiamo osservato nella depolarizzazione, a causa di una parziale ripolarizzazione che interessa tutto quanto il tessuto ancora depolarizzato (Fig 10.5 F).

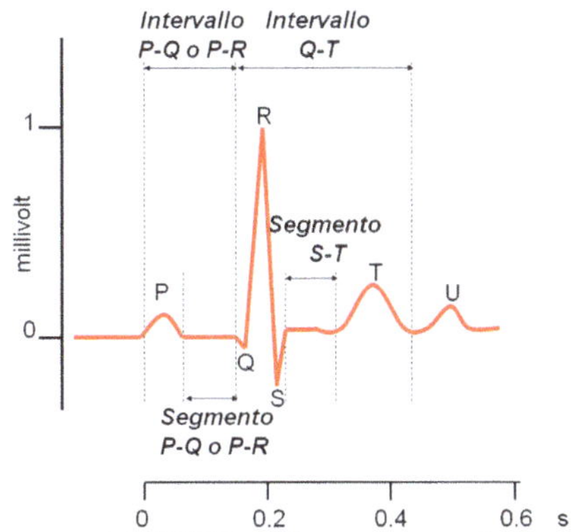

Figura 10.7 Onde, intervalli e segmenti dell'ECG. Nel caso riportato in figura il complesso QRS viene riferito come qRs. Vedi spiegazione nel testo.

10.2 LA MORFOLOGIA E IL SIGNIFICATO DELLE ONDE ELETTROCARDIOGRAFICHE

Nel descrivere la registrazione dei processi di depolarizzazione e ripolarizzazione di una fibra miocardica abbiamo immaginato di collocare l'elettrodo esplorante dal lato destro della figura 10.5. Il complesso elettrocardiografico, registrato dal lato sinistro del corpo, rappresenta questi processi secondo quanto descritto nella figura 10.7, nella quale osserviamo la sequenza di onde indicate come *P, Q, R, S* e *T*. Nella figura 10.7 sull'asse delle ascisse è riportato il *tempo* in secondi, mentre sull'asse delle ordinate è riferito il voltaggio delle varie onde alla calibrazione di 1mV/cm Vediamo ora il significato delle varie onde.

Onda P. Indica la depolarizzazione degli atri. Ha una durata di circa 0,08 s e un voltaggio di 0,1 – 0,2 mV.

Complesso QRS. Indica le depolarizzazione dei ventricoli ed è detto anche *complesso rapido ventricolare.* Ha una durata di 0,06 – 0,08 s con un voltaggio dell'onda positiva R di 0,6 – 1,0 mV. L'onda Q rappresenta la depolarizzazione del setto interventricolare, l'onda R della parete libera dei ventricoli e l'onda S della base dei ventricoli. Le onde Q ed S negative possono non essere visibili.

Il compleso QRS si allunga nei casi di alterazioni della conduzione intraventricolare, come avviene nei blocchi di branca o nelle extrasistoli ventricolari, e nell'ipertrofia ventricolare.

Onda T. Indica la ripolarizzazione dei ventricoli. Il suo inizio graduale dopo il complesso QRS rende difficile, se non impossibile, stabilirne la durata che viene alle volte riportata in 0,27 s. Il suo voltaggio è di 0.3 – 0,4 mV. Nel capitolo

10.1 è stato detto che nella ripolarizzazione ventricolare la differenza di potenziale tra tessuto polarizzato e tessuto depolarizzato è inferiore che durante la depolarizzazione, a causa di una debole ripolarizzazione già presente nel miocardio che non è ancora tornato allo stato di riposo. Oltre che essere responsabile della minore ampiezza dell'onda T rispetto all'onda R, la debole ripolarizzazione è anche la causa dell'inizio graduale della prima.

Si dice che la ripolarizzazione degli atri, che dovrebbe essere indicata da un'*onda* T_a, sia invisibile in quanto nascosta nel complesso ventricolare. Va detto tuttavia che quest'onda non viene evidenziata neppure quando, in presenza di blocco atrio-ventricolare completo, l'onda P non è seguita dal complesso QRS.

Onda U. Non sempre presente, è un'onda di basso voltaggio che segue talora l'onda T. E' attribuita alla ripolarizzazione dei muscoli papillari o della rete del Purkinje. Può essere presente nell'ipoptassiemia o nell'iperpotassiemia, nel trattamento con glucosidi cardioattivi e con alcuni farmaci antiaritmici.

Osservazioni sul complesso QRS. Nella descrizione del complesso rapido ventricolare, le lettere QRS vengono riferite con carattere maiuscolo o minuscolo a seconda dell'ampiezza dell'onda alla quale si riferisce. Così, nel caso della figura 10.7, il complesso rapido ventricolare viene descritto come qRs.

Secondo la sequenza dell'attivazione ventricolare, il setto interventricolare, che appartiene sia al ventricolo sinistro che al destro, viene attivato simultaneamente da entrambe le branche del fascio di His. Un elettrodo posto dal lato sinistro del corpo vede la coda del vettore di attivazione della componente sinistra del setto e la punta del vettore riferito alla componente destra. Poiché la componente sinistra ha uno spessore maggiore della componente destra, nella somma algebrica tra i due vettori sarà prevalente il vettore di sinistra di cui un elettrodo posto sulla sinistra del corpo vede la coda. Da questo risulta quindi la negatività dell'onda che rappresenta l'attivazione del setto interventricolare.

La positività e l'ampiezza dell'onda R nelle derivazioni di sinistra sono pure da mettere in relazione con le modalità di attivazione delle pareti libere ventricolari. Entrambe vengono attivate dall'endocardio, dove si distribuisce la rete del Purkinje, all'epicardio. Di conseguenza, mentre, rispetto a una registrazione dalla parte sinistra del corpo, la parete libera del ventricolo destro viene attivata da sinistra a destra, la parete libera del ventricolo sinistro viene attivata da destra a sinistra. Dato il maggior spessore del ventricolo sinistro, il vettore risultante sarà rivolto a sinistra con conseguente positività e notevole ampiezza dell'onda R.

La figura 10.8 riporta la rappresentazione dei vettori che, istante per istante, descrivono l'attivazione dei ventricoli.

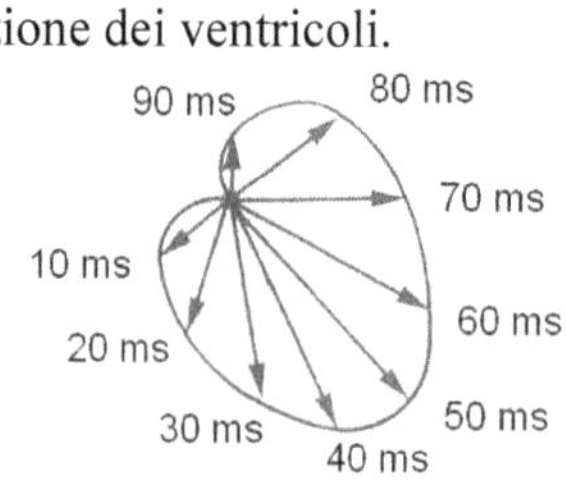

Figura 10.8 Orientamento dei vettori che, istante per istante, descrivono l'attivazione dei ventricoli. L'ansa disegnata dalla punta dei vettori è detta *ansa vettorcardiografica*.

La diffusione dell'impulso agli strati più interni edl miocardio non da origine a manifestazioni elettrocardiografiche, a causa delle modalità in cui questa porzione del cuore viene attivata. Infatti la diffusione dell'impulso dai filamenti provenienti dalla rete del Purkinje al miocardio avviene con la formazione di isolotti di depolarizzazione circondati da miocardio ancora polarizzato. Tra gli isolotti e il miocardio circostante si formano vettori con la punta rivolta verso il miocardio polarizzato. Poiché per ciascun isolotto vi sono vettori rivolti in tutte le direzioni, la loro somma algebrica risulta uguale a zero (Fig 10.9 A). L'espansione di questi isolotti (Fig 10.9 B)porta poi alla loro fusione dal lato sottoendocardico del miocardio (Fig 10.9 C): i vari vettori non saranno più orientati in tutte le direzioni ma saranno tra loro paralleli rivolti con la punta verso il miocardio esterno all'endocardio elettrico. In questo modo si potranno sommare generando l'onda positiva R.

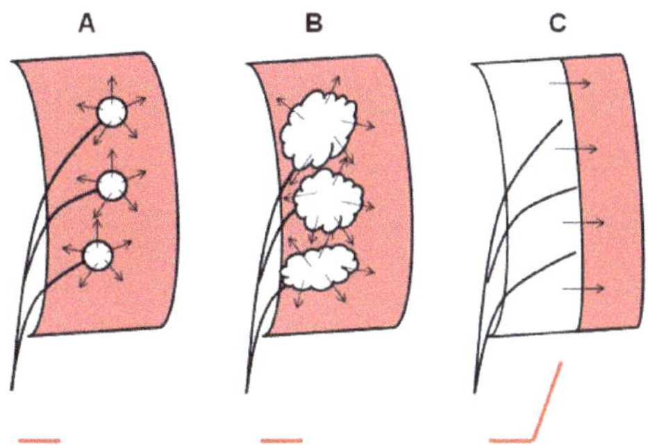

Figura 10.9 Attivazione della parete libera del ventricolo sinistro. In bianco le porzioni di miocardio depolarizzate. A: iniziale depolarizzazione; B: espansione delle aree depolarizzate; C: fusione delle aree depolarizzate con fronte di depolarizzazione che si muove verso l'epicardio. La linea che separa la porzione bianca da quella colorata indica il miocardio elettrico. Vedi spiegazione nel testo.

10.2.1 Intervalli e segmenti elettrocardiografici

L'intervallo PR (o PQ nel caso l'onda Q sia presente) è compreso tra l'inizio dell'onda P e l'inizio del complesso QRS. La sua durata normale è compresa tra 0,12 e 0, 20 s con valore medio e modale di 0,16 s. L'intervallo PR corrisponde al tempo di conduzione atrio-ventricolare. Un allungamento oltre 0,20 s è segno di blocco atrio-ventricolare di I grado (cap. 10.4)

L'intervallo QT è compreso tra l'inizio del complesso QRS e la fine dell'onda T. Viene indicato con il termine di *sistole elettrica.* La sua durata è di 0,43 – 0,44 s. Risulta allungato nell'insufficienza coronarica e accorciato nel sovradosaggio da glucosidi cardioattivi.

A differenza degli intervalli, la durata dei *segmenti* ha poca importanza clinica. Il segmento PR è compreso tra la fine dell'onda P e l'inizio del complesso

QRS. La sua durata dipende da quella dell'onda P. Il segmento ST è compreso tra la fine del complesso QRS e l'inizio dell'onda T. Dato l'inizio progressivo di quest'ultima e l'andamento sinuoso del segmento, la sua durata non può essere definita. In condizioni patologiche il segmento ST può andare incontro a sopra- e sottoslivellamenti.

10.3 LE DERIVAZIONI ELETTROCARDIOGRAFICHE SUL PIANO FRONTALE E L'ASSE ELETTRICO DEL CUORE

Le derivazioni elettrocardiografiche possono essere classificate come *derivazioni sul piano frontale* e *derivazioni sul piano orizzontale.* Le derivazioni sul piano frontale si dividono ulteriormente in *derivazioni bipolari degli arti*, note anche come *derivazioni standard,* e in *derivazioni unipolari degli arti,* mentre le derivazioni sul piano orizzontale sono unipolari e sono dette *derivazioni precordiali* o *toraciche.*

10.3.1 Derivazioni sul piano frontale

In queste derivazioni i vettori che si formano nei processi di depolarizzazione e ripolarizzazione del miocardio vengono considerati nella loro proiezione sulla superficie anteriore o frontale del torace. Le derivazioni bipolari registrano la differenza tra le variazioni di potenziale su un arto verso il quale è rivolta la punta del vettore risultante dalla media dei vari vettori di depolarizzazione ventricolare e le variazioni di potenziale su un arto che vede la coda dello stesso vettore. Se consideriamo che il vettore medio di attivazione ventricolare è rivolto da destra a sinistra e dall'alto verso il basso, si comprende come il braccio sinistro sia posto dal lato positivo rispetto al braccio destro, mentre la gamba sinistra sia posta dal lato positivo sia rispetto al braccio destro che al braccio sinistro. A differenza delle derivazioni bipolari, quelle unipolari non registrano la differenza tra le variazioni di potenziale di due arti, bensì la differenza tra le variazioni di potenziale di un arto rispetto a un punto a potenziale zero.

10.3.1.1 Derivazioni bipolari degli arti

Le derivazioni bipolari degli arti sono dette anche *derivazioni standard* o *derivazioni di Einthoven.* Esse sono state le prime a venire impiegate. A seconda del modo con cui gli arti sono collegati ai poli del galvanometro, le derivazioni standard vengono distinte in I, II e III derivazione.

La I derivazione si ottiene collegando il braccio sinistro positivo con un polo del galvanometro e il braccio destro negativo con l'altro polo. La II derivazione si ottiene invece collegando la gamba sinistra positiva con un polo e il braccio destro negativo con l'altro polo. La III derivazione, infine, si ottiene collegando la gamba sinistra, sempre positiva, con un polo e il braccio sinistro, che in questa registrazione risulta essere negativo, con l'altro polo. Come risulta dalla figura 10.10, appositi elettrodi vengono posti sugli arti e collegati con i poli del galvanometro attraverso cavi lungo ciascuno dei quali sono inserite resistenze di 5000 Ω.

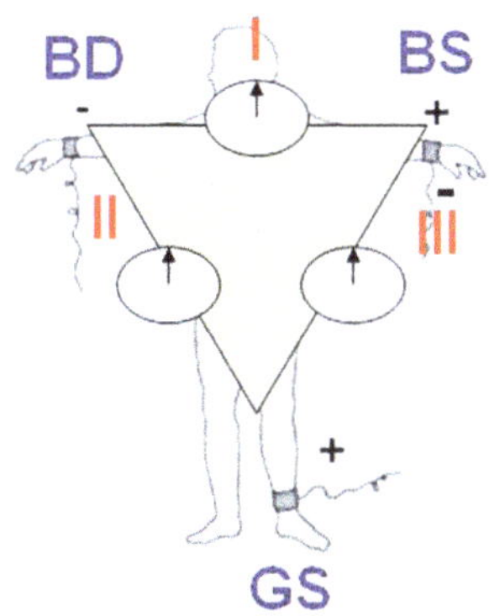

Figura 10.10 Derivazioni bipolari degli arti. BD: braccio destro; BS: braccio sinistro; GS: gamba sinistra. Le elissi con le frecce indicano i galvanometri.

I punti sui quali abbiamo posto gli elettrodi rappresentano gli angoli di un triangolo equilatero che viene detto *triangolo di Einthoven.* Come si vede dalla figura 10.11, ciascun lato del triangolo può essere considerato l'asse di una derivazione.

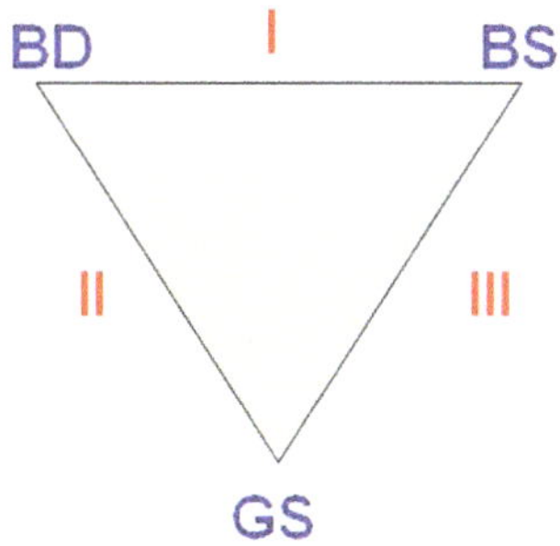

Figura10.11 Triangolo di Eithoven. BD: braccio destro; BS: braccio sinistro; GS: gamba sinistra.

Abbiamo visto come il *vettore risultante* dall'attivazione della massa miocardica ventricolare sia orientato dall'alto verso il basso e da destra verso sinistra. Questo vettore può essere disegnato al centro del triangolo di Einthoven (Fig 10.12). Unendo ortogonalmente la punta e la coda del vettore con i lati del triangolo, otteniamo le proiezioni del vettore sugli assi di derivazione. La lunghezza di queste proiezioni sarà massima nella derivazione (nel nostro caso la II) il cui orientamento è maggiormente parallelo al vettore. Da questa constatazione possiamo capire come utilizzando il triangolo di Einthoven sia possibile identificare con buona approssimazione l'orientamento del vettore sul piano orizzontale del torace.

Come abbiamo già visto, l'attivazione della massa miocardica ventricolare è rappresentata nell' ECG da una sequenza di rapide deflessioni che costituiscono il *complesso QRS* o *complesso rapido ventricolare* (Fig 10.7). Nella maggior parte delle derivazioni di un ECG normale, questo complesso è costituito da una piccola deflessione verso il basso (negativa) detta *onda q,* da un'ampia onda verso l'alto (positiva) detta *onda R* e da una seconda piccola onda negativa detta *onda s.* E' chiaro come la maggiore ampiezza dell'onda R faccia sì che sia in genere quest'onda a determinare in misura preponderante l'ampiezza del vettore di attivazione ventricolare e delle sue proiezioni sull'asse delle derivazioni (Fig 10.12).

Poiché nelle derivazioni elettrocardiografiche si registrano i complessi QRS, da ciascuna derivazione è talora possibile calcolare la risultante dell'onda positiva R e di quelle negative q ed s. Ciascuna risultante può essere riportata sull'asse della rispettiva derivazione come una freccia con la punta rivolta verso l'arto positivo per quel particolare vettore. Poiché ciascuna di queste frecce rappresenta la proiezione del vettore sull'asse di una derivazione, si comprende come da esse si possa riconoscere l'orientamento del vettore.

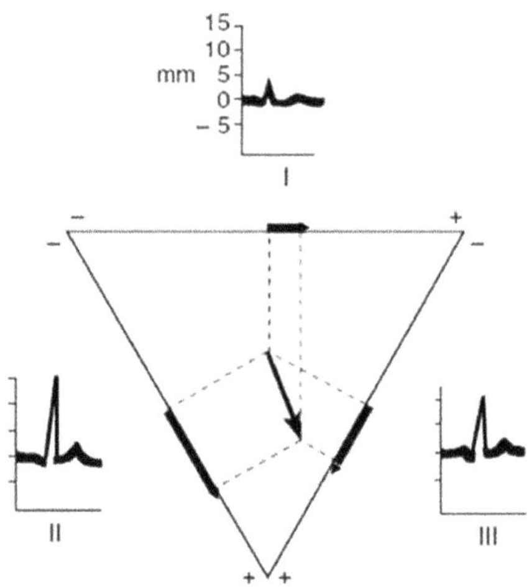

Figura 10.12 Riconoscimento dell'orientamento dell'asse elettrico medio manifesto mediante il triangolo di Eithoven.

10.3.1.2 Derivazioni unipolari degli arti

Le derivazioni unipolari degli arti erano inizialmente costituite dalle *derivazioni di Wilson.* Un polo del galvanometro era collegato con un *elettrodo esplorante* che veniva posto di volta in volta sul braccio destro (derivazione VR), sul braccio sinistro (derivazione VL) e sulla gamba sinistra (derivazione VF), mentre l'altro polo era collegato con un punto a potenziale 0 detto *terminale centrale* (Fig 10.13 A). Gli acronimi VR, VL e VF significavano rispettivamente *voltage right, voltage left* e *voltage foot.* Il terminale centrale era ottenuto applicando la seconda legge di Kirchoff, secondo la quale nei nodi di una maglia nella quale scorra la corrente il potenziale è zero. Il nodo veniva quindi ottenuto unendo in un punto i cavi collegati con i tre arti.

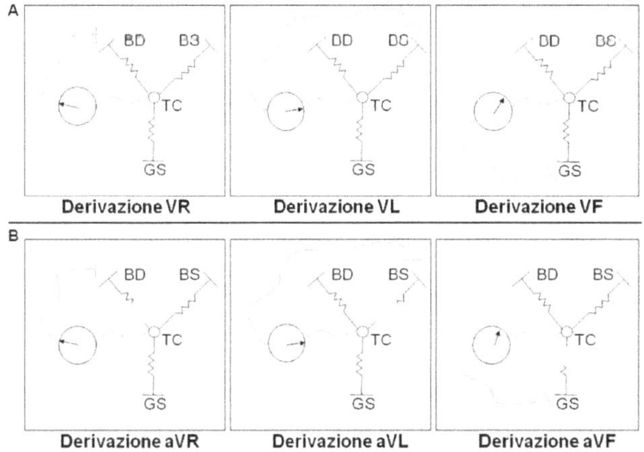

10.13 Derivazioni unipolari degli arti secondo Wilson (A) e secondo Goldberger (B). Vedi spiegazione nel testo.

Le derivazioni di Wilson avevano l'inconveniente di dare deflessioni di ampiezza piuttosto modesta. L'inconveniente è stato superato con le *derivazioni di Goldberger,* che hanno permesso un aumento del 50% dell'ampiezza delle deflessioni. Questo risultato è stato ottenuto disconnettendo di volta in volta l'arto esplorato dal centrale terminale (Fig 10.13 B). Le derivazioni di Goldberger sono le derivazioni aVR, aVL e aVF, dove la lettera "a" significa *augmented.*

Se si vogliono mettere in relazione le derivazioni bipolari con le unipolari degli arti secondo Goldberger, si vede come la I derivazione standard possa essere ottenuta dalla differenza tra le variazioni di voltaggio del braccio sinistro positivo e le variazioni di voltaggio del braccio destro negativo:

$$I\ derivazione\ standard = aVL - aVF. \qquad (10.1)$$

Questa differenza viene ottenuta sottraendo in ciascun istante il voltaggio registrato in aVR dal voltaggio registrato in aVL. Nella realtà la I derivazione corrisponde con buona approssimazione alla differenza tra aVL e aVR solo se vengono considerati i due terzi della differenza, per cui la vera relazione è data da:

$$I\ derivazione\ standard = 2/3(aVL - aVR). \qquad (10.2)$$

Con un ragionamento analogo si può dire che la

$$II\ derivazione\ standard = 2/3(aVF - aVR), \qquad (10.3)$$

e che la

III derivazione standard = 2/3(aVF – aVL). (10.4)

L'asse elettrico del cuore. Proiettato sul piano frontale, il vettore risultante dell'attivazione ventricolare che abbiamo prima descritto è detto *asse elettrico medio manifesto.* Abbiamo già visto come il suo orientamento sul piano frontale possa essere con buona approssimazione identificato con il triangolo di Einthoven che si riferisce unicamente alle derivazioni standard. Se, oltre alle derivazioni standard, utilizziamo anche le derivazioni unipolari degli arti possiamo costruire il *sistema di riferimento esassiale* che permette una valutazione più accurata e rapida dell'orientamento dell'asse elettrico espressa in gradi angolari.

La figura 10.14 illustra la costruzione del sistema di riferimento triassiale ed esassiale. Poiché gli angoli del triangolo di Einthoven corrispondono ai punti degli arti sui quali vengono posti gli elettrodi, essi corrispondono, oltre che ai punti di registrazione delle derivazioni bipolari, anche a quelli di registrazione delle derivazioni unipolari. Se i lati del triangolo vengono traslati al centro dello stesso, otteniamo inizialmente il *sistema di riferimento triassiale.*

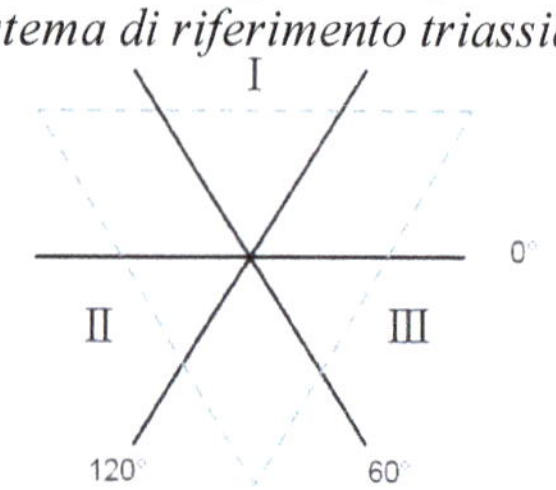

Figura 10.14 Costruzione del sistema di riferimento triassiale. Gli assi delle derivazioni bipolari sono traslati al centro del triangolo di Einthoven.

Nel sistema triassiale consideriamo arbitriamente situato a 0° il punto positivo della I derivazione e, procedendo in senso orario, troviamo a 60° il punto positivo della II derivazione e a 120° il punto positivo della III derivazione. Se ora uniamo il centro del sistema di riferimento triassiale ai punti di registrazione delle derivazioni aVR, aVL e aVF otteniamo il *sistema di riferimento esassiale* (Fig 10.15). In questo sistema vediamo che, rispetto alla I derivazione, aVR si trova a –150°, aVL a –30° e aVF a +90°.

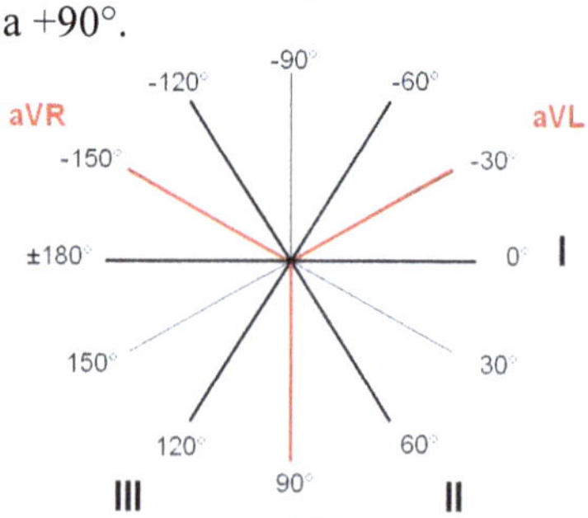

Figura 10.15 Costruzione del sistema di riferimento esassiale a partire dal sistema triassiale. Le derivazioni unipolari (in rosso) e le derivazioni bipolari (in nero) sono riportate con l'orientamento in gradi.

Se poi consideriamo l'insieme delle derivazioni sul piano frontale vediamo come, a partire dal punto di origine dell'eccitamento nell'atrio destro (aVR), la posizione delle varie derivazioni possa essere identificata secondo la sequenza:

aVR: -150°; aVL: -30°; I: 0°; II: +60°; aVF: + 90°; III: +120°. (10.5)

Per identificare l'asse elettrico medio manifesto del cuore mediante il sistema di riferimento esassiale si deve tenere presente la seguente regola: **il complesso QRS ha la massima deflessione positiva nella derivazione verso la quale è rivolta la punta del vettore ed è isodifasica nella derivazione posta a 90° rispetto alla precedente.** Si dice che una deflessione è isodifasica quando la somma algebrica delle componenti positiva e negativa è uguale a zero.

Nella figura 10.16 A, la deflessione ha la massima ampiezza positiva nella II derivazione ed è isodifasica in aVL. Risulta quindi che l'asse elettrico è rivolto a +60°.

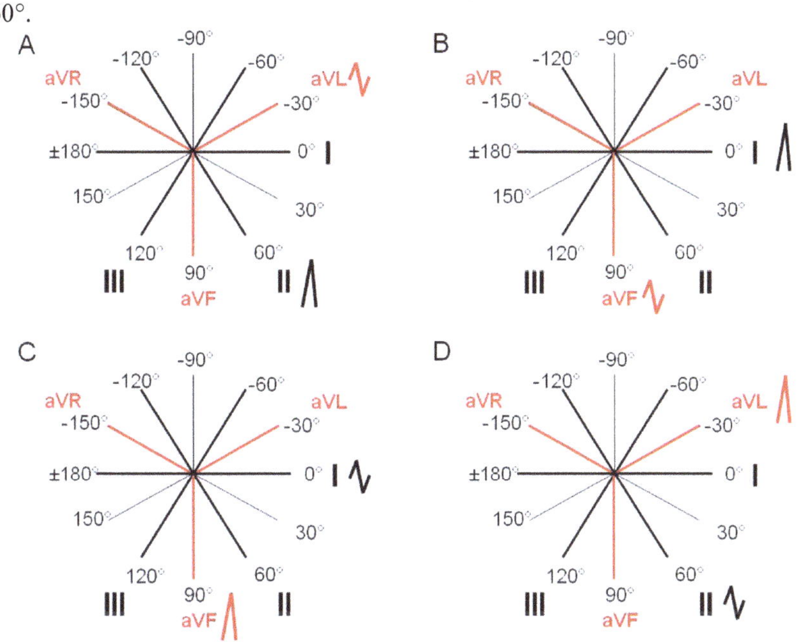

Figura 10.16 Riconoscimento dell'orientamento dell'asse elettrico sul piano frontale mediante il sistema di riferimento esassiale. Vedi spiegazione nel testo.

Nella figura 10.16 B, la deflessione ha la massima ampiezza positiva in I ed è isodifasica nella aVF derivazione. In questo caso l'asse elettrico è orientato a 0°, ossia è orizzontale.

Nella figura 10.16 C, la deflessione ha la massima ampiezza positiva in aVF derivazione ed è isodifasica in I. L'asse elettrico è quindi orientato a +90°, cioè è verticale.

Nella figura 10.16 D, la deflessione ha la massima ampiezza in aVL ed è isodifasica in II. In questo caso l'asse elettrico è orientato a -30°, cioè è ruotato in senso antiorario sul piano frontale.

Non sempre l'asse elettrico è perfettamente orientato verso una derivazione sul piano frontale. Immaginiamo ad esempio che esso sia orientato a 75° dove non esiste il riferimento ad alcuna derivazione (Fig 10.17). Poiché il punto situato a 75° si trova a metà tra la II derivazione e in aVF, in queste due derivazioni verranno registrate deflessioni positive della stessa ampiezza. Dato l'orientamento dell'asse elettrico, la deflessione isodifasica dovrebbe trovarsi a –15° dove non si ha alcuna derivazione. Poiché, rispetto all'orientamento del vettore, la I derivazione è situata, in senso antiorario, ad un angolo inferiore e la aVL, in senso orario, a un angolo superiore a 90°, nella I derivazione la deflessione sarà difasica prevalentemente positiva e in aVL difasica prevalentemente negativa. Con i concetti che sono stati qui esposti il lettore potrà facilmente riconoscere l'orientamento dell'asse elettrico medio manifesto ogni volta che non è rivolto verso una delle derivazioni in uso.

Normalmente l'orientamento dell'asse elettrico del cuore si trova in un angolo compreso tra 0 e 90°.E' chiaro come l'orientamento dell'asse elettrico in condizioni normali rispecchi la posizione del cuore nella gabbia toracica. L'orientamento dell'asse elettrico permette quindi di riconoscere eventuali rotazioni del cuore lungo l'asse antero-posteriore.

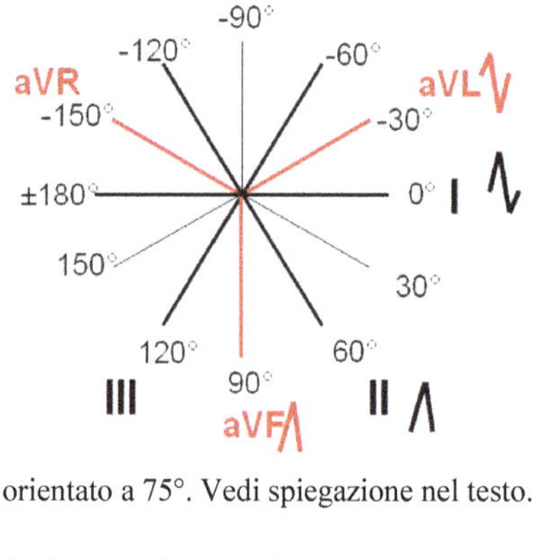

Figura 10.17 Asse elettrico orientato a 75°. Vedi spiegazione nel testo.

10.3.2 Derivazioni sul piano orizzontale

Dette anche *precordiali* o *toraciche* le derivazioni sul piano orizzontale sono derivazioni unipolari nelle quali l'elettrodo esplorante viene collocato in vari punti del torace. Esse sono classificate in V_1, V_2, V_3, V_4, V_5, e V_6.

Per ottenere la derivazione V_1 l'elettrodo viene posto nel quarto spazio intercostale destro, un centimetro all'esterno del margine sternale destro (Fig 10.18).

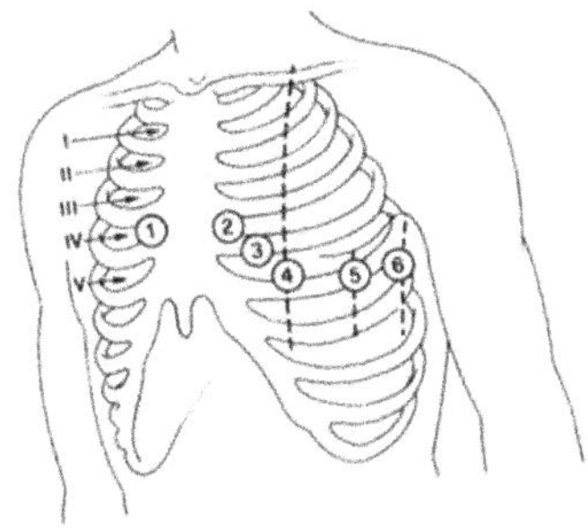

Figura 10.18 Posizione degli elettrodi nelle derivazioni unipolari precordiali.

La derivazione V_2 viene invece ottenuta ponendo l'elettrodo nel quarto spazio intercostale sinistro, un centimetro all'esterno del corrispondente margine sternale.

Il punto di registrazione della V_3 è invece situato nel punto medio della linea che unisce il punto di registrazione della V_2 e quello della V_4, situato quest'ultimo nel quinto spazio intercostale sulla linea emiclaveare.

Per registrare la V_5 e la V_6 non ci si riferisce più agli spazi intercostali, ma al piano orizzontale sul quale si trova la V_4. In particolare la V_5 viene ottenuta ponendo l'elettrodo lungo la linea che scende verticalmente dal pilastro ascellare anteriore, o *linea ascellare anteriore,* mentre per la V_6 esso viene posto lunga linea che scende dalla cupola ascellare o *linea ascellare media.*

Nelle derivazioni precordiali l'attivazione della parete libera del ventricolo sinistro viene vista prima da destra ($V_1 - V_3$) e poi da sinistra (V_5 e V_6). In corrispondenza della V_4 si ha il passaggio da destra a sinistra, per cui il punto della gabbia toracica sulla quale viene registrata questa derivazione viene detto *zona di transizione.*

Se osserviamo la figura 10.19 possiamo osservare come l'attivazione delle pareti libere dei ventricoli sia vista da destra come una profonda deflessione negativa S dovuta alla più evidente attivazione del ventricolo sinistro che viene appunto depolarizzato dall'endocardio elettrico (cap. IV.a) verso l'epicardio e quindi da destra verso sinistra. Nelle precordiali destre un'onda positiva r rappresenta inizialmente soltanto la depolarizzazione del setto per comprendere in V_2 e V_3 anche la depolarizzazione della parte più anteriore della parte libera del ventricolo sinistro.

In V_4 un'onda R e un'onda S, aventi entrambe la medesima ampiezza, segnalano la zona di transizione, ossia il passaggio all'esplorazione del cuore dal lato sinistro, mentre nelle successive V_5 e V_6 la morfologia è tipica delle derivazioni di sinistra e può essere paragonata a quelle delle derivazioni sul piano frontale aVL e $D_{1.}$

Se all'estremità inferiore dell'asse longitudinale che dalla base si porta all'apice del cuore immaginiamo di avere il quadrante di un orologio, possiamo vedere come una posizione del cuore nella quale il ventricolo sinistro sia parzialmente ruotato in avanti possa essere indicata come una *rotazione in senso antiorario lungo l'asse longitudinale*, mentre una rotazione dello stesso ventricolo in una posizione più posteriore della norma possa essere indicata come *rotazione in senso orario.* Nel primo caso la zona di transizione sarà spostata a destra (es. in V_3), mentre nel secondo caso sarà spostata a sinistra (es. in V_5).

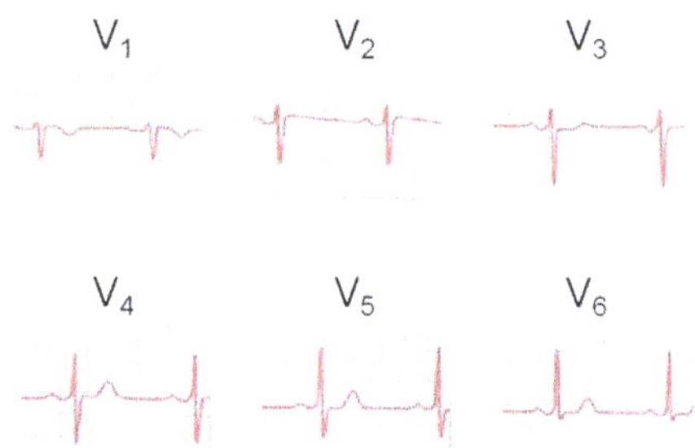

Figura 10.19 ECG nelle 6 derivazioni precordiali. Si noti la zona di transizione in V_4. Vedi spiegazione nel testo.

In sintesi, mentre le derivazioni sul piano frontale ci informano di eventuali rotazioni del cuore lungo l'asse antero-posteriore, le derivazioni sul piano orizzontale ci informano di eventuali rotazioni lungo l'asse longitudinale. Oltre che alle variazioni fisiologiche di posizione, rotazioni dell'asse elettrico del cuore possono anche essere dovute a fattori patologici che esulano dai temi di questo testo.

10.4 ASPETTI ELETTROCARDIOGRAFICI DEI DISTURBI DELLA CONDUZIONE E DELLE PRINCIPALI ARITMIE

10.4.1 Disturbi della conduzione

Disturbi della conduzione. Per comprendere con la dovuta chiarezza i disturbi della conduzione, il lettore deve rifarsi a quanto è stato visto al capitolo 4.1.3.

I principali blocchi della conduzione possono essere *seno-atriale, atrio-ventricolari* e *di branca.*

In presenza di *blocco seno-atriale* l'impulso, dopo essersi normalmente generato nell'avviatore primario, non riesce talora ad uscirne per attivare atri e ventricoli. Nell'ECG questo blocco è rappresentato dal semplice salto di un intero complesso PQRST (Fig 10.20) con improvviso raddoppio dell'intervallo fra due onde R.

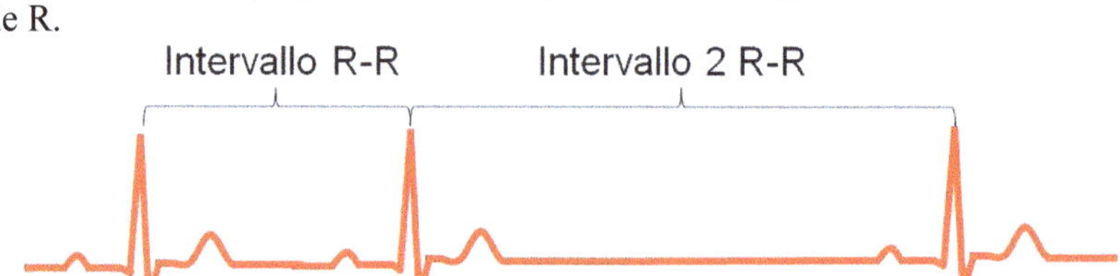

Figura 10.20 Blocco seno-atriale. Vedi spiegazione nel testo.

I blocchi atrio-ventricolari (A-V) possono essere di I, II e III grado. Nel *blocco di I grado* si ha semplicemente un rallentamento della conduzione atrio-ventricolare con allungamento dell'intervallo PR (o PQ nel caso l'onda Q sia presente) oltre 0,20 s (Fig 10.21).

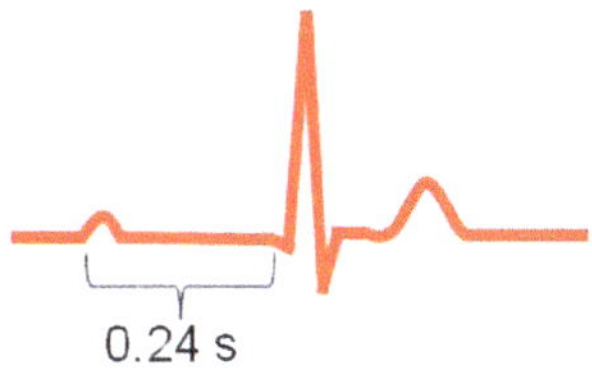

Figura 10.21 Blocco atrio-ventricolare di primo grado. Vedi spiegazione nel testo.

Il blocco di II grado può essere di *tipo Wenckebach* o di *tipo Moebitz.* Il blocco di tipo Wenckebach, detto anche di Moebitz I, è costituito dai cosiddetti periodi di Wenckebach, ossia da sequenze di battiti nei quali l'intervallo PR va incontro ad un progressivo allungamento che termina quando un'onda P non è seguita dal complesso QRS (Fig 10.22). Dopo il salto del complesso ventricolare, inizia un altro periodo di Wenckebach che termina anch'esso con un'onda P non seguita dal QRS.

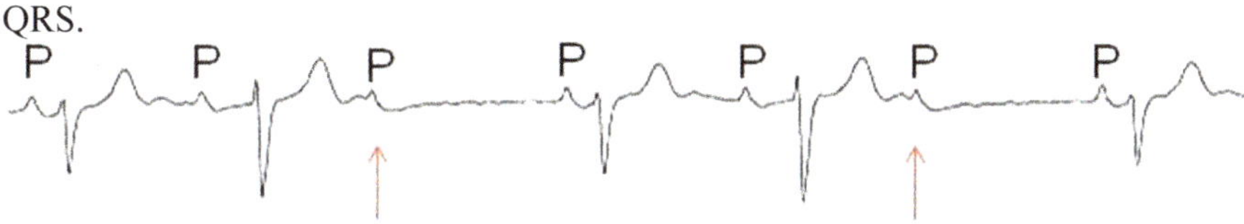

Figura 10.22 Blocco atrio-ventricolare di secondo grado di tipo Wenckebach. Si noti, per ciscun ciclo di Wenckebach, l'allungamento dell'intervallo PR nel corso di due battiti successivi con assenza di conduzione ai ventricoli per la terza onda P. Le frecce rosse indicano la depolarizzazione atriale non condotta ai ventricoli.

Il blocco di tipo Moebitz, detto anche di Moebitz II, è caratterizzato dai periodi di Moebitz nei quali l'intervallo PR rimane di durata costante fino a che, improvvisamente, un'onda P non è seguita dal complesso QRS (Fig 10.23).

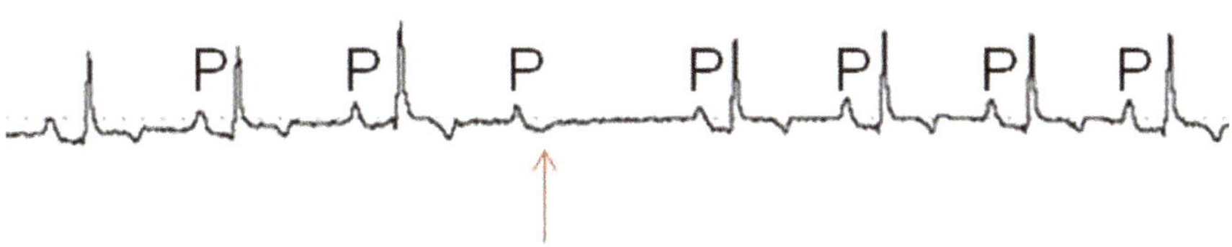

Figura 10.23 Blocco atrio-ventricolare di secondo grado di tipo Moebitz. L'intervallo PR rimane costante finché un'onda P (freccia rossa) non riesce ad attivare i ventricoli.

Anche in questo caso, terminato un periodo, ne inizia uno successivo. Nel blocco di tipo Moebitz l'intervallo PR, quando presente, può avere una durata normale o, più di frequente, superiore a 0,20 s.

Intermedio tra il blocco di tipo Wenckebach e quello di tipo Moebitz è il blocco A-V a minimo incremento. Ad una registrazione elettrocardiografia a velocità normale (25 mm/s), questo blocco non rivela alcun allungamento progressivo dell'intervallo PR, per cui assomiglia al blocco di tipo Moebitz. L'allungamento viene invece evidenziato, sia pure in misura assai ridotta rispetto al blocco di tipo Wenckebach, se la carta viene fatta scorrere a velocità molto più elevata. Si ritiene che la sede del blocco a minimo incremento si trovi nella parte bassa, o hissiana, del nodo atrio-ventricolare (NAV).

Il blocco A-V di III grado è detto anche *blocco completo atrio-ventricolare* (Fig 10.24). In questo blocco nessun impulso viene condotto dagli atri ai ventricoli. Di conseguenza, mentre gli atri continuano a pulsare alla frequenza del ritmo sinusale, i ventricoli pulsano ad un *ritmo idioventricolare* caratterizzato da una frequenza non superiore a 25–30 battiti al minuto. Nell'ECG questo tipo di blocco è rappresentato dal susseguirsi a frequenza normale di onde P non seguite da complessi QRS e dalla presenza, senza alcuna relazione con le onde P, di complessi ventricolari di morfologia irregolare che si succedono a bassa frequenza con cadenza costante. Poiché una frequenza ventricolare di 25–30 b.p.m. non è in grado di produrre una gettata cardiaca capace di permettere una normale vita di relazione, il cuore viene portato ad una frequenza normale mediante l'impianto di *segnapasso o pacemakers artificiali.*

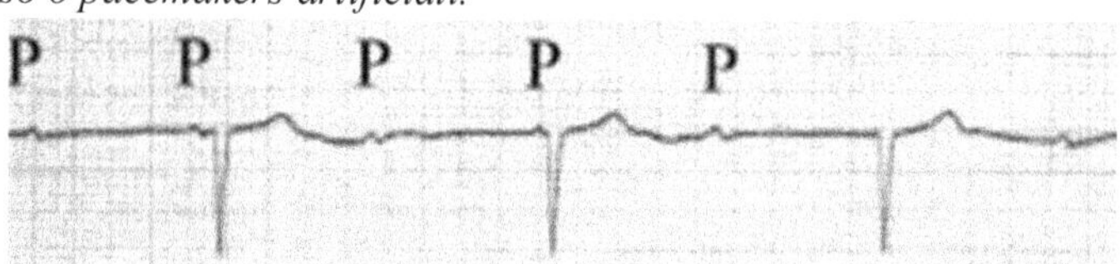

Figura 10.24 Blocco atrio-ventricolare di terzo grado. Le onde P si susseguono alla normale frequenza sinusale senza venire condotte ai ventricoli che pulsano di un ritmo idio-ventricolare a bassa frequenza.

Un blocco A-V di III grado si può instaurare sulla base di preesistenti blocchi di I o di II grado. In ogni caso, quando si instaura, comporta l'arresto dell'attività ventricolare con caduta della pressione arteriosa al valore della pressione sistemica media. Il periodo in cui si ha assenza di sistoli ventricolari viene detto *pausa preautomatica* e può durare talora alcuni minuti. Al termine della pausa preautomatica, iniziano alcuni battiti idioventricolari caratterizzati da complessi QRS non preceduti da onde P e aventi una morfologia ben diversa da quella dei battiti sinusali. In particolare, a causa della modalità di attivazione ventricolare, questi complessi hanno in genere una durata maggiore di quelli di origine sinusale.

Dapprima bassissima, la frequenza dei battiti idioventricolari va progressivamente aumentando fino a raggiungere quella stabile del ritmo idioventricolare. L'aumento progressivo, sia pur limitato, della frequenza ventricolare costituisce la *fase di riscaldamento.*

Se il periodo di asistolia ventricolare che precede la pausa preautomatica dura un tempo in genere superiore a tre – cinque minuti, il paziente può andare incontro a lesioni irreversibili del sistema nervoso centrale. Se invece la durata della pausa preautomatica non è eccessiva, il paziente si può riprendere dopo una transitoria perdita di coscienza. Naturalmente, come è già stato detto, un ritmo idioventricolare non permette un completo recupero della normale gettata cardiaca.

Il ritmo idioventricolare da blocco A-V di III grado non deve essere confuso con la *dissociazione atrio-ventricolare* (Fig 10.25).

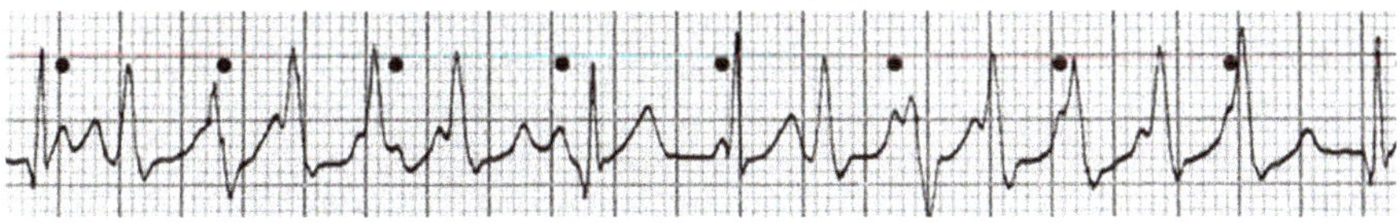

Figura 10.25 Dissociazione atrio-ventricolare da maggiore frequenza ventricolare rispetto a quella sinusale. Le onde P, indicate con i pallini neri, non possono venire condotte ai ventricoli in quanto questi pulsano ad una frequenza più elevata a causa di un focus ectopico.

In questo caso la conduzione A-V può essere normale, ma i ventricoli pulsano con una frequenza superiore a quella degli atri dai quali non possono più essere controllati per la legge della prevalenza del segnapasso a frequenza più elevata. La dissociazione avviene in presenza di *tachicardia ventricolare* o, meno di frequente, di *ritmo ventricolare accelerato.* E' quest'ultimo un ritmo patologico di origine ventricolare a frequenza costante che, pur se non elevata, è comunque superiore a quella del nodo del seno. Sia nella tachicardia ventricolare che nel ritmo idioventricolare accelerato, il sistema di conduzione atrio-ventrcicolare può essere perfettamente funzionante.

I blocchi di branca. I blocchi di branca riguardano l'impossibilità dell'impulso di propagarsi lungo una delle due branche. Esistono quindi *blocchi di branca destra* e *blocchi di branca sinistra.* Il ventricolo interessato dal blocco viene tuttavia ugualmente eccitato per il propagarsi attraverso il miocardio di lavoro dell'impulso che ha già raggiunto l'altro ventricolo. A causa del maggior tempo impiegato da questa conduzione anomala dell'impulso, il complesso QRS ha una morfologia anomala e una durata superiore al normale.

In genere in caso di blocco di branca sinistra, il complesso rapido ventricolare, allargato in tutte le derivazioni, presenta un'onda *R* sdoppiata nelle derivazioni di sinistra (Fig 10.26 A). In genere in caso di blocco di branca destra, l'onda *R* sdoppiata è presente nelle derivazioni di destra, mentre un'onda *s* di maggior durata della *R* nelle derivazioni di sinistra (Fig 10.26 B).

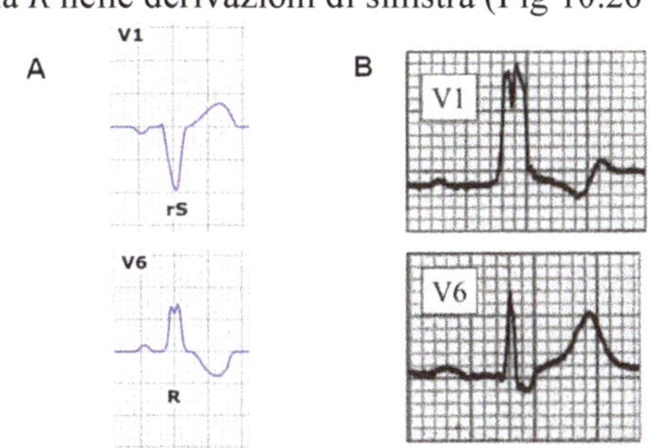

Figura 10.26 Blocco di branca sinistra (A) e destra (B). vedi spiegazione nel testo.

10.4.2 Aritmie

Le aritmie di più frequente riscontro elettrocardiografico sono le extrasistoli e le tachiaritmie sopraventricolari e ventricolari.

Le extrasistoli. Le extrasistoli, dette anche *battiti prematuri*, sono battiti che insorgono al di fuori del nodo del seno in anticipo rispetto alla sequenza del ritmo sinusale. Prima che si manifesti il successivo battito sinusale, le extrasistoli sono seguite da un intervallo di durata superiore a quella di un normale ciclo cardiaco, quale si può misurare dalla distanza tra due onde *R* (intervallo R-R). Questo intervallo è detto *pausa postextrasistolica,* che nel caso delle extrasistoli ventricolari ha i caratteri di *pausa compensatoria.*

Nella pausa postextrasistolica delle extrasistoli sopraventricolari l'intervallo tra l'onda R che precede l'extrasistole e quella che la segue ha una durata inferiore a due cicli cardiaci, mentre nella pausa compensatoria delle extrasistoli ventricolari tale intervallo ha la stessa durata di due intervalli R-R.

In dipendenza dalle modalità di comparsa, le extrasistoli possono essere *sporadiche,* in forma di *ritmo bigemino* o *bigeminismo* oppure di *ritmo trigemino* o *trigeminismo.* Mentre le extrasistoli sporadiche insorgono occasionalmente nel corso di un ritmo sinusale, si parla di ritmo bigemino quando ogni battito sinusale è seguito da un'extrasistole e di ritmo trigemino quando si susseguono due battiti sinusali e un'extrasistole.

In dipendenza della sede di insorgenza, le extrasistoli sono classificate in *sopraventricolari* e *ventricolari.* Le extrasistoli sopraventricolari devono il loro nome al fatto che, oltre che negli atri, possono insorgere in qualsiasi punto situato al di sopra della biforcazione del fascio di His, mentre quelle ventricolari insorgono al di sotto della biforcazione, sia nel sistema di conduzione che, di rado, nel comune miocardio di lavoro.

Nelle extrasistoli sopraventricolari l'impulso, a causa della sua sede di origine, si propaga ai ventricoli secondo la sequenza tipica dei battiti sinusali, per cui il complesso QRS ha un aspetto normale. Un'extrasistole sopraventricolare viene quindi riconosciuta per la sua comparsa anticipata, per la presenza di pausa postextrasistolica non compensatoria e per l'aspetto irregolare o l'assenza dell'onda P.

Le extrasistoli sopraventricolari che insorgono nel nodo AV, sono indicate come *nodali* e vengono suddivise in nodali alte, medie e basse. In tutti e tre i tipi, l'impulso viene condotto in via retrograda agli atri e in via anterograda ai ventricoli.

Nelle extrasistoli nodali alte si ritiene che l'impulso insorga nella parte alta del nodo AV. L'attivazione atriale in via retrograda fa sì che l'onda P risulti capovolta e che, per la prossimità agli atri del punto di insorgenza dell'impulso, preceda il complesso QRS. Per ragioni facilmente intuibili, nel caso del blocco nodale medio, l'attivazione degli atri è più tardiva per cui l'onda P sembra assente in quanto mascherata dal complesso rapido ventricolare. Nel blocco nodale inferiore, infine, l'onda P capovolta segue il complesso QRS (Fig 10.27).

Nelle extrasistoli ventricolari l'impulso insorge, come abbiamo visto, in un punto situato in uno dei due ventricoli al di sotto della biforcazione del fascio di His. Il più delle volte esso insorge in una fibra anche periferica del sistema di conduzione, o addirittura nel miocardio di lavoro. A causa della sede di origine dell'impulso extrasistolico, la sequenza dell'attivazione ventricolare è diversa da quella dei battiti sinusali e delle extrasistoli sopraventricolari. Il complesso QRS ha quindi una forma irregolare, una durata superiore alla norma e talora una polarità invertita. A questi primi e immediati segni di riconoscimento si aggiunge l'assenza di onda P prima del complesso ventricolare e il carattere compensatorio della pausa postextrasistolica (Fig 10.27).

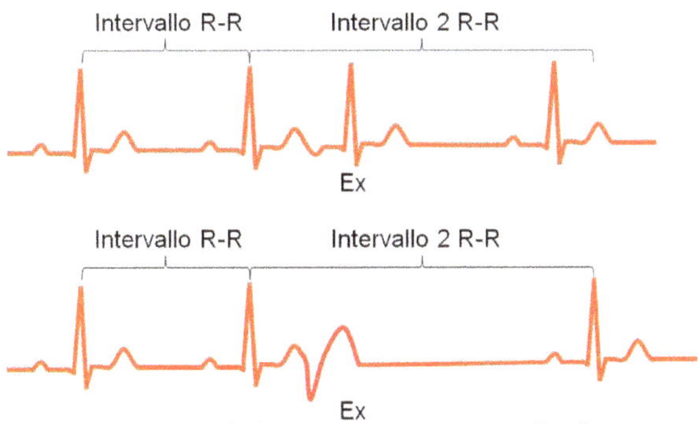

Figura 10.27 Extrasistole sopraventricolare con pausa postextrasistolica non compensatoria (A). Extrasistole ventricolare con pausa compensatoria (B). Vedi spiegazione nel testo.

A questo punto è necessario chiarire la ragione per cui la pausa postextrasistolica non è compensatoria dopo le extrasistoli sopraventricolari, mentre è compensatoria dopo le extrasistoli ventricolari (Fig 10.28). Nella parte *A)* della figura è schematicamente riportato come in un ritmo sinusale l'impulso insorga nel nodo del seno, si propaghi attraverso gli atri, subisca un rallentamento durante il passaggio lungo il nodo AV per propagarsi infine ai ventricoli. Gli impulsi insorgono a intervalli di 800 ms l'uno dall'altro e i ventricoli sono attivati con la stessa sequenza anche se con un certo ritardo rispetto agli atri.

Ad un certo punto nell'atrio compare un'extrasistole *E* che, nel caso illustrato, insorge 300 ms dopo che si è formato il precedente battito sinusale. L'impulso extrasistolico si propaga non solo al ventricolo attraverso al nodo AV, ma anche all'atrio e al nodo del seno dove interrompe la formazione dell'impulso sinusale. Il ventricolo viene pure attivato 300 ms dopo che è stato raggiunto dal precedente battito sinusale. Nel frattempo il nodo del seno ha iniziato a generare un altro impulso che si compierà dopo che sono trascorsi 800 ms dall'istante in cui è stato inibito dall'extrasistole. Rispetto a questa, i ventricoli sono attivati dopo una pausa extrasistolica pari alla somma di un ciclo sinusale (800 ms) e del tempo impiegato dall'extrasistole ad inibire l'attività del nodo del seno. Se immaginiamo che questo tempo sia di 200 ms, la pausa postexrasistolica sarà di 1000 ms. Essa non sarà compensatoria in quanto l'intervallo tra il battito che precede e quello che segue l'extrasistole è inferiore (1300 ms) a due cicli sinusali (1600 ms).

Anche se insorge nel nodo AV, un'extrasistole sopraventricolare può diffondersi in via retrograda all'atrio e interrompere la formazione di un impulso nel nodo del seno.

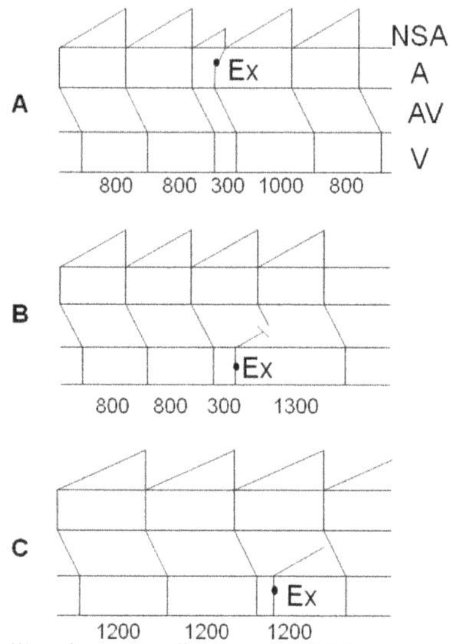

Figura 10.28 Diffusione dell'eccitamento di una extrasistole sopraventricolare (A), ventricolare (B) e ventricolare interpolata (C). Vedi spiegazione nel testo.

A differenza delle extrasistoli sopraventricolari quelle ventricolari non giungono di norma ad inibire il nodo del seno che riesce quindi a portate a termine la formazione dell'impulso. Come si può osservare nella parte *B)* della figura, l'extrasistole E generatasi nei ventricoli 300 ms dopo che questi sono stati attivati da un impulso sinusale, si propaga a ritroso lungo il fascio di His e il nodo AV. A questo livello essa collide con l'impulso sinusale che ha potuto generarsi normalmente, ma che ora viene bloccato prima di giungere ad attivare i ventricoli. Questi, dopo l'extrasistole, saranno attivati dall'impulso sinusale che si è formato 800 ms dopo quello bloccato. Se il blocco è avvenuto 300 ms dopo l'insorgenza dell'extrasistole, la pausa postextrasistolica non sarà più di 1000, bensì di 1300 ms in quanto l'impulso sinusale che è stato bloccato non è abortito durante la formazione ma si è completato alla normale scadenza. Se ora sommiamo l'intervallo tra l'onda R che precede l'extrasistole (300 ms) e quella che la segue (1300 ms) vediamo che esso ammonta a 1600 ms alla durata di due normali cicli sinusali.

Nella parte *C)* della figura, possiamo vedere un'extrasistole ventricolare che si inserisce tra due battiti sinusali senza alterarne né la formazione né la propagazione. Si tratta in questo caso di un'*extrasistole interpolata* che compare tra due battiti sinusali a normale scadenza e non è seguita da pausa postextrasistolica. La figura illustra come questa extrasistole non riesca a bloccare l'impulso sinusale a causa della bassa frequenza cardiaca.

Le extrasistoli possono ancora distinguersi a seconda della durata dell'intervallo che le separa dal battito sinusale che le precede. Se questo intervallo è sempre lo stesso ogni volta che l'extrasistole compare, si parla di *extrasistoli ad accoppiamento fisso*, mentre se varia di parla di *extrasistoli ad accoppiamento variabile* o *parasistoli.* Come si vedrà più avanti, mentre le extrasistoli ad accoppiamento fisso sono dovute a rientro dell'eccitamento in una maglia di fibre, le extrasistoli ad accoppiamento variabile sono dovute all'attività di un focus ectopico anomalo che genera impulsi con una propria frequenza piuttosto bassa (es. un'extrasistole ogni 10 s) senza alcuna interferenza ad opera del ritmo sinusale. La mancata cancellazione del ritmo extrasistolico a bassa frequenza ad opera del ritmo sinusale a frequenza più elevata è attribuita all'esistenza di un *blocco di entrata* che protegge il focus ectopico dalla depolarizzazione ad opera dell'impulso sinnusale.

Una caratteristica delle extrasistoli ad accoppiamento variabile consiste nel fatto che esse compaiono secondo un loro proprio periodo di base o secondo un multiplo di questo periodo fondamentale. Così se un'extrasistole compare dopo un periodo di 10 s, nel caso essa non si manifesti allo scadere di questo intervallo di tempo, si manifesterà dopo 20 o 30 o 40 s. Il motivo per cui un extrasistole ad accoppiamento fisso alle volte non compare dopo il periodo minimo è dovuto al fatto che in quell'istante il miocardio si trova in periodo refrattario in quanto è stato appena attivato da un battito sinusale. In questo caso si dice che il focus ectopico è soggetto ad un *blocco di uscita.*

Mentre le extrasistoli ad accoppiamento fisso non rivestono particolare carattere di pericolo, quelle ad accoppiamento variabile possono essere causa di *fibrillazione miocardica* che, nel caso interessi i ventricoli, può essere responsabile della morte del soggetto colpito. Durate la parte discendente dell'onda T dell'ECG il miocardio si trova in periodo refrattario relativo. Durante questo periodo vi è un istante, detto periodo vulnerabile, nel il quale il sopraggiungere di un impulso ectopico può provocare una fibrillazione ventricolare. Poiché un'extrasistole ad accoppiamento variabile può cadere in qualsiasi momento, essa può insorgere proprio durante questo periodo. Ciò che fortunatamente il più delle volte impedisce questo esito è il fatto che il focus ectopico in quell'istante può trovarsi circondato da un blocco di uscita.

Dal punto di vista emodinamico, le extrasistoli si dividono ancora in efficaci e inefficaci. Le *extrasistoli efficaci* generano una gettata sistolica, sia pure ridotta, in quanto, rispetto al battito sinusale precedente, insorgono dopo che è intercorso un tempo di diastole sufficientemente lungo da assicurare un adeguato riempimento ventricolare, mentre le extrasistoli inefficaci non possono generare alcuna gettata in quanto sono troppo precoci per permettere un adeguato riempimento ventricolare. A causa della lunga durata della pausa postextrasistolica, la gettata sistolica del battito che segue l'extrasistole è maggiore di quella degli altri battiti sinusali. A generare questa maggiore gettata, oltre che un maggiore riempimento, contribuisce anche il maggior tempo diastolico a disposizione del Ca^{2+} per fluire nella cisterna terminale dal punto in cui è stato fatto rientrare dal SERCA2 nel reticolo saroplasmatico.

Abbiamo visto che i meccanismi genetici delle extrasistoli sono in genere costituiti dal *rientro dell'eccitamento* nel caso di quelle ad accoppiamento fisso, e dalla comparsa di un *focus ectopico* protetto da un blocco di entrata nel caso di quelle ad accoppiamento variabile. Per quanto riguarda le extrasistoli ad accoppiamento fisso è anche possibile che la genesi sia dovuta al reinnesco di una fibra ad opera di un potenziale postumo o ritardo della ripolarizzazione nella fase 3 di un potenziale d'azione.

Per comprendere la natura di un rientro dell'eccitamento dobbiamo partire dal concetto che dal punto di vista funzionale il miocardio si comporta come un sincizio. Come si può osservare nella figura 10.29, in condizioni normali un impulso che arriva dall'estremità *I* del sincizio raggiunge l'estremità *II* dopo essere passato nello stesso tempo attraverso sia il lato sinistro che il lato destro della maglia (Fig 10.29 A). Se per un qualche alterazione una fibra del lato destro della maglia ha un periodo refrattario più lungo delle restanti parti, l'impulso che arriva da *I* passa normalmente dal lato sinistro, mentre rimane bloccato nel lato destro (Fig 10.29 B). Passato dal lato sinistro, l'impulso arriva in *II* dove non solo procede distalmente, ma sale a ritroso lungo la parte del lato destro che prima non è stata depolarizzata. Risalendo lungo a questo lato esso arriva al punto dove prima era stato bloccato, ma che ora ha avuto ormai il tempo di recuperare una normale eccitabilità. In tal modo l'impulso rientra nella restante parte della maglia che viene quindi nuovamente eccitata insieme a tutto il miocardio (Fig 10.29 C). Poiché, ogni volta che il blocco si manifesta, l'impulso deve percorrere la stessa strada per riattivare la maglia, si comprende come le extrasistoli generate con questo meccanismo siano ad accoppiamento fisso. Per la genesi delle extrasistoli ad accoppiamento fisso da potenziali postumi si veda il capitolo 3.4.

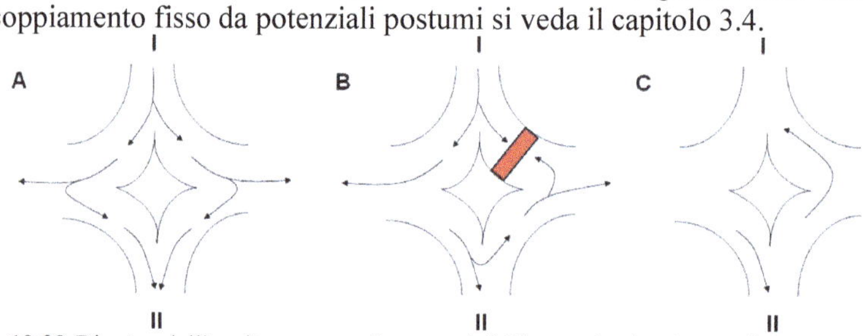

Figura 10.29 Rientro dell'eccitamento nella genesi dell'extrasistole. A: condizione normale; B: blocco dell'eccitamento in una branca della maglia del sincizio miocardico; C: rientro dell'eccitamento dopo risoluzione del blocco.

Sul modo con il quale la presenza di un focus ectopico possa generare extrasistoli ad accoppiamento variabile o parasistoli si è gia parlato poco sopra nella descrizione di questo tipo di aritmie.

Le tachiaritmie sopraventricolari rilevabili con maggior frequenza sono il *flutter o vibrazione atriale* e *la fibrillazione atriale.*

Nel *flutter atriale* gli atri sono sede della comparsa a frequenza assai elevata (200 – 300 b.p.m.) di impulsi che si formano al di fuori del nodo del seno. Nell'ECG l'attività atriale non è più rappresentata dalla presenza di onde *P* prima di ogni battito ventricolare, bensì da un susseguirsi a denti di sega di onde di morfologia anomala (Fig 10.30) dette *onde di flutter* o *onde F.* Queste onde sono dinamicamente efficaci in quanto causano la contrazione pressoché simultanea di tutte le fibre del miocardio atriale. La loro elevata frequenza fa sì che non tutte queste onde possano venire condotte ai ventricoli a causa del periodo refrattario del nodo AV. Il risultato è che il complesso QRS, di normale morfologia, si manifesta solo dopo alcune onde *F*. Ne consegue che nel flutter atriale esiste un rapporto di conduzione che può essere 2:1, 3:1 o altro. Così, se in presenza di una frequenza atriale di 300 b.p.m. il rapporto di conduzione è 2:1, la frequenza ventricolare sarà di 150 b.p.m., mentre se il rapporto di conduzione è 3:1, la frequenza ventricolare sarà di 100 b.p.m. In entrambi i casi i ventricoli pulsano comunque in modo ritmico. Alle volte è anche possibile che il rapporto di conduzione non resti fissato ad un valore costante, ma vari di volta in volta passando ad esempio da 2:1 a 3:1 per tornare a 2:1 o addirittura ad 1:1. In questo caso i ventricoli pulsano in modo totalmente aritmico anche se attivati da complessi QRS di forma del tutto regolare a causa della loro origine sopraventricolare.

Dal punto di vista emodinamico l'ampiezza delle gettata sistoliche è maggiore quanto maggiore è la durata dell'intervallo R–R che le precede ed è costante se è costante nel tempo il rapporto di conduzione A-V. Se tuttavia la frequenza ventricolare supera il limite critico superiore di Wenckebach (180 b.p.m), le gettate sistoliche si riducono notevolmente compromettendo anche la gettata cardiaca (vedi cap. 5.6).

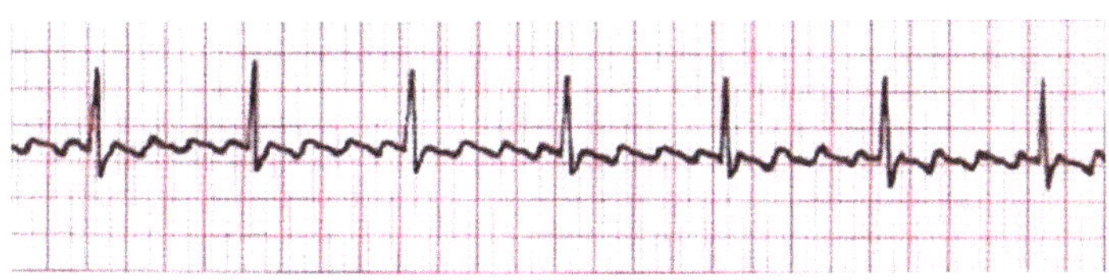

Figura 10.30 Flutter atriale. Si noti il rapporto di conduzione atrio-ventricolare di 4:1. Per ciascun ciclo ventricolare un'onda F è nascosta dal complesso QRS.

La *fibrillazione atriale* è la causa più frequente di aritmia totale dei ventricoli. In questo tipo di aritmia le varie fibre del miocardio atriale non sono né attivate in modo sincrono, né si contraggono in modo simultaneo, ossia sono sede di completa desincronizzazione elettrica e meccanica. A causa di questa desincronizzazione gli atri non partecipano in modo dinamicamente efficace al riempimento ventricolare. Il nodo AV, continuamente bombardato da impulsi ad altissima frequenza (400 – 800/min) ne lascia passare soltanto un numero limitato in modo del tutto irregolare. Nell'ECG le onde *P* sono sostituite da piccole e continue irregolarità della linea di base, lungo la quale compaiono complessi QRS di forma normale ma con sequenza del tutto aritmica (Fig 10.31). La frequenza ventricolare media risulta in genere alquanto elevata.

Dal punto di vista emodinamico nella fibrillazione atriale le gettate sistoliche sono più o meno ampie a seconda della durata dell'intervallo che le separa dal precedente battito ventricolare. A differenza di quanto avviene nel flutter, nella fibrillazione gli atri non partecipano con la loro contrazione al riempimento ventricolare, per cui i battiti che seguono il precedente a breve intervallo di tempo (es. 300 ms) sono inefficaci, mentre nel flutter sono accompagnati da una sia pur ridotta gettata sistolica. Per quel che riguarda la gettata cardiaca, essa si riduce se aumenta eccessivamente la frequenza ventricolare. Una fibrillazione atriale con frequenza ventricolare media non molto elevata può essere facilmente sopportata dal paziente.

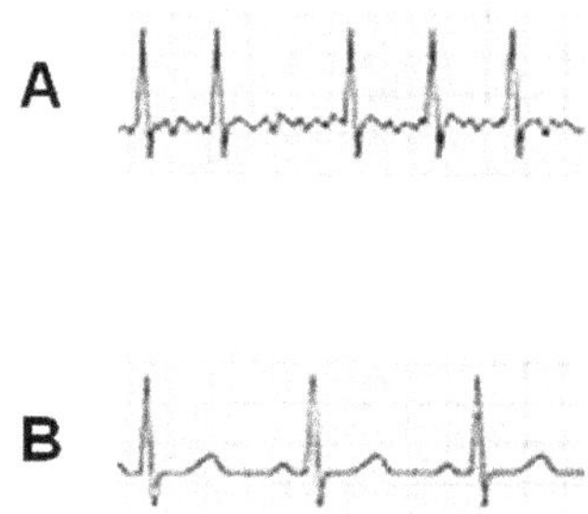

Figura 10.31 A: Fibrillazione atriale; B: ritmo sinusale dello stesso paziente. La frequenza media ventricolare nella fibrillazione atriale risulta più elevata che nel ritmo sinusale.

La fibrillazione atriale si alterna spesso al flutter per cui molte volte ci si trova di fronte al quadro del *fibrillo-flutter atriale.* Flutter, fibrillazione e fibrillo-flutter atriale possono essere manifestazioni transitorie o durare per mesi e anni.

La *tachicardia ventricolare* si presenta come un susseguirsi rapido di extrasistoli ventricolari (Fig 10.32). La frequenza può essere talora così elevata (superiore a 180 b.p.m.) da compromettere gravemente gettata sistolica, gettata cardiaca e pressione arteriosa. In genere la tachicardia ventricolare, quando non viene interrotta con mezzi farmacologici o elettrici, esita in una fibrillazione ventricolare letale. All'esito in fibrillazione contribuisce la riduzione del flusso coronarico causato dalla ridotta pressione arteriosa. La causa della tachicardia ventricolare risiede in genere in patologie gravi del miocardio che possono portare sia all'insorgenza di foci ectopici sia al reinnesco di una fibra ad opera di depolarizzazioni postume. L'ischemia miocardica può portare alla tachicardia e alla fibrillazione ventricolare in un tempo assai più breve di quello di circa 30 min necessario all'instaurarsi di un infarto.

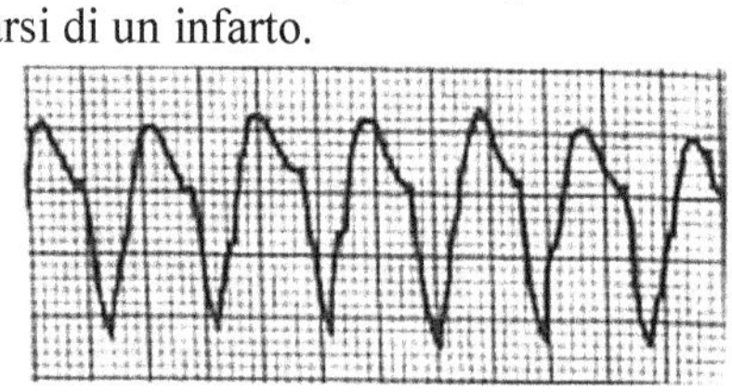

Figura 10.32 Esempio di tachicardia ventricolare.

Nella *fibrillazione ventricolare* la desincronizzazione della contrazione delle varie fibre miocardiche rende impossibile lo sviluppo di una pressione ventricolare capace di aprire le valvole aortica e polmonare e di produrre la gettata sistolica. La pressione arteriosa scende rapidamente al valore sistemico medio e, se non si interviene immediatamente con la defibrillazione, si ha la morte del paziente. In genere morti attribuite ad un non meglio identificato arresto cardiaco sono dovute alla fibrillazione ventricolare. Nell'ECG la fibrillazione ventricolare è caratterizzata da una irregolarità della linea di base senza che si possano osservare i complessi QRST (Fig 10.33 B).

Quando si ha il passaggio dalla tachicardia alla fibrillazione ventricolare, i complessi QRST, oltre a farsi più frequenti, diventano progressivamente più allargati a denotare un progressivo deterioramento della conduzione interventricolare (Fig 10.33 A). Come si può infatti vedere nella figura, mentre ad una frequenza non eccessivamente elevata i complessi non sono ancora molto allargati e sono separati l'uno dall'altro da un sia pur breve tratto isoelettrico, ad una frequenza di 312 b.p.m. sono più larghi e non presentano più alcun tratto isoelettrico che li separi. In queste condizioni ciascuna depolarizzazione insorge prima che sia terminata la ripolarizzazione del battito precedente, per cui le fibre vengono attivate in modo sempre meno sincrono fino a che si instaura la fibrillazione (Fig 10.33 B).

Mentre la fibrillazione atriale non trattata è compatibile con la vita e può talora essere reversibile, la fibrillazione ventricolare lasciata a se stessa è sempre rapidamente letale. In entrambi i casi il ritmo sinusale può essere alle volte ripristinato con la *defibrillazione elettrica.* Questa viene eseguita ponendo due elettrodi piatti delle dimensioni del cuore uno sulla superficie anteriore e l'altro sulla superficie sinistra del torace. Con una scarica elettrica di circa 400 Watt tutte le fibre miocardiche vengono improvvisamente depolarizzante e riportate quindi tutte nella stessa situazione elettrica. Il cuore si ferma e dopo alcuni secondi, se le sue condizioni lo permettono, riprende a pulsare di ritmo sinusale.

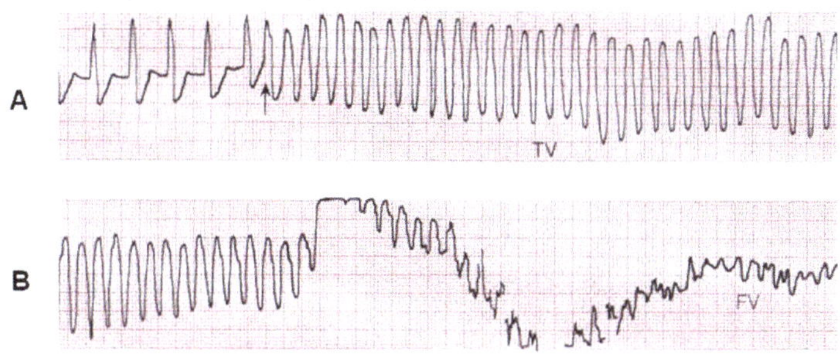

Figura 10.33 Aumento della frequenza di una tachicardia ventricolare (A) con esito in fibrillazione (B). La freccia in A indica l'aumento della frequenza e l'allargamento del complesso ventricolare. In B le oscillazioni della traccia sono da attribuire a movimenti dei cavi elettrocardiografici.

Dalla descrizione del passaggio dalla tachicardia alla fibrillazione ventricolare si può concludere come la fibrillazione sia la conseguenza di un disturbo della conduzione dell'impulso tra le fibre miocardiche. Il disturbo della conduzione accompagna quel movimento circolare che è stato osservato in anelli di ombrello di medusa e di miocardio. Se uno di questi anelli viene stimolato in un punto a frequenza non elevata, esso risponde ad ogni stimolo con la contrazione pressoché simultanea di tutte le sue parti. A questa frequenza una piccolissima differenza nella durata del periodo refrattario tra una parte e l'altra dell'anello non compromette la diffusione dell'impulso e la contrazione. Se però la frequenza aumenta è possibile un fenomeno simile a quello che caratterizza il rientro del'eccitamento nella genesi delle extrasistoli ad accoppiamento fisso: l'impulso passerà da un lato dell'anello essendo l'altro lato ancora in periodo refrattario (Fig 10.34). Risalendo lungo il lato prima in condizioni di refrattarietà, l'impulso tornerà al punto di origine dal quale riattiverà l'anello per un numero imprecisato di volte ma sempre in modo che le sue parti non siano più attivate in modo sincrono come quando era stimolato a bassa frequenza.

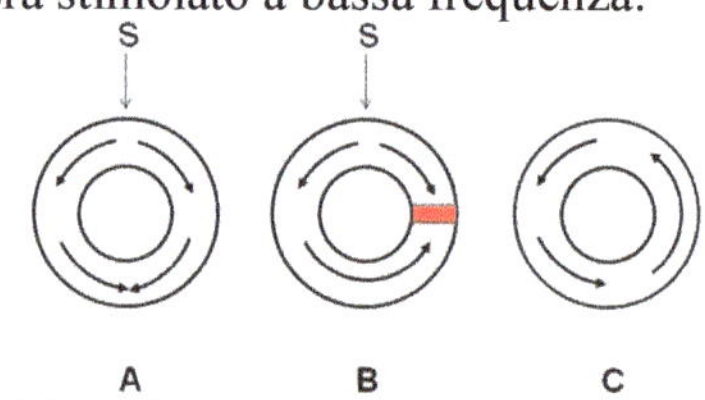

Figura 10.34 Instaurazione del movimento circolare. A: situazione normale; B e C: conseguenze di una differenza di refrattarietà tra una parte e l'altra di un anello di miocardio. le frecce indicano lo stimolo s, mentre il tratto in rosso indica il punto dell'anello dove il periodo refrattario è più lungo.

Oltre all'ipotesi che vede disturbi della conduzione intramiocardica come causa di fibrillazione, è necessario ricordare anche la *teoria dei foci ectopici singoli o multipli.* Secondo questa teoria, siti singoli o multipli di attività automatica a frequenza elevata possono in condizioni patologiche insorgere nel miocardio, dividendolo in varie unità capaci di funzionare in modo indipendente l'una dall'altra senza alcuna sincronizzazione.

10.5 RIASSUNTO

Definizione di elettrocardiogramma e teoria del dipolo

L'elettrocardogramma (ECG) è la registrazione delle variazioni di campo elettrico prodotte sulla superficie del corpo dall'attività elettrica del cuore. L'attività elettrica del cuore è data da processi di depolarizzazione, che rappresentano la diffusione del'eccitamento, e di ripolarizzazione, che rappresentano l'estinzione dell'eccitamento. La fibra miocardica a riposo è polarizzata ossia presenta cariche positive all'esterno e negative all'interno. La fibra eccitata è invece depolarizzata, ossia presenta cariche negative all'esterno e positive all'interno.

Se l'eccitamento si sta propagando da sinistra destra, la fibra è depolarizzata a sinistra e polarizzata a destra con la depolarizzazione che avanza verso destra. L'avanzare della depolarizzazione può essere rappresentata da un vettore che si muove e ha la punta verso destra. La lunghezza del vettore è proporzionale alla differenza di cariche che, all'esterno della fibra, esiste tra la parte già depolarizzzata e la parte ancora polarizzata.

Quando la fibra è completamente depolarizzata, come quando è completamente polarizzata, non si ha dipolo e non può essere rappresentato alcun vettore. Anche il processo di ripolarizzazione di una fibra può essere rappresentato da un vettore sempre con la punta rivolta verso il tratto della fibra positivo all'esterno. Se la ripolarizzazione inizia dall'ultima parte che è stata depolarizzata (la destra), la punta del vettore sarà ancora rivolta verso destra anche se esso si muoverà verso sinistra.

Il modo con il quale la depolarizzazione e la ripolarizzazione del miocardio danno origine alle onde elettrocardiografiche sulla superficie del corpo può venire studiato con la teoria del dipolo

Questo è costituito da due punti di carica elettrica opposta separati da una brevissima distanza e immersi in un conduttore tridimensionale o volume conduttore. Può essere fabbricato ponendo in una vaschetta contenente soluzione salina due elettrodi molto vicini collegati ai due poli una batteria. Nella soluzione si formeranno un campo elettrico positivo intorno all'anodo e uno negativo intorno al catodo. I due campi elettrici saranno rappresentati da superfici sferiche isopotenziali eccentriche addensate nello spazio tra i due elettrodi (poli) e distanziate esternamente. Mano a mano che le superfici isopotenziali di ciascun campo si allontanano dal polo corrispondente, presentano un voltaggio che decresce con il quadrato della distanza.

Sulla superficie bidimensionale della soluzione salina le superfici sferiche diventeranno semplici cerchi.

Se ad un galvanometro vengono collegati due elettrodi, uno di questi, detto indifferente I, viene posto a potenziale zero, mentre l'altro, detto esplorante E, viene posto sulla superficie della soluzione positiva dal lato positivo situato a destra della vaschetta. Se il dipolo è situato al centro della vaschetta,l'elettrodo E toccherà una superficie isoelettrica di basso voltaggio, mentre il galvanometro segnerà una deflessione positiva. Avvicinando il dipolo all'estremità della vaschetta dal lato positivo, l'elettrodo E verrà a contatto di superfici isopotenziali sempre più positive, per cui si accentuerà la deflessione positiva segnata dal galvanometro. Se si sconnette la batteria dal dipolo, questo si annulla e la deflessione torna in posizione isoelettrica.

Se la batteria viene riconnessa mentre il dipolo è ancora nella parte destra della vaschetta, si avrà una nuova deflessione positiva che si riduce progressivamente con l'allontanamento del dipolo verso sinistra.

Se la stessa manovra viene eseguita a polarità invertita del dipolo, la deflessione segnata dal galvanometro sarà negativa.

Anche nel caso del dipolo posto in una soluzione salina i processi di depolarizzazione sono costituiti dall'aumento progressivo della porzione di vaschetta occupata dai campi elettrici negativi con spostamento del limite tra campi positivi e campi negativi verso l'elettrodo E. Il processo di depolarizzazione sarà anche in questo caso rappresentato da un vettore avente la punta rivolta dal lato delle cariche positive e la coda dal lato delle cariche negative. Sulla base degli esempi riportati, deriva che la deflessione è positiva ogni volta che che l'elettrodo esplorante vede la punta e negativa ogni volta che vede la coda del vettore, indipendentemente dal senso di progressione della depolarizzazione o della ripolarizzazione, ossia indipendentemente dal senso di marcia del vettore. Poiché inoltre la differenza di potenziale tra il polo positivo e quello negativo del dipolo può essere più o meno ampia, la sua ampiezza viene indicata con la lunghezza del vettore che è proporzionale all'ampiezza della deflessione segnata dal galvanometro.

Se da un dipolo artificiale si passa a una fibra miocardica si vede che quest'ultima può essere sede di un dipolo soltanto se sulla sua superficie esterna sono presenti cariche positive e negative, cioè se la fibra è in parte polarizzata e in parte depolarizzata. Se la fibra è tutta uniformemente polarizzata o tutta uniformemente depolarizzata non esiste dipolo e nella registrazione non si ha deflessione.

Nel passaggio dalla situazione in cui tutta la fibra è depolarizzata a quella in cui essa è depolarizzata a sinistra e polarizzata a destra, la traccia del galvanometro subisce una deflessione verso l'alto. La deflessione, inizialmente modesta, si accentua quanto il fronte di depolarizzazione avanza verso destra. Quando tutta la fibra è depolarizzata, non esiste più il dipolo e la traccia torna sulla linea isoelettrica.

Se la ripolarizzazione inizia dal lato sinistro della fibra la traccia subisce una deflessione verso il basso per tornare sulla linea isoelettrica non appena l'intera fibra sarà ripolarrizata. Se invece la ripolarizzazione avviene da destra, ossia dall'ultima parte che è stata depolarizzata, la deflessione sarà positiva. Questo spiega perché l'onda T di ripolarizzazione della parete non settale del ventricolo destro è positiva al pari dell'onda R che rappresenta la depolarizzazione.

La morfologia e il significato delle onde elettrocardiografiche

Un complesso elettrocadiografico registrato dalla parte sinistra del corpo è caratterizzato da una sequenza di onde indicate come P, Q, R, S e T che si susseguono lungo l'asse del tempo (ascisse) mentre sull'asse delle ordinate è riportato il voltaggio alla calibrazione di 1mV/cm.

L'onda P rappresenta la depolarizzazione degli atri e ha una durata di circa 0,08 s e un voltaggio di 0,1 – 0,2 mV.

Il complesso QRS (complesso rapido ventricolare), indica la depolarizzazione dei ventricoli e dura 0,06-0,08 s con un voltaggio dell'onda R di 0,6 – 1,0 mV. La sua durata può aumentare in caso di alterazione della conduzione intraventricolare. L'onda Q rappresenta la depolarizzazione del setto, l'onda R la depolarizzazione della parete libera dei ventricoli e l'onda S la depolarizzazione della base dei ventricoli.

L'onda T indica la ripolarizzazione dei ventricoli. Il suo inizio graduale dopo il complesso QRS rende difficile, se non impossibile, stabilirne la durata che viene alle volte riportata in 0,27 s. Il suo voltaggio è di 0.3 – 0.4 mV.

La ripolarizzazione degli atri dovrebbe essere indicata da un'onda T_a,nascosta nel complesso ventricolare.

Un'onda U, non sempre presente, è un'onda di basso voltaggio che segue talora l'onda T. E' attribuita alla ripolarizzazione dei muscoli papillari o della rete del Purkinje.

Nella descrizione del complesso rapido ventricolare, le lettere QRS vengono riportate con carattere maiuscolo o minuscolo a seconda dell'ampiezza variabile dell'onda alla quale si riferiscono.

In un complesso EGC registrato dalla parte sinistra del corpo l'attivazione della parete libera dei due ventricoli dà origine all'onda R che è positiva a causa del maggiore spessore della parete del ventricolo sinistro e quindi della maggiore lunghezza del vettore corrispondente che ha la punta rivolta a sinistra. Con un ragionamento analogo si può comprendere la negatività dell'onda Q dove il vettore che rappresenta la depolarizzazione della componente più spessa del setto ha la punta rivolta verso destra.

L'attivazione delle pareti ventricolari non riproduce alcun segnale elettrocardiografico fino a quando non viene superato l'endocardio elettrico.

L'intervallo PR (o PQ nel caso l'onda Q sia presente) è compreso tra l'inizio dell'onda P e l'inizio del complesso QRS. La sua durata normale è compresa tra 0,12 e 0, 20 s con valore medio e modale di 0,16 s. L'intervallo PR corrisponde al tempo di conduzione atrio-ventricolare.

L'intervallo QT è compreso tra l'inizio del complesso QRS e la fine dell'onda T. Viene indicato con il termine di sistole elettrica. La sua durata è di 0,43 – 0,44 s.

A differenza degli intervalli, i segmenti hanno poca importanza clinica. Il segmento PR è compreso tra la fine dell'onda P e l'inizio del complesso QRS. La sua durata dipende da quella dell'onda P. Il segmento ST è compreso tra la fine del complesso QRS e l'inizio dell'onda T. Dato l'inizio progressivo di quest'ultima e l'andamento sinuoso del segmento, la sua durata non può essere definita.

Le derivazioni elettrocardiografiche sul piano frontale e l'asse elettrico del cuore

Le derivazioni elettrocardiografiche possono essere sul piano frontale e sul piano orizzontale. Le derivazioni sul piano frontale si dividono in derivazioni bipolari degli artie in derivazioni unipolari degli arti, mentre le derivazioni sul piano orizzontale sono unipolari e sono dette derivazioni precordiali o toraciche.

Le derivazioni bipolari degli arti, dette anche derivazioni standard o derivazioni di Einthoven vengono distinte in I, II e III derivazione. Esse registrano la differenza delle variazioni di potenziale tra due arti. La I derivazione si ottiene collegando il braccio sinistro positivo con un polo del galvanometro e il braccio destro negativo con l'altro polo. La II derivazione si ottiene invece collegando la gamba sinistra positiva con un polo e il braccio destro negativo con l'altro polo. La III derivazione, infine, si ottiene collegando la gamba sinistra, sempre positiva, con un polo e il braccio sinistro, che in questa registrazione risulta essere negativo, con l'altro polo. I punti sui quali abbiamo posto gli elettrodi possono essere considerati gli angoli di un triangolo equilatero, che viene detto triangolo di Einthoven. Ciascun lato del triangolo può essere considerato l'asse di una derivazione. Utilizzando il triangolo di Einthoven è possibile identificare con buona approssimazione l'orientamento del vettore sul piano orizzontale del torace.

Le derivazioni unipolari degli arti registrano le variazioni di potenziale di un singolo arto (braccio destro, braccio sinistro, gamba sinistra) rispetto ad un punto a potenziale zero. Le derivazioni di Goldberger, attualmente in uso, sono le derivazioni aVR, aVL e aVF, dove la lettera "a" significa augmented, la "V" indica il voltaggio e l'ultima lettera indica quale arto.

Ciascuna derivazione bipolare può essere considerata la differenza, moltiplicata per il fattore di correzione 2/3, tra le due derivazioni unipolari degli arti dai quali viene derivata. La I derivazione standard sarà quindi uguale a 2/3(aVL – aVR), la seconda a 2/3(aVF – aVL) e la terza a 2/3(aVF – aVL)

Proiettato sul piano frontale, il vettore risultante dell'attivazione ventricolare è detto asse elettrico medio manifesto. Con maggiore precisione e rapidità di quanto non permetta il triangolo di Einthoven, l'asse elettrico medio manifesto può essere calcolato con il sistema di riferimento esassiale, ottenuto unendo il centro del triangolo di Einthoven agli angoli delle derivazioni unipolari e traslando al centro i lati del triangolo. Nel sistema di riferimento esassiale la I derivazione standard è posta a sinistra a 0°, mentre la aVF è a 90°. Normalmente l'orientamento dell'asse elettrico medio manifesto del cuore si trova in un angolo compreso tra 0 e 90°.

Le derivazioni sul piano orizzontale

Dette anche precordiali o toraciche le derivazioni sul piano orizzontale sono derivazioni unipolari nelle quali l'elettrodo esplorante viene collocato in vari punti del torace. Esse sono classificate in V_1, V_2, V_3, V_4, V_5, e V6.

La derivazione V_1 1 viene registrata nel quarto spazio intercostale destro, un centimetro all'esterno del margine sternale. La derivazione V_2 viene invece ottenuta dal quarto spazio intercostale sinistro, un centimetro all'esterno del corrispondente margine sternale. La derivazione V_3 si ottiene dal punto medio della linea che unisce il punto di registrazione della V_2 e quello della V_4, situato quest'ultimo nel quinto spazio intercostale sulla linea emiclaveare.

La V_5 e la V_6 vengono registrate sullo stessol piano orizzontale della V_4. Per registrare la V_5 si pone l'elettrodo lungo la linea che scende verticalmente dal pilastro ascellare anteriore, o linea ascellare anteriore, mentre per la V_6 esso viene posto lunga linea che scende dalla cupola ascellare o linea ascellare media.

Nelle derivazioni precordiali l'attivazione della parete libera del ventricolo sinistro viene vista prima da destra ($V_1 – V_3$) e poi da sinistra (V_5 e V_6). In corrispondeza della V_4 si ha il passaggio da destra a sinistra, per cui il punto della gabbia toracica sulla quale viene registrata questa derivazione viene detto zona di transizione.

Se il ventricolo sinistro è parzialmente ruotato in avanti lungo l'asse base-apice del cuore si parla di rotazione in senso antiorario, o longitudinale, mentre se lo stesso vetricolo è ruotat in una posizione più posteriore della norma si parla di rotazione in senso orario. Nel primo caso la zona di transizione sarà spostata a destra (es. in V_3), mentre nel secondo caso sarà spostata a sinistra (es. in V_5).

Aspetti elettrocardiografici dei disturbi della conduzione e delle principali aritmie

I principali blocchi della conduzione sono il blocco seno-atriale, il blocco atrio-ventricolare, atrio-ventricolari e il blocco di branca.

Il blocco seno atriale è dato dalla mancata uscita dell'impulso dal nodo seno-atriale. Esso è rappresentato dal semplice salto di un intero complesso PQRST con improvviso raddoppio dell'intervallo fra due onde R.

Il blocco atrio-ventricolare di I grado si ha un rallentamento della conduzione atrio-ventricolare con allungamento dell'intervallo PR (o PQ nel caso l'onda Q sia presente) oltre 0,20 s.

Il blocco di II grado di tipo Wenckebach è costituito da sequenze di battiti nei quali l'intervallo PR va incontro ad un progressivo allungamento che termina quando un'onda P non è seguita dal complesso QRS.

Ll blocco di II grado di tipo Moebitz, è caratterizzato dai periodi di Moebitz nei quali l'intervallo PR rimane di durata costante fino a che, improvvisamente, un'onda P non è seguita dal complesso QRS. Intermedio tra il blocco di tipo Wenckebach e quello di tipo Moebitz è il blocco A-V a minimo incremento.

Nel blocco A-V di III grado. o blocco completo atrio-ventricolare nessun impulso viene condotto dagli atri ai ventricoli, per cui, mentre gli atri continuano a pulsare alla frequenza del ritmo sinusale, i ventricoli pulsano ad un ritmo idioventricolare caratterizzato da una frequenza non superiore a 25–30 battiti al minuto. Nell'ECG questo tipo di blocco è rappresentato dal susseguirsi a frequenza normale di onde P non seguite da complessi QRS e dalla presenza, senza alcuna relazione con le onde P, di complessi ventricolari di morfologia irregolare che si succedono a bassa frequenza con cadenza costante. Per mantenere una situazione emodinamica adeguata alla vita di relazione, in questi blocchi si impiantano pace-maker artificiali.

Diversa dal blocco A-V di III grado è la dissociazione atrio-ventricolare, nella quale la conduzione A-V può essere normalee, ma i ventricoli pulsano con una frequenza superiore a quella degli atri dai quali non possono più essere controllati per la legge della prevalenza del segnapasso a frequenza più elevata. Può essere prsente nella tachicardia ventricolare o nel ritmo idioventricolare accelerato.

Nei blocchi di branca l'impulso non riesce a propagarsi lungo una delle due branche Il ventricolo interessato dal blocco viene eccitato per il propagarsi attraverso il miocardio di lavoro dell'impulso che ha già raggiunto l'altro ventricolo. Il complesso QRS ha una morfologia anomala e una durata superiore al normale.

Nel blocco di branca sinistra, il complesso rapido ventricolare, oltre ad essere allargato, presenta nelle derivazioni di sinistra un'onda R sdoppiata. Un simile complesso viene detto complesso a M. Sempre nelle derivazioni di sinistra, in caso di blocco di branca destra si può osservare un allargamento del QRS per la presenza di un'onda s di durata maggiore dell'onda R.

Le aritmie di più frequente riscontro sono le extrasistoli e le tachiaritmie sopraventricolari e ventricolari.

Le extrasistoli sono battiti che insorgono al di fuori del nodo del seno, in anticipo rispetto alla sequenza del ritmo sinusale. Prima che si manifesti il successivo battito sinusale, le extrasistoli sono seguite da un intervallo di durata superiore a quella di un normale ciclo cardiaco, quale si può misurare da un normale intervallo R-R. Questo intervallo è detto pausa postextrasistolica.

Nella pausa postextrasistolica delle extrasistoli sopraventricolari, l'intervallo tra l'onda R che precede l'extrasistole e quella che la segue ha una durata inferiore a due intervalli R-R, mentre nella pausa compensatoria delle extrasistoli ventricolari tale intervallo ha la stessa durata di due intervalli R-R.

Le extrasistoli possono essere sporadiche, in forma di ritmo bigemino o di ritmo trigemino. Si parla di ritmo bigemino quando ogni battito sinusale è seguito da un'extrasistole e di ritmo trigemino quando si susseguono due battii sinusali e un'extrasistole.

Le extrasistoli possono anche essre sopraventricolari e ventricolari. Le extrasistoli sopraventricolari possono insorgere in qualsiasi punto situato al di sopra della biforcazione del fascio di His, mentre quelle ventricolari insorgono al di sotto della biforcazione. Nelle extrasistoli sopraventricolari il complesso QRS ha un aspetto normale ed è preceduto da un'onda P, mentre in quelle ventricolari esso ha un aspetto irregolare e una maggiore durata e non è preceduto da un'onda P.

Se le extrasistoli sopraventricolari nascono nel NAV, la P è invertita. Inoltre essa precede il complesso ventricolare se insorge nella parte alta del nodo, è fusa con il complesso ventricolare se insorge nella parte media, mentre lo segue se origina nella parte bassa.

Se l'intervallo che separa le extrasistoli dal battito sinusale che le precede è lo stesso ogni volta che una di esse compare, si parla di extrasistoli ad accoppiamento fisso, mentre se varia, si parla di extrasistoli ad accoppiamento variabile o parasistoli. Queste ultime compaiono secondo un proprio periodo di diversi secondi indipendente dal ritmo sinusale, oppure secondo un multiplo di questo periodo fondamentale.

Le extrasistoli si dividono ancora in efficaci e inefficaci. Le extrasistoli efficaci generano una gettata sistolica, sia pure ridotta, in quanto, rispetto al battito sinusale precedente, insorgono dopo che è intercorso un tempo sufficientemente lungo da assicurare un adeguato riempimento ventricolare, mentre le extrasistoli inefficaci non possono generare alcuna gettata in quanto sono troppo precoci per permettere un adeguato riempimento ventricolare.

La gettata sistolica del battito che segue l'extrasistole è maggiore di quella degli altri battiti sinusali in quando la lunga pausa postextrasistolica assicura un maggiore riempimento e concede al Ca^{2+} un tempo più lungo per fluire nella cisterna terminale dal punto in cui è rientrato nel reticolo saroplasmatico.

Per le extrasistoli ad accoppiamento fisso i meccanismi genetici sono costituiti dal rientro dell'eccitamento o dal reinnesco di una fibra ad opera di un potenziale postumo nella fase 3 del potenziale d'azione. Per le extrasistoli ad accoppiamento variabile l'insorgenza avviene in un focus ectopico. Il fatto che l'intervallo tra due battiti di questo tipo sia alle volte un multiplo di un intervallo fondamentale può essere dovuto al fatto che il focus ectopico sia protetto da un blocco di uscita. La presenza di un blocco di entrata spiega invece la coesistenza di un ritmo sinusale con quello extrasistolico di minore frequenza.

Le più comuni tachiaritmie sopraventricolari sono il flutter e la fibrillazione atriale. Nel flutter atriale gli atri sono sede di impulsi a frequenza assai elevata (200 – 300 b.p.m.) che si formano al di fuori del nodo del seno. Le onde P sono sostituite da una rapida sequenza di onde a denti di sega.dette onde F. In genere solo alcune di queste onde riescono a raggiungere i ventricoli che sono quindi ativati da complessi QRS di morfologia normale che si susseguono con una frequenza in genere regolare e frazione della frequenza degli atri.

Nella fibrillazione atriale le varie fibre del miocardio atriale non sono attivate in modo sincrono, né si contraggono in modo simultaneo, ma sono sede di completa desincronizzazione elettrica e meccanica. Il nodo AV, continuamente bombardato da impulsi ad altissima frequenza (400 – 800/min) ne lascia passare soltanto un numero limitato in modo del tutto irregolare. Nell'ECG le onde P sono sostituite da piccole e continue irregolarità della linea di base, lungo la quale compaiono complessi QRS di forma normale ma con sequenza del tutto aritmica. La frequenza ventricolare media risulta in genere alquanto elevata.

Mentre nel flutter atriale,tutti i battiti ventricolari sono efficaci, nella fibrillazione un certo numero di battiti non è accompagnato da gettata sistolica.

La tachicardia ventricolare è un susseguirsi rapido di extrasistoli ventricolari. Quando non viene interrotta con mezzi farmacologici o elettrici, esita in una fibrillazione ventricolare letale.

Nella fibrillazione ventricolare si ha desincronizzazione elettrica e meccanica delle varie fibre miocardiche. Non è quindi possibile la produzione deìla gettata sistolica, per cui, a differenza di quanto avviene nella fibrillazione atriale, si ha la morte del paziente. Nell'ECG la fibrillazione ventricolare è caratterizzata da una irregolarità della linea di base senza che si possano osservare i complessi QRST

Mentre la tachicardia ventricolare è dovuta alla scarica a frequenza molto elevata di un focus ectopico ventricolare, la fibrillazione è costituita da alterazioni della conduzione intramiocardica dovute all'elevata frequenza della scarica.

BIBLIOGRAFIA

Lipmann BS, Massie E (1969) *Elettrocardiografia clinica*, Piccin, Padova.

Macfarlane, P.W.; Oosterom, A. van; Pahlm, O.; Kligfield, P.; Janse, M.; Camm, J ((2011) *Comprehensive Electrocardiology.* Second edition, Springer, London.

Capitolo 11.

L'emodinamica vascolare

11.1 INTRODUZIONE

La distinzione tra emodinamica cardiaca ed emodinamica vascolare è concettualmente piuttosto arbitraria. L'eiezione ventricolare avviene infatti contro la pressione esistente nell'aorta che viene modificata istante per istante dal sangue eiettato. D'altro canto sia lo studio della pressione arteriosa che quello del lavoro del cuore, che quello, infine, del ritorno venoso e della gettata cardiaca studiano in modo abbastanza unitario ciò che avviene nel cuore e ciò che l'attività cardiaca produce nei vasi. In aggiunta agli aspetti che vedono unitariamente coinvolti cuore e vasi, vi sono alcune peculiarità del movimento del sangue nei vasi che, per ragioni didattiche, inducono a dedicare un capitolo all'emodinamica vascolare.

Nel capitolo 1 è stato fatto cenno alla differenza tra flusso e velocità del sangue ed è stato segnalato come, a portata costante in ogni sezione dell'apparato cardiovascolare, ogni aumento della sezione comporti una diminuzione della velocità. Anche se questi concetti non saranno più esplicitamente ripresi in altre parti di questo capitolo, essi devono essere tenuti in mente fin d'ora per una più chiara comprensione di quanto verrà esposto.

11.2 L'ENERGIA TOTALE DEI FLUIDI

E' uso comune affermare che un liquido si sposta da un punto a pressione maggiore a un punto a pressione minore, intendendo come pressione quella laterale esercitata dal sangue sulla parete dei vasi e misurabile con lo sfigmomanometro. Con questa affermazione non si tiene conto del ruolo che l'energia di posizione e l'energia cinetica hanno nello scorrimento di un fluido. Nel caso del sangue e della circolazione nell'uomo, l'affermazione sul gradiente di pressione è valida se il soggetto in esame si trova sdraiato o in *posizione clinostatica*, mentre non è corretta se il soggetto è in piedi o in *posizione ortostatica*. Se infatti ad un soggetto in piedi misuriamo la pressione laterale nelle arterie degli arti inferiori vediamo come essa sia assai superiore a quella presente nell'aorta, malgrado il sangue si muova dall'aorta agli arti inferiori. Inoltre, sempre in un soggetto in posizione ortostatica, la pressione è maggiore nei ventricoli rispetto agli atri anche se nelle fasi di riempimento il sangue si sposta dai secondi ai primi (Fig 11.1).

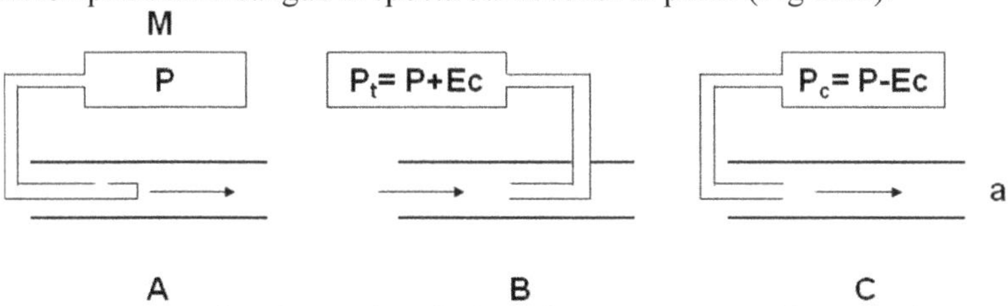

Figura 11.1 Pressione di coda (Pc), laterale (P) e di testa (Pt). La pressione di coda e di testa si ottengono rispettivamente sottraendo e sommando l'energia cinetica del sangue in movimento (Ec). M: manometro; a: arteria.

Sembra ovvio sostenere che nei casi sopra descritti il flusso del sangue contro gradiente di pressione può avvenire a causa della gravità. Anche se questa affermazione è senza dubbio vera, è necessario tenere conto che in realtà il sangue muovendosi spende energia, per cui il suo flusso si instaura tra un punto dove il sangue possiede una maggiore *quantità totale di energia* a un punto dove la quantità totale di energia è minore. La differenza tra le due quantità totali di energia viene dissipata nello scorrimento del sangue da un punto all'altro. Possiamo quindi dire che un liquido fluisce lungo un gradiente di energia totale più che lungo un gradiente di pressione.

Di per sé la pressione non è una forma di energia. Essa, tuttavia, può venire inclusa in una forma di energia potenziale se viene moltiplicata per un volume, in particolare per il volume di sangue V di cui si studia lo scorrimento. L'energia potenziale dipendente dalla pressione laterale P di questo sangue viene pertanto ad essere PV.

Se indichiamo come Et la quantità totale di energia che un volume di liquido possiede in un determinato punto di un sistema idraulico vediamo che

$$Et = PV + 1/2mv^2 + mgh, \qquad (11.1)$$

ossia che Et è data dalla somma dell' energia potenziale PV impressa dal cuore, dell'energia cinetica $1/2\ mv^2$ del volume di sangue in movimento e dall'energia di posizione mgh che quello stesso volume possiede a quella determinata altezza. Ricordiamo che m indica la massa del sangue, v la velocità, g l'accelerazione di gravità e h la differenza di livello tra due punti considerati.

Se, anziché riferirci all'energia totale, preferiamo continuare a utilizzare il concetto di pressione senza tenere conto del volume e della massa del sangue che si sposta, possiamo utilizzare quest'altra equazione:

$$Pt = P + 1/2\rho v^2 + \rho gh, \qquad (11.2)$$

dove Pt indica la somma tra la pressione laterale P e le componenti $1/2\rho v^2$ e ρgh che derivano rispettivamente da $1/2mv^2$ e mgh dopo che la massa m è stata sostituita con la densità ρ. In questo modo le espressioni $1/2\rho v^2$ e ρgh indicano ora valori di pressione. Infatti, poiché la densità è la massa di un volume unitario, ρ è uguale a g^*/cm^3, dove g^* indica la massa espressa in grammi. Essendo inoltre la velocità v espressa in cm/s, l'accelerazione di gravità $g = cm/s^2$ e la differenza di livello $h = cm$, con le opportune sostituzioni possiamo scrivere:

$$Pt = P + 1/2\, g^*/cm^3 \times cm^2/s^2 \times g^*/cm^3 \times cm/s^2 \times cm \qquad (11.3)$$

Sapendo che la forza è il prodotto della massa per l'accelerazione (che nel nostro caso è data da cm/s^2), vediamo come l'espressione $g^* \times cm/s^2$ indichi appunto una forza espressa in dyn. L'espressione $1/2\ g^*/cm^3 \times cm^2/s^2$ diventerà quindi ½dyn/cm^2, grandezza che indica una pressione. Un calcolo analogo si potrà fare per $g^*/cm^3 \times cm/s^2$ che diventerà dyn/cm^2

Sia che preferiamo considerare l'energia totale del fluido Et, sia che preferiamo considerare la somma Pt di tre componenti pressorie, vediamo sostanzialmente che il sangue si muove da un punto in cui ha una maggiore energia ad un punto in cui questa energia è minore. In questo modo si può vedere come nell'arco dell'aorta di un soggetto in posizione ortostatica il sangue possieda un'energia totale superiore a quella che possiede nelle arterie degli arti inferiori. Si vede inoltre come nello stesso soggetto, pur essendo la pressione laterale P superiore nei ventricoli che negli atri, il sangue possa fluire in diastole dagli atri ai ventricoli in quanto negli atri possiede un'energia totale superiore a quella presente nei ventricoli.

Oltre che a spiegare l'apparente paradosso per cui in un soggetto in posizione ortostatica il sangue si muove da un punto in cui la pressione laterale è meno elevata ad un punto in cui la pressione laterale è più elevata, il calcolo dell'energia totale permette anche di capire come il sangue possa circolare nelle arcate vascolari, ossia in quelle anastomosi per inosculazione nelle quali, come avviene nel mesentere, due rami staccatisi dalla stessa arteria si continuano l'uno nell'altro formando un'arcata che decorre parallelamente rispetto al vaso da cui originano (Fig 11.2).

Per comprendere come avviene la circolazione in una di queste strutture vascolari è necessario introdurre, accanto a quello già visto di *pressione laterale*, i concetti *pressione di testa* e *pressione di coda*. Per meglio chiarire la differenza tra queste pressioni è necessario ribadire che con lo sfigmomanometro è possibile misurare soltanto la pressione laterale, mentre la registrazione delle pressioni di testa e di coda richiede l'incannulamento del vaso con un catetere collegato ad un manometro (Fig 11.1).

Immaginiamo un tubo orizzontale nel quale scorra un liquido. Essendo il tubo orizzontale possiamo trascurare l'energia di posizione. Un catetere collegato con un manometro può essere introdotto nel tubo sia nel senso della corrente che controcorrente. Se la punta del catetere è chiusa e vi è un'apertura laterale (Fig 11.1 A), il manometro registra soltanto la pressione laterale. Se invece l'orifizio si trova sulla punta del catetere che viene introdotto nel tubo controcorrente, il manometro registra la pressione di testa, somma della pressione laterale e della pressione relativa all'energia cinetica del liquido che si muove verso la punta del catetere (Fig 11.1 B). Se poi lo stesso catetere aperto sulla punta viene introdotto secondo il senso della corrente, il manometro registra la pressione di coda, data dalla differenza della pressione laterale meno la pressione relativa all'energia cinetica del sangue che si allontana dalla punta del catetere (Fig 11.1 C).

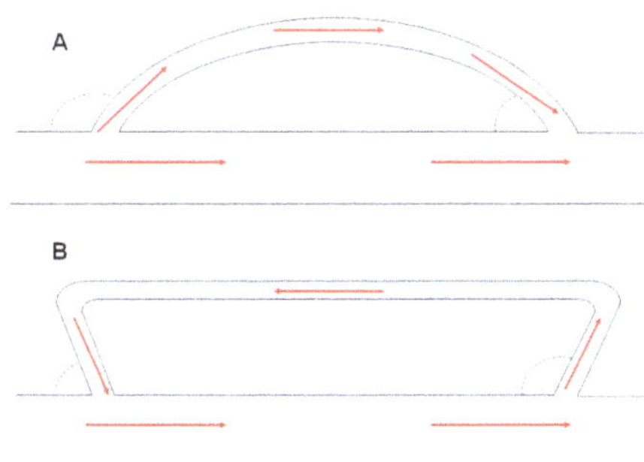

Figura 11.2 Anastomosi per inosculazione che formano arcate parallele al vaso principale. Le frecce rappresentano il senso del flusso ematico. Vedi spiegazione nel testo.

Dopo queste premesse possiamo vedere come avviene la circolazione in un'ansa vascolare. Consideriamo la situazione illustrata nella figura 11.2 A. Un tubo orizzontale nel quale scorre un liquido da sinistra a destra presenta un by-pass a forma di arcata. Dal lato sinistro l'origine dell'arcata forma un angolo ottuso rispetto al senso del flusso nel tubo principale. L'arcata ritorna poi nel tubo principale formando questa volta un angolo acuto rispetto al senso del flusso.

Dalla figura è facile comprendere come la pressione all'inizio dell'arcata sia maggiore che alla fine per cui il liquido fluisce da sinistra a destra come nel tubo principale.

Nella figura 11.2 B l'origine e la fine dell'arcata formano con il tubo principale angoli opposti a quelli che abbiamo visto nella figura 11.2 A. E' chiaro come in queste condizioni la pressione dal lato destro dell'arcata sia maggiore di quella dal lato sinistro, per cui il sangue fluisce ora nel senso opposto rispetto al tubo principale.

Per la precisione dobbiamo dire che le pressioni all'inizio e alla fine delle arcate non corrispondono esattamente alle pressioni di testa e di coda. Infatti la presenza di un angolo tra le due estremità delle arcate e il tubo principale fa sì che all'inizio e alla fine delle arcate alla pressione laterale venga sommato o sottratto un valore di pressione inferiore a quello legato all'energia cinetica. Questo valore infatti è una funzione del *coseno dell'angolo* tra l'origine e la fine dell'arcata e il tubo principale. Poiché il coseno diminuisce con l'aumento dell'angolo, quanto più l'angolo acuto è ampio, tanto minore è la frazione di pressione dipendente dall'energia cinetica che deve venire aggiunta alla pressione laterale. Nel caso l'angolo sia ottuso, tanto più esso è ampio tanto maggiore è la componente di pressione relativa all'energia cinetica che deve venire sottratta.

11.3 LA VISCOSITA' DEL SANGUE

La viscosità di un liquido è il *suo attrito interno* che si oppone allo scorrimento. Il sangue presenta una *viscosità assoluta* e una *viscosità apparente o relativa.* La viscosità assoluta dipende dalla composizione del sangue in acqua, macromolecole e componente corpuscolata, mentre la viscosità apparente dipende anche dalle modalità di scorrimento.

Fatta uguale a 1 la viscosità dell'acqua distillata, la viscosità assoluta del plasma è di circa 1,6 per la presenza delle proteine, mentre quella del sangue sale a 4 – 5 per la presenza degli elementi corpuscolati. Data la prevalenza dei globuli rossi tra gli elementi corpuscolati, la *viscosità assoluta* del sangue aumenta con l'ematrocrito. Come si vede dalla figura 11.3, l'aumento non è lineare ma è più ripido per valori superiori a quello normale del 45%. Da questa relazione deriva che, quando l'ematocrito scende al di sotto del valore normale, la riduzione della viscosità è modesta, mentre è notevole il suo aumento quando l'ematocrito sale al di sopra di questo valore. L'aumento dell'ematocrito ha luogo nelle policitemie di varia natura come anche nelle disidratazioni dove si determina una maggiore concentrazione dei globuli rossi.

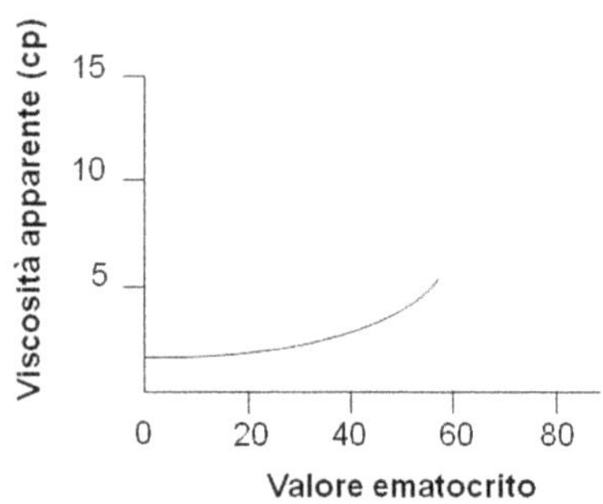

Figura 11.3 Relazione tra la viscosità apparente del sangue e il valore ematocrito. cp: centipoise. Vedi spiegazione nel testo.

La viscosità apparente o relativa dipende dalla velocità di scorrimento e dal diametro del vaso in cui il sangue scorre. Se il flusso scorre con *moto laminare* (vedi 11.4), i globuli rossi si addensano nel filone centrale più che nelle lamine periferiche. Se aumenta la velocità di scorrimento. Aumenta anche la *velocità di scissione* tra le varie lamine o *shear stress,* che viene espressa con quella che Levick definisce la *curiosa unità* s^{-1} dove *s* indica il *gradiente energetico* tra un punto a monte e uno a valle della parete vascolare.

Un aumento dello shear stress si accompagna ad una diminuzione della viscosità relativa in quanto i globuli rossi si allineano meglio lungo le lamine evitando quella tendenza alla sedimentazione che la farebbe aumentare (Fig 11.4). Se poi il sangue si muove molto lentamente, si formano addirittura quegli impilamenti o *rouleaux* che in vitro favoriscono l'eritrosedimentazione. In questo modo si comprende come il sangue abbia nella vene una viscosità relativa superiore che nelle arterie.

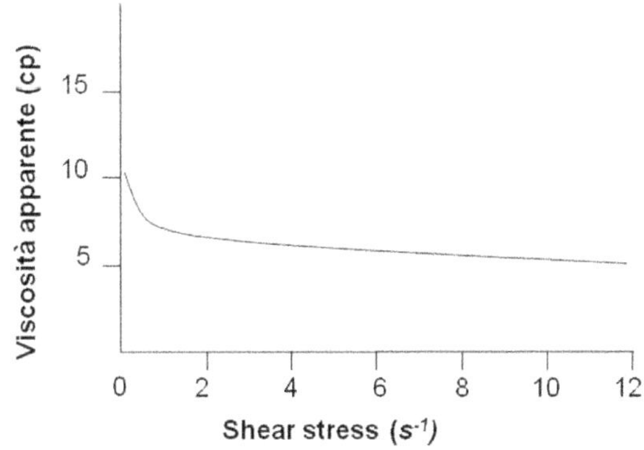

Figura 11.4 Relazione tra la viscosità apparente del sangue e lo shear stress. cp: centipoise; s^{-1}: indica il gradiente energetico espresso in (m/s)/m. Vedi spiegazione nel testo.

La viscosità relativa non diminuisce però indefinitamente con l'aumento della velocità del sangue. Infatti, se questa sale in modo che il moto diventi *turbolento* (vedi cap. 11.4), la viscosità aumenta improvvisamente a causa dell'urto reciproco degli elementi corpuscolari.

Nei vasi di raggio molto piccolo la viscosità relativa aumenta con il diametro del tubo. Questo apparente paradosso è noto come *fenomeno di Fåhraeus-Lindqvist*, per il quale nei vasi a raggio molto piccolo, che in genere si dipartono da un vaso più grande, si ha un ematocrito molto basso, in quanto sono perfusi dal sangue povero in globuli rossi, che nel vaso principale fluisce lungo le lamine più periferiche (Fig 11.5). Se invece ha un diametro maggiore, il ramo collaterale riceve sangue anche dalle lamine che contengono più globuli rossi.

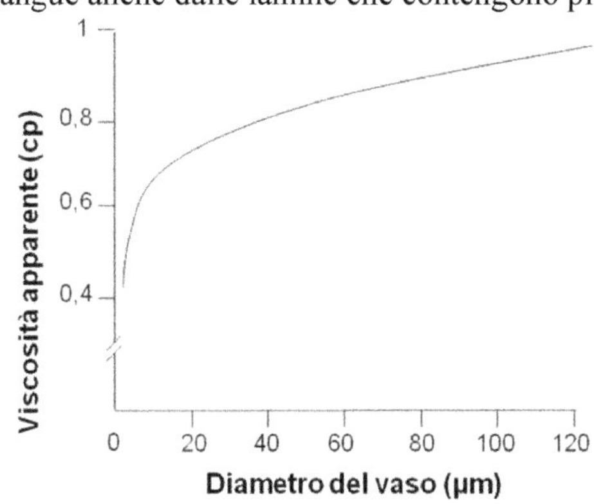

Figura 11.5 Relazione tra la viscosità apparente del sangue e il diametro del vaso (fenomeno di *Fåhraeus-Lindqvist)*. cp: centipoise. Vedi spiegazione nel testo.

La viscosità del sangue non va confusa con la densità, che rapportata a quella dell'acqua distillata considerata uguale a 1000, è pari a circa 1055.

11.4 IL FLUSSO LAMINARE E IL FLUSSO TURBOLENTO

Nel capitolo 8.1, nello studio del dispositivo di Poiseuille il flusso del liquido nel tubo orizzontale ha luogo secondo un *flusso laminare.* Un liquido che scorre di flusso stazionario in un tubo a sezione circolare e di diametro costante per tutta la sua lunghezza può essere considerato come un sistema formato da lamine cilindriche concentriche che si muovono a velocità crescente dalla periferia al centro. La lamina più periferica a contatto con la parete del tubo viene considerata immobile, mentre nel centro, dove non si ha più una lamina, ma un *filone assiale* o *centrale,* il liquido si muove alla velocità più elevata.

In un liquido che scorre con flusso laminare si può disegnare il profilo delle velocità delle varie lamine e del filone assiale (Fig 11.6 A). Il profilo ha l'aspetto di una parabola in quanto è parabolica la relazione tra la velocità e la distanza di ciascuna lamina dall'asse del tubo. La diversa velocità delle varie lamine indica che la resistenza che un liquido incontra nel fluire in un tubo è dovuta all'attrito delle varie lamine tra loro. E' stato inoltre calcolato che la velocità media di scorrimento del liquido è uguale alla metà della velocità di scorrimento del filone assiale.

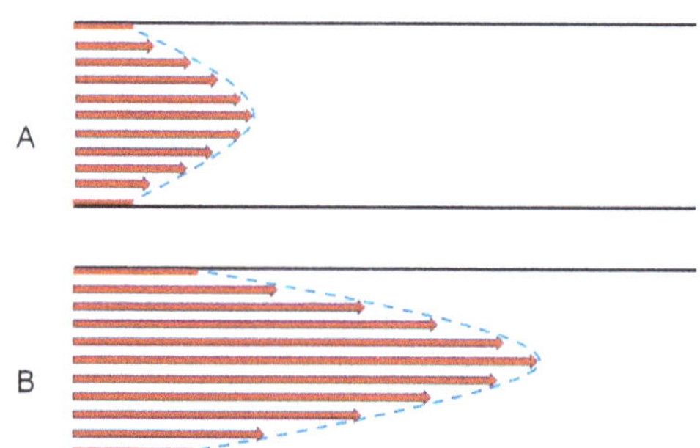

Figura 11.6 Flusso laminare. Si noti come l'aumento della velocità renda più appuntito il profilo della parabola. Vedi spiegazione nel testo.

Se le condizioni ideali per il moto laminare sono quelle di un liquido che si muove in modo stazionario in un tubo rigido a sezione costante, questo tipo di moto è anche possibile nelle arterie dove il sangue procede con moto pulsatile in tubi a sezione non costante e a parete variamente distendibile.

Se la velocità aumenta, la lamina esterna continua a rimanere ferma mentre aumenta la velocità delle altre lamine e del filone assiale. Come si può vedere dalla figura 11.6 B, il profilo parabolico delle velocità diventa più appuntito.

Se poi la velocità supera un certo valore critico il flusso si trasforma da laminare a turbolento (Fig 11.7). In queste condizioni le lamine si dissolvono per cui le varie particelle fluide finiscono per formare vortici. Poiché questo tipo di scorrimento comporta un maggiore attrito tra le varie parti di liquido, la resistenza al flusso finisce per aumentare.

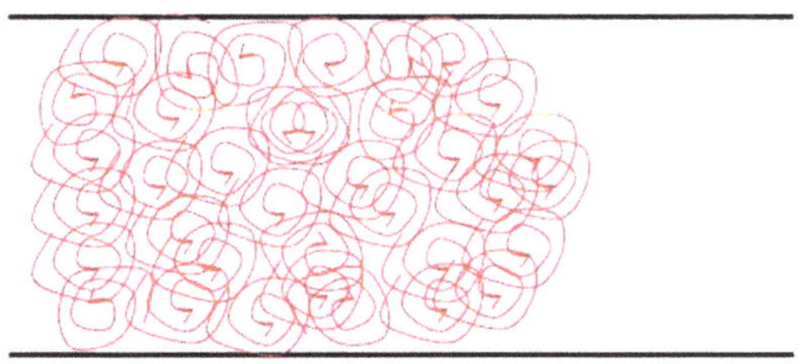

Figura 11.7 Flusso turbolento. Vedi spiegazione nel testo.

Il passaggio di un flusso dallo stato *laminare* a quello *turbolento* è stato studiato da Reynolds che fece variare la velocità di scorrimento di un liquido in un tubo trasparente. Dopo avere aggiunto colore al liquido che scorreva, poté osservare che, quando la velocità non era eccessiva, il profilo colorato del liquido che avanzava aveva una forma parabolica. Questa forma diventava più appuntita mano a mano che la velocità aumentava, fino a che, superato un valore critico della velocità, il profilo parabolico scompariva rivelando il passaggio al moto turbolento. Sulla base dei dati ottenuti Reynolds espresse la seguente formula che permette di calcolare la velocità critica, superata la quale il flusso diventa turbolento da laminare che era:

$$V = \frac{R\eta}{\rho r} \tag{11.4}$$

dove V è la *velocità critica* espressa in cm/s, η la *viscosità* del liquido espressa in *poise*, ρ la *densità* espresso in g/cm^3, r il *raggio del tubo* in cm e R o *numero di Reynolds,* una costante il cui valore è 1000 (2000 nel caso in cui, anziché il raggio, si consideri il diametro del tubo). Dalla formula risulta anche che

$$R = \frac{V\rho r}{\eta} \tag{11.5}$$

ossia che per determinati valori di densità e viscosità del sangue e di raggio del tubo, la velocità critica è quella che, a parità delle altre variabili, fa salire R a 1000.

A differenza di quanto avviene per il flusso laminare, nel flusso turbolento la velocità di avanzamento del liquido è pressoché la stessa in tutta la sezione del tubo. Poiché in presenza di turbolenza non vi è più la lamina ferma a contatto con la parete del tubo, l'attrito tra il liquido e la parete risulta essere importante nel contribuire alla resistenza al flusso.

Il valore pari a 1000 del numero di Reynolds è applicabile soltanto al flusso in tubi che non presentano restringimenti. Se lungo il decorso di un tubo vi è un restringimento, non solo la velocità del liquido può aumentare in quel punto, ma la turbolenza può comparire prima ancora che R abbia raggiunto il valore di 1000. In quelle circostanze, inoltre, la turbolenza si estende anche al tratto di tubo subito a valle del restringimento.

Nel sistema cardiovascolare il flusso è turbolento nei ventricoli e nel tratto iniziale dell'aorta e dell'arteria polmonare. Nelle altre arterie la turbolenza può comparire quando sono parzialmente occluse da una placca aterosclerotica. Ovviamente il flusso diventa turbolento anche nel tratto dell'arteria omerale che viene costretto dal manicotto dello sfigmomanometro quando viene misurata la pressione arteriosa.

Quando la turbolenza raggiunge una certa intensità, il cui valore dipende anche dalle caratteristiche della parete vasale, quest'ultima può diventare sede di vibrazioni udibili responsabili dei cosiddetti *rumori di soffio.* Questi si possono manifestare in presenza di cardiopatie congenite, di vizi valvolari acquisiti, come pure in presenza di anastomosi artero-venose. Oltre a queste situazioni di natura anatomica, possono generare soffi udibili in sistole sui focolai d'ascoltazione del cuore anche riduzioni della viscosità del sangue dovute a riduzione del numero dei globuli rossi. Si tratta dei cosiddetti *soffi anemici o funzionali* che compaiono quando il numero di globuli rossi per mm^2 di sangue scende al di sotto di 3.000.000.

11.5 LE CARATTERISTICHE VISCO-ELASTICHE E CONTRATTILI DEI VASI

Le pareti dei vasi hanno caratteristiche sia viscose che elastiche e contrattili. Le *grosse arterie*, come l'aorta e i suoi rami principali, che contengono nella loro parete molte fibre di elastina e poche fibrocellule muscolari lisce hanno pareti prevalentemente elastiche e, a causa del loro diametro elevato, offrono poca resistenza al flusso ematico. Naturalmente alle proprietà visco-elasriche delle grosse arterie contribuiscono pure le fibre collagene e le fibrocellule muscolari lisce.

A differenza delle grosse arterie, le *arterie di piccolo diametro*, e in particolare le *arteriole precapillari,* contengono nella loro parete molte fibrocellule muscolari lisce. Per questo motivo, non solo offrono una resistenza elevata al passaggio del sangue, ma possono fare variare la resistenza in dipendenza del grado di contrazione della muscolatura liscia. L'insieme delle resistenze precapillari del circolo sistemico costituisce le resistenze periferiche totali che abbiamo visto essere uno dei determinanti meccanici della pressione arteriosa.

I capillari, privi di fibre elastiche e di fibrocellule muscolari lisce, sono modestamente distendibili e hanno la pareti permeabili all'acqua e ai soluti, ma non alle proteine del plasma. Delle caratteristiche e della funzione dei capillari si parlerà più diffusamente nel capitolo 11.6.

Ai capillari fanno seguito le *venule* dotate di un certo numero di fibrocellule muscolari che regolano le resistenze postcapillari.

Le *vene,* situate a valle delle venule, sono anch'esse caratterizzate dalla presenza di una certa muscolatura liscia che ne può fare variare la capacità modificando quindi il ritorno venoso al cuore. Alle variazioni di capacità delle vene contribuisce anche la loro distensibilità che può modificarne la sezione come si può vedere dalla figura 11.8. La figura illustra come l'aumento della pressione idrostatica, dovuto al passaggio dalla posizione clinostatica a quella ortostatica faccia variare la sezione della vena cava inferiore. In particolare si può osservare come, con l'aumento della pressione, la sezione della vena passi da una forma ellittica ad una forma circolare.

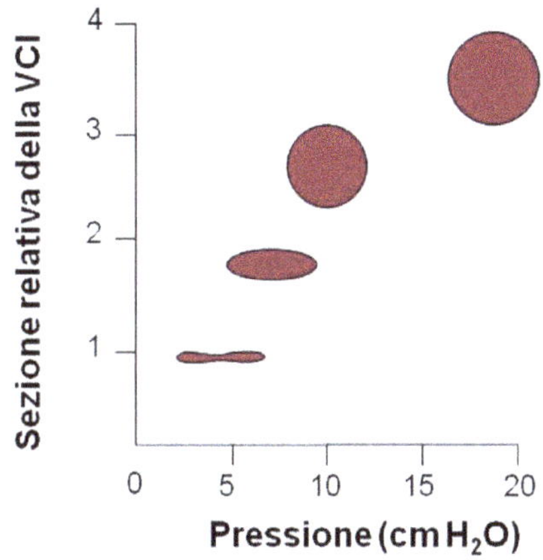

Figura 11.8 Variazione relativa della sezione della vena cava inferiore (VCI) per aumento della pressione transmurale. Vedi spiegazione nel testo. (modificata da: AC burton, 1965)

Per meglio comprendere le proprietà visco-elastiche dei vasi è opportuno rifarsi alla *legge di Hooke* e al *modulo di Young* o *modulo di elasticità.* Secondo la legge di Hooke, l'allungamento di una molla dotata di elasticità lineare è direttamente proporzionale alla forza applicata. Il rapporto tra la forza e l'allungamento o, più in generale, tra la forza e la deformazione, è dato dal modulo di Young (Fig 11.9).

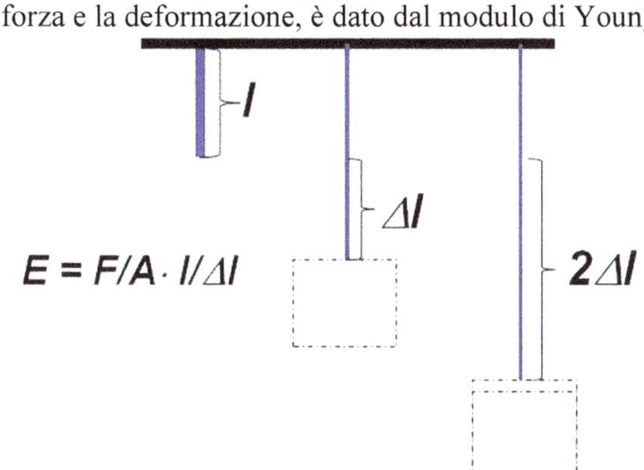

Figura 11.9 Legge di Young. L'allungamento (Δl) della molla schematizzata (linea blu) è proporzionale alla forza applicata (rettangolo grigio). Vedi spiegazione nel testo.

Se chiamiamo *E* il modulo di Young, vediamo che

$$E = \frac{F/A}{\Delta l / l} \tag{11.6}$$

dove F è la forza espressa in dyn, A la superficie di sezione della molla, l la sua lunghezza iniziale e Δl la variazione di lunghezza dovuta all'applicazione di F. Il modulo di Young corrisponde alla forza per unità di superficie di sezione necessaria a distendere la molla del 100%. Poiché il modulo aumenta con F, si capisce che un corpo è tanto più rigido quanto più è elevato il suo modulo di elasticità.

Per i corpi perfettamente elastici il modulo di Young è costante per qualsiasi grado di deformazione del corpo, mentre aumenta con la deformazione per i corpi non perfettamente elastici.

Nel caso di un tubo elastico, la distensione delle pareti è dovuta alla pressione laterale esercitata dal liquido che scorre al suo interno. Come si può vedere dalla figura 11.10 la pressione produce nella parete del tubo una *tensione circonferenziale* (T) che, in ciascun punto della circonferenza, può essere rappresentata da due vettori rivolti in senso centripeto rispetto al punto di applicazione del vettore che indica la pressione. Se ne deduce che T tende ad allontanare l'uno dall'altro due punti adiacenti e quindi a fare aumentare la circonferenza del tubo elastico. Se il modulo di Young viene applicato a questo caso particolare, si vede come la forza F sia la tensione circonferenziale T, mentre l e Δl rappresentino rispettivamente la lunghezza iniziale e la variazione (aumento) di lunghezza della circonferenza, mentre A sia costituita dal prodotto dello spessore (s) del tubo per l'unità di lunghezza (L) del tubo stesso. Come si può facilmente capire, questo prodotto rappresenta la superficie di sezione di un segmento di tubo a lunghezza unitaria e sia quindi analogo alla superficie di sezione della molla sopra considerata.

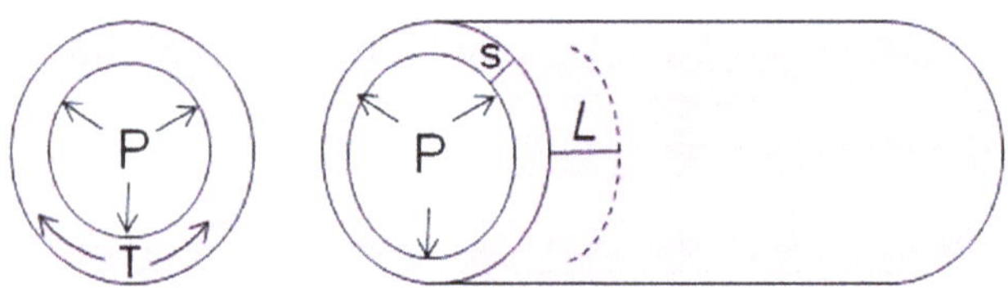

Figura 11.10 Applicazione del modulo di Young ad un tubo elastico. Vedi spiegazione nel testo.

La legge di Hooke, valida per i corpi perfettamente elastici, prevede che questi possano essere deformati in modo lineare e senza limiti con l'aumento della forza che agisce su di essi. In natura non esistono corpi perfettamente elastici. I vasi sanguigni, inoltre, oltre a non essere perfettamente elastici, non hanno neppure una struttura omogenea delle pareti. A causa di queste loro caratteristiche il modulo di Young non è costante ma aumenta con la distensione del vaso. In altre parole, quanto più aumentano la pressione, il raggio e la tensione circonferenziale, tanto più la parete vascolare diventa meno distendibile o, se si vuole, più rigida. Nei capitoli 8.2 e 8.6 abbiamo visto come il venire meno dell'effetto Windkessel dei grossi vasi arteriosi determini aumento della pressione pulsatoria per mancata distensione e successivo ritorno elastico delle pareti. Mentre nel capitolo 8.6, la rigidità è stata attribuita a processi aterosclerotici, nel capitolo 8.2 è stata vista come la conseguenza di un aumento della pressione diastolica.

La struttura non omogenea delle pareti arteriose fa sì che la relazione tra pressione e raggio da un lato e il modulo di Young dall'altro non sia una funzione lineare ma esponenziale come appare dalla figura 11.11 A. Questa figura confronta l'andamento del modulo di elasticità di un tubicino immaginario perfettamente elastico con quello di una piccola arteria di coniglio in relazione ad aumenti del raggio del lume.

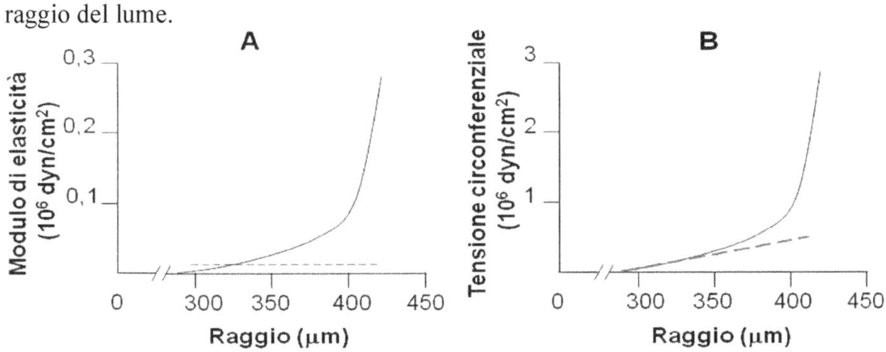

Figura 11.11 Aumento del modulo di elasticità (A) e della tensione circonferenziale (B) in relazione agli aumenti del raggio. In nero sono riportati i valori di una piccola arteria di coniglio e in rosso quelli di un tubicino a pareti perfettamente elastiche. Vedi spiegazione nel testo. (da Hinke JA, Wilson ML, 1962)

Un'altra differenza tra un tubicino perfettamente elastico e una piccola arteria è data dalla figura 11.11 B che con il raggio mette in relazione la tensione circonferenziale anziché il modulo di Young. In questa figura, l'aumento lineare della tensione circonferenziale del tubicino è semplicemente la conseguenza della legge di Laplace.

Se aumenta la pressione nel tubo, aumentano il raggio e, per la legge di Laplace, anche la tensione circonferenziale. Il raggio aumenta fino a che la distensione delle strutture elastiche del tubo non produca una forza tale da equilibrare la tensione circonferenziale. Il raggio che il tubo assume per ciascun aumento di pressione è detto *raggio di equilibrio* per quella pressione.

Una conseguenza anatomo-fisiologica della legge di Laplace è l'effetto del diverso raggio di arterie aventi al loro interno la stessa pressione. Le arterie di maggior raggio sviluppano una maggiore tensione circonferenziale e tenderebbero rompersi se non avessero la parete più spessa di quelle a raggio minore. L'aorta, infatti, che ha un raggio assai maggiore, ha una parete assai più spessa di un'arteria carotide o di una coronaria, che presentano al loro interno una pressione simile alla sua.

11.6 LA REGOLAZIONE MIOGENA DEL RAGGIO DEI VASI DI RESISTENZA

La regolazione miogena del raggio vascolare riguarda vasi che nelle loro pareti contengono fibrocellule muscolari lisce. In pratica riguarda principalmente arteriole responsabili delle resistenze distrettuali. In vari distretti vascolari si può infatti osservare come un aumento della pressione transmurale determini vasocostrizione, mentre una riduzione determini vasodilatazione. In entrambi i casi il risultato finale è che il flusso si mantiene abbastanza costante malgrado le variazioni della pressione di perfusione.

Nella figura 11.12 è schematizzata la regolazione miogena del circolo coronarico. Si può vedere come inizialmente per bassi valori di pressione media, il flusso aumenti più della pressione, come evidenziato dalla concavità della curva verso sinistra. Questo tipo di aumento è dovuto alla distensione delle pareti vascolari ancora poco tese e quindi presentanti un basso modulo di Young.
Allorché la pressione supera i 70 mmHg, l'aumento di flusso per aumento della pressione diventa assai modesto a causa dell'aumento delle resistenze per contrazione delle fibrocellule muscolari lisce.

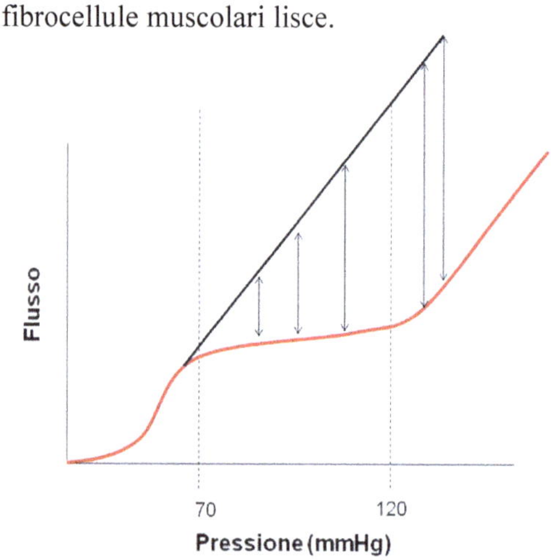

Figura 11.12 Autoregolazione miogena del flusso coronarico. Vedi spiegazione nel testo.

Superati i 120 mmHg, il flusso riprende a salire, questa volta in rapporto lineare con la pressione dal momento è stato raggiunto il limite superiore di regolazione miogena e non varia più il raggio del lume vascolare. Si può quindi dire che, nell'ambito dei limiti di autoregolazione del circolo coronarico, il raggio equivalente dei vasi di resistenza diminuisce progressivamente con l'aumento della pressione da 70 a 120 mmHg e, analogamente, aumenta con il ritorno della pressione a 70 mmHg.

Nel caso in cui l'autoregolazione miogena manchi a tutti i livelli di pressione, come succede in presenza di massima vasodilatazione, il flusso sale inizialmente in modo sempre più rapido, per il progressivo aumento del raggio dei vasi. Quando la parete dei vasi non può più essere ulteriormente distesa, il flusso aumenta in modo lineare con la pressione

L'autoregolazione miogena dei distretti vascolari agisce sulle resistenze in senso opposto alle risposte viscoelastiche indotte dalle variazioni di pressione.

La figura 11.13 illustra come una improvvisa caduta della pressione, sulla base del solo recupero elastico della parete, determinerebbe un aumento delle resistenze per diminuzione del lume dei vasi, con conseguente diminuzione del flusso a livelli più bassi di quelli dovuti alla semplice riduzione della pressione di perfusione. Tuttavia, il sovrapporsi dopo alcuni secondi della risposta miogena vasodilatatrice porta le resistenze al di sotto del valore di controllo, inducendo nello stesso tempo un parziale recupero del flusso.

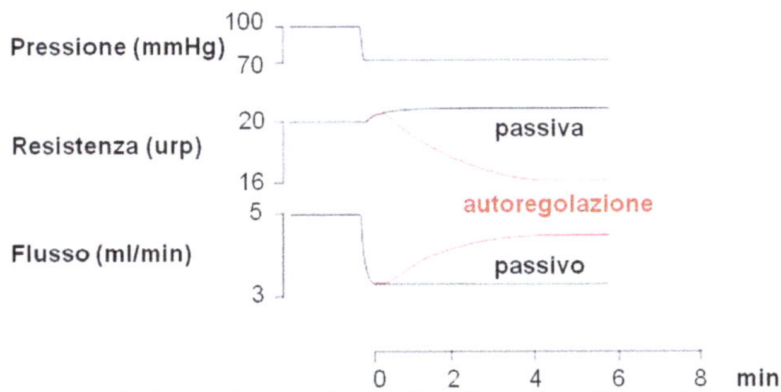

Figura 11.13 Autoregolazione miogena. In seguito alla caduta di pressione ad un aumento di resistenza e ad una diminuzione del flusso per collasso (in nero) dei vasi si oppone una vasodilatazione (in rosso) di natura miogena che provoca riduzione delle resistenze e un aumento del flusso. Vedi spiegazione nel testo.

Le risposte miogene, oltre i vasi, possono interessare tutti gli organi cavi che presentino muscoli lisci nella loro parete. Esse, tuttavia, Rivestono particolare importanza nell'autoregolazione del flusso ematico in alcuni distretti circolatori, quali, in particolare, i circoli coronarico, cerebrale, renale e degli arti.

La vasocostrizione da aumento delle pressione transmurale è dovuta alla contrazione delle fibrocellule muscolari lisce stimolate dallo stiramento. In seguito allo stiramento, infatti, si ha un rilascio di Ca^{2+} dai depositi intracellulari attraverso i canali rianodinici (vedi cap. 4.4). A differenza di quanto avviene per le fibre miocardiche, questo rilascio non dipende dal precedente ingresso di Ca^{2+} dall'esterno attraverso i canali sarcolemmali, ma è indotto dalla formazione di ossido nitrico da parte di una eNOS attivata dal sistema PI3K – AKT attivato a sua volta dallo stiramento.

11.7 IL FLUSSO DEL SANGUE SECONDO IL MODELLO A CASCATA D'ACQUA

Al capitolo 10.1 si vedrà come alcuni aspetti della circolazione polmonare si possono spiegare con il *modello a cascata d'acqua.* Con questo modello, valido in generale per molti circoli distrettuali, si è anche cercato di spiegare la riduzione sistolica del circolo coronarico.

Nella figura 11.14 viene descritto questo modello. Un torrente permette all'acqua di fluire dal punto *A* al punto *C.* Tra i due punti è presente in *B* il salto di una cascata. Il dislivello tra i vari punti rappresenta una differenza di pressione. Dall'osservazione della figura si comprende come la velocità dell'acqua non sia dovuta alla differenza di livello tra *A* e *C,* bensì tra *A* e *B.* Infatti se il punto *A* viene abbassato allo stesso livello di *B* nel punto indicato con A_1, non essendovi alcuna differenza di livello o pressione tra A_1 e *B,* il flusso tra i due punti verrà a cessare cosicché in *C* non arriverà più acqua.

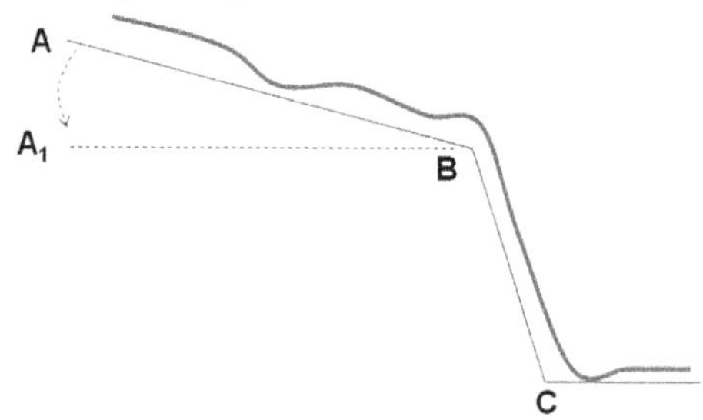

Figura 11.14 Modello a cascata d'acqua. Vedi spiegazione nel testo.

Immaginiamo ora un dispositivo (Fig 11.15) costituito da un tubo collassabile che per buona parte del suo decorso sia contenuto in una camera nella quale sia possibile fare variare la pressione che l'aria esercita dall'esterno sul tubo. L'estremità prossimale e quella distale del tubo, situate entrambe all'esterno della camera d'aria, sono indicate rispettivamente con le lettere *A* e *C.*

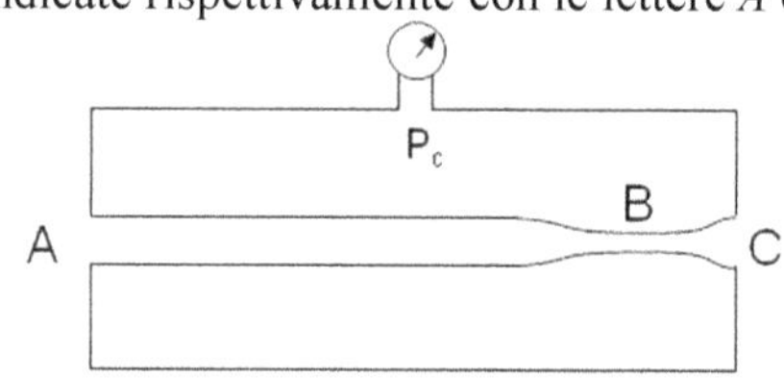

Figura 11.15 Collasso di un tubo di gomma per aumento della pressione di camera (P_c). Vedi spiegazione nel testo.

Se nella camera d'aria la pressione è uguale a quella atmosferico, il flusso dipenderà dal gradiente di pressione tra *A* e *C.* Se la pressione all'interno della camera viene fatta aumentare oltre la pressione in *C*, il tubo di gomma inizierà a collassarsi in un punto *B.* Questo punto è lontano da *A* e vicino a *C* in quanto, per la dissipazione di energia tra *A* e *B,* qui la pressione dell'acqua è più bassa che all'inizio del tubo. Ovviamente il tubo si collassa quanto maggiore è la pressione dell'aria nella camera. In presenza di collasso la velocità dell'acqua dipende dal gradiente di pressione tra il punto *A* e *B*, anziché tra *A* e *C.* Inoltre, se la pressione di camera uguaglia la pressione in *A*, il collasso in *B* occlude completamente il tubo provocando la cessazione del flusso. In questo modello la pressione in *B* corrisponde al livello del salto *B* della cascata.

Nel sistema circolatorio i punti *A* e *C* del modello a cascata d'acqua sono costituiti dalla pressione arteriosa e venosa alle due estremità di un organo perfuso. Il tessuto dell'organo esercita dall'esterno una pressione *B* che tende fare collassare i microvasi. E' chiaro che, se la pressione dal lato arterioso scende fino al valore della pressione sviluppata dal tessuto, il flusso si interrompe. Questo è il motivo per cui, quando in un distretto circolatorio viene ridotta la pressione arteriosa, il flusso si interrompe prima che la pressione di testa si sia abbassata al valore della pressione venosa. L'interruzione del flusso avviene anche quando, a parità di pressione di testa, aumenta la pressione nel tessuto: è questo il meccanismo con cui vengono in parte spiegati la riduzione e l'annullamento del flusso che si possono osservare nel circolo coronarico quando la sistole fa aumentare la pressione esercitata dal miocardio sui vasi che lo attraversano.

11.8 L'ONDA DI FLUSSO LUNGO L'ALBERO ARTERIOSO

Nel capitolo 8.8 abbiamo visto come varia la curva di pressione nel procedere dall'aorta verso le arterie periferiche. La figura 11.16 illustra, come, oltre alla curva di pressione, si modifica anche la curva di flusso. Nell'aorta ascendente la curva di flusso non è altro che la curva di gettata sistolica. Dopo un'ampia oscillazione, corrispondente alle fasi di efflusso con accelerazione e con decelerazione, essa presenta un piccolo reflusso dovuto al tentato ritorno nel ventricolo, fermato dalla chiusura della valvola aortica e corrispondente all'incisura della curva di pressione. In diastole non si segnala alcun segnale di flusso in quanto in questa fase del ciclo non esce sangue dal ventricolo.

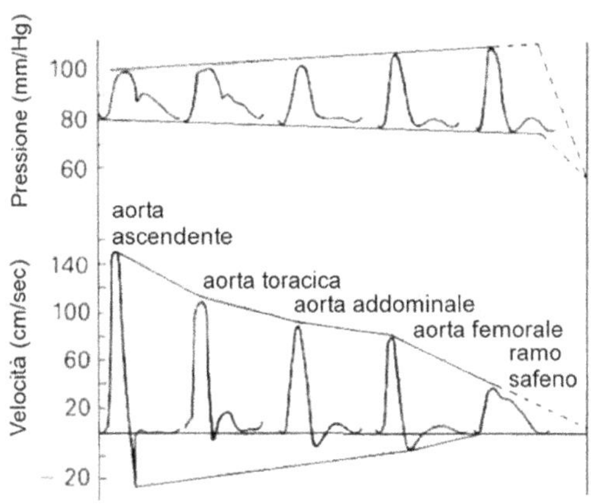

Figura 11.16 Oscillazioni del flusso e della pressione nell'aorta e nelle arterie periferiche. Vedi spiegazione nel testo. (da: DA McDonald, 1960)

Se dall'aorta ascendente passiamo alla discendente toracica, all'addominale e, successivamente all'arteria femorale, notiamo una progressiva riduzione d'ampiezza della curva accompagnata da un reflusso di maggior durata seguito da un secondo modesto flusso positivo.

La diminuzione d'ampiezza è dovuta al fatto che una parte della gettata sistolica non ha proceduto nell'aorta ma è andata a perfondere rami collaterali che si dipartono a monte del punto esplorato, mentre la maggior durata del reflusso e il piccolo flusso positivo in diastole possono venire attribuiti alla riflessione dell'onda dalla periferia. Infatti, al pari dell'onda di pressione, anche l'onda di flusso ha una sua lunghezza.

11.9 LA MICROCIRCOLAZIONE

Il microcircolo è principalmente costituito dalle arteriole, dai capillari e dalle venule. In alcuni organi, come l'intestino e il muscolo scheletrico fanno parte del microcircolo anche le metarteriole e i vasi del canale o tragitto preferenziale. Oltre che provvedere agli scambi tra sangue e tessuti a livello dei capillari, il microcircolo partecipa alla regolazione della pressione arteriosa per mezzo di variazioni del tono vasomotore delle arteriole. Senza pretendere di elencarne tutte le funzioni, ricordiamo come nella cute il microcircolo contribuisce alla termoregolazione.

Le arteriole, come è già stato detto nel capitolo 1.1, sono vasi di resistenza che presentano nella loro parete numerose fibrocellule muscolari lisce disposte in uno o più strati. L'aumento del tono di queste fibrocellule provoca aumento della resistenza o vasocostrizione, mentre la diminuzione provoca riduzione della resistenza o vasodilatazione. Il tono vasomotore è regolato soprattutto dall'innervazione simpatica, ma anche da fattori umorali o da meccanismi miogeni. Particolari distretti, quali le ghiandole salivari e i corpi cavernosi degli organi genitali, ricevono un'innervazione parasimpatica ad azione vasodilatatrice.

Le metarteriole sono vasellini che nella microcircolazione connettono talora un'arteriola con una venula, bypassando quindi i capillari e formando *il canale o tragitto preferenziale* (Fig 8.8). La muscolatura della loro parete diventa progressivamente più rada mano a mano che si procede dall'arteriola verso la venula.

Dalla parte prossimale del tragitto preferenziale si staccano i capillari che, dopo avere perfuso il tessuto circostante, terminano nella parte distale prevenulare dello stesso tragitto. All'origine dei capillari le metarteriole presentano anelli muscolari o *sfinteri precapillari.* Se questi sono aperti, il sangue entra nei capillari e perfonde il tessuto, mentre, se sono chiusi, il sangue passa direttamente nella venula senza passare nei capillari. Nel capitolo 14.4 vedremo il significato di questa organizzazione della microcircolazione nel muscolo scheletrico.

I capillari sono vasi di scambio posti tra le arteriole e le venule. Il loro diametro varia da 6 a 10 μm. Essi sono formati da uno strato di cellule endoteliali poste su una membrana basale. Nella parete dei capillari non si trovano muscoli lisci.

A seconda dell'architettura, la parete dei capillari può essere continua, fenestrata o discontinua.

I capillari a *parete continua* presentano una membrana basale senza interruzioni sulla quale sono poste cellule endoteliali piuttosto voluminose con giunzioni strette le une rispetto alle altre. Questo tipo di capillari è presente principalmente nei muscoli scheletrici.

I capillari a *parete fenestrata* presentano anch'essi una membrana basale senza interruzioni, mentre le cellule endoteliali, più piccole delle precedenti, presentano qua e là spazi o *finestre* di 60-70 nm di diametro. Alle volte le finestre posseggono un diaframma molto sottile. Questo tipo di capillari caratterizza soprattutto i glomeruli renali, le ghiandole endocrine ed esocrine, il tratto gastrointestinale e la colecisti.

I capillari a *parete discontinua,* detti anche *sinusoidi,* oltre a finestre endoteliali, presentano anche discontinuità della membrana basale che possono raggiungere un diametro di 30-40 μm. e che possono essere attraversati anche dagli elementi corpuscolari del sangue. Questi capillari hanno un diametro che può arrivare a 100 μm ed è quindi assai maggiore di quello dei due tipi precedenti, mentre il loro lume è irregolare a causa della varia morfologia delle cellule endoteliali. Questo tipo di capillari è ben rappresentato nel fegato, nella milza, nel midollo osseo, nelle ghiandole endocrine e nel tessuto linfoide.

E' chiaro come i capillari a parete discontinua siano dotati di una maggiore permeabilità dei capillari a parete fenestrata e questi di quelli a parete continua.

Oltre ai capillari che abbiamo descritto, si parla anche di *capillari arteriosi* e di *capillari venosi.* I primi sono interposti tra le arteriole e i capillari, i secondi tra i capillari e le venule. Essi hanno una struttura intermedia a quella dei vasi tra i quali sono interposti. Nella loro parete contengono quindi alcune fibrocellule muscolari lisce, ovviamente nondisposte in strati continui.

Gli scambi attraverso la parete dei capillari avvengono sia per filtrazione che per diffusione. Per *filtrazione* si intende il passaggio di un liquido e dei soluti in esso contenuti da un lato all'altro di una membrana permeabile secondo il gradiente di pressione del liquido. In un capillare la permeabilità è dovuta alla presenza di pori di circa 90 Å nella parete capillare.

Per *diffusione* si intende invece il passaggio di soluti attraverso una membrana in virtù del loro gradiente di concentrazione, o di pressione parziale nel caso di gas, in modo del tutto indipendente dal gradiente di pressione del liquido, gradiente che può essere assente o agire in senso opposto rispetto al gradiente di concentrazione.

In genere in un capillare del circolo generale la pressione del sangue è di 25–35 mmHg dal lato arteriolare e di 10–12 mmHg dal lato venulare, essendo il suo valore medio lungo la lunghezza del capillare di 18 mmHg. Essendo la pressione negli interstizi pari a 0 mmHg, se non negativa, la pressione del sangue tende a provocare filtrazione di liquido e di soluti nel liquido interstiziale.

Date le dimensioni dei pori, solo plasma privo di proteine può venire filtrato. Rimanendo nel capillare le proteine vi esercitano la loro pressione oncotica di circa 25 mmHg. Poiché questa pressione agisce in senso opposto a quella del sangue, essa rallenta la fuoriuscita di liquido dal lato arteriolare e ne determina il rientro dal lato venulare (Fig 11.17). Dal lato arteriolare infatti la *pressione netta di filtrazione* (35 – 25 = 10) è positiva e tende a fare uscire liquido e soluti, mentre dal lato venulare (18 – 25 = - 7) essa è negativa e tende, come *pressione di riassorbimento,* a fare rientrare il liquido. Valori intermedi si possono riscontrare lungo il decorso del vaso.

Dal diverso valore assoluto della pressione di filtrazione alle due estremità del capillare si può pensare che la quantità di liquido filtrato sia maggiore della quantità riassorbita, tanto più che una piccola concentrazione di proteine è anche presente nell'interstizio dove tende a trattenere il liquido. Nella realtà gli effetti di questa differenza sono attenuati dal maggiore sviluppo della parete capillare dal lato venulare. Malgrado questa modalità di correzione, non tutto il liquido filtrato riesce a venire riassorbito. Alla sua rimozione dall'interstizio provvede la circolazione linfatica (cap. 18).

I fattori che regolano la filtrazione e il riassorbimento attraverso la parete dei capillari è riassunto nella *formula di Starling*

$$J_v = K_f([P_c - P_i] - \sigma [\pi_c - \pi_i]) \qquad (11.7)$$

dove J_v è il movimento netto del liquido tra i due compartimenti intra- ed extracapillare, K_f è un coefficiente di filtrazione dipendente dal tipo di capillare, P_c e P_i rappresentano rispettivamente la pressione del sangue nel capillare e la pressione del liquido interstiziale, π_c e π_i sono rispettivamente la pressione oncotica nel capillare e nell'interstizio e σ è un coefficiente di riflessione.

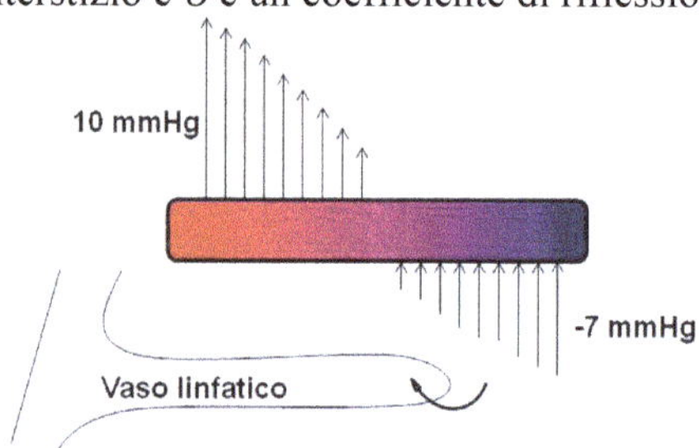

Figura 11.17 Variazione della pressione netta di filtrazione e di riassorbimento in un capillare. Vedi spiegazione nel testo.

I valori di pressione all'interno di un capillare possono variare in dipendenza delle variazioni di resistenza pre- e postcapillare, nel senso che diminuiscono se aumenta la resistenza precapillare e aumentano se aumenta la resistenza postcapillare. Dal canto loro le pressioni nette di filtrazione e di riassorbimento variano non solo in dipendenza del gradiente di pressione del liquido ai due lati della membrana, ma anche del gradiente di pressione oncotica. Questi meccanismi possono venire utilizzati per spiegare la formazione di edemi o ascite come pure del recupero di parte del volume di liquido circolante dopo un'emorragia.

La diffusione dei gas respiratori dipende dal loro gradiente di pressione parziale. Nel sangue arterioso l'O_2 che arriva nei capillari ha una pressione di circa 95–100 mmHg, mentre nei tessuti si calcola abbia in media una pressione di soli 40 mmHg. Il risultato di questo gradiente è un passaggio di O_2 dal sangue ai tessuti. Nei tessuti vi è una pressione di CO_2 che in media viene calcolata pari a 46 mmHg, mentre nel sangue arterioso è di 39–40 mmHg. In questo caso CO_2 passa dai tessuti al sangue che la elimina attraverso i polmoni. Il fatto che ossigeno a anidride carbonica attraversino la parete capillare con un diverso gradiente di pressione dipende da una maggiore diffusibilità della seconda.

Le venule costituiscono l'ultima parte della microcircolazione. In esse arriva il sangue proveniente dai capillari. Poiché nella loro parete sono contenute fibrocellule muscolari lisce che si possono contrarre per azione del simpatico e per stimoli umorali, le venule possono presentare una certa resistenza al flusso di sangue. A causa della ridotta muscolatura liscia, la resistenza delle venule è assai inferiore a quella delle arteriole.

Scheda di applicazione pratica: la legge di Laplace nell'aumento di volume degli aneurismi e delle varici

Secondo la legge di Laplace la tensione circonferenziale T di una sfera o di un tubo a pareti infinitamente sottili dipende dal prodotto del raggio r per la pressione T all'interno della sfera, ossia

$$T = Pr.$$

Anche se un'applicazione rigorosa della legge di Laplace riguarda strutture a pareti infinitamente sottili e forma perfettamente circolare, con una certa approssimazione essa può essere comunque applicata agli organi cavi. Nel caso poi di aneurismi e di varici ne può spiegare il progressivo e sempre più rapido aumento di volume, soprattutto se viene vista insieme al principio di Bernouilli, secondo il quale in un tubo a raggio variabile in cui scorre un liquido la somma dell'energia cinetica $1/2mv^2$ *e della pressione alaterale P è costante, ossia*

$$1/2mv^2 + P = k.$$

Se lungo un'arteria vi è una espansione o aneurisma ancora di piccole dimensioni, essendo il flusso uguale a quello dei tratti non espansi, si ha in quel punto una diminuzione dell'energia cinetica. Per il principio di Bernouille si avrà un aumento di P, che, per la legge di Laplace, produrrà un aumento della tensione circonferenziale che farà aumentare ulteriormente il raggio dell'arteria. Si crea a questo punto un circolo vizioso con ulteriore aumento del raggio, della pressione e della tensione circonferenziale. L'aumento del volume dell'aneurisma sarà sempre più rapido fino alla rottura. Un processo analogo, anche se per livelli minori di pressione, riguarda le varici venose.

11.10 RIASSUNTO

Introduzione

In aggiunta agli aspetti che vedono unitariamente coinvolti cuore e vasi, vi sono alcune peculiarità tipiche del movimento del sangue nei vasi.

L'energia totale dei fluidi

Se in un soggetto in piedi misuriamo la pressione arteriosa agli arti inferiori vediamo come essa sia assai superiore a quella presente nell'aorta, malgrado il sangue si muova dall'aorta agli arti inferiori. Da questa osservazione deriva che ciò che permette lo scorrimento del sangue non è tanto la differenza di pressione quanto la differenza di energia totale dei fluidi. Questa, oltre che da una componente legata alla pressione, è composta anche dall'energia cinetica e dall'energia di posizione del sangue nei punti considerati. L'energia legata alla pressione è una forma di energia potenziale che si ottiene moltiplicando la pressione media P per il volume V di sangue di cui si studia lo scorrimento. Essa è quindi uguale a PV.

Se indichiamo come Et la quantità totale di energia che un volume di liquido possiede in un determinato punto di un sistema idraulico vediamo che $Et = PV + 1/2mv^2 + mgh$. Se, anziché riferirci all'energia totale, preferiamo continuare ad usare il concetto di pressione senza tenere conto del volume e della massa del sangue che si sposta possiamo utilizzare quest'altra equazione: $Pt = P + 1/2\rho v^2 + \rho gh$, dove Pt è la pressione totale, mentre ρ indica il rapporto tra massa e volume dando origine a grandezze che possono facilmente essere espresse in termini di pressione.

Oltre che a spiegare come il sangue possa spostarsi da un punto a minore a un punto a maggiore pressione laterale, il calcolo dell'energia totale permette anche di capire come il sangue possa circolare nella arcate vascolari che decorrono parallelamente ad un'arteria principale come avviene nelle arcate del circolo mesenterico. Per spiegare il senso del flusso nell'arcata, si deve tenere conto della pressione di testa e di coda del sangue. Queste pressioni altro non sono che una componente dell'energia cinetica, tradotta in termine di pressione, che può essere sottratta o sommata alla pressione laterale nei punti situati all'inizio e alla fine dell'arcata.

La viscosità del sangue

Il sangue presenta una viscosità assoluta e una viscosità apparente o relativa. La viscosità assoluta dipende dalla composizione del sangue in acqua, macromolecole e componente corpuscolata, mentre la viscosità apparente dipende anche dalle modalità di scorrimento.

Fatta uguale a 1 la viscosità dell'acqua distillata, la viscosità assoluta del plasma è di circa 1,6 per la presenza delle proteine, mentre quella del sangue sale a 4 – 5 per la presenza degli elementi corpuscolati. La viscosità assoluta del sangue aumenta con l'ematrocrito. Si tratta di un aumento non lineare, modesto al di sotto dell'ematocrito normale del 45% e più elevato per valori che superano il 45%.

La viscosità apparente dipende dalla velocità di scorrimento e dal diametro del vaso in cui il sangue scorre. Se il moto del sangue è laminare, un aumento della velocità fa diminuire la viscosità apparente in quanto i globuli rossi si allineano meglio lungo le lamine. Se l'ulteriore aumento della velocità determina la trasformazione del moto da laminare a turbolento si ha un aumento improvviso della viscosità apparente. Nelle vene dove il moto laminare ha luogo con una velocità minore che nelle vene, la viscosità apparente risulta più elevata.

Nei vasi di raggio molto piccolo la viscosità relativa aumenta con il diametro del tubo (fenomeno Fåhraeus-Lindqvist). Infatti, nei vasi a raggio molto piccolo, che dipartono da un vaso più grande, si ha un ematocrito molto basso, in quanto sono perfusi dal sangue povero di globuli rossi che nel vaso principale fluisce lungo le lamine più periferiche.

Il moto laminare e il moto turbolento

Un liquido che scorre di moto stazionario in un tubo a sezione circolare e di diametro costante per tutta la sua lunghezza si muove di moto laminare. Questo è costituito da un insieme di lamelle cilindriche concentriche che si muovono a velocità crescente dalla periferia al centro. La lamina a contatto con la parete del tubo viene considerata ferma, mentre il filone assiale si muove alla velocità più elevata, cosicché il profilo delle velocità ha un aspetto parabolico. Il moto laminare è pure possibile nelle arterie anche se qui il flusso è pulsatile anziché stazionario e la sezione del vasonon si mantiene costante ma diminuisce progressivamente con la distanza dal cuore.

Se la velocità del liquido aumenta, la lamina esterna continua a rimanere ferma mentre le altre lamine fino al filone assiale scorrono via via più veloci, in modo che il profilo diventa più appuntito. Se viene superata una velocità critica il moto diventa turbolento. Poiché il moto turbolento comporta una maggiore dissipazione di energia, la resistenza al flusso finisce per aumentare.

La velocità critica, superata la quale il moto da laminare diventa turbolento, è $V=R\eta/\rho r$, dove V è la velocità critica, η la viscosità del liquido, ρ la densità, r il raggio del tubo e R è il numero di Reynolds. Quando V è così elevata che R supera il valore di 1000 (o di 2000 se invece del raggio si considera il diametro del tubo), il moto diventa improvvisamente turbolento. R infatti è uguale a $V\rho r/\eta$. Data la costanza di ρ, r ed η, l'unico fattore che può fare variare R è la velocità.

Nel flusso turbolento la velocità di avanzamento del liquido è la stessa in tutta la sezione del tubo. In assenza poi di una lamina ferma a contatto con la parete del tubo, l'attrito tra il liquido e la parete fa aumentare la resistenza al flusso.

Se lungo un tubo vi è un restringimento, non solo la velocità del liquido può aumentare in quel punto, ma la turbolenza può comparire prima ancora che R abbia raggiunto il valore di 1000 e si estende anche al tratto di tubo subito a valle del restringimento.

Nel sistema cardiovascolare il flusso è turbolento nei ventricoli e nel tratto iniziale dell'aorta e dell'arteria polmonare. Nelle altre arterie la turbolenza può comparire quando sono parzialmente occluse da una placca aterosclerotica.

Quando la turbolenza raggiunge una certa intensità,la parete vasale presenta vibrazioni udibili responsabili dei cosiddetti rumori di soffio. Questi si possono manifestare in presenza di cardiopatie congenite, di vizi valvolari acquisiti, come pure in presenza di anastomosi artero-venose. Il cuore può essere sede di soffi udibili in sistole se la viscosità del sangue diminuisce per riduzione del numero dei globuli rossi. Si tratta dei cosiddetti soffi anemici o funzionali che compaiono quando il numero di globuli rossi per mm^2 di sangue scende al di sotto di 3.000.000.

Le caratteristiche visco-elastiche e contrattili dei vasi.

Le pareti dei vasi hanno caratteristiche viscose, elastiche e contrattili. Le grosse arterie contengono nella loro parete molte fibre di elastina e poche fibrocellule muscolari lisce per cui sono prevalentemente elastiche e offrono poca resistenza al flusso ematico. Le piccole arterie, e in particolare le arteriole precapillari, contengono molte fibrocellule muscolari lisce, per cui offrono al flusso una resistenza elevata che possono fare variare a seconda del loro grado di contrazione.

Le venule, dotate di un certo numero di fibrocellule muscolari, regolano le resistenze postcapillari. Le vene posseggono una certa muscolatura liscia che ne può fare variare la capacità modificando quindi il ritorno venoso al cuore. Alle variazioni di capacità delle vene contribuisce anche la loro distensibilità che può farne variare la sezione a seconda del concorso della pressione idrostatica.

Nei corpi non perfettamente elastici, la rigidità, espressa dal modulo di Young, aumenta in modo costante con la deformazione. Nel caso della parete dei vasi la deformazione è la distensione dovuta alla pressione laterale esercitata dal liquido che vi scorre. Se aumenta la pressione nel tubo e la parete viene maggiormente distesa e si riduce l'effetto Windkessel.

I vasi sanguigni, oltre a non essere perfettamente elastici, non hanno neppure una struttura omogenea delle pareti. A causa di queste loro caratteristiche, in seguito alla distensione del vaso, il modulo di Young non aumenta in modo lineare ma esponenziale. A parità di pressione la rigidità delle arterie può anche essere la conseguenza di processi aterosclerotici.

Se aumenta la pressione, aumenta anche il raggio dei vasi e, per la legge di Laplace, anche la tensione circonferenziale delle pareti. A parità di pressione i vasi possono avere raggio diverso. Ne consegue che le arterie di maggior raggio sviluppano una maggiore tensione circonferenziale e tenderebbero rompersi se non avessero la parete più spessa di quelle a raggio minore. L'aorta, infatti, che ha un raggio assai maggiore, ha una parete assai più spessa di un'arteria carotide o di una coronaria, che presentano al loro interno una pressione simile alla sua.

La legge di Laplace, unitamente al principio di Bernoulli, spiega anche perché aneurismi e varici aumentino di volume sempre più rapidamente con il passare del tempo.

La regolazione miogena del raggio dei vasi di resistenza

La regolazione miogena riguarda principalmente le arteriole responsabili delle resistenze distrettuali. In vari distretti si osserva come un aumento della pressione transmurale determini vasocostrizione, mentre una riduzione determini vasodilatazione, cosicché il flusso tende a rimanere costante malgrado variazioni della pressione di perfusione comprese tra 70 e 120 mmHg circa.

Il flusso del sangue secondo il modello a cascata d'acqua

Il modello a cascata d'acqua, che spiega alcuni aspetti della circolazione polmonare oltre che per molti circoli distrettuali, è anche stato utilizzato con risultati parziali per spiegare la riduzione sistolica del flusso coronarico.

In una cascata la velocità dell'acqua non è determinata dalla differenza di livello dal punto più alto a monte del salto e dal punto più basso a valle del salto, bensì dalla differenza di livello tra il punto più alto e il salto.

Nel sistema circolatorio i punti più alto e più basso rispetto al salto del modello a cascata d'acqua sono costituiti dalla pressione arteriosa e venosa alle due estremità di un organo perfuso. La pressione esercitata dal tessuto circostante sul vaso rappresenta il livello del salto. S*e la pressione dal lato arterioso scende fino al valore della pressione sviluppata dal tessuto, il flusso si interrompe.* Questo è il motivo per cui, quando in un distretto circolatorio viene ridotta la pressione arteriosa, il flusso si interrompe prima che la pressione di testa si sia abbassata al valore della pressione venosa. L'interruzione del flusso avviene anche quando, a parità di pressione arteriosa, aumenta la pressione nel tessuto. Con questo il meccanismo si spiega in parte la riduzione o l'annullamento del flusso coronarico che si hanno quando la sistole fa aumentare la pressione esercitata dal miocardio sui vasi che lo attraversano.

L'onda di flusso lungo l'albero arterioso

Al pari della curva di pressione, anche la curva di flusso si modifica procedendo lungo l'albero arterioso. Nell'aorta, la curva di flusso (gettata sistolica) dopo un'ampia oscillazione corrispondente alle fasi di efflusso con accelerazione e con decelerazione, presenta un piccolo reflusso dovuto al tentato ritorno nel ventricolo, fermato dalla chiusura della valvola aortica e corrispondente all'incisura della curva di pressione. In diastole il segnale si mantiene sulla linea dello zero. Procedendo lontano dal cuore fino, ad esempio, all'arteria femorale si ha una progressiva riduzione d'ampiezza della curva accompagnata da un reflusso di maggior durata seguito da un secondo modesto flusso positivo. La ripartizione del sangue della gettata sistolica tra varie arterie spiega la riduzione di ampiezza, mentre la riflessione dell'onda dalla periferia sembra essere la causa della maggior durata del reflusso e della piccola onda positiva in diastole.

La microcircolazione

Il microcircolo è principalmente costituito dalle arteriole, dai capillari e dalle venule. In alcuni organi, come l'intestino e il muscolo scheletrico fanno parte del microcircolo anche le metarteriole e i vasi del canale o tragitto preferenziale.

Le arteriole, vasi di resistenza, presentano nella loro parete numerose fibrocellule muscolari lisce responsabili deltono vasomotore regolato soprattutto dall'innervazione simpatica, ma anche da fattori umorali o da meccanismi miogeni. Alcuni distretti, quali le ghiandole salivari e i corpi cavernosi degli organi genitali, ricevono un'innervazione parasimpatica ad azione vasodilatatrice.

Le metarteriole connettono un'arteriola con una venula attraverso il tragitto preferenziale. Dalla parte prossimale del tragitto preferenziale originano i capillari che terminano nella parte distale prevenulare. All'origine dei capillari si trovano gli sfinteri precapillari. Se questi sono aperti, il sangue entra nei capillari e perfonde il tessuto, mentre, se sono chiusi, il sangue passa direttamente nella venula senza passare nei capillari.

I capillari sono vasi di scambio. Essi, privi di muscolatura liscia, sono formati da cellule endoteliali poste su una membrana basale. Possono essere a parete continua, fenestrata o discontinua. I capillari a parete continua hanno una membrana basale senza interruzioni e cellule endoteliali con giunzioni strette. Si trovano soprattutto nei muscoli scheletrici.

I capillari a parete fenestrata presentano anch'essi una membrana basale senza interruzioni, mentre le cellule endoteliali, presentano qua e là spazi o finestre di 60-70 nm di diametro, talora dotate di un sottilissimo diaframma. Questi capillari sono presenti nei glomeruli renali, nelle ghiandole endocrine ed esocrine, e nel tratto gastrointestinale.

I capillari a parete discontinua o sinusoidi hanno un diametro superiore agli altri e, oltre a finestre endoteliali, presentano anche discontinuità della membrana basale Sono ben rappresentati nel fegato, nella milza, nel midollo osseo, nelle ghiandole endocrine e nel tessuto linfoide.

Nei capillari del circolo generale gli scambi avvengono sia per filtrazione secondo il gradiente di pressione del sangue, che per diffusione secondo il gradiente di concentrazione dei soluti o di pressione parziale dei gas respiratori. Soltanto plasma senza proteine può venire filtrato. La filtrazione avviene dal lato arteriolare, dove l'equilibrio tra pressione del sangue e pressione oncotica delle proteine è a favore della filtrazione, mentre il riassorbimento avviene dal lato venulare dove l'equilibrio è a favore del riassorbimento. Favorisce il riassorbimento anche il maggiore sviluppo della parete dal lato venulare. Il plasma senza proteine che non viene riassorbito va a formare la linfa.

Le pressioni nette di filtrazione e di riassorbimento variano in dipendenza del gradiente di pressione del sangue ai due lati della membrana e del gradiente di pressione oncotica.

Le venule costituiscono l'ultima parte della microcircolazione. Poiché nella loro parete sono contenute fibrocellule muscolari lisce che si possono contrarre, le venule possono presentare una certa resistenza al flusso di sangue. La resistenza delle venule è assai inferiore a quella delle arteriole.

BIBLIOGRAFIA

Burton AC (1965) *Physiology and Biophysics of the circulation.* Year book Medical Publisher, Chicago.

Hinke JA, Wilson ML (1962) *A study of elastic properties of a 550-micron in vitro.* Am J Physiol 203:1153-1160.

Levick RJ (2009) *An introduction to cardiovascular physiology.* Fifth edition. Arnold, London.

McDonald DA (1960) *Bloodflow in arteries.* Edward Arnold, London.

Capitolo 12.

Il controllo nervoso dell'apparato cardiovascolare

12.1 L'INNERVAZIONE DEL SISTEMA CARDIOVASCOLARE

La regolazione dell'apparato cardiovascolare da parte del *sistema nervoso autonomo* riguarda sia il cuore che i vasi. Il cuore è sottoposto al controllo dell'innervazione simpatica e parasimpatica vagale, mentre i vasi ricevono un'innervazione quasi esclusivamente simpatica, essendo quella parasimpatica riservata soltanto ai vasi delle ghiandole salivari e ai corpi cavernosi degli organi genitali. Le fibre dirette alle ghiandole salivari sono contenute in rami del glossofaringeo e della branca mandibolare del trigemino, mentre quelle dirette ai corpi cavernosi formano i nervi erigenti.

Le fibre simpatiche dirette al cuore sono fibre postgangliari che nascono da ciascun lato dai *gangli simpatici cervicali superiore, medio e inferiore* e, talora, in piccola quantità dal *primo ganglio toracico.* A questi gangli arrivano fibre pregangliari provenienti dai primi cinque segmenti del midollo toraco-lombare. Nell'uomo, nel cane e in altri mammiferi, il ganglio cervicale inferiore è in genere fuso con il primo ganglio toracico a formare il *ganglio stellato.* Le fibre postgangliari sono raggruppate nei *nervi cardiaci superiore, medio e inferiore.*

Mescolandosi con quelle vagali, le fibre simpatiche postgangliari di destra e di sinistra formano i *plessi cardiaci superficiale e profondo.* Le fibre simpatiche di questi plessi innervano il nodo seno-atriale (NSA), il sistema di conduzione AV, il miocardio atriale e quello ventricolare, nonché i vasi coronarici. Le fibre simpatiche di destra innervano soprattutto il NSA, gli atri e parte del ventricolo destro, mentre quelle di sinistra innervano il ventricolo sinistro e parte di quello destro.

Il mediatore chimico dell'azione del simpatico sul cuore è la *noradrenalina* che agisce sia su recettori α che β. Maggiori dettagli su questi recettori verranno dati nel capitolo 12.5.

Le fibre parasimpatiche dirette al cuore sono fibre pregangliari appartenenti al vago, essendo una caratteristica del sistema parasimpatico quella di possedere fibre pregangliari molto lunghe che si portano a ridosso dell'organo bersaglio dove prendono contatto sinaptico con fibre postgangliari molto brevi. Le fibre vagali dirette al cuore provengono dal midollo allungato dove hanno origine nei nuclei ambiguo e nel nucleo motore dorsale. Esse si distaccano dal vago e si raggruppano da ciascun lato nei *rami cardiaci superiore, medio* e *inferiore.*

Dopo avere formato con le fibre simpatiche i plessi cardiaci, le fibre vagali pregangliari prendono contatto sinaptico con le fibre postgangliari brevi che innervano soprattutto il NSA, il miocardio atriale, il nodo atrio-ventricolare (NAV) e la parte alta del sistema di conduzione AV. In particolare il NSA e l'atrio destro sono prevalentemente innervati da fibre dipendenti dal vago di destra, mentre l'atrio sinistro, il NAV e la restante parte del corrispondente sistema di conduzione ricevono prevalentemente fibre del vago sinistro. Alcune fibre postgangliari innervano anche il miocardio ventricolare e i vasi coronarici. In questi ultimi casi si tratta di poche fibre e di un'innervazione dal significato funzionale incerto.

Il mediatore chimico dell'azione del parasimpatico sul cuore è l'*acetilcolina* che agisce su recettori colinergici muscarinici. Si noti che l'acetilcolina è il mediatore chimico per la trasmissione dell'impulso sia tra le fibre pregangliari e postgangliari, sia per il simpatico che per il parasimpatico.

Mentre il cuore è normalmente sotto il controllo prevalente del vago che già in condizioni basali ne frena la frequenza, i vasi sono sottoposti pressoché esclusivamente al tono simpatico che garantisce quello stato di vasocostrizione che costituisce il tono vasomotore. Le fibre pregangliari simpatiche nascono dal simpatico toraco-lombare che va dal I° segmento toracico (T_1) al II° lombare (L_2). I corpi cellulari dei neuroni pregangliari sono situati nelle corna laterali *o nucleo intermedio laterale* del midollo spinale. I loro prolungamenti sono assai brevi e terminano nei gangli paravertebrali dai quali si dipartono le fibre postgangliari, assai più lunghe di quelle pregangliari e dirette ai vasi di resistenza dove innervano le fibrocellule muscolari lisce. Fanno eccezione a questo schema le fibre del nervo grande splancnico. Queste sono fibre pregangliari piuttosto lunghe a trasmissione colinergica che terminano alla midollare surrenale dove inducono il rilascio di noradrenalina e adrenalina. In un certo senso si può dire che le cellule della midollare surrenale hanno una funzione analoga alle fibre postgangliari.

Oltre al simpatico vasocostrittore, esiste anche un *simpatico vasodilatatore.* Si tratta di fibre che decorrono con quelle vasocostrittrici, ma che, anziché la noradrenalina, hanno come mediatore chimico l'*acetilcolina.* Innervano le fibrocellule muscolari lisce dei vasi di resistenza dei muscoli scheletrici. Possono essere considerate fibre simpatiche vasodilatatrici anche quelle colinergiche contenute nei plessi celiaci e mesenterico superiore che dilatano i vasi del pancreas.

12.2 AZIONE DEL SIMPATICO E DEL VAGO SUL CUORE

L'aumento dell'*attività simpatica* sul cuore esplica un'azione di aumento della frequenza, o *azione cronotropa positiva,* di aumento della velocità di conduzione, o *azione dromotropa positiva,* di aumento della forza di contrazione, *o azione inotropa positiva* e di aumento dell'eccitabilità, o *azione batmotropa positiva.*

A differenza dell'attività simpatica, l'aumento dell'*attività vagale* determina riduzione della frequenza, o *azione cronotropa negativa,* della velocità di conduzione, o *azione dromotropa negativa,* della contrattilità, o *azione inotropa negativa,* e dell'eccitabilità, o *azione batmotropa negativa.*

Tra l'attività del simpatico e quella del vago, oltre che opposizione, vi è anche la differenza dei bersagli dovuta alla diversa distribuzione delle fibre nervose. Così mentre le azioni inotropa, dromotropa e batmotropa del simpatico si esercitano sia sugli atri che sui ventricoli e sul sistema di conduzione AV, le azioni inotropa e batmotropa negative del vago si esercitano soprattutto sugli atri e quella dromotropa sul sistema di conduzione.

Il cuore dell'uomo e degli animali di grossa taglia è sottoposto sia ad un *tono simpatico* che ad un *tono vagale*. Il tono vagale è nettamente prevalente sul tono simpatico. Infatti se ad un modello sperimentale si bloccano le fibre simpatiche dirette al cuore, la frequenza diminuisce del 20–30%, mentre se si blocca il vago la frequenza può raddoppiare o addirittura triplicare. Questo ci permette di dire che in condizioni basali la frequenza cardiaca nell'uomo è sottoposta all'azione di freno di un prevalente tono basale e che gli aumenti della frequenza sono dovuti più alla diminuzione dell'attività vagale che ad aumento dell'attività simpatica. Negli animali di piccola taglia la frequenza normalmente elevata è dovuta a un basso, se non assente, tono vagale

Come si vedrà nel capitolo 12.6, la causa della prevalenza del tono parasimpatico sul cuore è di natura riflessa dovuta alla stimolazione continua dei barorecettori aortici e carotidei.

12.2.1 Azione del simpatico sul cuore.

Come è già stato detto, il simpatico agisce sul cuore attraverso la liberazione di noradrenalina. Sul miocardio, sul NSA e sui sistemi di conduzione, la noradrenalina agisce legandosi a recettori β_1.

L'*aumento del cronotropismo* ha luogo attraverso un'aumentata velocità della depolarizzazione diastolica (sviluppo del prepotenziale) per cui il valore soglia per l'evocazione del potenziale d'azione avviene in anticipo rispetto ad una situazione di controllo, La figura 12.1 A riporta l'azione della noradrenalina sui potenziali del nodo seno-atriale di rana. Come si può vedere, dopo l'applicazione del ligando si ha una riduzione dell'ampiezza massima raggiunta dal potenziale di membrana alla fine della ripolarizzazione e una più rapida risalita al valore soglia. Queste modificazioni sono responsabili di un aumento della frequenza di scarica.

La cascata di segnali che determina la maggiore frequenza include un'attivazione dell'adenilato-ciclasi e di una proteina-chinasi A (PKA) (Fig 12.2).

Mentre la PKA apre i canali sarcolemmali per il Ca^{2+}, l'AMPc apre direttamente i canali per il Na^{+}. L'accentuarsi delle correnti per il Na^{+} e per il Ca^{2+} accelerano lo sviluppo della depolarizzazione diastolica.

Della cascata di segnali che fa seguito al legame del mediatore con questi recettori e porta *all'aumento dell'inotropismo* si è già parlato nel capitolo 7.1.3. In breve, i recettori β_1 agiscono su una proteina G_s che a sua volta attiva l'adenilato-ciclasi che determina la formazione di AMP ciclico (AMPc) dall'ATP. L'AMPc attiva quindi una PKA che fa aumentare l'ingresso di Ca^{2+} nei cardiomiociti e rimuove l'azione inibitrice che il fosfolambano esercita sul SERCA2. In questo modo si ha un aumento della concentrazione intracellulare del Ca^{2+} e un più rapido recupero nel reticolo sarcoplasmatico (Fig 7.5).

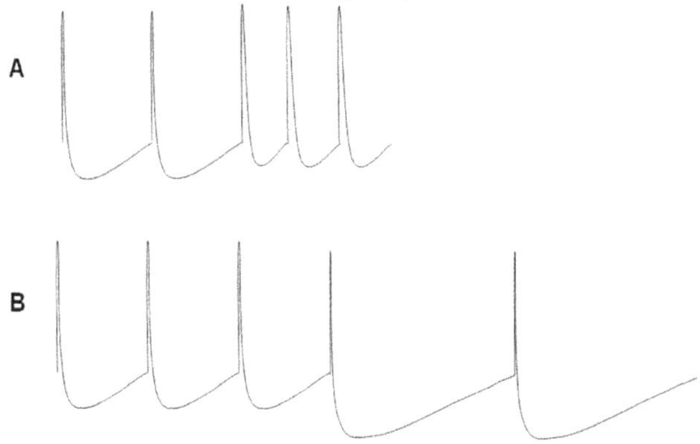

Figura 12.1 Azione della noradrenalina (A) e dell'acetilcolina (B) sul nodo seno-atriale di rana. Vedi spiegazione nel testo.

Sui cardiomiociti possono anche trovarsi scarsi recettori β_2 che svolgono un'azione analoga ai recettori β_1, come pure scarsi recettori α che pure esercitano una modesta azione inotropa positiv,a anche in questo caso facendo aumentare la concentrazione intracellulare di Ca^{2+}. La cascata di segnali passa attraverso l'azione del ligando su recettori accoppiati ad una proteina di membrana G_q che, attivando una fosfolipasi C (PLC), finisce per determinare la formazione di inositol-trifosfato (IP_3) che apre i canali rianodinici del reticolo sarcoplasmatico.

In conseguenza dell'aumentato inotropismo il ventricolo si contrae più rapidamente e in modo più completo e si rilascia più rapidamente. Questo comporta un aumento della gettata e della pressione sistoliche. L'aumento della gettata sistolica è dovuta al fatto che la più completa contrazione utilizza anche una parte del residuo sistolico che risulta così diminuito. La figura 4.10 illustra l'andamento della pressione ventricolare sinistra in seguito a stimolazione simpatica. Si può vedere come, rispetto alla situazione basale, la pressione raggiunga un picco sistolico più elevato in un tempo più breve con aumento quindi del rapporto +dP/dT. Poiché anche il rilasciamento si compie più rapidamente risulta aumentato anche il rapporto –dP/dT.

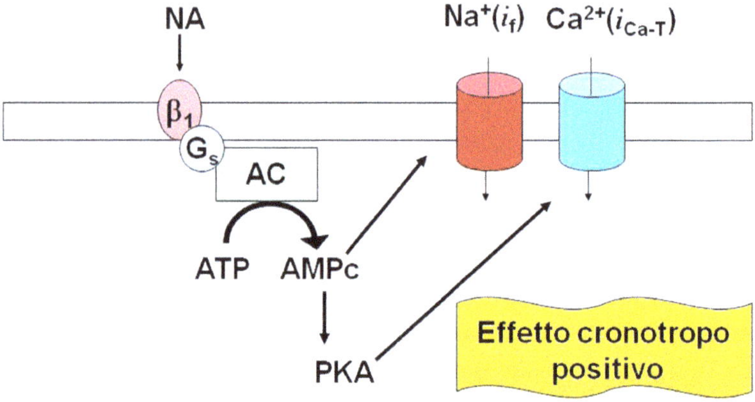

Figura 12.2 Azione cronotropa positiva della noradrenalina (NA) sul nodo seno-atriale. β_1: recettore beta adrenergico di tipo 1; Gs: proteina G stimolatrice; AC: adenilato-ciclasi; PKA: proteina-chinasi A; I_f: corrente bizzarra di sodio; I_{Ca-T}: corrente transiente di calcio.

Gli aumenti del dromotropismo e del batmotropismo sono mediati dalla maggiore apertura dei canali per il Na^+ ad opera dell'AMP ciclico.

12.2.2 Azione del vago sul cuore.

L'azione più evidente del vago sul cuore è costituita dal rallentamento della frequenza, rilevabile senza bisogno di strumenti. Mediante l'esame elettrocardiografico si può apprezzare il rallentamento della conduzione atrio-ventricolare dall'allungamento dell'intervallo PR. Mentre il vago di destra ha un'azione prevalente (ma non esclusiva) sulla frequenza, quello di sinistra agisce prevalentemente (ma non esclusivamente) sulla velocità di conduzione.

Una stimolazione prolungata del vago sufficientemente intensa da interessare tutte le fibre che lo compongono, può portare all'arresto di tutto il cuore se viene a cessare l'attività del NSA, o dei soli ventricoli se viene interrotta la conduzione atrio-ventricolare. Perdurando la stimolazione, i ventricoli riprendono tuttavia a pulsare con una frequenza idioventricolare molto bassa. E' questa la cosiddetta fuga dal vago, dovuta all'insorgere dell'attività automatica di centri vicarianti situati nel sistema di conduzione.

Se si osserva il potenziale d'azione del NSA (Fig 12.1 C) si vede come si abbia un aumento dell'ampiezza massima del potenziale di membrana al termine della ripolarizzazione e un rallentamento dello sviluppo del prepotenziale. Venendo così raggiunto in ritardo il valore soglia per la genesi del potenziale d'azione, si ha rallentamento della frequenza. Quando il prepotenziale non riesce a raggiungere il valore soglia, si ha arresto del cuore con successiva fuga dal vago.

La cascata di segnali evocata dall'attività del vago vede l'acetilcolina legarsi a recettori muscarinici, i quali, determinano apertura dei canali per il K^+ e quindi iperpolarizzazione della membrana. Inoltre l'acetilcolina esercita attraverso una proteina G_i, un'azione inibitrice sull'adenilato-ciclasi che contrasta l'effetto della noradrenalina.

12.3 AZIONE DEL SIMPATICO E DI ALCUNE FIBRE PARASIMPATICHE SUI VASI

Allo scopo di evitare confusioni al lettore, è necessario ribadire il concetto che le resistenze periferiche totali sono regolate unicamente dal simpatico toraco-lombare che esercita un'azione vasocostrittrice. Le fibre che regolano le resistenze vascolari sono principalmente dirette alle arteriole precapillari, pur innervando anche arterie di calibro un po' maggiore.

Il simpatico innerva anche le venule e le vene. La maggiore o minore costrizione delle venule, situate immediatamente dopo i capillari, può regolare le resistenze postcapillari e quindi la pressione nei capillari. La costrizione delle vene determina la diminuzione della capacità di questi vasi e quindi favorisce il ritorno di sangue al cuore.

A causa dell'innervazione del simpatico sui vasi di resistenza e di capacità, un'attivazione generalizzata di questa componente del sistema nervoso autonomo determina sia un aumento delle resistenze periferiche totali che del ritorno venoso. Poiché, come abbiamo visto nel capitolo 12.2, il simpatico determina anche un aumento della contrattilità cardiaca, si comprende come negli stati di eccitamento *(reazione di allarme e di difesa)* si abbia un aumento della pressione arteriosa A questo aumento di pressione contribuisce anche un aumento della frequenza cardiaca mediato da una riduzione del tono vagale (vedi cap. 16.2).

L'azione del simpatico sui vasi si esercita attraverso il rilascio di noradrenalina dalle terminazioni postgangliari. Come si vedrà nel capitolo 12.4, la noradrenalina provoca vasocostrizione agendo sui recettori α_1 delle fibrocellule muscolari lisce.

Come è già stato detto nel capitolo 8.5, le arteriole precapillari dei muscoli scheletrici sono innervati anche da un *simpatico vasodilatatore.* Anche se il simpatico vasodilatatore ha come mediatore chimico l'acetilcolina, le sue fibre sono considerate di natura simpatica in quanto decorrono con altre fibre di questa natura. A differenza, tuttavia, del simpatico vasocostrittore, quello vasodilatatore non ha alcuna rappresentazione nel midollo allungato.

La stimolazione del simpatico diretto al cuore provoca una modesta e transitoria vasocostrizione coronarica seguita da una vasodilatazione spiccata e persistente. Infatti le fibrocellule muscolari lisce dei vasi coronarici posseggono sia recettori α_1 costrittori che β_2 dilatatori. Mentre i primi si trovano in posizione intrasinaptica e vengono quindi attivati nella fase iniziale della stimolazione, i secondi iniziano ad essere stimolati con alcuni secondi di ritardo quando sono raggiunti dalla noradrenalina fuoriuscito dello spazio sinaptico. Tuttavia, più che a questo meccanismo diretto, la vasodilatazione coronarica da stimolazione simpatica è dovuta all'aumentato metabolismo miocardico indotto dal contemporaneo aumento della frequenza e della contrattilità cardiache.

Recettori β_2-adrenergici dilatatori sono anche presenti sulle fibrocellule muscolari lisce dei vasi di resistenza dei muscoli scheletrici dove provocano vasodilatazione in sinergia con il simpatico vasodilatatore colinergico.

Il vago non ha alcuna azione sul circolo generale essendo la sua azione sull'apparato cardiovascolare riservata al cuore e, in misura ridottissima, al circolo coronarico. E' interessante come sul circolo coronarico il vago abbia un'azione diretta e una indiretta. L'azione diretta è responsabile di una modesta (10% circa) vasodilatazione, mentre l'azione indiretta determina una vasocostrizione dovuta, come vedremo nel capitolo 14.1, alla diminuzione del metabolismo miocardico provocato dalla diminuita frequenza cardiaca. Affinché in un modello sperimentale si possa osservare l'azione vasodilatatrice diretta del vago, è necessario che il cuore sia pilotato ad una frequenza costante, oppure stia fibrillando. In queste condizioni, infatti, il vago non può avere alcuna influenza sulla frequenza e sul metabolismo.

Fibre parasimpatiche non vagali innervano soltanto particolari distretti, quali le ghiandole salivari e i corpi cavernosi degli organi genitali. I vasi del pancreas ricevono fibre dilatatrici colinergiche che non appartengono al vago, che invece innerva le cellule acinose e insulari. Si tratta di fibre provenienti dai plessi celiaco e mesenterico superiore e sono pertanto assimilabili alle fibre del simpatico vasodilatatore.

12.4 I RECETTORI SIMPATICI E PARASIMPATICI DELL'APPARATO CARDIOVASCOLARE

Abbiamo già visto come l'azione del simpatico e del parasimpatico sull'apparato cardiovascolare sia dovuta alla liberazione di noradrenalina e di acetilcolina, le quali agiscono legandosi ad appositi recettori.

Recettori per la noradrenalina. Noti anche come *recettori adrenergici* si dividono in recettori α e β. I recettori di tipo α si suddividono a loro volta nei sottotipi α_1, α_2 e α_2-simili, mentre i recettori di tipo β si suddividono nei sottotipi β_1, β_2 e β_3. Oltre che la noradrenalina rilasciata dalle terminazioni simpatiche, anche la noradrenalina e l'adrenalina di origine surrenalica si legano ai recettori adrenergici. In particolare, mentre la noradrenalina agisce preferibilmente sui recettori α, l'adrenalina agisce preferibilmente sui recettori β.

L'identificazione dei tipi e sottotipi dei recettori adrenergici possono venire riconosciuti mediante agonisti e bloccanti specifici. In particolare i recettori α sono attivati dall'agonista *fenilefrina* e bloccati dalla *fentolamina,* mentre i recettori β sono attivati dall'*isoproterenolo* e bloccati dal *propranololo.*

I recettori α hanno in genere azione vasocostrittrice. I recettori α_1 sono situati in sulle fibrocellule muscolari lisce dei vasi in corrispondenza delle terminazioni simpatiche postgangliari in posizione intrasinaptica e sono quindi esposti immediatamente all'azione della noradrenalina. Gli α_2 si trovano invece in posizione postsinaptica e presinatica.

I recettori α_2 postsinaptici sono anch'essi situati sulle fibrocellule muscolari lisce, ma, a differenza degli intrasinaptici, al di fuori di quel tratto di membrana sul quale si affaccia la terminazione simpatica. La loro azione è sempre di vasocostrizione. *I recettori α_2 presinaptici* sono invece collocati sulle fibre simpatiche postgangliari poco prima della loro terminazione. Quando sono attivati, riducono la liberazione di noradrenalina dalla terminazione, per cui si può ritenere che facciano parte di un meccanismo di *feed-back negativo* capace di limitare un eccessivo rilascio del mediatore chimico.

Una volta stimolati dal ligando, i recettori α, attraverso una proteina di membrana G_q, attivano una PLC. Questa, agendo sul *fosfo-inositol-difosfato* (PIP_2), determina la formazione di *diacil-glicerolo* (DAG) e di *inositol-trifosfato* (IP_3) (Fig 12.3). Di questi due composti, il DAG apre canali cationici sarcolemmali non selettivi che lasciano entrare nella cellula Ca^{2+} e Na^+, mentre l'IP_3, attraverso il rilascio di Ca^{2+} dal reticolo sarcoplasmatico, provoca l'apertura di canali che permettono la fuoriuscita di Cl^- dalla cellula.

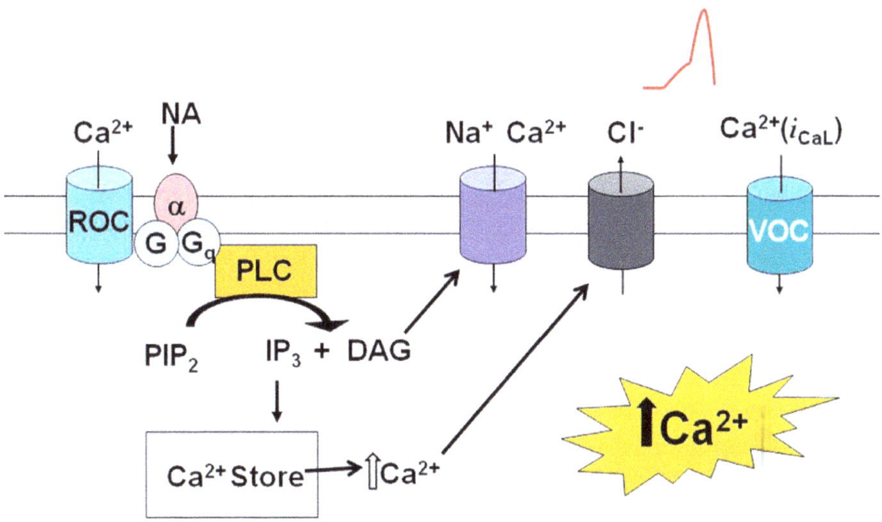

Figura 12.3 Aumento della concentrazione intracellulare di calcio in risposta all'attivazione dei recettori α adrenergici nella fibrocellula muscolare liscia. G e G_q: proteine di membrana; PLC: fosfolipasi C; PIP_2: fosfoinositol difosfato; IP_3: inositoltrifosfato; DAG: diacilglicerolo; ROC: canali attivati dal recettore; VOC: canali attivati dal voltaggio. Vedi spiegazione nel testo.

L'ingresso di Ca^{2+} e Na^+ e la fuoriuscita di Cl^- riducono l'ampiezza del potenziale di membrana con conseguente sviluppo del potenziale d'azione e apertura di canali a lunga durata, o canali *L,* per il Ca^{2+} Per la modalità della loro apertura, questi canali sono detti voltaggio-dipendenti o *voltage operated channels* (VOC).

L'aumento del Ca^{2+} intracellulare attiva la chinasi della catena leggera della miosina o *myosin light chain kinase* (MLCK) che determina la contrazione della fibrocellula muscolare liscia (Fig 12.4). A causa dell'intervento di una variazione del potenziale di membrana, la via alla contrazione appena descritta è detta *accoppiamento elettromeccanico.*

I recettori α_2-simili, anziché sulla muscolatura liscia, si troverebbero sulle cellule endoteliali dalle quali determinerebbero il rilascio di NO.

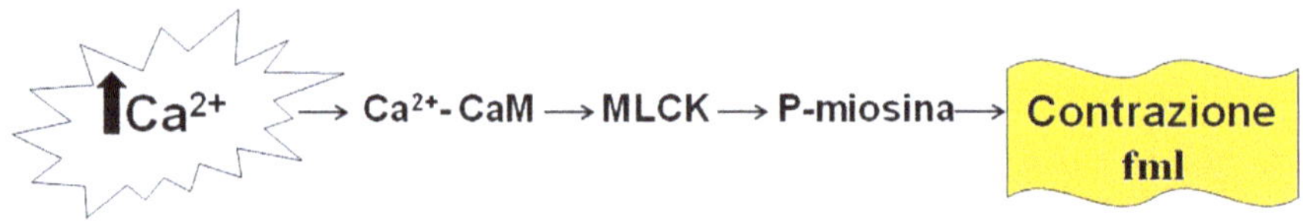

Figura 12.4 Contrazione delle fibrocellule muscolari lisce per l'aumento della concentrazione intracellulare di calcio.

Anche se i *recettori* α_2 *presinaptici* e α_2*-simili endoteliali* non hanno azione vasocostrittrice, l'effetto complessivo della stimolazione dei recettori α ad opera della noradrenalina liberata dal simpatico toraco-lombare risulta in un aumento del tono vasomotore.

E' possibile che la stimolazione di rami simpatici provochi vasocostrizione anche in presenza di blocco dei recettori α. Si ritiene che le fibre postgangliari liberino, oltre alla noradrenalina, anche due co-trasmettitori, l'ATP e il *neuropeptide Y.* L'ATP viene prodotto nella terminazione simpatica postgangliare e liberato con la noradrenalina, mentre il neuropeptide Y viene sintetizzato nel corpo cellulare del neurone postgangliare e si porta alla terminazione muovendosi lungo l'assone, dove si accumula in vescicole. All'arrivo degli impulsi nervosi, entrambi i co-trasmettitori vengono rilasciati con la noradrenalina. Unendosi al recettore purinergico P_{2x}, l'ATP provoca l'apertura di canali cationici aspecifici responsabili di una breve depolarizzazione con contrazione delle fibrocellule muscolari lisce; il neuropeptide Y, invece, agendo su propri recettori, determina una depolarizzazione di maggiore durata e sensibilizza la membrana della muscolatura liscia alla noradrenalina.

Alcuni recettori α_1 sono presenti nel cuore, dove possono provocare modestissimi aumenti della frequenza e della contrattilità.

I recettori β_1 sono presenti sul miocardio, sul NSA e sul sistema di conduzione AV. E' possibile che sul miocardio sia anche presente un piccolo numero di recettori β_2. L'attivazione dei recettori β_1 è responsabile delle tipiche azioni del simpatico sul cuore.

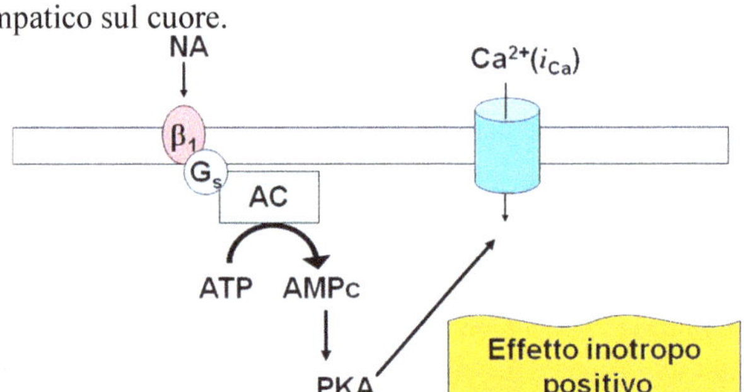

Figura 12.5 Azione inotropa positiva della noradrenalina (NA) sul miocardio. β_1: recettore beta adrenergico di tipo 1; G_s: proteina G stimolatrice; AC: adenilato-ciclasi; PKA: proteina-chinasi A. Vedi spiegazione nel testo.

Quando il recettore è legato con la noradrenalina, esso attiva la proteina di membrana G_s (G stimolatrice), che attiva a sua volta l'enzima *adenilato-ciclasi* che trasforma l'ATP in AMPc. Nel NSA, quest'ultimo può aumentare direttamente la probabilità di apertura dei canali bizzarri per il Na^+ e, attraverso la PKA, quella dei canali del Ca^{2+}, svolgendo così un'azione cronotropa positiva-(Fig 12.2), mentre nel miocardio di lavoro attiva la PKA e, attraverso questa, determina per fosforilazione l'apertura sia dei canali a lunga durata per il Ca^{2+} (Fig 12.5) e quelli I_k per il K^+. Mentre l'apertura dei canali per il Ca^{2+}, determina aumento della concentrazione intracellulare dello ione e quindi della contrattilità, l'apertura dei canali per il K^+ permette una più rapida ripolarizzazione con accorciamento del potenziale d'azione e possibilità di un maggior numero di potenziali nell'unità di tempo.

La PKA fosforila, inibendolo, anche il fosfolambano. Poiché questo normalmente inibisce la SERCA2 attenuandone il funzionamento, la sua inibizione ne libera l'attività, accelerando il recupero del Ca^{2+} nel reticolo sarcoplasmatico e rendendo quindi più veloce il rilasciamento (azione lusitropa) (Fig 12.6).

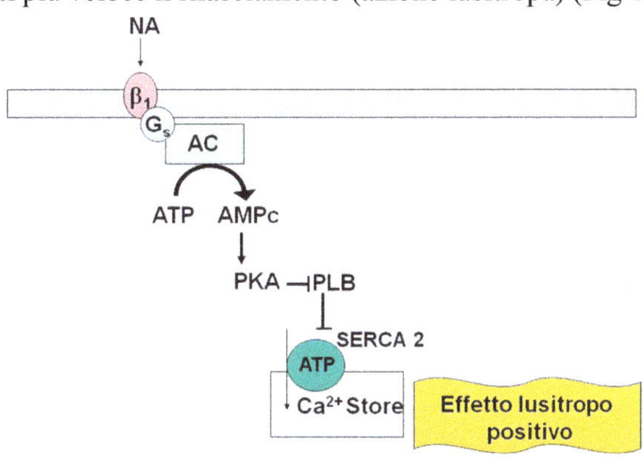

Figura 12.6 Azione lusitropa positiva della noradrenalina (NA) sul miocardio. β_1: recettore beta adrenergico di tipo 1; G_s: proteina G stimolatrice; AC: adenilato-ciclasi; PKA: proteina-chinasi A. Vedi spiegazione nel testo.

I recettori β_2 sono situati sulle fibrocellule muscolari lisce dei vasi di resistenza dei muscoli scheletrici e del circolo coronarico. Essi sono situati in posizione postsinaptica extrasinaptica. La loro azione è di tipo vasodilatatrice. Anche se sono stimolati preferibilmente dall'adrenalina surrenalica, sono attivati anche dalla noradrenalina liberata dalle terminazioni simpatiche: per la loro collocazione extrasinaptica, vengono attivati dopo i recettori α quando il rilascio del ligando è sufficiente. La cronologia dell'attivazione recettoriale può essere evidenziata con la stimolazione del simpatico diretto al cuore: dopo una fase transitoria. di costrizione coronarica dovuta all'attivazione dei recettori α, subentra una dilatazione per intervento dei recettori β_2.

I recettori β_2 agiscono su una proteina di membrana G_s, che, attraverso l'attivazione dell'adenilato-ciclasi porta alla formazione di AMPc e quindi all'attivazione della PKA (Fig 12.7). A differenza, tuttavia, di quanto abbiamo visto per i recettori cardiaci, la PKA non determina aumento della concentrazione intracellulare del Ca^{2+}, bensì la sua diminuzione. Nella fibrocellula muscolare liscia, infatti, la PKA attiva sia la pompa sarcolemmale per il Ca^{2+}, sia la SERCA2 con conseguente passaggio dello ione all'esterno della cellula e nel reticolo sarcoplasmatico. Anche in questo caso l'attivazione della SERCA2 è la conseguenza della fosforilazione del fosfolambano.

I recettori β_3 sono situati sulle fibre miocardiche. Essi aumentano in numero nell'insufficienza e nello scompenso cardiaco. La loro azione è di tipo *inotropo negativo.* Il significato di questa azione nell'insufficienza e nello scompenso è di natura protettiva. In tali condizioni, infatti, il cuore è sottoposto ad un'aumentata azione adrenergica con effetto inotropo positivo. Se a breve termine l'azione adrenergica di stimolazione della contrattilità può migliorare la gettata cardiaca e quindi la situazione emodinamica del paziente, a lungo termine può avere un effetto maladattativo in quando finisce per peggiorare le condizioni del miocardio. Un'azione inotropa negativa può quindi attenuare gli effetti dannosi di un'eccessiva attività delle catecolamine sui recettori β_1.

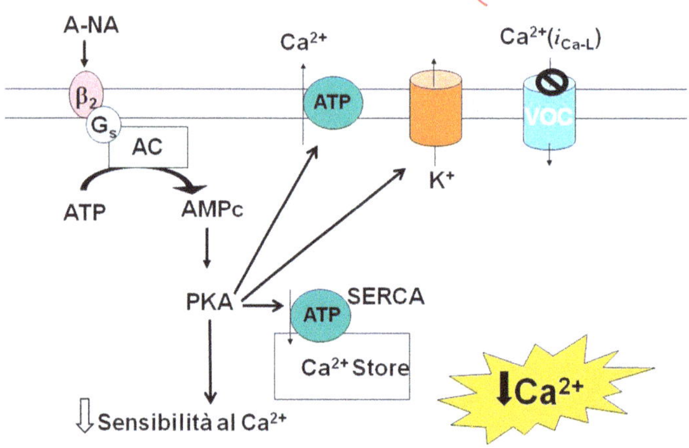

Figura 12.7 Riduzione della concentrazione intracellulare di calcio in risposta all'attivazione dei recettori β_2 adrenergici nella fibrocellula muscolare liscia. G_s: proteina G stimolatrice; AC: adenilato ciclasi; PKA: proteina-chinasi A; VOC: canali attivati dal voltaggio; SERCA: Ca^{2+}-ATPasi del reticolo sarcoplasmatico. Vedi spiegazione nel testo.

Recettori per l'acetilcolina. Detti anche *recettori colinergici,* i recettori parasimpatici dell'apparato cardiovascolare sono di tipo M o muscarinici e vengono bloccati dall'*atropina.* I recettori M si suddividono in M_1, M_2, M_3, M_4 e M_5. Mentre i recettori M_1, M_4 e M_5 sono presenti in strutture diverse dall'apparato cardiovascolare, gli M_2 si trovano sul cuore gli M_3 sulle cellule endoteliali dei vasi. Mentre quelli che si trovano sul cuore producono effetti cronotropo, inotropo e batmotropo negativi, quelli (M_3) presenti sui vasi provocano vasodilatazione mediata dal rilascio di ossido nitrico e di fattori endoteliali iperpolarizzanti.

I recettori colinergici M_2 presenti sul cuore si trovano sul miocardio atriale, e in minor misura ventricolare, sul NSA e sul NAV. Mentre i recettori miocardici atriali sono a contatto con le terminazioni vagali, e quindi più esposti all'azione dell'acetilcolina, quelli ventricolari sono stimolati soltanto nel caso di arrivo ai ventricoli di acetilcolina rilasciata in eccesso dal vago. Ne consegue che normalmente l'inotropismo e il batmotropismo ventricolare sono poco o nulla influenzati dal vago. Sul NSA e sul NAV, i recettori colinergici sono responsabili rispettivamente delle azioni cronotropa e dromotropa negative.

L'attivazione dei recettori M_2 porta all'iperpolarizzazione della membrana cellulare in conseguenza dell'apertura di canali per il K^+ mediata da una proteina di membrana G_k (Fig 12.8).

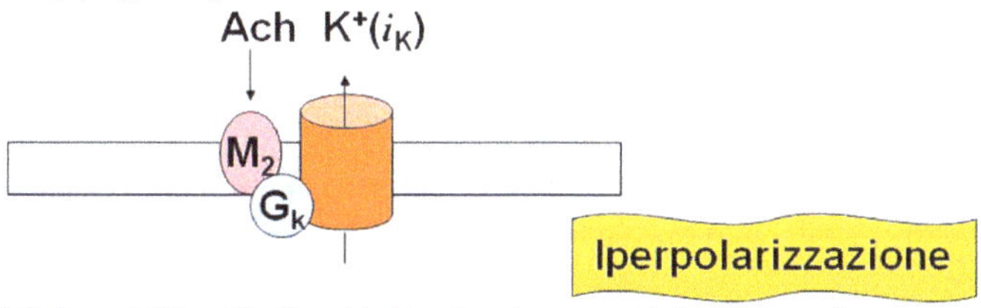

Figura 12.8 Azione dell'acetilcolina (Ach) sul nodo seno-atriale. M_2: recettore muscarinico di tipo 2; G_k: proteina G_k di membrana; i_K corrente del potassio.

I recettori M_3 vascolari provocano dilatazione non direttamente, ma inducendo la sintesi di ossido nitrico (NO) attraverso l'attivazione di una NO-sintetasi e di fattori iperpolarizzanti da parte delle cellule endoteliali. La rimozione di queste cellule è stata vista sostituire la vasodilatazione con una vasocostrizione.

Al pari della vasocostrizione da stimolazione simpatica è possibile che anche la vasodilatazione parasimpatica persista in parte dopo blocco dei recettori muscarinici con atropina. Anche in questo caso quindi, oltre all'atropina, possono essere rilasciate altre sostanze ad azione vasodilatatrice. Insieme alle fibre colinergiche, i nervi parasimpatici possono contenere fibre *non adrenergiche e non colinergiche* (NANC). La maggior parte di queste fibre secerne il *polipeptide intestinale vasoattivo* o *vasoactive intestinal peptide* (VIP), altre liberano la *sostanza P* e altre ancora l'*ossido nitrico* (NO). Nel caso dell'NO si vede allora come possa essere secreto direttamente da apposite fibre NANC o per azione dell'acetilcolina sulle cellule endoteliali.

E' bene in ogni caso ricordare che le fibre parasimpatiche del vago non dilatano altri vasi oltre a quelli coronarici, sui quali inoltre l'azione è modesta.

12.5 I CENTRI NERVOSI DI CONTROLLO DELL'APPARATO CARDIOVASCOLARE

I principali centri nervosi di controllo dell'apparato cardiovascolare sono situati nel bulbo e nell'ipotalamo. Su di essi agiscono altri centri situati in varie aree della corteccia cerebrale, nel ponte e nel cervelletto.

I centri presenti nel bulbo controllano sia l'attività del simpatico che quella del vago. La vecchia classificazione considerava un'area pressoria situata più lateralmente e in alto, e un'area depressoria più medialmente e in basso (Fig 12.9).

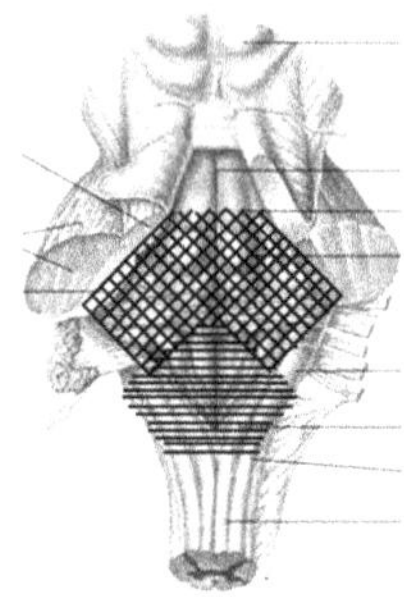

Figura 12.9 Aree bulbari pressoria (quadrettata) e depressoria (a tratteggio orizzontale).

Successivamente è stato visto che i neuroni simpato-eccitatori, e quindi ad azione pressoria, sono situati in un'area piuttosto piccola, detta *rostro-ventro-lateral medulla* (RVLM). I suoi neuroni proiettano al *nucleo intermedio-laterale* (corna laterali) del midollo toraco-lombare, dove sono contenuti i corpi cellulari dei neuroni pregangliari simpatici sui quali agiscono in senso eccitatorio mediante il rilascio di noradrenalina. La RVLM riceve afferente attivatrici dall'ipotalamo posteriore e inibitrici dalla *caudal ventro-lateral medulla* (CVLM), corrispondente a quella che era un tempo classificata come area depressoria (Fig 12.10).

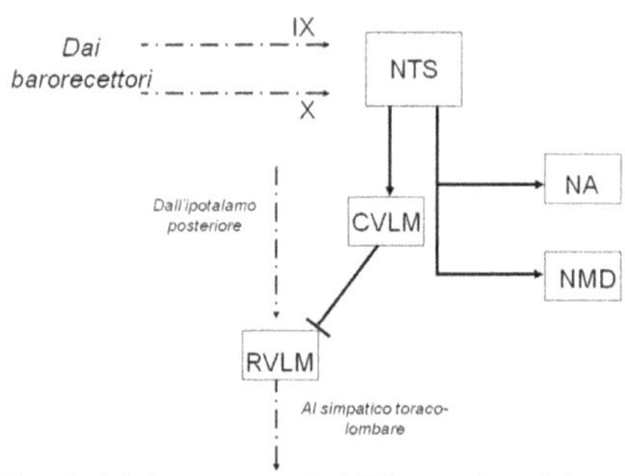

Figura 12.10 Vie dei riflessi dei barorecettori. NTS: nucleo del tratto solitario; NA: nucleo ambiguo; NMD: nucleo motore dorsale del vago; CVLM: caudal ventro-lateral medulla; RVLM: rostral ventro-lateral medulla. Vedi spiegazione nel testo.

Nel bulbo si trovano anche i nuclei del vago e precisamente il *nucleo ambiguo* e il *nucleo motore dorsale.* Le fibre dirette al cuore provengono in prevalenza dal nucleo ambiguo.

Un'altro nucleo presente nel bulbo è il *nucleo del tratto solitario* (NTS) al quale arrivano fibre afferenti del nervi glossofaringeo (IX paio di nervi cranici) e vago (X paio di nervi cranici). Queste fibre provengono dai barorecettori arteriosi (cap. 12.6) mentre, poiché determinano una riduzione della frequenza e della pressione, i nervi ai quali appartengono sono detti *nervi tampone.*

Il nucleo del tratto solitario proietta fibre attivatici, rilascianti *glutammato,* alla CVLM, ai nuclei vagali (soprattutto al nucleo ambiguo). Il NTS presenta pure connessioni con il *cervelletto.* Dopo avere ricevuto impulsi attivatori dal NTS, la CVLM invia impulsi inibitori alla RVLM attraverso fibre che come mediatore chimico liberano acido γ-aminobutirrico. Per le sua connessioni con la CVLM e i nuclei vagali, la stimolazione del NTS riduce le resistenze periferiche e della frequenza cardiaca. Poiché le afferenze che stimolano il NTS provengono dai barorecettori arteriosi, si comprende il loro intervento nella correzione riflessa degli aumenti di pressione. Una distruzione del NTS determina la comparsa di ipertensione. Il NTS proietta anche ad un'*area depressoria* e al *nucleo sopraottico dell'ipotalamo.*

Nella *regione perifornicale dell'ipotalamo* e nella *regione periacqueduttale del ponte* sono presenti neuroni che, attraverso l'inibizione del NTS, provocano un'attivazione della RVLM e una riduzione dell'attività vagale con aumento della frequenza cardiaca e della pressione arteriosa. E' questa una situazione che si realizza la *reazione di allarme o di difesa* o *fight or fly reaction* (cap. 16.2).

L'intervento dell'ipotalamo nella reazione di allarme e di difesa è regolato anche dalla corteccia cerebrale, in particolare dalla corteccia motoria e premotoria, dalla corteccia orbitale e temporale e dal sistema limbico nel suo complesso. Anche la stimolazione dei *nuclei talamici della linea mediana* può provocare tachicardia.

La stimolazione di alcuni nuclei del cervelletto, può determinare varie risposte a carico della pressione e della frequenza cardiaca, verosimilmente attraverso connessioni con l'ipotalamo. Si tratta in genere di un controllo che riguarda l'esercizio fisico quando la stimolazione del *verme* causa vasodilatazione nei muscoli scheletrici e vasocostrizione del circolo renale. E' stato inoltre osservato come nel cane la lesione del *nucleo fastigiale* riduca l'aumento della frequenza cardiaca e della pressione che si ha in corso di esercizio.

12.6 IL CONTROLLO NERVOSO RIFLESSO DELL'APPARATO CARDIOVASCOLARE

Quando si parla di controllo nervoso riflesso dell'apparato cardiovascolare, ci si riferisce ai riflessi a partenza dai recettori di pressione o *barorecettori* arteriosi e cardiaci, dai *chemorecettori periferici,* come pure a riflessi meno specifici a partenza da varie parti dell'organismo e a riflessi locali quali i *riflessi assonici.*

*I barorecettori.*Nel corso di questa trattazione, si è fatto cenno più volte ai barorecettori e ai riflessi da essi evocati. In breve, i barorecettori sono stimolati dall'aumento della pressione arteriosa (e dalla pressione stabilmente elevata) e danno come risposta riflessa una diminuzione della frequenza per attivazione vagale e una riduzione delle resistenze periferiche per inibizione del simpatico.

Come è già stato visto, le vie afferenti dai barorecettori, o nervi tampone, agiscono sul nucleo del tratto solitario, il quale a sua volta stimola il nucleo ambiguo del vago e la CVLM. Mentre il vago rallenta la frequenza cardiaca, la CVLM inibisce la scarica tonica della RVLM sul simpatico e quindi attenua il tono vasomotore. La figura 12.11 illustra l'effetto contemporaneo della stimolazione dei barorecettori sul tono vagale e su quello simpatico per aumenti progressivi di pressione.

I barorecettori possono essere ad *alta* o *bassa pressione*. Questo non significa che alcuni di essi siano sensibili all'abbassamento anziché all'aumento della pressione: significa invece che alcuni recettori, ossia i recettori dell'arteria polmonare e dei suoi rami, sono stimolati da aumenti di pressione nell'ambito delle variazioni che si hanno appunto nel circolo polmonare e che avvengono ad un livello più basso che nel circolo generale. Le risposte alla stimolazione sono comunque le stesse per entrambi i tipi di recettori.

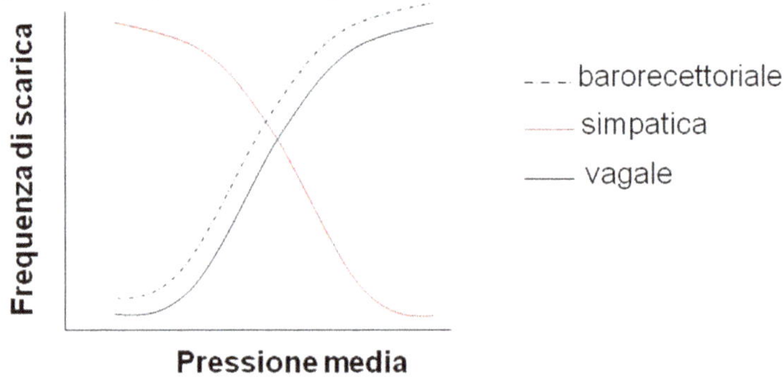

Figura 12.11 Azione della pressione media sulla scarica barorecettoriale, simpatica e vagale.

I barorecettori del *circolo sistemico* sono situati nell'*arteria brachiocefalica*, nell'*arco dell'aorta in prossimità dell'origine dell'arteria succlavia sinistra* e nei *seni carotidei*. Questi ultimi sono costituiti, ciascuno per lato, da quella espansione arteriosa che dalla biforcazione della carotide comune si estende nel tratto iniziale della carotide interna (Fig 12.12). In particolare la sede dei recettori di pressione è collocata tra la tonaca media e l'esterna dei vasi arteriosi.

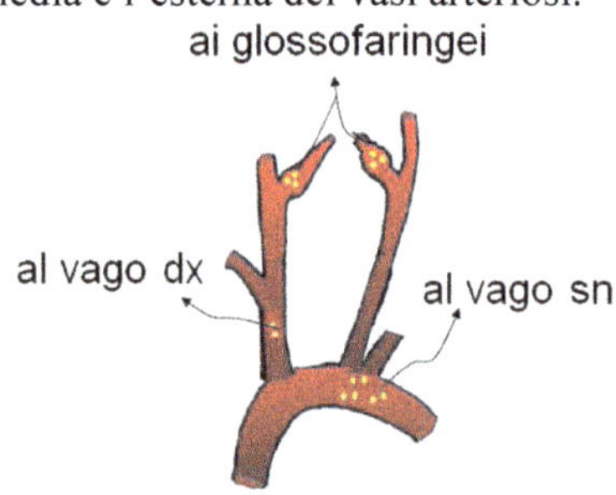

Figura 12.12 Sede dei barorecettori aortici e carotidei.

Per l'origine embrionale dei vasi che li contengono dal IV arco branchiale i barecettori aortici e dell'arteria brachiocefalica dovrebbero essere chiamati *succlavi.* Tuttavia per entrambi il termine comune di *barorecettori aortici* ha preso il sopravvento, cosicché, quando si parla dei barorecettori del circolo sistemico, questi vengono classificati in *aortici* e *carotidei.*

Barorecettori sono pure presenti nelle arteriole afferenti al glomerulo renale. Sensibili agli aumenti locali della pressione, essi partecipano anche al controllo del volume ematico come si vedrà nel capitolo 12.7.

I barorecettori aortici, ad alta pressione, inviano le loro fibre afferenti al NTS attraverso i nervi vaghi. In particolare, a sinistra le fibre raggiungono il vago attraverso il *nervo depressore di Cyon*

I barorecettori carotidei, pure ad alta pressione, inviano le fibre afferenti al NTS attraverso i nervi glossofaringei, per raggiungere i quali percorrono brevi tratti noti come *nervi dei seni carotidei* o di Pagano-Hering. Nel cane sono stati anche individuati barorecettori lungo le due arterie carotidi comuni. A differenza, tuttavia, di quelli dei seni carotidei, questi barorecettori inviano le loro fibre lungo i nervi vaghi.

I barorecettori a bassa pressione sono situati nell'*arteria polmonare* e nei suoi due rami, destro e sinistro. Nell'arteria polmonare essi si trovano vicino ai tratti di inserimento dei lembi della valvola polmonare e nel tratto distale della biforcazione del vaso dove viene avvertita la pressione di testa. (Fig 12.13). Gli altri recettori si trovano lungo il decorso dei rami destro e sinistro e nelle successive suddivisioni.

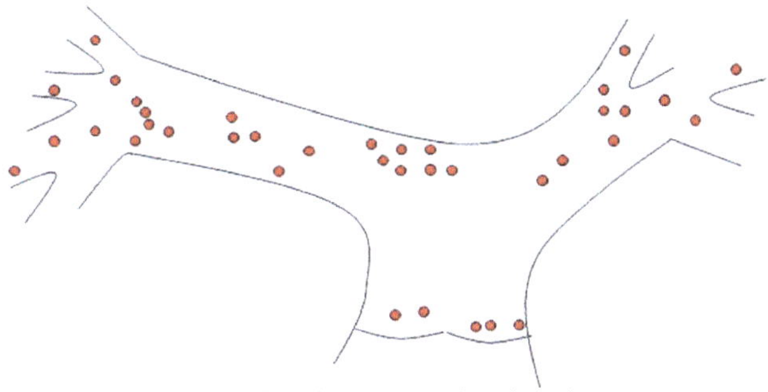

Figura 12.13 I barorecettori nell'arteria polmonare e nei suoi rami.

Nel capitolo 8.10 abbiamo visto come a proposito del ruolo dei barorecettori nel controllo della pressione arteriosa si debbano prendere in considerazione alcune caratteristiche quali il range, il massimo guadagno e l'adattamento. Mentre il *range* va da circa 40 a circa 200 mmHg, il *massimo gudagno* corrisponde ad una pressione media di 100-110 mmHg e l'*adattamento* si completa in alcuni giorni. E' degno di nota come il raggiungimento del massimo guadagno in pochi secondi faccia del sistema dei barorecettori un meccanismo a breve termine del controllo della pressione arteriosa.

Poiché i barorecettori sono soggetti ad adattamento viene da chiedersi se essi sono meglio stimolati dalla pressione pulsatoria piuttosto che dalla pressione media. In effetti l'adattamento, che si compie nel giro di giorni dopo un aumento persistente della pressione, si riferisce a onde di pressione pulsatoria inserite su un valore aumentato di pressione media. La figura 12.14 illustra l'esperimento con cui Erich Neal già nel 1954 aveva messo in evidenza l'integrazione tra pressione media e pulsatoria nella stimolazione dei barorecettori.

In un cane anestetizzato, da una fibra del nervo aortico venivano registrati i potenziali d'azione. Ad una normale pressione arteriosa, i potenziali si manifestavano in concomitanza dell'oscillazione sistolica, con una frequenza più elevata durate la fase di salita della pressione e più bassa durante la fase di discesa. Diminuendo progressivamente la pressione media con la sottrazione di sangue all'animale, si aveva però una scarsa riduzione dell'ampiezza delle oscillazioni diastolico-sistoliche. Tuttavia la frequenza di scarica dei potenziali d'azione si riduceva in modo molto evidente. In sintesi la corrispondenza della scarica di potenziali con le oscillazioni indicava l'importanza della pressione pulsatoria, mentre al riduzione della frequenza di scarica con la riduzione della pressione media rivelava l'importanza di quest'ultima affinché le oscillazioni fossero più o meno efficaci.

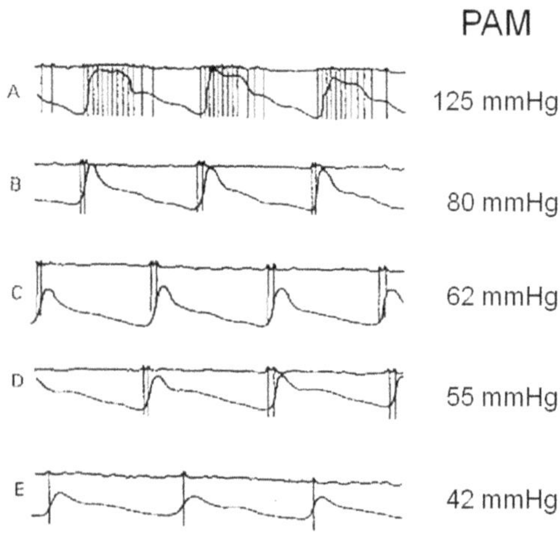

Figura 12.14 Registrazione della pressione arteriosa e delle scariche barorecettoriali nel cane in presenza di progressive riduzioni della pressione media (da A a E) in seguito a sottrazione di sangue. Si osserva come l'abbassamento della pressione media provochi una diminuzione delle scariche lungo le fibre afferente dai barorecettori anche se la pressione pulsatoria è scarsamente ridotta. La scarica è indicata dalle linee verticali. PAM: pressione arteriosa media. (da: Neil E. , 1954)

Oltre che nelle arterie, i barorecettori sono presenti anche nel cuore. I *recettori ventricolari* si trovano nella parete del miocardio dei due ventricoli, sono collegati con fibre amieliniche di tipo C e sono stimolati dall'aumento della pressione ventricolare. La loro frequenza di scarica aumenta con la velocità di salita della pressione e quindi con l'aumento della contrattilità. Nel caso del ventricolo sinistro, la loro stimolazione più evidente è stata ottenuta con la distensione estrema del ventricolo mediante impedimento all'efflusso del sangue nell'aorta. La risposta, annullata dal taglio dei vaghi, è data da una notevole bradicardia e da una vasodilatazione assai spiccata nei muscoli striati e assai modesta nella cute. Si tratta di una vasodilatazione dovuta anche in questo caso a riduzione del tono simpatico adrenergico e non a meccanismi colinergici o istaminergici.

Oltre che i recettori cardiaci qui sopra descritti sono anche stati postulati *barorecettori a rete delle camere cardiache.* Si tratta di recettori diffusi sulla superficie interna di atri e ventricoli che fanno capo a fibre mieliniche e sono in grado di dare le risposte ipotensive comuni agli altri barorecettori.

Il riflesso di Bezold e Jarish vede una sorta di antagonismo tra barorecettori arteriosi e ventricolari. Nella posizione eretta, che in certi soggetti limita in modo particolarmente spiccato il ritorno venoso al cuore e fa diminuire la gettata cardiaca e la pressione arteriosa, ci aspetteremmo un aumento della frequenza cardiaca per la ridotta attività barorecettoriale arteriosa. In alcuni di questi soggetti, Bezold e Jarish hanno invece hanno osservato una bradicardia paradossa con ipotensione. Essi hanno ipotizzato che l'aumento della contrattilità, dovuto alla maggiore scarica simpatica da ridotta stimolazione dei barorecettori arteriosi, stimoli i recettori ventricolari evocando un baroriflesso risultante in bradicardia e caduta della pressione. Il fenomeno viene comunemente indicato come *riflesso vaso-vagale.* Bradicardia a caduta della pressione si hanno anche se si stimolano questi recettori con *veratrina* e *veratridina.*

I *recettori atriali* sono di due tipi. Alcuni sono paragonabili a quelli ventricolari, ma hanno una soglia molto alta e vengono stimolati soltanto per una distensione estrema degli atri. Anch'essi scaricano lungo fibre di tipo C. E' possibile che appartengano al gruppo dei barorecettori a rete. La risposta alla stimolazione è ovviamente costituita da bradicardia e riduzione delle resistenze periferiche. Negli atri, tuttavia, sono presenti anche i *recettori di Paintal,* caratterizzati da una soglia assai più bassa dei precedenti e capaci di dare, se stimolati, tachicardia anziché bradicardia. Si tratta del riflesso di Bainbridge, di cui si parlerà nel capitolo 12.7.

I chemorecettori. Il controllo nervoso riflesso dell'apparato cardiovascolare si avvale anche del contributo dei *chemorecettori aortici e carotidei* (vedi cap. 8.10). A differenza dei barorecettori che sono situati nelle pareti delle arterie, i chemorecettori sono situati in formazioni, note come *glomi,* esterne alle arterie.

I glomi sono noduli formati da anse di capillari adiacenti a cellule chemosensibili che sono a loro volta a contatto con fibre afferenti ai nervi vaghi o glossofaringei a seconda se si tratti di glomi aortici o carotidei. Mentre i glomi aortici sono situati al di sotto della parte concava dell'arco dell'aorta, quelli carotidei si trovano tra la carotide esterna e quella interna subito dopo la biforcazione della carotide comune. I vasi che perfondono i capillari dei glomi derivano direttamente dall'arteria presso la quale sono situati. Lo stimolo che li attiva è costituito dalla diminuzione della tensione di O_2, dall'aumento della tensione della CO_2 e dalla riduzione del pH nel sangue arterioso. Sperimentalmente questi chemorecettori possono anche essere stimolati dall'alcaloide *lobelina.*

In contrasto con i barorecettori, la stimolazione dei chemorecettori ha come risposta un aumento della frequenza cardiaca e delle resistenze periferiche.

La diminuzione della tensione di O_2 è lo stimolo più attivo sui chemorecettori. La diminuzione infatti della pO_2 avviene rapidamente quando si respirino miscele gassose a basso contenuto di ossigeno o si sia esposti, come avviene in alta montagna, a basse pressioni barometriche. L'aumento della pCO_2

avviene invece assai più lentamente in seguito a ipoventilazione o ad alterazione dell'uniformità del rapporto ventilazione perfusione. Prima, tuttavia, che in queste condizioni la pCO_2 abbia raggiunto il livello soglia per la stimolazione dei chemorecettori, questi sono già stati stimolati dalla diminuzione rapida della pO_2.

Sul significato dell'azione dei chemorecettori nella regolazione dell'apparato cardiovascolare si rimanda a quanto detto nel capitolo 8.10. Qui si ritiene opportuno ribadire che il loro intervento avviene in condizioni di emergenza quando sia necessaria una protezione contro gravi cadute della pressione arteriosa.

I riflessi assonici. I riflessi assonici sono riflessi che si manifestano senza coinvolgimento del sistema nervoso centrale. Essi sono in parte responsabili di quell'arrossamento che si manifesta in un punto della cute dove è stato applicato uno stimolo nocivo. Questi riflessi si compiono nella biforcazione periferica di una fibra afferente dolorifica di tipo C a lenta conduzione (Fig 12.15). A valle della biforcazione un rametto funge da recettore nocicettivo, mentre l'altro innerva un'arteriola di resistenza precapillare. Un'eventuale stimolazione dolorosa invia impulsi afferenti che, giunti alla biforcazione, attivano sia la parte della fibra diretta al corpo cellulare situato nel gangli dorsali del midollo spinale, sia il rametto che innerva l'arteriola, che viene dilatata verosimilmente mediante il rilascio di *adenosin-trifosfato.*

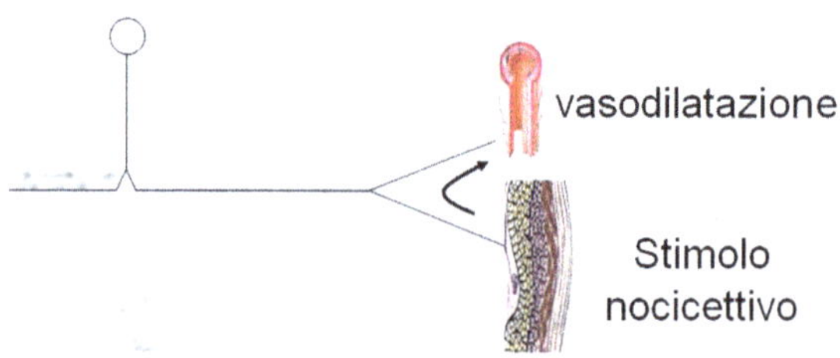

Figura 12.15 Schema di riflesso assonico. Vedi spiegazione nel testo.

Il mancato coinvolgimento del sistema nervoso centrale può essere evidenziato sezionando la fibra a monte della biforcazione in modo di impedire l'arrivo degli impulsi alla cellula gangliare. In queste condizioni il riflesso assonico permane fino a quando i due rametti non sono andati incontro a degenerazione a causa della loro sconnessione dal corpo cellulare.

12.7 IL CONTROLLO DEL VOLUME EMATICO E IL RIFLESSO DI BAINBRIDGE

La stimolazione dei barorecettori aortici, carotidei e dell'arteriola afferente al glomerulo riduce la scarica simpatica. Come è stato visto, un certo grado di inibizione della scarica simpatica avviene già per i normali valori di pressione. I barorecettori moderano anche la liberazione di ormone antidiuretico (ADH) da parte del nucleo sopraottico dell'ipotalamo, al quale sembrano arrivare fibre dal NTS.

In presenza di perdita di sangue, o anche solo di riduzione del volume liquido circolante per perdita di parte della sola acqua plasmatica, la pressione arteriosa diminuisce per cui, essendo meno stimolati i barorecettori, la scarica simpatica aumenta e contemporaneamente si riduce l'inibizione del rilascio di ADH. Già questo primo effetto fa aumentare il riassorbimento renale di acqua.

Attraverso una stimolazione α-adrenergica, l'aumento della scarica simpatica determina anche costrizione delle arteriole afferenti ed efferenti glomerulari con conseguente diminuzione della filtrazione glomerulare e del carico di Na^+ filtrato. La riduzione del carico di Na^+ fa diminuire la concentrazione dello ione nel liquido tubulare, stimolando l'apparato juxtaglomerulare a secernere una quantità maggiore di *renina.* Viene così attivato il sistema *renina-angiotensina-aldosterone,* che risulta in un aumentato riassorbimento di Na^+ e quindi di acqua.

L'attivazione dell'apparato juxtaglomerulare e del sistema renina-angiotensina-aldosterone avviene anche ad opera dell'aumento della scarica simpatica sui recettori β-adrenergici delle arteriole afferenti. Inoltre la scarica simpatica migliora il riassorbimento di Na^+ agendo sui recettori α del tubulo renale prossimale.

Anche se i barorecettori della circolazione polmonare sono coinvolti nel controllo del volume di liquido circolante, il ruolo dei recettori ad alta pressione del circolo generale è di gran lunga preminente.

Il riflesso di Bainbridge. Nel capitolo 12.6 si è fatto cenno al riflesso di Bainbrdge evocato dalla stimolazione dei recettori di Paintal. Questi sono situati allo sbocco delle grosse vene negli atri. La distensione degli atri per aumento del ritorno venoso o, più specificatamente, per ristagno di sangue da insufficienza ventricolare determina come risultato un aumento della frequenza cardiaca e della diuresi idrosalina.

Mentre l'aumento della frequenza è stato attribuito non a diminuito tono vagale, ma ad aumentata scarica delle sole fibre simpatiche dirette al NSA, l'aumento della diuresi ha un'origine multifattoriale. Tra le varie cause ritenute responsabili sono state proposte una vasodilatazione simpatica dovuta, forse, ad un minor tono simpatico vasocostrittore sui vasi renali, a un'inibizione della secrezione ipotalamo-ipofisaria di ADH e, non ultimo, al rilascio del *peptide natriuretico atriale* dalle pareti atriali distese. E' stata anche formulata l'ipotesi che, attraverso vie afferenti vagali, la distensione degli atri determini, in qualche parte dell'organismo, la produzione di un *ormone natriuretico,* diverso dal peptide natriuretico atriale. E' possibile che quest'ormone possa identificarsi con l'*adrenomedullina* prodotta dalla midollare del surrene.

Inizialmente i recettori di Paintal sono stati divisi in A e in B (Fig 12.16). In condizioni di normale riempimento atriale, i recettori A scaricano in corrispondenza della sistole atriale, mentre i B inviano impulsi in concomitanza dell'onda *v* della curva di pressione atriale. In realtà, quando l'atrio è disteso da un accumulo di sangue, sia i recettori A che i B scaricano entrambi in rapporto al grado di distensione indipendentemente dalla fase del ciclo cardiaco.

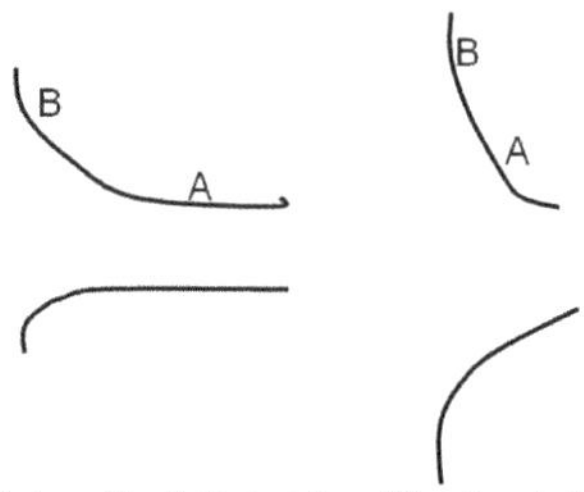

Figura 12.16 Sede dei recettori A e B di Paintal nell'atrio sinistro: in assenza di dilatazione (a sinistra) e in seguito a distensione dell'atrio da parte di un aumento del volume ematico (a destra). Vedi spiegazione nel testo.

E' stato visto che la differenza tra i due tipi di recettori risiede unicamente nella loro posizione negli atri. Mentre infatti i recettori di tipo A sono situati nell'ultimo tratto delle grosse vene, e quindi sono stimolati quando vi arriva a ritroso l'onda di contrazione atriale, quelli di tipo B sono situati all'interno degli atri oltre lo sbocco delle vene in una posizione più facile a permettere al sangue di stirarli quando questo si accumula nelle cavità striali nel periodo di chiusura delle valvole atrio-ventricolari, ossia quando si registra l'onda *v* della curva di pressione atriale. Se invece gli atri vengono distesi da una quantità di sangue aumentata, sia i recettori A che i B finiscono per trovarsi nella cavità e venire sottoposti allo stesso grado di distensione.

12.8 RIASSUNTO

L'innervazione del sistema cardiovascolare

La regolazione da parte del sistema nervoso autonomo riguarda cuore e vasi. Il cuore è sottoposto al controllo dell'innervazione simpatica e parasimpatica vagale, mentre i vasi sono innervati quasi esclusivamente dal simpatico. Soltanto i vasi delle ghiandole salivari e i corpi cavernosi degli organi genitali ricevono fibre parasimpatiche.

Le fibre simpatiche dirette al cuore sono fibre postgangliari provenienti dai gangli simpatici superiore, medio e inferiore. A questi gangli arrivano fibre pregangliari provenienti dai primi cinque segmenti del midollo toraco-lombare. Nel cuore il simpatico innerva il NSA, il sistema di conduzione AV, il miocardio atriale e quello ventricolare, nonché i vasi coronarici.

Il mediatore chimico del simpatico è la noradrenalina che agisce sia su recettori α che β.

Le fibre parasimpatiche dirette al cuore sono fibre pregangliari appartenenti al vago. A ridosso del cuore esse prendono contatto sinaptico con fibre postgangliari molto brevi. Le fibre pregangliari provengono dai nuclei ambiguo e nucleo motore dorsale del midollo allungato. Nel cuore l'innervazione vagale riguarda *il NSA, il miocardio atriale, il NAV e la parte alta del sistema di conduzione AV.* Alcune fibre innervano anche il miocardio ventricolarc c i vasi coronarici con significato funzionale incerto. Il mediatore chimico è l'acetilcolina che agisce su recettori colinergici muscarinici.

Mentre il cuore è sotto il controllo prevalente del vago, i vasi della circolazione generale sono sottoposti esclusivamente al tono simpatico che garantisce il tono vasomotore.

Le fibre pregangliari simpatiche nascono dal simpatico toraco-lombare che va dal I° segmento toracico (T_1) al II° lombare (L_2).
Oltre al simpatico vasocostrittore, esiste anche un simpatico vasodilatatore che utilizza l'acetilcolina come mediatore chimico. Esso svolge un'azione vasodilatatrice sui vasi dei muscoli scheletrici.

Azione del simpatico e del vago sul cuore

L'aumento dell'attività simpatica sul cuore provoca aumento della frequenza (azione cronotropa positiva), della velocità di conduzione (azione dromotropa positiva) ,della forza di contrazione (azione inotropa positiva) e dell'eccitabilità, (azione batmotropa positiva). Al contrario,l'aumento dell'attività vagale riduce la frequenza, la velocità di conduzione, la contrattilità e l'eccitabilità, ossia svolge azioni invertite rispetto a quelle del simpatico. Inoltre le azioni del vago sono prevalentemente limitate agli atri e al sistema di conduzione AV.

Sul cuore dell'uomo e degli animali di grossa taglia è prevalente il tono vagale. Si tratta di un tono di natura riflessa indotta dai barorecettori aortici a carotidei.

La noradrenalina è il mediatore dell'azione simpatica che agisce sul miocardio, sul NSA e sui sistemi di conduzione legandosi a recettori β_1. Questi agiscono attivando l'adenilato-ciclasi che attraverso l'AMPc fa aumentare l'ingresso di Na^+ e Ca^{2+} nelle cellule. Sui cardiomiociti sono presenti anche scarsi recettori β_2 e α che svolgono un'azione simile ai β_1.

L'azione più evidente del vago sul cuore è costituita dal rallentamento della frequenza, Il rallentamento della conduzione atrio-ventricolare è evidenziato dall'allungamento dell'intervallo PR nell'ECG

Una stimolazione intensa e prolungata del vago sufficientemente può portare all'arresto del cuore con successiva fuga dal vago da parte di centri vicarianti. La cascata di segnali evocata dal vago vede l'acetilcolina legarsi a recettori muscarinici M_2, i quali, con l'intervento di una proteina di membrana G_k, determinano apertura dei canali per il K^+ e quindi iperpolarizzazione della membrana.

Azione del simpatico e di alcune fibre parasimpatiche sui vasi

Il simpatico innerva le arteriole precapillari regolando così le resistenze periferiche, le venule regolando le resistenze precapillari e le vene regolando la loro capacità. Anche piccole arterie di diametro superiore alle arteriole possono ricevere fibre simpatiche. Anche sui vasi il simpatico agisce attraverso la noradrenalina che determina costrizione legandosi ai recettori α_1 delle fibrocellule muscolari lisce.

Le arteriole precapillari dei muscoli scheletrici sono innervati anche da un simpatico vasodilatatore che ha come mediatore l'acetilcolina, e, a differenza del simpatico vasocostrittore, non ha rappresentazione nel midollo allungato.

La stimolazione del simpatico cardiaco provoca una modesta e transitoria vasocostrizione coronarica seguita da una vasodilatazione spiccata e persistente. Infatti le fibrocellule muscolari lisce dei vasi coronarici posseggono sia recettori α_1 costrittori che β_2 dilatatori. Mentre i primi sono vasocostrittori, i secondi sono vasodilatatori. Si deve tuttavia ricordare che la vasodilatazione di lunga durata che accompagna la stimolazione simpatica è di origine metabolica dovuta all'aumento della frequenza e della contrattilità cardiache.

Recettori β_2 dilatatori sono anche presenti sulle fibrocellule muscolari lisce dei vasi di resistenza dei muscoli scheletrici.

Il vago, che non ha alcuna azione sul circolo generale, ha un'azione prevalentemente costrittrice sul circolo coronarico mediata dalla riduzione del metabolismo cardiaco indotto dalla riduzione della frequenza.

Fibre parasimpatiche non vagali innervano particolari distretti, quali le ghiandole salivari e i corpi cavernosi degli organi genitali. Il pancreas riceve fibre vasodilatatrici colinergiche che provengono dai plessi celiaco e mesenterico superiore e sono pertanto assimilabili alle fibre del simpatico vasodilatatore.

I recettori simpatici e parasimpatici sull'apparato cardiovascolare

Recettori per la noradrenalina. Si dividono in α e β. I recettori α si suddividono nei sottotipi α_1, α_2 e α_2-simili, mentre i recettori β si suddividono nei sottotipi β_1, β_2 e β_3. Anche la noradrenalina e l'adrenalina di origine surrenalica si legano ai recettori adrenergici, in la noradrenalina preferibilmente sui recettori α, l'adrenalina preferibilmente sui recettori β.

I recettori α sono attivati dalla fenilefrina e bloccati dalla fentolamina, mentre i recettori β sono attivati dall'isoproterenolo e bloccati dal propranololo.

I recettori α hanno in genere azione vasocostrittrice. Gli α_1 sono situati in sulle fibrocellule muscolari lisce dei vasi in posizione intrasinaptica. Gli α_2 si trovano invece in posizione postsinaptica o presinaptica.

I recettori α_2 presinaptici sono collocati sulle fibre postgangliari poco prima della loro terminazione. Limitano la liberazione di noradrenalina dalla terminazione (feed-back negativo).

Attraverso una proteina di membrana Gq, e una PLC, i recettori intrasinaptici e postsinaptici determinano la formazione di DAG e di IP_3 che fanno entrare nella cellula Ca^{2+} rispettivamente attraverso canali sarcolemmali e del reticolo sarcoplasmatico. Attraverso i canali sarcolemmali anche Na^+ entrano nella cellula. La conseguente riduzione d'ampiezza del potenziale di membrana determina sviluppo del potenziale d'azione e apertura di canali VOC a lunga durata che permette ad altri Ca^{2+} entrare e di innescare la contrazione legandosi alla catena leggera della miosina.

I recettori α_2-simili sarebbero situati sulle cellule endoteliali dalle quali determinerebbero il rilascio di NO.

Anche se i recettori α_2 presinaptici e α_2-simili endoteliali non hanno azione vasocostrittrice, l'effetto complessivo della stimolazione dei recettori α è una vasocostrizione. La vasocostrizione può essere dovuta anche alla liberazione di ATP e del neuropeptide Y da parte delle terminazioni simpatiche.

Scarsi recettori α_1 presenti nel cuore possono provocare modestissimi aumenti della frequenza e della contrattilità.

I recettori β_1 sono presenti sul miocardio, sul NSA e sul sistema di conduzione AV. E' anche possibile la presenza sul miocardio di un piccolo numero di recettori β_2.

I recettori β_1 mediano le azioni del simpatico sul cuore attraverso una proteina di membrana G_s che attiva l'adenilato-ciclasi che trasforma l'ATP in AMPc.

I recettori β_2 sono situati in posizione postsinaptica extrasinaptica sulle fibrocellule muscolari lisce dei vasi di resistenza dei muscoli scheletrici e del circolo coronarico. La loro azione è di tipo vasodilatatrice. Sono stimolati preferibilmente dall'adrenalina surrenalica.

I recettori β_3 sono situati sulle fibre miocardiche. Aumentano in numero nell'insufficienza cardiaca. Svolgono un'azione inotropa negativa che protegge il cuore dall'eccesso di stimolazione β_1 che si ha nell'insufficienza.

I recettori cardiovascolari per l'acetilcolina sono di tipo M o muscarinici e vengono bloccati dall'atropina. Si suddividono in M_1, M_2, M_3, M_4 e M_5. Nell'apparato cardiovascolare sono presenti recettori M_2 sul cuore, e sulle cellule endoteliali dei vasi. Mentre quelli che si trovano sul cuore producono effetti cronotropo, inotropo e batmotropo negativi, quelli presenti sui vasi provocano vasodilatazione.

I recettori M_2 si trovano sul miocardio atriale, e in minor misura ventricolare, sul NSA e su quello AV. La loro attivazione causa iperpolarizzazione della membrana cellulare per apertura di canali per il K^+ mediata da una proteina di membrana G_k

I recettori M_3 vascolari vasodilatano attraverso la sintesi di NO e di fattori iperpolarizzanti da parte delle cellule endoteliali. Oltre alle fibre colinergiche, i nervi parasimpatici possono contenere fibre NANC. La maggior parte di queste fibre secerne il polipeptide intestinale vasoattivo, altre liberano la sostanza P e altre ancora NO.

I centri nervosi di controllo dell'apparato cardiovascolare

Sono situati nel bulbo e nell'ipotalamo. Su di essi agiscono altri centri situati in varie aree della corteccia cerebrale, nel ponte e nel cervelletto.

I centri bulbari controllano l'attività simpatica e quella vagale. I neuroni simpato-eccitatori si trovano nella RVLM. Essi proiettano al nucleo intermedio laterale del midollo toraco-lombare. La RVLM riceve fibre attivatrici dall'ipotalamo posteriore e inibitrici dalla CVLM.

Nel bulbo si trovano anche i nuclei vagali, ambiguo e motore dorsale. Le fibre per al cuore provengono in prevalenza dal nucleo ambiguo. Nel bulbo si trova anche il NTS che riceve fibre dai barorecettori. Per le sua connessioni con la CVLM e i nuclei vagali, la stimolazione del NTS induce riduzione delle resistenze periferiche e della frequenza cardiaca. Il NTS proietta anche ad un'area depressoria e al nucleo sopraottico dell'ipotalamo.

Nella regione perifornicale dell'ipotalamo e nella regione periacqueduttale del ponte vi sono neuroni che, attraverso l'inibizione del NTS, provocano un'attivazione della RVLM e una riduzione dell'attività vagale. In tal modo si hanno quegli aumenti simultanei della frequenza cardiaca e della pressione arteriosa che caratterizzano la reazione di allarme o di difesa,

L'intervento dell'ipotalamo nella reazione di allarme e di difesa è regolato anche dalla corteccia cerebrale e dal sistema limbico nel suo complesso. Anche la stimolazione dei nuclei talamici della linea mediana può provocare tachicardia.

La stimolazione di alcuni nuclei del cervelletto, può determinare risposte a carico della pressione e della frequenza cardiaca, verosimilmente attraverso connessioni con l'ipotalamo. Nell'esercizio fisico la stimolazione del verme causa vasodilatazione nei muscoli scheletrici e vasocostrizione del circolo renale, mentre la lesione del nucleo fastigiale riduce l'aumento della frequenza cardiaca e della pressione in corso di esercizio.

Il controllo nervoso riflesso dell'apparato cardiovascolare

I barorecettori possono essere ad alta o bassa pressione. Sono ad alta pressione quelli del circolo sistemico e a bassa pressione quelli del circolo polmonare. I barorecettori sono stimolati dall'aumento della pressione: La risposta riflessa risulta in bradicardia e riduzione delle resistenze periferiche.

I principali barorecettori del circolo sistemico ad alta pressione sono quelli aortici (situati nell'arteria brachiocefalica e nell'arco dell'aorta in prossimità dell'origine dell'arteria succlavia sinistra) e quelli carotidei (situati nei seni carotidei). I barorecettori aortici e carotidei inviano fibre afferenti al NTS rispettivamente attraverso il vago e il glossofaringeo. Il NTS attiva i nuclei del vago, e, attraverso la CVLM, inibisce la RVLM e il tono simpatico. Barorecettori sono pure presenti nelle arteriole afferenti al glomerulo renale e sono sensibili agli aumenti locali della pressione.

I barorecettori a bassa pressione sono situati nell'arteria polmonare e nei suoi due rami destro e sinistro.

I barorecettori sono stimolati sia dalla pressione pulsatoria che dal valore della pressione media. Il loro adattamento si manifesta alcuni giorni dopo un aumento stabile della pressione media anche se la pressione pulsatoria non è variata.

Barorecettori che inviano fibre afferenti lungo il vago sono anche presenti nel cuore. La loro frequenza di scarica aumenta con la velocità di salita della pressione e quindi con l'aumento della contrattilità. Anche per questi recettori la risposta è data da bradicardia e da diminuzione delle resistenze periferiche.

Il riflesso di Bezold e Jarish è dovuto a recettori cardiaci ed è paradossalmente costituito da accentuazione dell'ipotensione con riduzione della frequenza cardiaca nei casi nei quali si abbia già una riduzione del ritorno venoso e della gettata. E' stato ipotizzato che l'aumento della contrattilità, dovuto alla maggiore scarica simpatica da ridotta stimolazione dei barorecettori arteriosi, stimoli i recettori ventricolari evocando un baroriflesso risultante in bradicardia e caduta della pressione.

I recettori atriali sono di due tipi. Alcuni hanno una soglia molto alta, vengono stimolati soltanto per una distensione estrema degli atri ed evocano il riflesso tipico dei barorecettori. Altri sono i recettori di Paintal, responsabili del riflesso di Bainbridge.

Il controllo nervoso riflesso dell'apparato cardiovascolare si avvale anche del contributo dei chemorecettori aortici e carotidei. A differenza dei barorecettori che sono situati nelle pareti delle arterie, i chemorecettori sono situati in formazioni, dette glomi, esterne alle arterie. La loro stimolazione provoca aumento della frequenza cardiaca e delle resistenze.

Sono attivati dalla diminuzione della tensione di O_2, dall'aumento della tensione della CO_2 e dalla riduzione del pH nel sangue arterioso. Lo stimolo più attivo è la diminuzione della tensione di O_2. L'intervento dei chemorecettori sull'apparato cardiovascolare ha luogo in condizioni di emergenza quando protegge contro gravi cadute della pressione arteriosa.

I riflessi assonici non coinvolgono il sistema nervoso centrale, ma si compiono nella biforcazione periferica di una fibra afferente dolorifica di tipo C a lenta conduzione. Un rametto funge da recettore nocicettivo, mentre l'altro innerva un'arteriola di resistenza precapillare che viene dilatata con arrossamento della cute quando il recettore nocicettivo è stato stimolato.

Il controllo del volume ematico e il riflesso di Bainbridge

Oltre che la pressione, i barorecettori moderano anche la liberazione di ADH da parte del nucleo sopraottico dell'ipotalamo facendo così diminuire il riassorbimento renale di acqua.

In presenza di una riduzione della pressione, l'aumento della scarica simpatica conseguente alla minore stimolazione dei barorecettori determina costrizione delle arteriole afferenti ed efferenti glomerulari con conseguente diminuzione della filtrazione glomerulare e del carico di Na^+ filtrato. La riduzione del carico di Na^+ stimola l'apparato juxtaglomerulare a secernere una quantità maggiore di renina con attivazione del sistema renina-angiotensina-aldosterone, e un aumentato riassorbimento di Na^+ e di acqua. La stimolazione dell'apparato juxtaglomerulare avviene anche ad opera dell'aumento della scarica simpatica sui recettori β-adrenergici delle arteriole afferenti.

Nel controllo del volume di liquido circolante, il ruolo dei recettori ad alta pressione del circolo generale prevale su quello dei recettori a bassa pressione.

I recettori di Paintal sono situati allo sbocco delle grosse vene negli atri. La distensione degli atri per aumento del ritorno venoso o per ristagno di sangue da insufficienza ventricolare determina un aumento della frequenza cardiaca e della diuresi idrosalina.

L'aumento della frequenza è stato attribuito ad aumentata scarica delle sole fibre simpatiche dirette al NSA. L'aumento della diuresi sembra avere un'origine multifattoriale: minor tono simpatico vasocostrittore sui vasi renali, inibizione della secrezione ipotalamo-ipofisaria di ADH, rilascio del peptide natriuretico atriale e produzione riflessa di un ormone natriuretico, diverso dal peptide natriuretico atriale (adrenomedullina?).

I recettori di Paintal si dividono in A e in B. In condizioni di normale riempimento atriale, i primi scaricano in corrispondenza della sistole atriale, mentre i secondi inviano impulsi in concomitanza dell'onda v della curva di pressione atriale. In realtà, quando l'atrio è disteso da un accumulo di sangue, sia i recettori A che i B scaricano entrambi in rapporto al grado di distensione indipendentemente dalla fase del ciclo cardiaco, per cui si pensa che differiscano soltanto per loro posizione negli atri. Mentre infatti i recettori di tipo A sono situati nelle grosse vene, quelli di tipo B sono situati all'interno degli atri.

BIBLIOGRAFIA

Cevese A, Pinotti O (1980) *La regolazione della pressione arteriosa.* In: Basi Biol. Med. Moderna, vol. II, Ed.Med. Scient. Torino.

Linden RJ (1995) *Atrial receptors and heart volumes.* Adv Exp Med Biol 381:125-34

Neil E. (1954) *The carotid and aortic vasosensory areas; their contribution to circulatory and respiratory adjustments occurring after haemorrhage.* Arch Middx Hosp 4:16-27.

Capitolo 13.

Il controllo umorale dell'apparato cardiovascolare

13.1 LE CATECOLAMINE

Le catecolamine sono l'*adrenalina* e la *noradrenalina*. Sono raggruppate sotto il termine di *catecolamine* in quanto le loro molecole contengono il gruppo *3,4-dididrossibenzene* o *catecolo*. Pur essendo entrambe ormoni dalla midollare surrenale, la noradrenalina, che dal surrene è prodotta solo in piccola quantità, è soprattutto il neurotrasmettitore delle fibre simpatiche adrenergiche (vedi cap. 12.3) e viene anche prodotta nel *locus coeruleus* situato nel tronco encefalico tra il mesencefalo e il ponte.

Le catecolamine originano dalla *L-tirosina*, che, ad opera della *tirosina-idrossilasi,* viene trasformata in *L-diidrossifenilalanina (L-DOPA).* Una *aminoacido-decarbossilasi* trasforma l'L-DOPA in *dopamina.* Una *dopamina-β-idrossilasi* trasforma a sua volta la *dopamina* in *noradrenalina,* che viene poi demetilata ad *adrenalina* per azione della *fenilalanina-N-metil transferasi* (Fig 13.1).

I processi di formazione delle catecolamine avvengono nelle cellule cromaffini. L'attivazione della dopamina-β-idrossilasi avviene per azione dell'acetilcolina liberata da fibre pregangliari sui recettori nicotinici presenti sulle cellule cromaffini.

L'azione delle fibre simpatiche pregangliari colinergiche sui recettori nicotinici delle cellule della midollare surrenale ci dice che queste sono analoghe ai neuroni simpatici postgangliari. A differenza di questi, tuttavia, esse posseggono l'enzima *fenilalanina-N-metiltransferasi* che determina la trasformazione della noradrenalina in adrenalina, cosa che non avviene nella terminazioni simpatiche.

Mentre l'azione della noradrenalina prodotta dal simpatico avviene localmente su appositi effettori, che nel caso dell'apparato cardiovascolare sono le fibrocellule muscolari lisce e i tessuti funzionali del cuore, l'adrenalina e la piccola quantità di nordrenalina di origine surrenalica agiscono a distanza dopo essere state veicolate dal sangue.

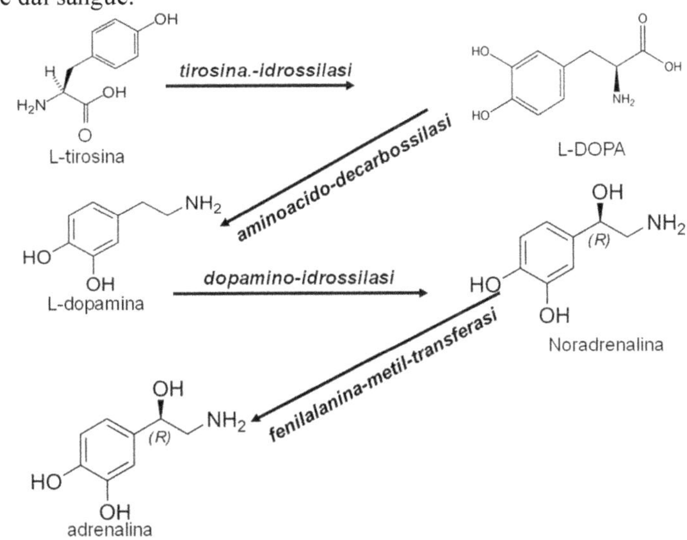

Figura 13.1 Formazione della noradrenalina e dell'adrenalina. Vedi spiegazione nel testo.

La diversa localizzazione degli organi bersaglio delle catecolamine condiziona le modalità del loro catabolismo, nel quale sono coinvolti due classi di enzimi, le *monoamino-ossidasi (MAO)* e le *catecol-orto-metiltransferasi (COMT).* Mentre le MAO si trovano nelle cellule legate alla membrana esterna dei mitocondri, le COMT sono presenti in modo diffuso all'interno delle cellule.

MAO e COMT sono entrambe presenti sia nelle terminazioni simpatiche, sia in molti organi e tessuti quali il sistema nervoso centrale, il tratto gastroenterico, il fegato e il rene. Tuttavia, mentre la noradrenalina del simpatico viene degradata da enzimi di entrambe le classi dopo essere stata ricaptata dalla stessa terminazione che l'ha rilasciata (uptake 1), le catecolamine prodotte dal surrene vengono catabolizzata dalla COMT delle varie cellule alle quali sono giunte attraverso il torrente circolatorio e dalle quali vengono captate (uptake 2).

Il prodotto finale del catabolismo delle catecolamine è soprattutto l'*acido vanilmandelico.* Questo si forma per azione della MAO sulla *metanefrina* e sulla *normetanefrina*, prodotte dall'attività della COMT rispettivamente sull'adrenalina e sulla noradrenalina. La determinazione della eliminazione urinaria dell'acido vanilmandelico e della metanefrina è utilizzata in clinica per conoscere l'entità della produzione di catecolamine da parte di un paziente iperteso.

Il tempo di dimezzamento delle catecolamine è molto breve.

Nel capitolo 12.3 si è parlato estesamente dell'azione del simpatico sull'apparato cardiovascolare e dei recettori per le catecolamine. Nel capitolo 16.2 si parlerà invece della *reazione di allarme e di difesa,* nota anche come *flight or fly reaction.* Si tratta di una risposta alle situazioni di pericolo che prepara l'animale all'attacco o alla fuga. In essa si ha un'attivazione generalizzata del simpatico che coinvolge anche la midollare surrenale con conseguente aumento della pressione cardiaca e della pressione arteriosa nonché aumento del flusso ematico ai muscoli scheletrici. Nei vasi dei muscoli scheletrici sono infatti presenti recettori β_2 che mediano la vasodilatazione. Più che all'azione vasodilatatrice diretta, l'aumento del flusso coronarico è dovuto all'azione delle catecolamine sul cuore con aumento del metabolismo miocardico. Sul cuore le catecolamine esplicano anche un'azione aritmogenica mediata dai recettori β_1 (vedi cap. 16.2).

Per la sua attività sugli recettori α vascolari e β_1 cardiaci, la somministrazione endovenosa di noradrenalina può venire con le dovute cautele impiegata in casi di ipotensione critica acuta. In questo caso la pressione può essere riportata alla norma per l'azione vasocostrittrice che, interessando anche i vasi venosi, migliora il ritorno venoso al cuore e quindi, con il concorso di un'aumentata contrattilità, causa un aumento della gettata cardiaca. Se il recupero o l'aumento della pressione sono prevalentemente dovuti a vasocostrizione, la maggiore stimolazione dei barorecettori può in via riflessa determinare una riduzione della frequenza cardiaca. E' possibile che questa riduzione sia meno spiccata, se, al posto della noradrenalina, viene somministrata adrenalina, che, per la sua azione sui recettori dilatatori β_2, presenti nei vasi muscolari scheletrici, può determinare un minor grado di aumento delle resistenze periferiche.

La somministrazione di adrenalina trova anche impiego nell'arresto per asistolia dell'attività cardiaca. La sostanza viene somministrata in genere alla dose di 1 mg ogni tre minuti. E' stato ipotizzato che l'efficacia dell'adrenalina sia dovuta ad un effetto α che, provocando un aumento delle resistenze e della pressione soprattutto diastolica, migliori la perfusione dei circoli cerebrale e coronarico. E' inoltre possibile che in caso di arresto per asistolia possa far ripartire il cuore stimolando i recettori β_1 del nodo seno-atriale. Va tuttavia tenuto presente che la stimolazione β_1 può evocare la comparsa di aritmie capaci di esitare in fibrillazione ventricolare. Ovviamente, se la causa dell'arresto cardiaco è una fibrillazione ventricolare, è praticamente impossibile fare ripartire il cuore con le catecolamine.

13.2 I FATTORI ENDOTELIALI

Vari fattori liberati dagli endoteli dei vasi sono attivi sull'apparato cardiovascolare. Qui ricordiamo il *fattore endoteliale di rilasciamento*, o endothelial derived relaxing factor (EDRF) che è risultato essere l'ossido nitrico (NO), alcuni *fattori iperpolarizzanti* o endothelial derived hyperpolarizing factors (EDHFs) e i *fattori endoteliali di contrazione* o endothelial derived contractile factors (EDCFs) tra i quali le *endoteline* rivestono una particolare importanza.

Il nome di *fattore endoteliale di rilasciamento* è stato inizialmente attribuito ad una allora non meglio identificata sostanza liberata dagli endoteli vascolari, assolutamente necessaria affinché l'acetilcolina potesse esplicare la sua azione vasodilatatrice. Successivamente la sostanza è stata identificata con il monossido di azoto o *ossido nitrico.*

Oltre che dalle cellule endoteliali, l'NO è prodotto dalle cellule di diversi tessuti per cui viene attualmente considerato come una sostanza pressoché ubiquitaria. Nel caso dell'apparato cardiocircolatorio esso viene prodotto non solo dagli endoteli vascolari ma anche da quello endocardico, dai cardiomiociti, dalle fibrocellule muscolari lisce e da fibre *non-adrenergiche e non-colinergiche* (NANC) del sistema autonomo, le quali, per mezzo della sua liberazione, sono in grado di determinare vasodilatazione.

La sintesi dell'ossido nitrico avviene ad opera di alcune *NO-sintetasi* (NOS) che convertono la L-arginina in L-citrullina incorporando ossigeno molecolare. Esistono tre tipi di NOS: una *NOS-1 o neuronale*, una *NOS-2 o inducibile* e una *NOS-3 o endoteliale.*

La NOS-1 (o n-NOS) e la NOS-3 (o e-NOS) sono costitutive, ossia già presenti preformate nelle cellule, mentre la NOS-2 (o i-NOS) viene prodotta in seguito a stimoli da parte di altre sostanze. Ne consegue che, mentre nel caso delle NOS costitutive l'azione dell'NO si manifesta quasi immediatamente dopo lo stimolo, nel caso della i-NOS l'azione dell'NO compare tardivamente (dopo almeno 3 ore dallo stimolo iniziale) e può durare oltre 24 ore. La comparsa ritardata della i-NOS è dovuta al fatto che l'enzima non si trova preformato, ma deve venire sintetizzato. L'attivazione della i-NOS e la corrispondente produzione di NO avvengono in modo massivo nello *shock settico* e possono portare a morte il paziente in seguito a grave e irreversibile caduta della pressione arteriosa.

Malgrado i termini n-NOS ed e-NOS facciano pensare ad una presenza ben localizzata dei due enzimi, è stato col tempo visto che sia la n-NOS che la e-NOS possono essere presenti in tessuti diversi da quello in cui sono state inizialmente riscontrate. Così, mentre negli endoteli fino a questo momento è stata rinvenuta soltanto la e-NOS, nei cardiomiociti sono presenti tutti e tre i tipi di enzimi.

L'azione delle NO-sintetasi può essere inibita da analoghi della L-arginina quali la *L^N – monometil-arginina (L-NMMA),* la *L^N–nitro-arginina (L-NNA)* e la *L^N-nitro-arginina-metil estere (L-NAME).*

Già *in vitro* le cellule endoteliali presentano una *produzione basale* di ossido nitrico in piccolissima quantità. *In vivo*, in condizione basali, la quantità liberata, pur limitata, aumenta. Anche quando è prodotto dall'endotelio in condizioni basali, l'NO impedisce l'aggregazione piastrinica e modera il tono vasocostrittore.

La stimolazione della e-NOS delle cellule endoteliali e la relativa produzione di NO possono aumentare per stimoli di tipo meccanico e chimico. Gli stimoli meccanici sono costituiti dall'aumento dello *shear stress* e della *pressione pulsatoria.* Lo shear stress dipende dall'attrito che lo scorrimento del sangue esercita sulla parete dei vasi e quindi sugli endoteli. Esso aumenta con la velocità di scorrimento del sangue. L'aumento della pressione pulsatoria è meno efficace dello shear stress nello stimolare la e-NOS. In genere i due stimoli si accentuano nell'esercizio fisico dove, facendo aumentare la produzione di NO, contribuiscono alla dilatazione dei circoli coronarico e dei muscoli scheletrici.

Stimoli chimici che determinano l'aumento di produzione di NO dagli endoteli sono l'acetilcolina, la bradichinina, la noradrenalina, la trombina, la sostanza P, nonché la serotonina, l'ATP e l'ADP di origine piastrinica. L'acetilcolina attiva la e-NOS attraverso i recettori muscarinici M_3, mentre la bradichinina agisce attraverso i recettori B_2. La liberazione di NO per azione della noradrenalina sembra essere mediata da recettori endoteliali α_2-simili.

I fattori meccanici e chimici che determinano la produzione di NO agiscono facendo aumentare la concentrazione di Ca^{2+} nelle cellule endoteliali. In questo modo si ha un'attivazione della e-NOS che, agendo sulla L-arginina, causa la sintesi dell'ossido nitrico. Affinché le NO-sintetasi possano indurre la sintesi di NO, è necessaria la presenza di alcuni cofattori tra i quali un ruolo di primo piano svolge la *tetraidrobiopterina* (BH_4). In assenza di BH_4 si formano anione superossido e perossido d'idrogeno anziché ossido nitrico.

Dopo essere stato prodotto nelle cellule endoteliali, l'NO può essere versato nel lume vascolare (secrezione luminale) dove previene l'aggregazione piastrinica, oppure può diffondere nella parete vascolare (secrezione abluminale) dove provoca il rilasciamento delle fibrocellule muscolari lisce.

Sia l'azione sulle piastrine che quella sulle fibrocellule muscolari lisce è mediata dall'attivazione della *guanilato-ciclasi solubile* che determina la trasformazione del *guanosintrifosfato (GTP)* in *guanosin-monofosfato ciclico (GMPc)*. Quest'ultimo attiva la *proteina-chinasi G (PKG)* che riduce la concentrazione intracellulare del Ca^{2+} per chiusura dei canali lenti di membrana e, nel caso delle fibrocellule muscolari lisce, anche dei canali rianodinici del rudimentale reticolo sarcoplasmatico (Fig 13.2).

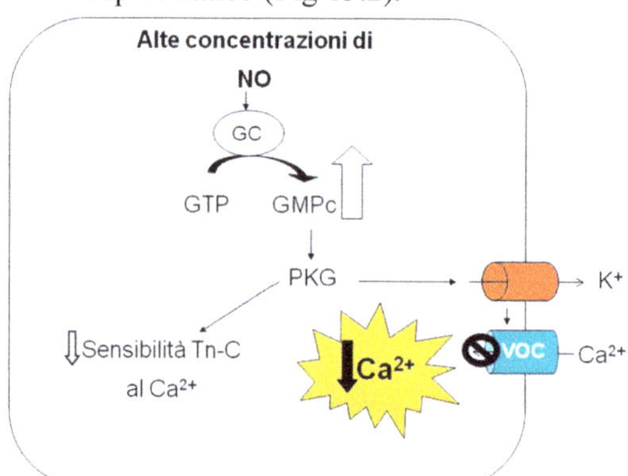

Figura 13.2 Vasodilatazione o ridotta contrattilità miocardica in risposta a una elevata concentrazione di NO. GC: guanilato-ciclasi; PKG: proteina-chinasi G; VOC: canali per il calcio attivati dal voltaggio. Vedi spiegazione nel testo.

L'ossido nitrico previene anche l'adesione dei granulociti sulla parete dei vasi dove ostacola la formazione di placche aterosclerotiche.

L'emivita dell'NO è di circa quattro secondi. Esso tuttavia può venire rimosso dal plasma ad opera dell'emoglobina e del colesterolo che nei suoi confronti svolgono il ruolo di *spazzini*. Mentre la costanza delle concentrazione di emoglobina nel sangue di un soggetto non dovrebbe influenzare la presenza di NO, le variazioni della colesterolemia possono modificarne la concentrazione.

Sulla base dell'azione dell'ossido nitrico sui vasi, gli stimoli vasodilatatori possono essere classificati in *endotelio-dipendenti* ed *endotelio indipendenti*. In realtà stimoli endotelio-indipendenti, quali ad esempio l'adenosina, pur dando inizio alla vasodilatazione indipendentemente dalla produzione di NO, fanno sì che l'iniziale aumento del flusso determini una maggiore durata della vasodilatazione a causa del maggiore shear stress. Nel circolo coronarico è stato infatti osservato come un'iperemia reattiva, evocata dall'adenosina, abbia una durata ridotta se viene inibita la e-NOS.

Sul miocardio l'NO esercita a piccole concentrazioni un'azione inotropa positiva e, ad alte concentrazioni, un'azione inotropa negativa, alla quale partecipa anche la minore sensibilità della troponina C al calcio (Fig 13.2). Mentre il meccanismo dell'azione inotropa negativa è simile a quello della vasodilatazione con una maggiore partecipazione della chiusura dei canali del reticolo sarcoplasmatico, quello alla base dell'azione inotropa positiva consiste nell'aumento della concentrazione del Ca^{2+} intracellulare in risposta alla bassa concentrazione di GMPc e all'aumento AMPc che si sono venuti determinando (Fig 13.3). Infatti una bassa concentrazione di GMPc determina l'apertura dei canali per il Ca^{2+} rianodinici, mentre l'aumento di AMPc porta all'attivazione di membrana attivati dal voltaggio (VOC). E' interessante a questo proposito come una bassissima concentrazione di NO possa determinare costrizione, anziché dilatazione, dei vasi.

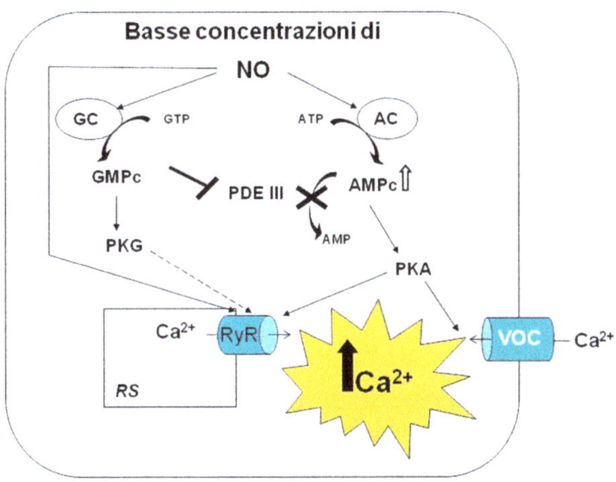

Figura 13.3 Vasocostrizione o aumento della contrattilità miocardica in risposta a una bassa concentrazione di NO. GC: guanilato-ciclasi; PKG: proteina-chinasi G; AC: adenilato-ciclasi; PDE III: fosfodiesterasi III; PKA: proteina-chinasi A; RyR: canali rianodinici; RS: reticolo sarcoplasmatico; VOC: canali per il calcio attivati da voltaggio. Vedi spiegazione nel testo.

L'ossido nitrico è anche responsabile della protezione del miocardio dal danno da ischemia e riperfusione secondo modalità che verranno descritte nei capitoli 17.2 e 17.3.

L'esistenza di *fattori endoteliali iperpolarizzanti* è stata postulata in seguito all'osservazione che, se si blocca la e-NOS con analoghi della L-arginina, alcune delle sostanze, come l'acetilcolina e la bradichinina, che inducono vasodilatazione da NO, possono ancora causare vasodilatazione sia pure in misura ridotta. Fattori iperpolarizzanti, in grado di aumentare la permeabilità ai K^+, sarebbero appunto i mediatori di questa vasodilatazione residua. Infatti l'iperpolarizzazione limita l'ingresso del Ca^{2+} nelle fibrocellule muscolari lisce.

Come nel caso dell'NO, l'acetilcolina stimola la liberazione dei fattori iperpolarizzanti agendo su recettori M_3 delle cellule endoteliali. E' stato suggerito che anche il rilascio di questi fattori sia mediato da un aumento della concentrazione di Ca^{2+} nelle cellule endoteliali. I fattori iperpolarizzanti possono supplire alla mancanza di NO.

Tra le sostanze responsabili di iperpolarizzazione segnaliamo la *prostaciclina,* o PGI_1, vari isomeri dell' *acido epoxi-eicosa-trienoico (EET),* l'*anione superossido* e il *perossido d'idrogeno* (H_2O_2). L'acido EET viene prodotto per azione del citocromo P-450, attivato dall'acetilcolina, sull'acido arachidonico del quale è quindi un prodotto non prostanoide.

L'anione superossido e il perossinitrito sono prodotti dalla e-NOS in assenza del substrato L-arginina o del cofattore BH_4. A parte la loro caratteristica di sostanze ossidanti, anione superossido e perossinitrico sono in grado di determinare un modesto grado di vasodilatazione attraverso l'iperpolarizzazione dei muscoli lisci. La vasodilatazione da anione superossido, tuttavia, può essere limitata dal fatto che esso, unendosi all'NO, può rimuoverlo determinando la formazione di perossinitrito ($ONOO^-$).

Negli ultimi anni tra i fattori endoteliali iperpolarizzanti è stato dato notevole rilievo al perossido di idrogeno. Questo sembra avere una particolare importanza nella dilatazione dei circoli coronarico e mesenterico. La sua azione iperpolarizzante viene attribuita all'apertura di canali per il K^+ attivati dal Ca^{2+}. E' stato visto che gli endoteli producono H_2O_2 in risposta all'azione dell'acetilcolina.

A rigore, anche l'NO potrebbe essere considerato un fattore iperpolarizzante. Ricerche di Parkingtob e coll. (1993) hanno da tempo messo in evidenza come l'applicazione di acetilcolina agli endoteli vascolari determini due fasi di iperpolarizzazione della muscolatura liscia, e cioè una fase precoce e più breve seguita da una fase tardiva più lunga. Di queste fasi, soltanto la seconda sarebbe dovuta all'NO.

Tra i *fattori endoteliali di contrazione* vengono annoverati le *prostaglandine* H_2 *e* F_{2a}, il *trombossano* A_2, il *perossinitrito,* una *scarsa, ma non assente, produzione endoteliale di NO* e le *endoteline.* Tutti questi fattori agiscono attraverso l'aumento della concentrazione intracellulare di Ca^{2+}.

E' possibile che la vasocostrizione da perossinitrito sia dovuta al fatto che la sua presenza è in relazione alla rimozione dell'ossido nitrico da parte dell'anione superossido. Come è già stato detto in questo stesso capitolo, una scarsa concentrazione di NO, e quindi di GMPc, può determinare sia aumento della contrattilità cardiaca, sia vasocostrizione. Una scarsa concentrazione di GMPc può infatti aprire i canali per il Ca^{2+} sia di membrana che rianodinici. Nel caso delle fibrocellule muscolari lisce vascolari, la bassa concentrazione di GMPc determina l'apertura dei canali di membrana attraverso l'inibizione della *fosfodiesterasi III* seguita dall'accumulo di AMPc e quindi dall'attivazione di una *proteina-chinasi A*.

Le *endoteline,* peptidi formati da 21 aminoacidi, sono dotate di un altissimo potere vasocostrittore. Si distinguono un'endotelina-1 (ET-1), un'endotelina-2 (ET-2), un'endotelina-3 (ET-3) e un'endotelina-4 (ET-4). Anche se tutte e quattro sono presenti nel genoma umano, la ET-1 è quella sicuramente presente negli endoteli vascolari.

Le endoteline sono i ligandi di due tipi di recettori per le endoteline, i recettori E_a, presenti sulle fibrocellule muscolari lisce e sui cardiomiociti, mentre i recettori E_b, sono anche presenti sulle cellule endoteliali. Mentre il legame delle endoteline con i recettori E_a ed E_b delle fibrocellule muscolari lisce causa vasocostrizione, il legame con gli E_b endoteliali, provoca una transitoria vasodilatazione dovuta alla liberazione di NO. E' questo il motivo per cui l'applicazione di endoteline ai vasi determina una vasocostrizione preceduta da una transitoria vasodilatazione.Nelle fibrocellule muscolari lisce il legame con il recettore E_a ed E_b, accoppiati con una proteina di membrana G_q, determina l'attivazione di una proteina-chinasi C con produzione di diacilglicerolo. Questo, attraverso la PKC, attiva lo scambiatore H^+/Na^+ che, facendo aumentare la concentrazione intracellulare di Na^+, attiva sua volta lo scambiatore Na^+/Ca^{2+} con ingresso di Ca^{2+} nella cellula. Nello stesso tempo la riduzione della concentrazione di H^+ intracellulare accentua la sensibilità della troponina C al Ca^{2+} (Fig 13.4).

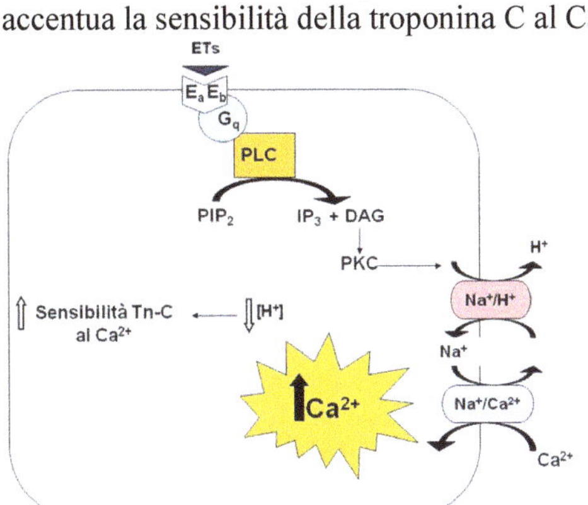

Figura 13.4 Vasocostrizione e aumento della contrattilità delle fibre miocardiche ad opera delle endoteline (ETs). E_a E_b: recettori endotelinici E_a e E_b; G_q: proteine di membrana; PLC: fosfolipasi C; PIP_2: fosfoinositol difosfato; IP_3: inositoltrifosfato; DAG: diacilglicerolo; PKC: proteina-chinasi C; Tn-C: troponina C. Vedi spiegazione nel testo.

Agendo sui recettori endotelinici dei cardiomiociti, le endoteline provocano un aumento della contrattilità con lo stesso meccanismo con cui provocano vasocostrizione. Il legame invece con il recettore E_b endoteliale, accoppiato con una proteina G_i, attiva la e-NOS attraverso la via della fosfo-inositol-3-chinasi e dell'Akt (Fig 13.5).

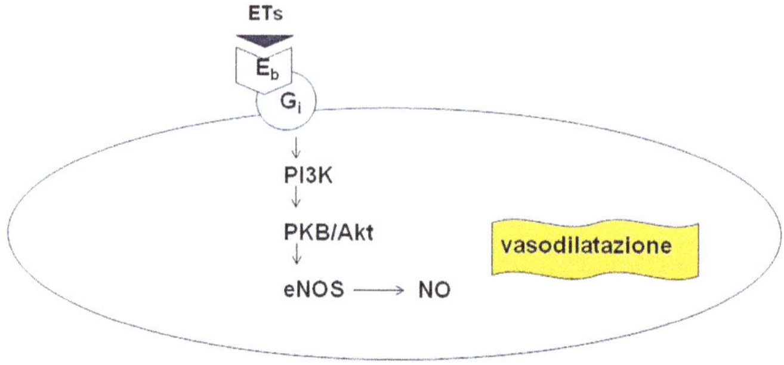

Figura 13.5 Vasodilatazione da endoteline (ETs). E_b: recettori endotelinici; G_i: proteina G inibitoria di membrana; PI3K: fosfo-inositol-3-chinasi ; PKB/Akt: proteina-chinasi B/Akt; eNOS: NO-sintetasi endoteliale. Vedi spiegazione nel testo.

Anche se è stato osservato come vi sia una secrezione basale di endoteline che, al pari della secrezione basale di NO, può aumentare in seguito allo shear stress, è importante ricordare quali sono le principali situazioni fisiopatologiche caratterizzate da un'aumentata concentrazione di queste sostanze. Esse sono: l'ipertensione essenziale, l'ipertensione polmonare, l'insufficienza ventricolare e l'infarto del miocardio. Una situazione inoltre in cui vi può essere una maggiore produzione di endoteline è la *disfunzione endoteliale.*

In generale la *disfunzione endoteliale* è caratterizzata da ridotta produzione di NO con aumento della produzione delle specie reattive dell'ossigeno e delle endoteline. Essa può essere *acuta* o *cronica.* La disfunzione acuta si manifesta soprattutto nel circolo coronarico durante la riperfusione che fa seguito a una ischemia miocardica e, attraverso la produzione di SRO, aggrava il danno da infarto. La disfunzione cronica è invece la risposta ai fattori di rischio del'aterosclerosi e si manifesta in quasi tutte le arterie.

La disfunzione endoteliale acuta viene discussa nel capitolo 17.1 dove si parla di *danno endoteliale da riperfusione.* Qui ci limitiamo a ricordare come nella riperfusione post-ischemica del circolo coronarico, l'interazione di granulociti e piastrine con l'endotelio, l'aggregazione piastrinica e la vasocostrizione da carenza postischemica di NO porti al fenomeno del *no-reflow.*

Nella *disfunzione endoteliale cronica* l'attivazione delle *molecole di adesione* (vedi cap. 17.1), a causa dei fenomeni di adesione e aggregazione, oltre che dalla carenza di NO, è determinata dalla presenza di *lipoproteine a bassa densità ossidate (ox-LDL).* La maggiore aggregazione piastrinica determina coagulazione intravasale e migrazione di monociti nella parete con inizio della formazione di placche ateromasiche.

La carenza di NO, eventualmente accompagnata da una maggiore presenza di endoteline nel plasma, può essere alla base di casi di ipertensione tradizionalmente ritenuta essenziale. Dato che sovente l'aumento della pressione arteriosa è accompagnata da ipercolesterolemia, è necessario tenere presente l'azione del colesterolo come spazzino dell'ossido nitrico. In questo caso l'ipertensione può essere talora curata con terapie dietetiche mirate a ridurre la concentrazione plasmatica di colesterolo.

13.3 ALTRI FATTORI UMORALI CHE AGISCONO SULL'APPARATO CARDIOVASCOLARE

L'acetilcolina è il mediatore chimico dell'azione parasimpatica e simpatica colinergica sull'apparato cardiovascolare (vedi cap. 12.2 e 12.3). E' quindi inappropriato considerarla un fattore umorale. La ragione per cui ne viene fatto cenno in questo capitolo, è il fatto che la vasodilatazione da essa provocata è mediata da fattori umorali quali sono l'ossido nitrico e i fattori iperpolarizzanti (vedi cap 12.2). Questi sarebbero prodotti dopo che l'acetilcolina si è legata a recettori muscarinici M_3.

13.3.1 La serotonina

La *serotonina,* o *5-idrossitriptamina* (5-HT), è il prodotto dell'idrossilazione, ad opera della triptofano-idrossilasi, del triptofano, introdotto con gli alimenti, a 5-idrossitriptofano e della successiva decarbossilazione del secondo composto ad opera di una decarbossilasi. Oltre che nei neuroni serotoninergici del sistema nervoso centrale, presenti soprattutto a livello ipotalamico e mesencefalico, la serotonina è prodotta dalle cellule enterocromaffine delle ghiandole intestinali.

Il catabolismo della serotonina termina con la formazione di triptamina-O-solfato come conseguenza dell'azione di una monoaminossidasi e successivamente di una solfotransferasi. Per la serotonina sono stati identificati 7 diversi recettori 5HT. In particolare, gli agonisti dei recettori 5-HT_{1D} vengono utilizzati nella cura dell'emicrania.

Nel sangue la serotonina è presente soprattutto nelle piastrine. A parte grande varietà delle sue azioni (antidepressiva, immunitaria, termoregolatrice, favorente la memoria, stimolante della ventilazione polmonare e della motilità intestinale, di induzione dell'aggregazione piastrinica, ecc.) la serotonina agisce in modo alquanto complesso sull'apparato cardiovascolare.

Somministrata per via parenterale la sostanza produce una variazione trifasica della pressione. In una *prima fase* la pressione diminuisce per diminuzione delle resistenze periferiche e della frequenza cardiaca. Si ritiene che questa prima fase sia dovuta ad una sua azione evocatrice del riflesso di Bezold e Jarish (vedi cap. 12.6), come fa pensare il fatto che le variazioni emodinamiche di questa fase siano assenti dopo taglio dei vaghi. In una *seconda fase* la pressione aumenta per aumento delle resistenze periferiche e della gettata cardiaca. E' stato ipotizzato che in questa fase siano coinvolte sia un'azione diretta sulle fibrocellule muscolari lisce vascolari, sia un'azione riflessa dovuta alla stimolazione dei chemorecettori aortici e carotidei. E' anche possibile che all'aumento della gettata cardiaca contribuisca un migliorato ritorno venoso prodotto dalla costrizione dei vasi venosi. Nella *terza fase* si osserva una riduzione della pressione attribuita ad una caduta delle resistenze per dilatazione dell'esteso letto vascolare dei muscoli scheletrici. I muscoli lisci di questi vasi, infatti, risponderebbero alla serotonina con il rilasciamento, anziché con la contrazione.

13.3.2 Le prostaglandine

Le *prostaglandine* sono sostanze pressoché ubiquitarie derivate dall'acido arachidonico che può esser assunto per via alimentare o formarsi dal metabolismo dell'acido α-linolenico. Dall'acido arachidonico possono derivare vari proostanoidi quali le prostaglandine, i trombossani, le prostacicline e i leucotrieni. I prostanoidi si formano durante i processi infiammatori nei quali contribuiscono alla vasodilatazione, all'aumento della permeabilità vascolare e alla chemiotassi, oltre che alla febbre e al dolore. La produzione dei prostanoidi può essere inibita dai farmaci antinfiammatori.

L'azione che le varie prostaglandine (PGE_1, PGE_e, PGE_3, PGF_1, PGF_2, PGF_3, ecc.).esercitano sui vasi dipende, oltre che dal tipo di prostaglandina, anche dalla specie animale sulla quale viene fatta agire. E' stato infatti osservato che, mentre la PGE_1 ha azione vasodilatatoria e ipotensiva sulla maggiore parte delle specie, la PGF_2 causa aumento della pressione arteriosa nel cane e nel ratto, verosimilmente per una costrizione venosa che provoca aumento del ritorno di sangue al cuore. Altre prostaglandine inoltre sembrano ridurre l'ipertensione di origine renale.

Gli effetti che le prostaglandine possono avere sulla frequenza e sull'inotropismo possono essere dovuti a meccanismi riflessi o alla inibizione di questi in seguito a variazioni della pressione sistemica.

13.3.3 Le chinine plasmatiche

Le *chinine plasmatiche* attive sull'apparato cardiovascolare sono la *bradichinina (Bk)* e la *callidina (Kd).* Mentre la Bk, peptide di 9 aminoacidi, viene prodotta dall'azione della chininogenasi *callicreina* di origine epatica sul chininogeno ad alto peso molecolare, la Kd, peptide di 10 aminoacidi, è il risultato dell'azione della *callicreina* tessutale sul chininogeno a basso peso molecolare. Localmente l'attivazione della callicreina è il risultato di traumi, scottature punture di insetti o ischemia.

Bradichinina e callidina hanno in comune i recettori B_1 e B_2. I recettori $B_{1,}$ accoppiati a proteine G di membrana, sono presenti sulle fibrocellule muscolari lisce dei piccoli vasi dove la loro espressione aumenta in presenza di fenomeni infiammatori. I recettori B_2, considerati in un certo senso più importanti e più numerosi dei precedenti, sono associati alle proteine di membrana G_q e G_i. Mentre la proteina G_q stimola la fosfolipasi C determinando aumento della concentrazione intracellulare di Ca^{2+}, la G_i inibisce l'attività della adenilato-ciclasi.

Le chinine plasmatiche sono responsabili non solo della dilatazione, ma anche dell'aumento della permeabilità vasale e del dolore come avviene nell'infiammazione. Se il loro effetto non è solo locale, ma anche generale, possono causare una diminuzione delle resistenze capace di ridurre la pressione arteriosa fino allo shock. A questo effetto ipotensivo contribuiscono anche con il loro effetto natriuretico.

Né la stimolazione della fosfolipasi C, dovuta alla proteina G_q, né l'inibizione dell'adenilato-ciclasi dovuta alla G_i spiegano l'azione vasodilatatrice delle chinine plasmatiche. Esse sono invece più atte a spiegare la contrazione delle fibrocellule muscolari lisce non vascolari che pure costituiscono risposte all'azione delle chinine. E' verosimile che l'azione vasodilatatrice sia mediata dall'attivazione dell'ossido nitrico prodotto per azione della Bk e della Kd sulla NO-sintetasi endoteliale attraverso il recettore B_2. Per questo motivo l'azione vasodilatatrice delle chinine plasmatiche viene considerata endotelio-dipendente.

Antagonisti della Bk vengono talora usati nel trattamento dei gonfiori locali di origine traumatica.

13.3.4 L'istamina

L'*istamina* è un composto che provoca vasodilatazione e aumento della permeabilità capillare ai globuli bianchi. Per queste sue caratteristiche viene considerata uno dei fattori che danno il via alle risposte infiammatorie. Prodotta nei granulociti basofili e nei mastociti per azione dell'enzima L-istidina-decarbossilasi sull'aminoacido *istidina*, svolge la sua azione legandosi a 4 sottotipi di recettori H_1, H_2, H_3 e H_4.

Il *recettore H_1* è responsabile di vasodilatazione oltre che di prurito e dolore. E' interessante come lo stesso recettore, che fa rilasciare le fibrocellule muscolari lisce dei vasi, determini contrazione dei muscoli lisci bronchiali. *Il recettore H_2* oltre a svolgere una spiccata azione vasodilatatrice, sembra fare aumentare la contrattilità cardiaca. A livello delle cellule parietali delle ghiandole gastriche, esso stimola la secrezione di acido cloridrico. *Il recettore H_3* è presente soprattutto nel sistema nervoso dove frena il rilascio dei neurotrasmettitori. *Il recettore H_4*, infine, presente soprattutto nei granulociti basofili, favorisce la chemiotassi.

13.3.5 L'ormone antidiuretico

L'*ormone antidiuretico (ADH),* detto anche *adiuretina* o *vasopressina*, è un polipeptide di 9 aminoacidi prodotto dal *nucleo sopraottico*, e in parte anche dal nucleo paraventricolare, dell'ipotalamo e messo in circolo nell'ipofisi posteriore dove giunge procedendo lungo fibre nervose. Data la sua origine da cellule nervose esso viene considerato un neurosecreto.

La produzione di ADH è regolata dell'osmolarità del liquido extracellulare, nel senso che viene stimolata dall'aumento e inibita dalla diminuzione della concentrazione osmotica dello stesso liquido. Elevata in presenza di una concentrazione di 290 mOsm/kg, la produzione dell'ormone cessa quando la concentrazione scende al di sotto di 280 mOsm/kg. Data la sensibilità all'osmolarità dell'ambiente in cui sono immerse, le cellule ipotalamiche che lo secernono sono detti *osmorecettori.*

I recettori per l'ADH, o *recettori V*, comprendono 3 sottotipi: V_{1A}, V_{1B} e V_2. I recettori coinvolti nella regolazione cardiovascolare sono V_{1A} e V_2. Mentre il primo, presente sui muscoli lisci dei vasi di resistenza, determina vasocostrizione agendo su una proteina di membrana G_q. il secondo, attraverso una proteina G_s del tubulo contorto distale e del dotto collettore del rene, permette il riassorbimento di acqua interstiziale, regolando quindi il volume del liquido circolante. A differenza del V_{1A} e V_2., il recettore V_{1B} non partecipa al controllo del sistema cardiovascolare, ma contribuisce alla reazione di allarme e di difesa. Questo recettore è presente infatti nel cervello dove agisce su una proteina $G_{q.}$

Quando aumenta la concentrazione dei soluti nel liquido interstiziale, la maggiore produzione di ADH fa aumentare il riassorbimento di acqua da parte del rene, limitando così l'aumento di osmolarità. Dato il minore contenuto di acqua, l'orina presenta una maggiore pressione osmotica. Quando invece la concentrazione dei soluti nel liquido interstiziale si riduce, si ha una maggiore escrezione di orina ipotonica, con limitazione della diluizione dei liquidi corporei. La diuresi da ingestione di acqua avviene secondo questo meccanismo.

Oltre che dalla minore osmolarità, gli osmorecettori ipotalamici sono stimolati anche dall'alcol. Questo spiega perché l'introduzione di vino o di birra determini un effetto diuretico superiore a quello indotto dall'ingestione di una uguale quantità di sola acqua.

13.3.6 I fattori natriuretici

Il *fattore o peptide natriuretico atriale (PNA),* detto anche *atriopeptina,* è un ormone di natura peptidica formato da 28 aminoacidi. E' prodotto dal miocardio atriale in risposta soprattutto alla distensione delle fibre come può avvenire nell'insufficienza ventricolare, oppure per stimolazione da parte dell'angiotensina II e delle endoteline, nonché della stimolazione simpatica β-adrenergica.

Il *fattore* o *peptide natriuretico cerebrale (PNC)* è costituito da 32 aminoacidi ed è sintetizzato dal miocardio ventricolare oltre che da alcune parti dell'encefalo. Entrambi gli ormoni sono degradati ad opera di una endopeptidasi. Esistono recettori specifici sia per il PNA che per il PNC. Quest'ultimo, tuttavia, si può legare anche al recettore per il PNA.

I peptidi natriuretici agiscono sul sistema cardiovascolare direttamente e indirettamente. Direttamente essi causano una dilatazione sia a livello dei vasi di capacità che di quelli di resistenza. Mentre la dilatazione dei vasi di capacità fa diminuire la pressione venosa centrale e il precarico ventricolare, la dilatazione dei vasi di resistenza contribuisce alla riduzione della pressione arteriosa.

Indirettamente i peptidi natriuretici sono responsabili di un aumentata eliminazione di sodio e di acqua in seguito ad un'azione inibitoria sulla secrezione di *renina* da parte dell*'apparato juxtaglomerulare renale* con conseguente ridotta formazione di angiotensina e minor rilascio di aldosterone. Insieme alla riduzione delle resistenze periferiche, l'eliminazione di sodio e di acqua svolge un ruolo importantissimo nella riduzione della pressione arteriosa.

Gli effetti dei peptidi natriuretici antagonizzano quindi l'attività del *sistema renina-angiotenina-aldosterone (RAA)* (vedi cap. 13.4). Si può quindi dedurre che in caso di insufficienza e di scompenso cardiaco i due sistemi tendono a creare un equilibrio tra ritenzione ed eliminazione idrosalina. Infatti, mentre il sistema RAA tende a fare aumentare il volume di liquido circolante.e a favorire l'utilizzo della legge di Starling, gli ormoni natriuretici tendono a impedire che questo aumento porti ad una eccessiva dilatazione delle cavità ventricolari con il passaggio da un'insufficienza compensata ad una scompensata.

In sintesi i peptidi natriuretici partecipano alla regolazione del volume circolante e della pressione come suggerisce anche il loro aumento nei soggetti ipertesi nei quali sembrano svolgere un ruolo di controreazione.

13.3.7 Le orexine o ipocretine

Le *orexine* o *ipocretine* sono peptidi secreti da alcune cellule ipotalamiche, che, oltre a partecipare alla reazione di risveglio, coordinano le risposte cardiovascolari e respiratorie nonché la minore sensibilità al dolore, che si hanno nella reazione di allarme e di difesa (vedi cap. 16.2). L'*orexina A,* o *ipocretina 1,* è costituita da 33 aminoacidi, mentre l'*orexina B,* o *ipocretina 2,* è costituita da 28 aminoacidi. Le due sostanze sono identiche per il 50% della molecola. L'orexina A ha una maggiore attività biologica dell'orexina B.

13.4 SISTEMA RENINA-ANGIOTENSINA-ALDOSTERONE

Di questo sistema si è già parlato ai capitoli 8.10 e 13.3. Qui riportiamo il ruolo che questo sistema riveste nell'ipertensione, nello scompenso cardiaco e nella fibrosi miocardica.

Riassumendo quanto detto in precedenza, ricordiamo che la renina è prodotta dalle cellule *mioepiteliali* o *granulari* dell'apparato iuxtaglomerulare del rene in presenza di una eccessiva ipo-osmolarità del liquido tubulare che viene a contatto della macula densa situata dove la branca ascendente dell'ansa di Henle si continua nel tubulo contorto distale. La causa dell'ipo-osmolarità del liquido tubulare è in genere la conseguenza di una ridotta filtrazione glomerulare per diminuita pressione di filtrazione. La renina è a sua volta responsabile della trasformazione dell'angiotensinogeno in *angiotensina I* inattiva, che sarà a sua volta convertita in *angiotensina II* attiva ad opera *dell'enzima convertente l'angiotensina (ECA)* prodotto dalle cellule endoteliali soprattutto dei circoli polmonare e renale.

Oltre che dalla minore filtrazione glomerulare, la produzione di renina è anche indotta da un incremento della stimolazione simpatica secondario ad una ridotta stimolazione dei barorecettori in seguito a caduta della pressione arteriosa.

Ne consegue che l'aumento della produzione di renina è il risultato di una minore pressione sistemica, anche se non bisogna dimenticare che, localmente, la pressione di filtrazione può essere ridotta da una stenosi dell'arteria renale, senza che la pressione sistemica sia ridotta.

Oltre ad esercitare un'azione vasocostrittrice, l'angiotensina II stimola la produzione di *aldosterone* da parte delle cellule della zona glomerulare della corteccia surrenale. L'aldosterone stimola poi il riassorbimento di sodio e l'eliminazione di potassio da parte del tubulo contorto distale e del dotto collettore del rene. Avendo inoltre un'azione favorente la liberazione di ormone antidiuretico ADH, l'aldosterone fa sì che il riassorbimento di sodio sia seguito da quello di acqua. Poiché un'eccessiva produzione di aldosterone provoca ipertensione, il suo inibitore *spiranolattone* viene usato come farmaco diuretico e antiipertensivo.

Nell'insufficienza contrattile del cuore un tentativo di compenso è dovuto all'utilizzo della legge di Starling. Questa viene evocata da un maggior aumento del volume telediastolico ventricolare dovuto all'incremento del residuo sistolico. Se la gettata cardiaca non torna stabilmente ai valori normali, la ridotta pressione arteriosa è responsabile di una minore filtrazione glomerulare. In queste condizioni si determina una più spiccata ipo-osmolarità del liquido tubulare che viene a contatto con la macula densa. Il risultato finale è una maggiore secrezione di aldosterone con aumentato riassorbimento di sodio e di acqua. Si ha quindi un aumento del volume liquido circolante che può causare non solo un ulteriore distensione delle cavità cardiache oltre i limiti della legge di Starling, ma anche la comparsa di edemi. E' chiaro come in queste condizioni il volume di liquido circolante debba venire ridotto. Uno dei diuretici che può venire impiegato a questo scopo è proprio lo spiranolattone.

Sperimentalmente l'inibizione dell'aldosterone con l'impiego di spiranolattone è anche stata vista prevenire la fibrosi e l'ipertrofia miocardiche dovute a una prolungata azione adrenergica sul cuore.

13.5 L'APELINA E IL RECETTORE APJ

L'*apelina* è una sostanza ad azione cardiovascolare recentemente identificata. La sua azione, oltre che l'inotropismo miocardico e il tono vasomotore, riguarda anche la *protezione miocardica da postcondizionamento* (vedi cap. 17.3).

L'apelina è il ligando per il recettore APJ, ritenuto in precedenza un recettore orfano, ossia privo di ligando. Prodotta in varie tessuti (endoteli, muscolatura liscia dei vasi, miocardio, ecc.) di varie specie (uomo,topo, ratto, bovini, ecc.) deriva dalla pro-apelina, un peptide formato da 77 aminoacidi con la sequenza attiva nella regione COOH-terminale. Con il nome di apelina si intendono i frammenti attivi della pro-apelina, che vengono classificati a seconda del numero di aminoacidi che li compongono.

I frammenti attivi più studiati sono l'apelina-13 e 36. Dei due frammenti il più attivo è l'apelina-13. I recettori APJ sono simili ai recettori A_1 per l'angiotensina II, anche se questa non si lega ai recettori APJ e nessuna forma di apelina si lega ai recettori A_1.

L'apelina svolge un'azione inotropa sul cuore e un'azione che può essere costrittrice o dilatatrice sui vasi. L'azione inotropa si attua in quanto nei cardiomiociti la proteina di membrana G, alla quale il recettore è legato (Fig 13.6), attiva una fosfolipasi C che scinde il fosfoinositol-difosfato (PIP_2) in *inositol-trifosfato (IP_3)* e *diacil-glicerolo (DAG)*.

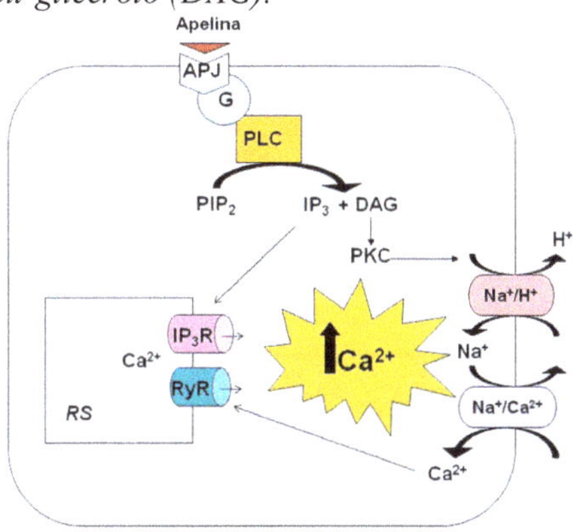

Figura 13.6 Aumento della contrattilità delle fibre miocardiche ad opera dell'apelina. APJ: recettore apelina; G: proteina di membrana; PLC: fosfolipasi C; PIP_2: fosfoinositol difosfato; IP_3: inositoltrifosfato; DAG: diacilglicerolo; PKC: proteina-chinasi C; IP_3R: recettore-canale dell'IP_3; RyR: recettore-canale rianodinico. Vedi spiegazione nel testo.

Il DAG attiva lo scambiatore Na^+/H^+ per l'intervento di una proteina-chinasi C. Il conseguente aumento di Na^+ nel citosol attiva lo scambiatore Na^+/Ca^{2+} che permette l'ingresso di Ca^{2+} nella cellula. Questo Ca^{2+}, penetrato nella cellula dal liquido interstiziale, determina anche l'apertura dei canali rianodinici del reticolo sarcoplasmatico, incrementando ulteriormente la concentrazione del Ca^{2+} intracellulare. Anche l' IP_3 permette il passaggio di Ca^{2+} nel citosol agendo su propri recettori-canale del reticolo sarcoplasmatico.

Sul miocardio l'apelina imita il postcondizionamento ischemico limitando l'estensione dell'area di infarto se somministrata subito all'inizio della riperfusione, mentre non induce alcuna protezione se viene somministrata a scopo precondizionante prima dell'ischemia.

Legatasi ai recettori APJ (cap. 17.3), la sostanza può determinare la protezione attraverso una via NO-dipendente e una NO-indipendente. La *via NO-dipendente* è indotta dall'attivazione della fosfoinositol-3-kinasi, mentre la *via NO-indipendente* avviene per attivazione della superossido-dismutasi che trasforma l'anione superossido, che si forma all'inizio della riperfusione, nel meno tossico, perossido d'idrogeno.

Sui vasi la risposta all'apelina normalmente consiste nella vasodilatazione, mentre la vasocostrizione si manifesta in caso di disfunzione endoteliale quando le fibrocellule muscolari lisce rappresentano l'unico bersaglio per l'azione del peptide.

In presenza di endotelio integro, l'azione vasodilatatrice è mediata dalla produzione endoteliale di NO che agisce sulle fiborcellule muscolari lisce determinandone il rilasciamento. Al contrario in caso di disfunzione endoteliale , l'azione vasocostrittrice si esercita direttamente sulla muscolatura liscia dei vasi utilizzando una cascata di segnali simile a quella che determina l'effetto inotropo sul cuore.

A seconda delle modalità con cui l'apelina stimola la produzione del'NO dalle cellule endoteliali, possiamo avere una vasodilatazione Ca^{2+}-dipendente o Ca^{2+}-indipendente. Nella *vasodilatazione* Ca^{2+}*-dipendente* il legame dell'apelina con il recettore accoppiato con la proteina G attiva una fosfolipasi C che, attraverso la liberazione di IP_3, mobilizza il Ca^{2+} dai depositi intracellulare e causa la attivazione della e-NOS. Nel caso, invece, della *vasodilatazione* Ca^{2+}*-indipendente*, la proteina G attiva la fosfoinositol-3-chinasi (PI3K) che a sua volta attiva la e-NOS attraverso la proteina-chinasi Akt.

13.6 RIASSUNTO

Le catecolamine

Le catecolamine sono l'adrenalina e la noradrenalina Anche se sono entrambe ormoni della midollare surrenale, la noradrenalina, prodotta solo in piccola quantità dal surrene, è soprattutto il neurotrasmettitore delle fibre simpatiche adrenergiche. Le catecolamine vengono prodotte nelle cellule cromaffini secondo il seguente schema: L-tirosina ⇒ L-DOPA ⇒ dopamina ⇒ noradrenalina ⇒ adrenalina.

Il catabolismo delle catecolamine avviene ad opera delle MAO presenti nella membrana esterna dei mitocondri, e delle COMT presenti in modo diffuso all'interno delle cellule. Il prodotto finale del catabolismo delle catecolamine è soprattutto l'acido vanilmandelico. Il loro tempo di dimezzamento è molto breve.

La somministrazione endovenosa di noradrenalina può venire con le dovute cautele impiegata in casi di ipotensione critica acuta. La pressione può essere riportata alla norma per la vasocostrizione che, estesa alle vene, migliora il ritorno venoso al cuore e, insieme a un'aumentata contrattilità, causa un aumento della gettata cardiaca. L'aumento della pressione può indurre bradicardia per stimolazione dei barorecettori. La risposta bradicardizzante è minore se, anziché la noradrenalina, si usa l'adrenalina.

La somministrazione di adrenalina trova anche impiego nell'arresto per asistolia dell'attività cardiaca. Tuttavia, se la causa dell'arresto cardiaco è una fibrillazione ventricolare, è impossibile fare ripartire il cuore con le catecolamine. Inoltre, anche in caso di asistolia, è possibile che l'adrenalina induca fibrillazione ventricolare.

I fattori endoteliali

I principali fattori endoteliali sono: l'endothelial derived relaxing factor (EDRF) che è risultato essere l'ossido nitrico (NO), gli endothelial derived hyperpolarizing factors (EDHFs) e gli endothelial derived contractile factors (EDCFs) che includono le endoteline.

Nel caso dell'apparato cardiocircolatorio, l'NO viene prodotto non solo dagli endoteli vascolari ma anche da quelli endocardici, dai cardiomiociti, dalle fibrocellule muscolari lisce e da fibre non-adrenergiche e non-colinergiche (NANC) vasodilatatrici del sistema autonomo.

L'NO è prodotto da alcune NO-sintetasi (NOS) che convertono la L-arginina in L-citrullina incorporando ossigeno molecolare. Esistono tre tipi di NOS: una NOS-1 o neuronale, una NOS-2 o inducibile e una NOS-3 o endoteliale. La NOS-1 (o n-NOS) e la NOS-3 (o eNOS) sono costitutive, ossia già presenti preformate, mentre la NOS-2 (o iNOS) viene detta inducibile in quanto prodotta in seguito a stimoli da parte di altre sostanze. Per la natura inducibile della iNOS, la corrispondente produzione di NO ha luogo con ritardo. In caso di shock settico la liberazione ritardata di NO ad opera della iNOS avviene in modo massivo e può portare a morte il paziente per grave ipotensione. Mentre negli endoteli è stata rinvenuta soltanto la e-NOS, nei cardiomiociti sono presenti tutti e tre i tipi di enzima.

L'azione delle NOS può essere inibita da analoghi della L-arginina quali la L^N – monometil-arginina (LNMMA), la L^N–nitro-arginina (LNNA) e la L^N-nitro-arginina-metil estere (L-NAME).

Negli endoteli esistono una produzione basale e una stimolata di NO. La stimolazione è dovuta a stimoli meccanici (shear stress e pressione pulsatoria) e chimici (acetilcolina, bradichinina, noradrenalina, trombina, serotonina, sostanza P, ATP e ADP di origine piastrinica). La produzione basale di NO impedisce l'aggregazione piastrinica e modera il tono vasocostrittore.

Gli stimoli che causano la produzione di NO dagli endoteli attivano la eNOS facendo aumentare la concentrazione di Ca^{2+} nelle cellule. Affinché le NO-sintetasi possano indurre la produzione di NO è necessaria la presenza di alcuni cofattori tra i quali un ruolo di primo piano è svolto dalla tetraidrobiopterina (BH_4). In assenza di BH_4 si formano anione superossido e perossido d'idrogeno anziché ossido nitrico.

Dopo essere stato prodotto nelle cellule endoteliali, l'NO previene l'aggregazione piastrinica, e provoca il rilasciamento delle fibrocellule muscolari lisce. La sua azione è mediata dalla GC e dalla conseguente produzione di GMPc. Questo attiva la PKG che riduce la concentrazione intracellulare del Ca^{2+} per chiusura dei corrispondenti canali. Impedendo l'adesione dei granulociti sulla parete dei vasi, l'NO limita la formazione di placche aterosclerotiche. L'emivita dell'NO è di circa quattro secondi. Esso inoltre può venire rimosso dal plasma da parte dell'emoglobina e del colesterolo.

L'NO è pure attivo sul miocardio dove a piccole concentrazioni svolge un'azione inotropa positiva e ad altre concentrazioni un'azione inotropa negativa in dipendenza della quantità di GMPc prodotta. Infatti mentre grandi quantità di GMPc chiudono i canali per il Ca^{2+}, piccole quantità ne determinano l'apertura. L'NO è anche responsabile della protezione del miocardio dal danno da ischemia e riperfusione.

I fattori iperpolarizzanti provocano vasodilatazione in quanto l'iperpolarizzazione limita l'ingresso del Ca^{2+} nelle fibrocellule muscolari lisce.

Come nel caso dell'NO, l'acetilcolina stimola la liberazione dei fattori iperpolarizzanti agendo su recettori M_3 delle cellule endoteliali.

Sono sostanze iperpolarizzanti la prostaciclina, vari isomeri dell' acido epoxi-eicosa-trienoico (EET), il perossido d'idrogeno, l'anione superossido e occasionalmente il perossinitrito. Gli ultimi due fattori hanno un'azione vasodilatatrice molto modesta.

I fattori endoteliali di contrazione agiscono attraverso l'aumento della concentrazione intracellulare di Ca^{2+}. Comprendono le prostaglandine H_2 e $F_{2a,}$ il trombossano A_2, lo stesso perossinitrito e le endoteline.

Le endoteline, peptidi a 21 aminoacidi, si distinguono in un'endotelina-1 (ET-1), un'endotelina-2 (ET-2), un'endotelina-3 (ET-3) e un'endotelina-4 (ET-4). Esse si legano ai recettori E_a, presenti sulle fibrocellule muscolari lisce, e ai recettori E_b, presenti sia sui muscoli lisci che sulle cellule endoteliali. Mentre i recettori E_a ed E_b muscolari causano vasocostrizione, i recettori E_b endoteliali, provocano una transitoria vasodilatazione dovuta alla liberazione di NO.

Le endoteline aumentano nell'ipertensione essenziale, nell'ipertensione polmonare, nell'insufficienza ventricolare, nell'infarto del miocardio e nella disfunzione endoteliale.

Altri fattori umorali che agiscono sull'apparato cardiovascolare.

Pur essendo un mediatore chimico e non un fattore umorale, l'acetilcolina agisce attraverso la liberazione di fattori endoteliali quali l'NO e gli EDHF.

La serotonina, derivato del triptofano, oltre che nei neuroni serotoninergici del sistema nervoso centrale, è prodotta dalle cellule enterocromaffine delle ghiandole intestinali. Per la serotonina sono stati identificati 7 diversi recettori 5HT.

Per via parenterale la sostanza produce una variazione trifasica della pressione. In una prima fase la pressione diminuisce per diminuzione delle resistenze periferiche e della frequenza cardiaca. In una seconda fase la pressione aumenta per aumento delle resistenze periferiche e della gettata cardiaca. Nella terza fase la pressione si riduce nuovamente per caduta delle resistenze.

Le varie prostaglandine esercitano sui vasi un'azione dipendente sia dal tipo di prostaglandina, che dalla specie animale. Infatti, mentre la PGE_1 ha azione vasodilatatoria e ipotensiva sulla maggiore parte delle specie, la PGF_2 causa aumento della pressione arteriosa nel cane e nel ratto. Altre prostaglandine sembrano ridurre l'ipertensione di origine renale.

Le chinine plasmatiche attive sull'apparato cardiovascolare sono la bradichinina (Bk) e la callidina (Kd). Esse hanno in comune i recettori B_1 e B_2.

Le chinine plasmatiche sono prodotte dall'azione della callicreina, la cui attivazione è il risultato di traumi, scottature, punture di insetti o ischemia. Esse sono responsabili non solo della dilatazione, ma anche dell'aumento della permeabilità vasale e del dolore. Se il loro effetto non è solo locale, ma anche generale, possono causare una diminuzione delle resistenze capace di ridurre la pressione arteriosa fino allo shock. Si pensa che l'azione vasodilatatrice delle chinine sia mediata dall'attivazione dell'NO prodotto per la loro azione sulla eNOS attraverso il recettore B_2.

L'istamina provoca vasodilatazione e aumento della permeabilità capillare dando inizio alle risposte infiammatorie. Prodotta nei granulociti basofili e nei mastociti, svolge la sua azione legandosi ai recettori H_1, H_2, H_3 e H_4. Il recettore H_1 è responsabile di vasodilatazione locale, prurito e dolore. Il recettore H_2 oltre a svolgere una spiccata azione vasodilatatrice, sembra fare aumentare la perfusione cardiaca. L recettori H_3 e H_4, sono presenti rispettivamente nel sistema nervoso e nei granulociti basofili.

L'ormone antidiuretico (ADH) è un polipeptide di 9 aminoacidi prodotto dal nucleo sopraottico dell'ipotalamo e messo in circolo nell'ipofisi posteriore dove viene veicolato da fibre nervose. La sua produzione è stimolata dall'aumento e inibita dalla diminuzione della concentrazione osmotica nei liquidi extracellulari. I recettori per l'ADH, o recettori V, comprendono 3 sottotipi: V_{1A}, V_{1B} e V_2, dei quali V_{1A} e V_2 sono coinvolti nella regolazione dell'apparato cardiovascolare. Mentre il primo determina vasocostrizione, il secondo permette il riassorbimento renale di acqua, regolando quindi il volume del liquido circolante.

Il fattore o peptide natriuretico atriale (PNA) è formato da 28 aminoacidi. E' prodotto dal miocardio atriale in risposta soprattutto alla distensione delle fibre, come può avvenire nell'insufficienza ventricolare, oppure per azione dell'angiotensina II e delle endoteline e per stimolazione β-adrenergica.

Il fattore o peptide natriuretico cerebrale (PNC) è costituito da 32 aminoacidi ed è sintetizzato dal miocardio ventricolare oltre che da alcune parti dell'encefalo. Esistono recettori specifici sia per il PNA che per il PNC. Quest'ultimo, tuttavia, si può legare anche al recettore per il PNA.

I peptidi natriuretici agiscono sul sistema cardiovascolare direttamente e indirettamente. Direttamente essi causano una vasodilatazione, mentre indirettamente sono responsabili di un aumentata eliminazione di sodio e di acqua in seguito ad un'azione inibitoria sulla secrezione di renina da parte dell'apparato iuxtaglomerulare renale. I peptidi natriuretici partecipano quindi alla regolazione del volume circolante e della pressione.

Le orexine o ipocretine sono peptidi secreti da alcune cellule ipotalamiche. Coordinano le risposte cardiovascolari e respiratorie nonché la minore sensibilità al dolore che si hanno nella reazione di allarme e di difesa.

Il sistema renina-angiotensina-aldosterone

La renina è prodotta dalle cellule mioepiteliali dell'apparato iuxtaglomerulare del rene in presenza di una eccessiva ipo-osmolarità del liquido tubulare. La causa dell'ipo-osmolarità del liquido tubulare è in genere la conseguenza di diminuita pressione di filtrazione. La renina trasforma l'angiotensinogeno in angiotensina I inattiva, che viene convertita in angiotensina II attiva ad opera dell'enzima convertente l'angiotensina. La produzione di renina è anche indotta da un incremento della stimolazione simpatica secondario ad una ridotta stimolazione dei barorecettori in seguito a caduta della pressione arteriosa.

L'angiotensina II stimola anche la produzione di aldosterone che a sua volta fa aumentare il riassorbimento di sodio e l'eliminazione di potassio da parte del tubulo contorto distale e del dotto collettore del rene. Essa favorisce anche la liberazione di ADH, facendo in modo che il riassorbimento di sodio sia seguito da quello di acqua.

L'apelina e il recettore APJ

L'apelina è il ligando per il recettore APJ. Prodotta dagli endoteli, dalla muscolatura liscia dei vasi, dal miocardio, ecc. di varie specie deriva dalla pro-apelina, peptide di 77 aminoacidi con il nome di apelina si intendono i frammenti attivi della pro-apelina, che vengono classificati con il numero di aminoacidi che li compongono. I frammenti attivi più studiati sono l'apelina-13 e 36.

L'apelina svolge un'azione inotropa sul cuore e un'azione che può essere costrittrice o dilatatrice sui vasi. L'azione inotropa si attua in quanto nei cardiomiociti la proteina di membrana G, alla quale il recettore è legato, attiva una fosfolipasi C che scinde il fosfoinositol-difosfato (PIP_2) in inositol-trifosfato (IP_3) e diacil-glicerolo (DAG). Il risultato finale è l'apertura di canali per il Ca^{2+}.

L'azione vasocostrittrice si esercita direttamente sui vasi utilizzando una cascata di segnali uguale a quella che determina l'effetto inotropo sul cuore, mentre quella vasodilatatrice è mediata dalla produzione di NO. Normalmente la risposta vascolare all'apelina consiste nella vasodilatazione, mentre la vasocostrizione si manifesta in caso di disfunzione endoteliale.

Sul miocardio l'apelina imita il postcodizionemento ischemico limitando l'estensione dell'area di infarto se somministrata subito all'inizio della riperfusione, mentre non induce alcuna protezione se viene somministrata a scopo precondizionante prima dell'ischemia.

BIBLIOGRAFIA

Furchgott RF, Zawadzki JV 1980 *The obligatory role of endothelial cells in the relaxation of arterial smooth muscle by acetylcholine.* Nature 288:373-6.

Ignarro LJ, Buga GM, Wood KS, Byrns RE, Chaudhuri G (1987) *Endothelium-derived relaxing factor produced and released from artery and vein is nitric oxide.* Proc Natl Acad Sci U S A 84:9265-9269.

Parkington HC, Tare M, Tonta MA, Coleman HA 1993 *Stretch revealed three components in the hyperpolarization of guinea-pig coronary artery in response to acetylcholine.* J Physiol 465:459-476.

Rastaldo R, Cappello S, Folino A, Losano G (2011) *Effect of apelin-apelin receptor system in postischaemic myocardial protection: a pharmacological postconditioning tool?* Antioxid Redox Signal 14:909-922.

Rastaldo R, Cappello S, Folino A, Berta GN, Sprio AE, Losano G, Samaja M, Pagliaro P (2011) *Apelin-13 limits infarct size and improves cardiac postischemic mechanical recovery only if given after ischemia.* Am J Physiol Heart Circ Physiol 300:H2308-H2315.

Vanhoutte PM, Katusic ZS (1988) *Endothelium-derived contracting factor: endothelin and/or superoxide anion?* Trends Pharmacol Sci 9:229-230.

Capitolo 14.

Le circolazioni distrettuali

14.1 LA CIRCOLAZIONE CORONARICA

Il miocardio è rifornito i sangue dalle due arterie coronarie destra e sinistra. Poiché poco a valle dell'origine la coronaria sinistra si divide in due rami, il *discendente anteriore* e il *circonflesso,* nella terminologia anglosassone si parla di tre arterie coronarie, ossia dell'*arteria coronaria destra*, dell'*arteria coronaria discendente sinistra* e *dell'arteria coronaria circonflessa sinistra.*

14.1.1 Decorso delle arterie coronarie

L'*arteria coronaria destra* nasce dal seno di Valsalva destro dell'aorta (Fig 14.1) e decorre tra la radice dell'arteria polmonare e quella dell'aorta per portarsi nel solco atrio-ventricolare. Qui giunta si dirige verso destra percorrendo il solco atrio-ventricolare, lungo il quale supera il margine destro del cuore, o *margine acuto,* e si porta sulla *faccia posteriore,* o *diaframmatica,* del cuore. Raggiunge quindi l'inizio in alto del solco interventricolare posteriore, dove si piega verso il basso procedendo fino a tre quarti o quattro quinti della lunghezza del solco per terminare poco sopra la punta del cuore.

Diversi rami si staccano dalla coronaria destra lungo il suo decorso. I più importanti sono: il *ramo del cono dell'arteria polmonare,* il *ramo del ventricolo destro* e il *ramo del margine acuto* o *ramo marginale destro.* Tra i rami diretti all'atrio destro è importante il *ramo del nodo seno-atriale*. Il tratto terminale che decorre nel solco interventricolare posteriore è anche detto, piuttosto impropriamente, *ramo interventricolare posteriore* o *ramo discendente posteriore.* Quest'ultima parte della coronaria destra dà origine a *rami destinati alla parete posteriore del ventricoli destro e sinistro,* nonché alla parte posteriore del setto interventricolare.

L'*arteria coronaria sinistra* nasce dal seno di Valsalva sinistro. Indivisa nel primo tratto che forma il *tronco comune,* si dirige verso il basso e a sinistra fino a raggiungere l'inizio del *solco interventricolare anteriore*, dove si divide nel *ramo discendente anteriore*, o *interventricolare anteriore*, e nel *ramo circonflesso.*

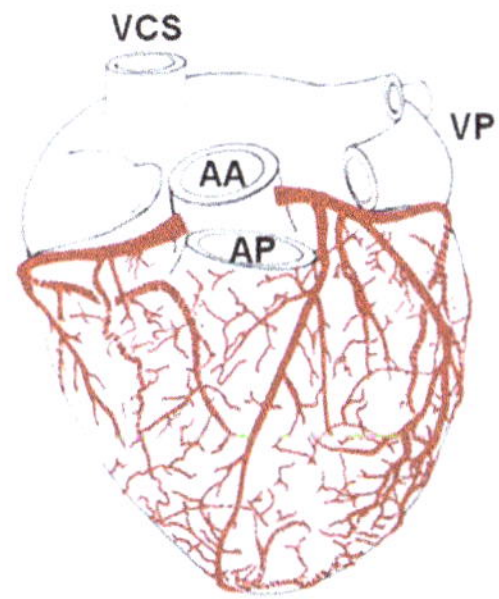

Figura 14.1 Distribuzione delle arterie coronarie. AA: arteria aorta; AP: arteria polmonare; VCS: vena cava superiore; VP: vene polmonari. Vedi spiegazione nel testo.

Il *ramo discendente anteriore* decorre lungo il solco interventricolare anteriore per raggiungere l'apice del cuore. Qui si flette posteriormente e va a terminare sull'estremità inferiore della faccia posteriore del cuore poco sopra dell'apice (Fig 14.1). Le principali collaterali del ramo discendente anteriore sono l'*arteria adiposa,* che percorre il tratto iniziale dell'arteria polmonare, i *rami diagonali*, che irrorano la parte dei due ventricoli situata in prossimità al solco interventricolare, e i *rami settali,* che penetrano nella parte anteriore del setto interventricolare.

Il *ramo circonflesso* percorre il solco atrio-ventricolare dirigendosi verso sinistra. Dopo avere percorso la parte anteriore o *sterno-costale* del cuore, ne supera il margine sinistro, o *margine ottuso,* venendosi così a trovare sulla faccia posteriore del ventricolo sinistro che percorre obliquamente in basso un po' verso destra fino a terminare circa tre centimetri dall'apice. Le principali collaterali del ramo circonflesso sono il *ramo atriale anteriore sinistro,* l'*arteria obliqua* che si porta in basso prima del margine ottuso, il/i *ramo/i del margine ottuso,* il *ramo atriale posteriore sinistro* e vari rami che si distribuiscono sulla parete posteriore del ventricolo sinistro.

14.1.2 Il microcircolo coronarico

I grossi vasi arteriosi coronarici si suddividono in rami sempre più piccoli fino a dare origine a vasi di resistenza rappresentati dalle *arteriole* e dagli *sfinteri precapillari.* Ai vasi di resistenza fanno seguito i vasi di scambio costituiti dai *capillari,* seguiti in successione dalle *venule* e dalle *vene.*

La densità dei capillari è assai più elevata nel miocardio che nel muscolo scheletrico. Mentre infatti nel muscolo scheletrico circa 400 capillari attraversano la sezione di un mm^2, nel miocardio la medesima sezione è attraversata da circa 3000 di questi vasi. Questa differenza è da mettere in relazione con il diverso flusso tra i due tipi di muscolo: infatti, in condizioni basali, mentre un muscolo scheletrico a fibre pallide riceve 2 – 4 ml/min di sangue per 100 g di tessuto, il miocardio riceve circa 80 ml/min in dipendenza del fatto che le condizioni basali del cuore sono in realtà condizioni di attività pulsatile.

Si ritiene che in condizioni basali, ossia nel soggetto a riposo, soltanto il 60 – 70% dei capillari coronarici sia pervio. Il restante 40 – 30% si apra in condizioni di esercizio fisico. Quest'ultima percentuale costituisce la *riserva coronarica* (vedi oltre), che è presente soprattutto negli strati più esterni o *sottoepicardici* del miocardio.

14.1.3 Il circolo coronarico venoso

Dopo avere perfuso il cuore, il sangue refluo torna alle cavità cardiache attraverso i seguenti sistemi venosi: la *grande vena cardiaca* che termina nel seno *venoso coronarico,* la *vena cardica posteriore,* la *vena obliqua,* la *vena cardiaca media,* la *piccola vena cardiaca,* le *vene cardiche accessori e* e le *vene del Tebesio.*

La grande vena cardiaca, nota anche con il nome latino di *vena cardiaca magna,* origina in prossimità dell'apice del cuore e si porta verso l'alto lungo il solco interventricolare anteriore parallelamente al ramo discendente anteriore dell'arteria coronaria sinistra. Dopo avere raggiunto il solco atrio-ventricolare, si flette verso sinistra decorrendo parallelamente al ramo circonflesso della stessa arteria. Superato il margine ottuso del cuore, essa si continua sulla faccia posteriore del cuore sempre percorrendo il solco atrioventricolare fino a trovarsi tra l'atrio e il ventricolo di destra, dove si allarga per formare il *seno venoso coronarico* che si apre nell'atrio destro. La grande vena cardiaca riceve sangue da gran parte del ventricolo sinistro e dalla parte anteriore del setto.

La *vena cardiaca posteriore* si apre nel seno-venoso coronarico dove porta sangue proveniente dalla parte posteriore del ventricolo sinistro.

La *vena obliqua* decorre lungo la faccia posteriore dell'atrio sinistro per aprirsi anch'essa nel seno venoso.

La *vena cardiaca media* origina in prossimità dell'apice del cuore sulla faccia posteriore. Si porta quindi verso l'alto procedendo lungo il solco interventricolare posteriore. Riceve sangue dalla parete posteriore dei due ventricoli in prossimità del solco interventricolare, nonché dalla parte posteriore del setto. Anche questa vena si apre nel seno venoso coronarico.

La *piccola vena cardiaca* decorre lungo il margine acuto del cuore dal quale ha pure la sua origine. Si apre nel seno venoso dove porta sangue refluo proveniente dal miocardio di parte del ventricolo destro.

Dato il numero e la distribuzione delle vene che sfociano nel seno venoso coronarico, attraverso questo ritorna nella cavità cardiache circa il 70% del sangue che ha perfuso il cuore.

Le *vene cardiache accessorie* decorrono sulla superficie cardiaca e si aprono direttamente nell'atrio destro.

Le *vene del Tebesio,* dette anche *vene cardiache minime,* originano nello spessore delle pareti del cuore per aprirsi direttamente nelle cavità cardiache atriali e ventricolari. E' scarsa la quantità di sangue venoso che ritorna attraverso queste vene.

14.1.4 Anastomosi del circolo coronarico

Un gran numero di anastomosi è presente sia tra i vasi coronarici arteriosi che tra quelli venosi. Le anastomosi arteriose possono essere *intracoronariche,* ossia presenti tra i rami di una stessa coronaria, oppure *intercoronariche,* ossia presenti tra i rami delle due arterie coronarie. Le anastomosi assicurano la circolazione collaterale in presenza di stenosi o occlusione dei grossi vasi dai quali dipendono. Le anastomosi possono aumentare in numero in caso di coronaropatie o di pregresso infarto.

14.1.5 Le resistenze del circolo coronarico

Il circolo coronarico presenta tre tipi di resistenze: le resistenze *compressive,* o extravascolari, le resistenze *autoregolative,* o vascolari, e le resistenze *viscose.*

Le resistenze *compressive* sono quelle che la contrazione cardiaca esercita sui vasi coronarici intramiocardici, mentre le resistenze *autoregolative* sono dovute al tono della muscolature liscia dei vasi di resistenza. Le resistenze *viscose* infine sono quelle ancora presenti in diastole quando il circolo coronarico è completamente dilatato.

14.1.6 Il flusso coronarico fasico e le resistenze compressive o extravascolari

La forma della curva di flusso coronarico registrata istante per istante, ossia il *flusso coronarico fasico,* varia in relazione all'attività contrattile del cuore (Fig 14.2). Diverse sono le caratteristiche del flusso coronarico fasico nell'arteria coronaria destra e in quella sinistra e nei suoi rami.

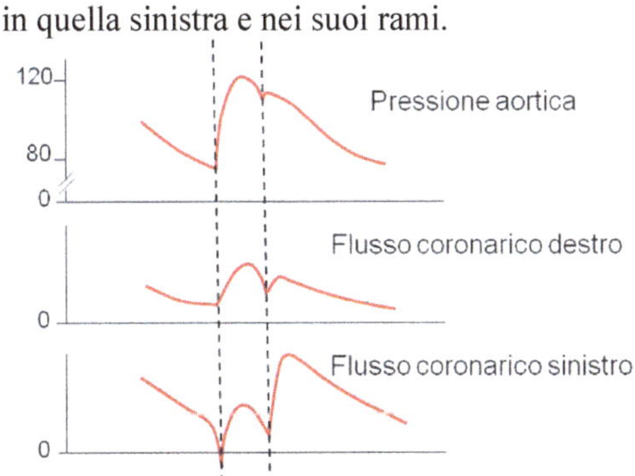

Figura 14.2 Flussi coronarici fasici destro e sinistro in relazione alla pressione aortica. Vedi spiegazione nel testo.

Nella coronaria destra, la curva di flusso fasico ricalca abbastanza bene la curva di pressione aortica (Fig 14.2). A causa infatti del modesto spessore delle sue pareti, la contrazione del ventricolo destro ha scarsa influenza sui vasi coronarici intramiocardici. Il flusso istante per istante è quindi determinato in modo prevalente dalle oscillazioni pulsatili della pressione aortica, risultando quindi più elevato in sistole che in diastole e non riducendosi mai fino a zero come invece può fare il flusso fasico di sinistra.

Ben diversa è invece la situazione per il flusso fasico nella *coronaria sinistra* (Fig 14.2) che risente invece notevolmente dell'effetto compressivo che le spesse pareti ventricolari esercitano sui vasi intramiocardici. A causa di questo effetto compressivo, il flusso è più basso in sistole e più elevato in diastole quando la compressione è assente. Se osserviamo infatti la figura 14.2, notiamo come alla fine della diastole il flusso, pur decrescendo con la pressione aortica, è tuttavia piuttosto elevato. Un istante prima che si abbia l'innalzamento sistolico della pressione, inizia una rapida caduta che porta il flusso a circa zero, o addirittura lo inverte determinando un piccolo breve reflusso o *back flow.* Il punto più basso della caduta coincide con l'inizio dell'eiezione ventricolare rivelato dalla curva di pressione. Si comprende quindi come il tempo in cui avviene la caduta del flusso coincida con la sistole isovolumica, ossia con il periodo in cui aumenta la tensione miocardica senza che nell'aorta si abbiano aumenti di pressione.

Con l'insorgere della gettata sistolica si ha aumento di pressione nell'aorta, Questo aumento provoca un'espansione elastica dei grossi rami coronarici situati sotto l'epicardio, vasi che per la loro collocazione, non sono sottoposti all'azione compressiva della contrazione. L'espansione dei rami sottoepicardici accoglie una piccola quantità di sangue che nella curva di flusso fasico dà origine, rispetto alla caduta precedente, ad una piccolo, ma visibile, aumento del flusso. Questo aumento dura per tutta l'eiezione ventricolare, al termine della quale si estingue, cosicché il flusso torna ad un valore prossimo allo zero che, rapportato alla curva di pressione aortica, coincide con l'incisura o protodiastole. Alle volte anche questa seconda caduta può essere così accentuata da risultare in un reflusso.

Dopo la protodiastole il miocardio ventricolare si rilascia isovolumicamente, cessando di sviluppare tensione sui vasi che lo attraversano. Durante il rilasciamento isovolumico il flusso sale dapprima rapidamente fino ad un valore molto vicino, ma non esattamente corrispondente, a quello massimo di tutto il ciclo.

Sopravvenuta la fase di riempimento lento, il circolo coronarico è ormai soggetto alla sola pressione aortica e come la pressione aortica si riduce lentamente fino all'insorgere della sistole successiva.

Al contrario del flusso coronarico arterioso il flusso venoso viene favorito dalla contrazione miocardica, per cui esso aumenta in sistole rispetto alla diastole (Fig 14.3).

Le modalità con le quali la contrazione miocardica esercita le resistenze extravascolari sono state spiegate utilizzando tre modelli fisici: il modello *a cascata d'acqua,* il modello della *pompa intramiocardica* e il modello dell'*elastanza variabile nel tempo.*

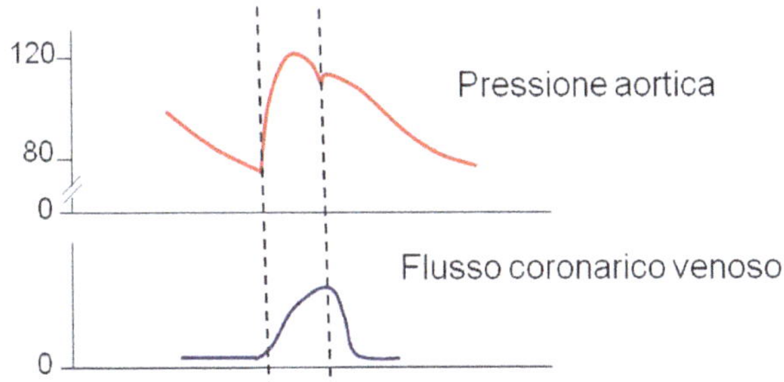

Figura 14.3 Flusso coronarico venoso in relazione alla pressione aortica. Vedi spiegazione nel testo.

Del modello a *cascata d'acqua* in generale si è parlato diffusamente nel capitolo 11.7. Nella circolazione coronarica esso può venire applicato in sistole quando la contrazione miocardica produce un aumento improvviso della pressione di camera.

Il modello a cascata d'acqua spiega al massimo la caduta con eventuale arresto del flusso in sistole, ma non spiega perché alcune volte, soprattutto quando la pressione diastolica aortica è inferiore a 60 mmHg, si abbia addirittura una piccola inversione del flusso in concomitanza della protodiastole (Fig 14.4). Non spiega neppure perché in sistole il *flusso venoso* aumenti (Fig 14.3), né perché, se si occlude un grosso ramo coronarico, a valle dell'occlusione la pressione, pur riducendosi progressivamente, continui ugualmente a pulsare (Fig 14.5). Poiché l'occlusione impedisce la propagazione dell'onda pressoria dall'aorta, è chiaro come la pulsazione sia generata dall'attività contrattile del miocardio.

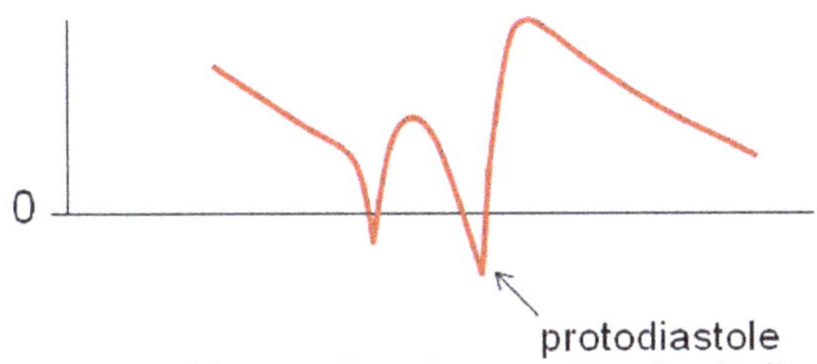

Figura 14.4 Flusso coronarico sinistro con inversione protodiastolica. Vedi spiegazione nel testo.

Il modello a cascata d'acqua spiega tuttavia la *pressione di flusso zero* che è quella pressione molto bassa, ma diversa da zero, per la quale in diastole il flusso si annulla. In preparati sperimentali la pressione di flusso zero è stata ottenuta con una stimolazione protratta del vago in grado di arrestare il cuore per alcuni secondi durante i quali la pressione diastolica si riduce progressivamente. E' stato visto che quando essa raggiunge i 40 mmHg il flusso si arresta. Evidentemente la pur ridotta tensione del miocardio in diastole agisce come pressione di camera sui vasi coronarici intramiocardici.

Sulla base dell'inadeguatezza del modello a cascata d'acqua nello spiegare tutti gli aspetti del flusso coronarico fasico, Spaan e coll. (1981) hanno elaborato il modello della *pompa intramiocardica* formulato in una versione *capacitativa* e in una *capacitativa e resistiva.*

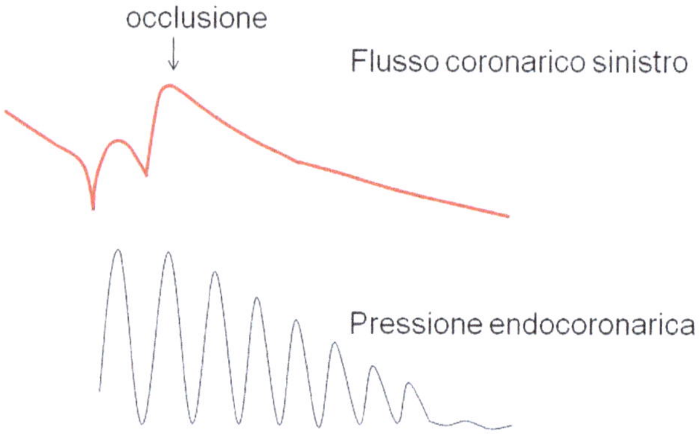

Figura 14.5 Persistenza delle pulsazioni pressorie in una coronaria occlusa. Vedi spiegazione nel testo.

In generale, secondo il modello della pompa intramiocardica, nel flusso coronarico sono da distinguere una *componente continua*, dovuta al gradiente medio pressorio tra estremità arteriosa e venosa del flusso, e una *componente pulsatile*, dovuta alle contrazioni cardiache. Queste eserciterebbero un'azione di compressione in grado di ridurre la capacità dei vasi intramiocardici con effetto crescente mano a mano che si passa dagli strati più superficiali, o sottoepicardici, a quelli più profondi, o sottoendocardici, del muscolo cardiaco. La riduzione da compressione della capacità dei vasi spingerebbe il sangue in essi contenuto in parte verso le vene del circolo coronarico, in parte a ritroso verso l'aorta. Il flusso del sangue spinto a ritroso verso l'aorta si sottrarrebbe alla componente continua riducendola in sistole o addirittura invertendone il senso e producendo il reflusso. Al contrario il flusso del sangue spinto in avanti si sommerebbe alla componente continua che farebbe così aumentare il flusso venoso durante la sistole.

Mentre la versione capacitativa del modello considera soltanto la riduzione della capacità dei vasi compressi, quella resistiva considera anche l'aumento della loro resistenza nel momento in cui la compressione riduce anche il loro raggio.

Il modello dell'*elastanza variabile nel tempo* tende più che altro a mettere in relazione l'ampiezza della caduta sistolica del flusso con la tensione sviluppata dal miocardio che si contrae. Poiché è stata osservata una relazione tra la pressione ventricolare sviluppata e la riduzione del flusso, si è inizialmente pensato che quest'ultima avesse un'ampiezza dipendente dalla propagazione della pressione ventricolare attraverso le pareti del cuore. Tuttavia esperimenti eseguiti sul cuore isolato di coniglio da Krams e coll. (1989) hanno messo in evidenza come, a parità di pressione di perfusione e di stato inotropo, la caduta sistolica del flusso rimanga invariata anche se si impedisce l'aumento della pressione nei ventricoli mantenendo vuota la loro cavità. Da queste osservazioni si è concluso che l'ampiezza della caduta del flusso in sistole dipende dalla tensione sviluppata dalle pareti in relazione alla loro contrattilità e non alla pressione sviluppata nella cavità ventricolare.

Dato che, contemporaneamente allo sviluppo di tensione, le pareti cardiache vedono variare istante per istante la loro *elastanza o* rigidità, al modello è stato dato appunto il nome di elastanza variabile nel tempo. Durante la contrazione, inoltre, le pareti ventricolari sono talmente rigide da non permettere la trasmissione della pressione endocavitaria attraverso il loro spessore. E' questo l'*effetto scudo* che impedisce ai vasi coronarici di venire compressi dalla pressione che si sviluppa nei ventricoli.

14.1.7 Le resistenze autoregolative coronariche

Le resistenze compressive aggiunte dalla sistole non riguardano il tono vasomotore coronarico. Questo è responsabile delle *resistenze autoregolative*, o vascolari, che sono quelle che, insieme alla pressione, determinano il flusso coronarico diastolico e medio.

Per quanto detto in precedenza è chiaro come le resistenze autoregolative coronariche, pur presenti durante tutto il ciclo cardiaco, possano venire calcolate soltanto in diastole, quando ad esse non si sovrappongano le resistenze compressive. Il calcolo viene quindi eseguito con il rapporto tra pressione diastolica media e il flusso diastolico medio (vedi cap. 8.1).

La pressione diastolica media è il valore medio di tutti gli infiniti valori che la pressione assume durante la diastole aortica, che nella relativa curva di pressione (Fig 14.6), è compresa tra l'istante in cui compare l'incisura fino all'inizio dell'eiezione successiva, mentre il flusso coronarico medio può essere considerato compreso tra il valore registrato alla fine del rilasciamento isovolumico e l'inizio della successiva caduta sistolica.

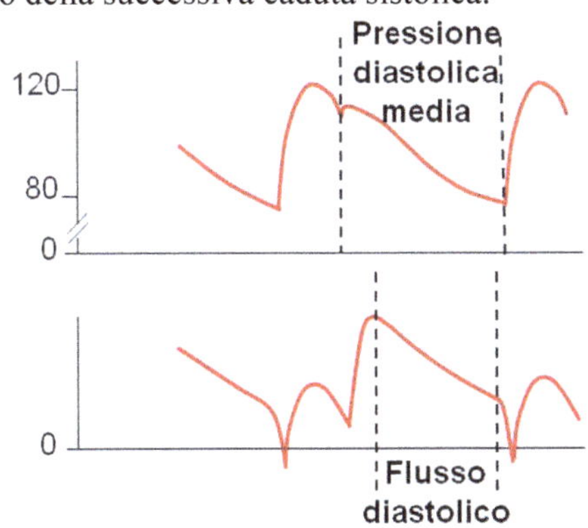

Figura 14.6 Resistenze vascolari coronariche come rapporto tra pressione aortica media e flusso coronarico medio. Vedi spiegazione nel testo.

Se si dispone della curva di pressione ventricolare, la misurazione è più precisa se viene limitata alla fase di riempimento lento identificata appunto dal tratto diastolico in cui la pressione ventricolare si mantiene quasi orizzontale a valori prossimi allo zero. E' stato anche raccomandato di calcolare le resistenze autoregolative utilizzando la pressione diastolica media dopo avere da essa sottratto la pressione di zero flusso. Questi dettagli, tuttavia, non assicurano una migliore comparazione dei dati ottenuti.

A parità di pressione aortica diastolica media, la vasodilatazione comporta un aumento del flusso coronarico, mentre la vasocostrizione comporta una diminuzione. Ciò tuttavia non significa che una vasodilatazione e una vasocostrizione siano necessariamente accompagnate rispettivamente da aumento e diminuzione del flusso. Infatti, poiché una resistenza si ottiene sempre dividendo la pressione per il flusso, una vasodilatazione può essere presente anche se il flusso è invariato o addirittura diminuito. Così, si ha vasodilatazione se la pressione è diminuita e il flusso è rimasto costante, o se, essendo diminuiti sia la pressione che il flusso, la prima è diminuita più del secondo. Analogamente si ha vasocostrizione se la pressione è aumentata e il flusso è rimasto costante, o se, essendo entrambi aumentati, la pressione è aumentata più del flusso. Anche se sono valide per tutti i distretti, queste relazioni tra pressione e flusso rivestono particolare importanza per la circolazione coronarica.

Secondo un'opinione diffusa l'aumento della frequenza cardiaca comporterebbe una riduzione del flusso coronarico, in quanto farebbe aumentare il numero delle cadute sistoliche del flusso nell'unità di tempo. L'opinione è valida soltanto per quelle situazioni patologiche nelle quali il circolo coronarico ha perso la capacità di autoregolarsi. In condizioni normali, invece, l'aumento della frequenza comporta, in risposta ad un aumento del metabolismo miocardico, una vasodilatazione coronaria che fa aumentare il flusso diastolico in modo tale da soverchiare l'effetto delle riduzioni sistoliche e fare aumentare il flusso medio.

14.1.8 Le resistenze viscose coronariche

Le resistenze viscose sono le resistenze di base del circolo coronarico. Esse possono essere calcolate in diastole dopo che il letto vascolare coronarico è stato dilatato al massimo. La differenza tra il valore delle resistenze autoregolative in condizioni basali e di quelle viscose costituisce la *riserva di vasodilatazione*.

Per regolazione delle resistenze vascolari coronariche, o più genericamente regolazione del circolo coronarico, si intende l'insieme di quei meccanismi che tendono ad adeguare la perfusione del miocardio alle sue esigenze di lavoro. Per chiarire il significato dell'autoregolazione è necessario tenere presente alcuni dati.

In un soggetto a riposo il flusso coronarico è pari a 70-90 ml/100g/min. Sotto sforzo e nella reazione di allarme e di difesa esso può aumentare di oltre 4 volte. Se si considera che il peso del cuore umano può variare da 260 a 300 g, il flusso totale viene ad essere compreso tra 180 e 270 ml/min a riposo per salire fino quasi 1200 ml/min sotto sforzo. Per quel che riguarda il consumo di ossigeno per 100 g di miocardio, esso è di 7-9 ml/min in un soggetto a riposo per salire fino a 35-45 ml/min sotto sforzo.

Mentre la concentrazione dell'ossigeno nel sangue arterioso è di circa il 19%, nel sangue venoso coronarico essa è soltanto del 6%, per cui la differenza artero-venosa viene ad essere del 13% circa. Tenendo presente la curva di dissociazione del'emoglobina, si vede come a una concentrazione del 19% corrisponda una pressione parziale di O_2 di circa 100 mmHg e ad una concentrazione del 6% corrisponda una pressione parziale di 18 mmHg.

Un contenuto di ossigeno del 6% è assai inferiore a quello del 14% presente nel sangue venoso misto di un soggetto a riposo. Da un valore così basso si deduce che, quando il miocardio necessità di un maggior apporto di ossigeno, esso ha ridotte possibilità di ottenerlo attraverso una maggiore estrazione dal sangue, già assai elevata in condizioni di riposo, ma deve ricorrere ad un incremento del flusso ematico quale può essere assicurato da una vasodilatazione.

14.1.8.1 Meccanismo metabolico

Il principale meccanismo di autoregolazione è quindi di *natura metabolica.* Altri meccanismi sono di natura nervosa, umorale ed endoteliale. Il meccanismo metabolico è evocato dal carico di lavoro al quale il cuore può andare incontro nell'unità di tempo e quindi dalla richiesta di ossigeno.

Un aumento del carico di lavoro in un minuto può essere dovuto a molteplici fattori, il più importante dei quali è un aumento della frequenza cardiaca, dopo il quale si colloca l'aumento della contrattilità. Seguono l'aumento delle gettate sistolica e cardiaca e della pressione aortica, variabili che hanno tuttavia un'importanza meno rilevante.

Quando aumenta il metabolismo miocardico, e quindi la richiesta di ossigeno, aumenta *inizialmente* l'estrazione del gas dal sangue senza che si abbia subito un aumento del flusso ematico. Quando tuttavia l'aumento iniziale dell'estrazione comincia a ridurre lievemente (ad esempio dal 6 al 5,5%) la concentrazione dell'ossigeno nel sangue venoso del seno coronarico, inizia la vasodilatazione con aumento del flusso. E' possibile che, in certe circostanze di esercizio intenso o di eccitamento, si abbia contemporaneamente vasodilatazione e aumento dell'estrazione, cosicché la concentrazione di ossigeno nel seno venoso può scendere ben al di sotto del 5,5%.

Quando aumenta la richiesta di ossigeno, questo vede diminuire la sua tensione nel miocardio. Prima che inizi la vasodilatazione, si stabilisce un gradiente tra il sangue e il miocardio, che, impoverendo il sangue di ossigeno, ne determina la riduzione del contenuto nel seno venoso. Ovviamente la tensione di O_2 nel miocardio diminuisce non solo quando ne aumenta la richiesta, ma anche quando contenuto e tensione di ossigeno diminuiscono nel sangue arterioso.

I quadri patologici responsabili della riduzione del contenuto e tensione di ossigeno nel sangue arterioso possono essere di natura cardiaca, come ad esempio alcune cardiopatie congenite, o di natura respiratoria per alterazione degli scambi alveolo-capillari. Condizioni non patologiche possono essere il soggiorno ad alta quota o la respirazione a scopo sperimentale di miscele gassose povere di ossigeno.

L'ipotesi che per molto tempo è stata la più accreditata per spiegare come un'aumentata richiesta miocardica di ossigeno provochi vasodilatazione, prende in considerazione la liberazione del nucleoside *adenosina* da parte del miocardio. Ogni squilibrio tra il consumo e l'apporto di ossigeno al miocardio provocherebbe liberazione di adenosina da parte dei cardiomiociti. L'adenosina si forma per azione dell'enzima *5-nucleotidasi* sull'AMP intracellulare derivato dall'ATP.

Agendo su recettori A_2 delle fibrocellule muscolari lisce, l'adenosina attiva un'*adenilato-ciclasi* che, attraverso la produzione di AMP ciclico e l'attivazione di una PKA, stimola la pompa sarcolemmale per il Ca^{2+} e la SERCA2, riducendo il contenuto intracellulare di Ca^{2+} e determinando quindi il rilasciamento. E' anche possibile che alla deplezione intracellulare di Ca^{2+} partecipi la formazione di GMP ciclico successiva al legame dell'adenosina con i recettori A_1.

Dopo avere esplicato la sua azione vasodilatatrice, l'adenosina viene inattivata ad *inosina* ad opera di una *adenosin-deaminasi* presente nei globuli rossi. L'inosina viene successivamente trasformata in *ipoxantina* da una *nucleoside-fosforilasi* presente sia nei globuli rossi che nelle cellule endoteliali dei capillari.
Tra i meccanismi metabolici che mediano la vasodilatazione coronarica è anche sato incluso l'aumento della produzione e della tensione ematica di *anidride carbonica* con diminuzione del pH tissulare.

Recentemente al meccanismo dell'adenosina viene attribuita importanza soltanto nella regolazione del circolo coronarico in condizioni di richieste metaboliche di particolare densità, mentre la vasodilatazione coronarica delle normale vita di relazione sarebbe dovuta al *perossido d'idrogeno* (H_2O_2) di origine endoteliale. Questo si forma dall'anione superossido per azione della superossido-dismutasi. L'azione vasodilatatrice del perossido d'idrogeno sarebbe mediata dalla sua capacità di iperpolarizzare le fibrocellule muscolari lisce.

14.1.8.2 Meccanismi nervosi

I *meccanismi nervosi* svolgono una propria azione diretta, ma si avvalgono soprattutto dell'intermediazione del meccanismo metabolico.

- **Azione del simpatico.**

In generale si afferma che, a differenza di quanto avviene negli altri distretti, la stimolazione delle fibre simpatiche cardiache determina vasodilatazione. In realtà se in un modello sperimentale si stimolano queste fibre si osserva una transitoria riduzione del flusso di alcuni secondi seguita da una vasodilatazione che può durare oltre il periodo di stimolazione.

I recettori adrenergici delle fibrocellule muscolari lisce sono sia di tipo α che di tipo β. Come abbiamo già visto nel capitolo 12.4, i recettori vascolari di tipo α si suddividono in α_1, α_2 e α_2-simili, mentre i recettori di tipo β si suddividono in β_1 e β_2. Nell'innervazione coronaria, a seconda della sede, i recettori α si distinguono in *presinaptici* α_2 e *postsinaptici* α_1 *e* α_2. I recettori postsinaptici si distinguono ulteriormente in *intrasinaptic*i α_1 ed *extrasinaptici* α_2. I recettori α_2-*simili*, situati sulle cellule endoteliali indurrebbero, la produzione di NO.

Malgrado i recettori presinaptici riducano la liberazione della noradrenalina dalla corrispondente terminazione e quelli α_2-simili siano responsabili del rilascio di NO, l'effetto complessivo della stimolazione α è vasocostrittore ed è responsabile di quella riduzione del flusso che si manifesta all'inizio della stimolazione del simpatico cardiaco.

Anche se i recettori β_1 sono tipici del miocardio, la loro presenza in piccola quantità è anche stata riscontrata a livello del circolo coronarico, dove i recettori β più rappresentati sono i β_2, che si trovano sulla membrana delle fibrocellule muscolari lisce in *posizione extrasinaptica.* Il legame delle catecolamine con questi recettori provoca vasodilatazione. Per la cascata di segnali da essi evocata si veda il capitolo 12.4. Sensibili all'adrenalina più che alla noradrenalina, i recettori β_2 possono venire attivati dalla noradrenalina di origine nervosa quando questa fluisce oltre la sinapsi. A causa della loro posizione extrasinaptica, i recettori β_2 vengono attivati dopo gli α_1.

E' necessario ribadire che la risposta iniziale e transitoria alla stimolazione del simpatico cardiaco è una vasocostrizione, mentre la vasodilatazione subentra dopo alcuni secondi e permane per tutto il tempo della stimolazione e, dopo che questa è terminata, per il tempo necessario alla rimozione della noradrenalina.

Un concetto estremamente importante è quello per cui la vasodilatazione deve essere attribuita non tanto ai recettori β_2, quanto piuttosto ad un'azione indiretta del simpatico mediata dall'*aumento del metabolismo cardiaco.* L'azione vasodilatatrice del simpatico cardiaco, più che alla stimolazione dei recettori β_2, è dovuta all'aumento della frequenza e della contrattilità cardiache che la noradrenalina provoca legandosi ai recettori β_1 del nodo del seno e del miocardio. Gli aumenti della frequenza e della contrattilità sono infatti i fattori più importanti nel determinare un aumento della richiesta di ossigeno da parte del cuore. In sintesi si può quindi ribadire il concetto che la vasodilatazione indotta dal simpatico è soprattutto di *natura metabolica.*

- **Azione del vago.**

Il cuore, oltre che fibre simpatiche, riceve anche *fibre parasimpatiche vagali,* che si distribuiscono soprattutto agli atri e in piccola misura al circolo coronarico. La stimolazione del vago in un cuore regolarmente pulsante provoca *indirettamente* vasocostrizione coronarica dovuta alla diminuzione del metabolismo causato dalla riduzione della frequenza. La scarsa distribuzione delle fibre vagali ai ventricoli attenua molto l'importanza di un'eventuale ridotta contrattilità.

L'azione diretta del parasimpatico sul circolo coronarico è invece di tipo vasodilatatore. Si tratta di un'azione che può essere messa in evidenza soltanto se il cuore non subisce riduzioni della frequenza, e quindi del metabolismo, in seguito alla stimolazione del vago. Per evitare che la stimolazione vagale possa ridurre la frequenza cardiaca si può indurre la fibrillazione ventricolare o sottoporre il cuore pulsante a pacing artificiale. Evitando la comparsa di bradicardia è stato visto come il vago produca una vasodilatazione coronarica non superiore al 10%. Si tratta di una vasodilatazione da acetilcolina mediata dal rilascio di ossido nitrico e di fattori iperpolarizzanti da parte dell'endotelio.

- **Regolazione nervosa riflessa**

Allo stesso modo della circolazione generale anche la circolazione coronarica è sottoposta all'azione di meccanismi riflessi a partenza dei *barorecettori* e dei *chemorecettori* dell'apparato cardiovascolare.

- **Azione dei barorecettori.**

Se si incannula il tratto distale di un'arteria carotide comune, si può produrre un aumento locale della pressione in corrispondenza del seno carotideo. Questa procedura permette di studiare l'azione del riflesso barorecettoriale sul circolo coronaric,o senza che si abbia un aumento della pressione nel circolo sistemico e il cuore abbia ad affrontare un aumentato postcarico. Poiché la stimolazione dei barorecettori riduce l'attività del simpatico e fa aumentare quella del vago, il cuore va incontro a riduzione della frequenza e della contrattilità, condizioni che ne riducono il metabolismo determinando *vasocostrizione coronarica.*

Se l'aumento della pressione non è locale ma sistemico, l'aumento del postcarico ventricolare determina un certo aumento del lavoro del cuore. In termini di resistenze vascolari coronariche si ha una risposta che vede gli stimoli vasocostrittori dovuti alla diminuzione della frequenza e della contrattilità più o meno parzialmente moderati dallo stimolo vasodilatatore rappresentato dall'aumento del postcarico.

- **Azione dei chemorecettori.**

I *chemorecettori* dei *glomi aortici e carotidei* (vedi cap. 8.10 e 12.6) sono attivati dalla diminuzione della pO_2 e del pH, nonché dall'aumento della pCO_2 nel sangue arterioso. Poiché evoca un aumento della frequenza cardiaca e delle resistenze periferiche totali, la loro stimolazione induce una vasodilatazione coronarica di natura metabolica.

- **Azione di riflessi di origine cardiaca.**

I riflessi di origine cardiaca capaci di influenzare le resistenze vascolari coronariche possono rispondere a stimoli di natura chimica o fisica.

Uno stimolo di *tipo chimico* può essere quello dovuto alla *veratridina.* Iniettato in un'arteria coronaria di un preparato sperimentale, questo alcaloide provoca una vasodilatazione che scompare con il taglio dei vaghi o il blocco dei recettori muscarinici mediante atropina.

Uno stimolo di *tipo meccanico* evoca invece il *riflesso di Bainbridge* caratterizzato da aumento della frequenza cardiaca in risposta alla distensione degli atri (vedi cap. 12.7). Anche in questo caso la vasodilatazione è di natura metabolica.

14.1.8.3 Meccanismi umorali

Tra i fattori umorali di controllo del circolo coronarico vanno annoverate soprattutto le *catecolamine di origine surrenalica.* Tra queste, la quantità di adrenalina è nettamente prevalente rispetto a quella della noradrenalina. Sulla base di quanto è stato detto a proposito del meccanismo nervoso di regolazione, l'azione complessiva delle catecolamine surrenali sul circolo coronarico è di tipo *vasodilatatore.*

Altre sostanze endogene attive sulle resistenze vascolari coronariche sono i *derivati dell'acido arachidonico, l'angiotensina II, la bradichinina* e *l'istamina.* In un gruppo a sé stante possono essere raggruppati i fattori endoteliali.
I *derivati dell'acido arachidonico* attivi sul circolo coronarico sono: le *prostaglandine,* i *trombossani* e i *leucotrieni.* La loro produzione è dovuta all'azione delle *ciclossigenasi* sull'acido arachidonico

L'azione delle prostaglandine sul circolo coronarico rispecchia la loro azione sui vasi della circolazione generale. Così le *prostaglandine* H_2 *e* F_{2a} dovrebbero avere un'azione vasocostrittrice, mentre le *prostaglandine* E_1 ed E_2 e la *prostaglandina* I_2, o prostaciclina, sarebbero responsabili di vasodilatazione.

Oltre all'azione vasodilatatrice, alla prostaciclina prodotta dall'endotelio vascolare viene attribuita un'azione antiaggregante piastrinica. E' inoltre necessario tenere presente che, malgrado l'azione diretta sui vasi, il ruolo delle prostaglandine nella regolazione fisiologica della circolazione coronarica è piuttosto incerto, in quanto la loro produzione dipende dalle modalità di attivazione della *ciclossigenasi I (COX I)* e, soprattutto, della *ciclossigenasi II (COX II).*

I *trombossani* vengono sintetizzati soprattutto nelle piastrine anch'essi ad opera delle ciclossigenasi. Hanno un'azione vasocostrittrice e favoriscono l'aggregazione piastrinica. Per questo motivo gli inibitori della loro sintesi sono utilizzati in alcune malattie cardiovascolari.

I *leucotrieni,* oltre a prendere parte a risposte infiammatorie, posseggono un'attività vasocostrittrice verosimilmente anche sul circolo coronarico.

L'*angiotensina II* ha un effetto costrittore sui vasi, compresi quelli coronarici. Essa sembra anche capace di determinare il rilascio di noradrenalina dalle terminazioni simpatiche, per cui la sua azione fisiologica sul circolo coronarico risulta essere piuttosto complessa.

La *bradichinina,* è responsabile di vasodilatazione coronarica. Si tratta di un effetto mediato sia dall'ossido nitrico liberato dopo che essa si è legata a recettori B_2 endoteliali, sia soprattutto da uno degli *acidi epoxaeicosatrienoici (EET)* liberato per azione del citocromo P-450, stimolato dalla bradichinina, sull'acido arachidonico. Il fatto che l'inibizione del citocromo P-450 faccia quasi scomparire la vasodilatazione da bradichinina fa pensare che questa via sia prevalente rispetto a quella dell'ossido nitrico. Poiché la bradichinina si libera per la diminuzione del pH tissulare che si ha in caso di ipossia, è possibile che essa rappresenti un meccanismo di compenso in caso di ischemia miocardica.

Anche l'*istamina* è responsabile di vasodilatazione coronarica. Questa avviene in modo diretto per azione della sostanza sui recettori H_1 vascolari e, forse, anche in modo indiretto per azione sui recettori H_2 miocardici che fanno aumentare la contrattilità cardiaca.

Nel concludere la trattazione dei meccanismi umorali attivi sul circolo coronarico, è opportuno ribadire quanto detto a proposito delle prostaglandine e cioè che, allo stato attuale delle conoscenze, più che partecipare ad una regolazione fisiologica, essi intervengono quando i fattori responsabili della loro formazione vengono attivati in circostanze che non riguardano gli aggiustamenti del distretto circolatorio in esame.

14.1.8.4 Meccanismi endoteliali

Come abbiamo già visto nel capitolo 13.2, i fattori endoteliali che regolano le resistenze vascolari o autoregolative coronariche sono il *fattore endoteliale di rilasciamento* (*EDRF), i fattori iperpolarizzanti (EDHFs)*, e i *fattori endoteliali di contrazione (EDCFs).*

Il *fattore endoteliale di rilasciamento* è *l'ossido nitrico* (NO). Questo svolge la sua azione vasodilatatrice anche sul circolo coronarico. La sua produzione richiede l'attivazione della e-NOS da parte dei fattori presi in considerazione nel capitolo 13.2. In particolare, nel caso dell'endotelio coronarico sono importanti l'*acetilcolina,* lo *shear stress* e la *pressione pulsatoria,* tutti stimoli capaci di indurre vasodilatazione. La *bradichinina* si forma e interviene in caso di ischemia.

Lo studio del ruolo vasodilatatore coronarico dell'NO è stato tra l'altro effettuato mediante la somministrazione di acetilcolina e con l'induzione di *iperemia reattiva* dopo occlusione transitoria di un grosso ramo coronarico. E' stato visto che l'inibizione dell'NO-sintetasi accorcia notevolmente la durata della vasodilatazione e suggerisce la necessità di attenuare la tradizionale distinzione tra vasodilatazione endotelio-dipendente e vasodilatazione endotelio-indipendente. Infatti, mentre una vasodilatazione come quella da acetilcolina è sicuramente endotelio-dipendente, la vasodilatazione da iperemia reattiva, pur avviata con un meccanismo metabolico, viene anch'essa protratta nel tempo dall'NO prodotto dall'aumentato shear-stress.

Tra i *fattori endoteliali iperpolarizzanti* annoveriamo, oltre che la *prostaciclina,* l'*anione superossido,* gli *acidi epoxieicosatrienoici* (derivati non prostanoidi dell'acido arachidonico) e il *perossido d'idrogeno* al quale viene attribuita un'azione vasodilatatrice coronarica di rilievo come fattore compensatorio rispetto dell'NO e dell'adenosina.

In modelli sperimentali è stato osservato come l'acetilcolina dopo inibizione delle e-NOS non sia più in grado di dilatare i vasi arteriosi coronarici sottoepicardici, ma possa ancora dilatare i microvasi, dall'endotelio dei quali avrebbe luogo il rilascio di fattori iperpolarizzanti. Soltanto la contemporanea somministrazione di un inibitore della NO-sintetasi e di *catalasi,* enzima che provoca la scissione del perossido d'idrogeno in acqua e ossigeno, impedisce la dilatazione dei microvasi.

Tra i *fattori endoteliali di contrazione* sono classificate le *endoteline* e le *prostaglandine* H_2 *e* $F_{2\alpha}$, che abbiamo già considerato tra i fattori umorali.

Bassa, se presente, in condizioni basali, la concentrazione delle endoteline aumenta in caso di disfunzione endoteliale cronica, ipertensione essenziale, ipertensione polmonare, scompenso cardiaco e infarto del miocardio. Agendo su recettori specifici, le endoteline causano una vasodilatazione transitoria seguita da una vasocostrizione assai più duratura. L'aumento della loro concentrazione può anche essere dovuto allo *shear-stress turbolento.*

14.1.8.5 Meccanismo miogeno

Il circolo coronarico è anche soggetto ad autoregolazione miogena (vedi cap. 11.6). Questo significa che in un ambito di variazioni di pressione media trasmurale comprese tra 70 e 120 mmHg il flusso rimane pressoché costante. Infatti la muscolatura liscia vascolare si contrae (vasocostrizione) in presenza di un aumento di pressione e si rilascia (vasodilatazione) in seguito a diminuzione (Fig 11.12).

Poiché le variazioni della pressione transumurale sono in genere correlate a variazioni della pressione aortica che costituisce il postcarico ventricolare, è possibile che le risposte miogene siano più o meno alterate da variazioni del lavoro e del metabolismo cardiaco. Ne consegue che, quando un aumento della pressione transmurale determina un vasocostrizione miogena, questa, pur prevalente, può venire in parte attenuata da una vasodilatazione metabolica.

Se osserviamo la figura 11.12, vediamo che, al di fuori dei limiti inferiore (70 mmHg) e superiore (120 mmHg) di autoregolazione, l'aumento di flusso è strettamente correlato con l'aumento della pressione. Questo aumento, tuttavia, è lineare soltanto oltre i 120 mmHg, dopo cioè che la vasocostrizione miogena ha superato il suo valore massimo. Al di sotto di 70 mmHg, invece, la curva pressione-flusso presenta una concavità verso l'asse delle ordinate. Questa concavità ci dice che, per valori molto bassi della pressione transmurale, i vasi coronarici rilasciati, sono elasticamente distensibili per cui vengono fatti espandere dall'aumento della pressione.

14.1.9 Il flusso coronarico a riposo e sotto sforzo

Abbiamo già visto che in un cuore normale l'esercizio fisico e gli stati di eccitamento si accompagnano ad aumento del flusso coronarico fino a 4 volte o più. Nel caso illustrato nella figura 14.7 si osserva come in presenza di esercizio fisico si abbia aumento della frequenza cardiaca, delle gettate sistolica e cardiaca e della pressione aortica. Gettata sistolica e pressione aumentata sono anche indici di aumento della contrattilità.

Nella figura, dal comportamento della curva di flusso coronarico si può chiaramente vedere come, malgrado l'aumento del numero delle riduzioni sistoliche, il flusso coronarico complessivo risulti aumentato per aumento in diastole più che in sistole, con maggiore ampiezza della caduta dal massimo valore diastolico al minimo valore sistolico. Essendo il flusso diastolico aumentato assai più della pressione si comprende come vi sia stata una notevole riduzione delle resistenze vascolari coronariche. Evidentemente questa riduzione è stata indotta dall'aumento della frequenza in primo luogo, della contrattilità in secondo luogo e infine dal maggior lavoro dovuto all'aumento della pressione, anche se quest'ultimo aumento può avere stimolato una vasocostrizione miogena, peraltro completamente soverchiata dalla vasodilatazione metabolica.

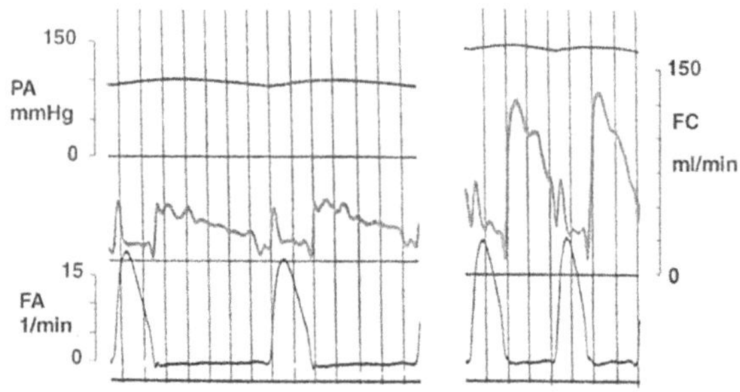

Figura 14.7 Aumento della frequenza cardiaca, della gettata sistolica e della pressione aortica in un cane durante l'esercizio fisico con conseguente aumento del flusso coronarico malgrado aumentino in un minuto il numero delle riduzioni sistoliche. PA: pressione arteriosa (media); FA: flusso aortico (gettata sistolica); FC: flusso coronarico sinistro. Vedi spiegazione nel testo.

L'aumento della frequenza e della contrattilità sono originate da un aumento della scarica adrenergica nervosa e surrenalica che ha agito soprattutto attraverso i recettori cardiaci β_1. L'azione delle catecolamine, e soprattutto dell'adrenalina, sui recettori β_2 vascolari ha potuto contribuire alla vasodilatazione da sforzo solo in minima parte.

14.1.10 L'iperemia reattiva

Se in un modello sperimentale si occlude per alcuni secondi un grosso ramo arterioso sottoepicardico, allorché l'occlusione viene rimossa si ha un aumento del flusso ematico che nel giro di pochi secondi sale ad un valore di alcune volte superiore al valore di base. Raggiunto il livello massimo, il flusso ridiscende progressivamente verso il livello di base (Fig 14.8).

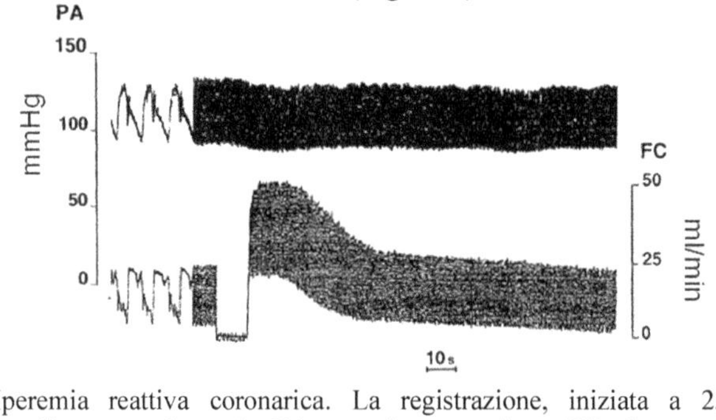

Figura 14.8 Iperemia reattiva coronarica. La registrazione, iniziata a 25 mm/s, viene successivamente rallentata a 1 mm/s. PA: pressione arteriosa; FC: flusso coronarico. Vedi spiegazione nel testo.

Ampiezza e durata dell'iperemia reattiva dipendono dalla durata dell'occlusione. Per un'occlusione di 10 secondi la massima ampiezza del flusso iperemico può essere 3 volte superiore al flusso di controllo, mentre il ritorno al valore di controllo può richiedere anche più di un minuto. Ampiezza massima e durata dell'iperemia possono aumentare per durate di occlusione superiori a 10 secondi.

L'iperemia reattiva coronarica è dovuta innanzitutto ad un *meccanismo metabolico* con il contributo di un *meccanismo endoteliale* e di un *meccanismo miogeno*.

Il meccanismo metabolico dipende dal mancato apporto di ossigeno al miocardio durante l'occlusione e si esplica attraverso la produzione di adenosina e di CO_2 oltre che l'abbassamento del pH.

Il *meccanismo endoteliale* è dovuto alla liberazione di NO e di fattori iperpolarizzanti tra i quali sembra svolgere un ruolo predominante il perossido d'idrogeno (H_2O_2). Poiché è prodotto dallo shear stress, l'NO agisce dopo che l'aumento del flusso è già iniziato, risultando così responsabile della durata e non dell'inizio dell'iperemia. L'azione iperpolarizzante dell'H_2O_2 è invece attribuita alla sua capacità di aprire i canali Ca^{2+}dipendenti per il potassio. D'altra parte gli stessi K^+ possono venire rilasciati dagli endoteli e rappresentare essi stessi uno dei fattori iperpolarizzanti.

Il *meccanismo miogeno* è la conseguenza della caduta di pressione che si ha distalmente all'occlusione coronarica durante l'interruzione del flusso. Questa caduta di pressione causa un rilasciamento delle fibrocellule muscolari lisce, che contribuisce all'aumento del flusso quando la occlusione viene rimossa.

14.1.10.1 La riserva coronarica

La *riserva coronarica* può essere intesa come riserva di flusso o come riserva di vasodilatazione. Come *riserva di flusso* si intende l'aumento massimo a cui, per una determinata pressione di perfusione, il flusso va incontro in seguito alla massima vasodilatazione. Come *riserva di vasodilatazione* si intende invece il massimo grado di caduta delle resistenze autoregolative a cui, per una determinata pressione di perfusione, la circolazione coronarica può andare incontro rispetto ad una situazione di base.

A prima vista la distinzione tra i due tipi di riserva può sembrare del tutto ovvia, dato che, per ciascun valore di pressione di perfusione, un aumento del flusso può dipendere soltanto da una vasodilatazione. In realtà l'obiezione è perfettamente valida se il circolo coronarico non presenta alcuna stenosi di un grosso ramo arterioso, mentre, se una *stenosi critica* è presente, la riserva di vasodilatazione può essere maggiore della riserva di flusso. Per stenosi critica di un vaso si intende un restringimento che riduca il diametro del vaso di almeno il 75%. Soltanto una stenosi di questa entità può ridurre il flusso ematico.

Quando la riduzione del diametro di un grosso ramo supera il 75%, il ridotto apporto iniziale di ossigeno al miocardio determina una vasodilatazione dei vasi di resistenza posti distalmente alla stenosi. Se il limite del 75% è superato di poco, la vasodilatazione distale è sufficiente per riportare il flusso al valore di controllo. Se invece la stenosi supera di molto il valore critico e il flusso viene notevolmente ridotto, è possibile che la vasodilatazione distale non riesca a compensare l'effetto della stenosi. E' chiaro come in questo caso alla riserva di vasodilatazione non corrisponda una riserva di flusso altrettanto ampia.

Nella figura 14.9, è schematicamente rappresentata una riserva di flusso. Per ciascun valore della pressione di perfusione, essa è data dalla differenza tra la curva del flusso di base autoregolato con il flusso attraverso il circolo coronarico completamente vasodilatato. Si può vedere come, a partire dal limite inferiore dell'autoregolazione miogena, non vi sia alcuna riserva, mentre nell'ambito dell'autoregolazione essa dipenda dalla pressione. Superato poi il limite superiore dell'autoregolazione, quando la relazione pressione/flusso diventa lineare, la riserva rimane costante.

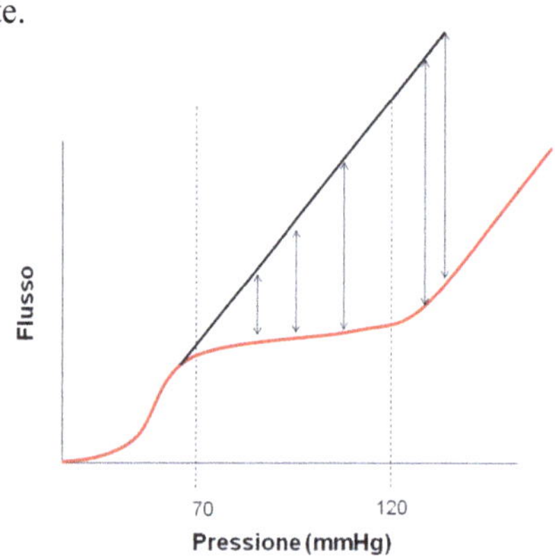

Figura 14.9 Riserva di flusso coronarico. Vedi spiegazione nel testo.

In assenza di stenosi, la riserva coronarica di flusso può diminuire 1) per diminuzione della riserva di vasodilatazione e 2) per aumento del flusso di base. Il primo caso si manifesta in presenza di malattia dei piccoli vasi, mentre il secondo caso è tipico dell'ipertrofia cardiaca.

Sia la riserva di flusso che quella di vasodilatazione possono essere *assolute* o *relative*. Una riserva è detta assoluta quando viene riferita in termini assoluti di aumento del flusso o di diminuzione delle resistenze, mentre è detta relativa quando viene espressa in percentuale rispettivamente dell'aumento massimo del flusso o della caduta massima delle resistenze.

14.2 LA CIRCOLAZIONE CEREBRALE

L'apporto di sangue all'encefalo è assicurato dalle *arterie carotidi interne* e dalle *arterie vertebrali.* Mentre le prime prendono origine dalla divisione delle arterie carotidi comuni, le seconde sono rami delle arterie succlavie. Anastomizzandosi l'una con l'altra per convergenza, le due arterie vertebrali formano l'*arteria basilare* che decorre nel solco basilare del ponte al cui margine anteriore si divide nei due rami terminali, le *arterie cerebrali posteriori,* che nel loro tratto iniziale chiudono posteriormente i*l circolo del Willis* (Fig 14.10).

Mentre tutti i circoli distrettuali sono circondati da tessuti più o meno cedevoli, il circolo cerebrale è posto in una scatola rigida che ne limita le possibilità di distensione. Ne consegue che, mentre per l'effetto mantice negli altri circoli distrettuali in un determinato istante (non però in un minuto!) il flusso arterioso può superare quello venoso, nel circolo cerebrale flusso arterioso e venoso sono pressoché identici in ciascun istante.

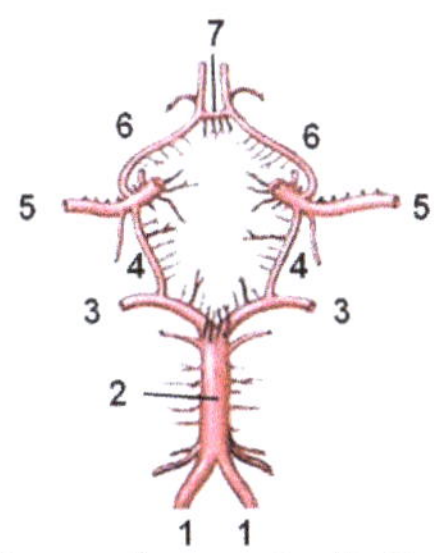

Figura 14.10 Circolo del Willis. 1: arterie vertebrali; 2: arteria basilare; 3: arterie cerebrali posteriori; 4: arterie comunicanti posteriori; 5: arterie carotidi interne; 6: arterie cerebrali anteriori; 7: arteria comunicante anteriore.

Nell'uomo il flusso ematico cerebrale è di 52-55 ml/min per 100 g di tessuto. Si tratta di un flusso che risulta molto bene autoregolato se si pensa che, mentre da un lato rimane costante in presenza di ampie variazioni della pressione arteriosa, dall'altro lato può subire piccole variazioni locali in risposta all'aumentato metabolismo di determinate aree. E' noto infatti come nella visione dei colori la tomografia ad emissione di positroni riveli un maggior apporto di sangue all'area extrastriata V4. A sottolineare l'importanza dell'autoregolazione va tenuto presente che alcuni secondi di interruzione del flusso ematico cerebrale portano alla perdita dei sensi.

14.2.1 Autoregolazione

Il fatto che il flusso cerebrale non subisca variazioni degne di nota in presenza di variazioni della pressione arteriosa media comprese tra 60 e 160 o più mmHg è attribuito ad un *meccanismo miogeno* per il quale l'aumento della pressione transmurale provoca vasocostrizione e la diminuzione causa vasodilatazione. Al di sotto di 60 mmHg si ha una riduzione del flusso capace di indurre perdita dei sensi, mentre al di sopra di 160 si può avere compromissione della barriera emato-encefalica e possibile comparsa di edema cerebrale.

Oltre al meccanismo miogeno, anche il *meccanismo metabolico* è un importantissimo fattore di autoregolazione della circolazione cerebrale. Questo tipo di controllo può intervenire nella circolazione di particolari aree in relazione alla loro attività. Il circolo cerebrale è notevolmente sensibile alla *pCO_2 nel sangue arterioso*, nel senso che un aumento può provocare vasodilatazione e una diminuzione può indurre vasocostrizione, Se infatti la pCO_2 arteriosa viene fatta aumentare con la respirazione di una miscela gassosa ricca di anidride carbonica, si ha una forte vasodilatazione cerebrale, mentre si ha vasocostrizione se la pCO_2 arteriosa viene fatta diminuire con l'iperventilazione.

Si ritiene che l'anidride carbonica diffonda nei muscoli lisci vascolari e nel liquido interstiziale determinando una diminuzione del pH, che sarebbe la vera responsabile della diminuzione delle resistenze. Il passaggio nel liquido interstiziale è possibile in quanto la CO_2 può attraversare la barriera emato-encefalica.

Al pari dell'ipercapnia anche *l'ipossia* può determinare vasodilatazione, sia pure in misura minore. Sembra che l'azione della diminuita pO_2 sia mediata da un'aumentata concentrazione di K^+ nell'interstizio e da una produzione di adenosina. Mentre l'aumento della concentrazione di K^+ ha una durata limitata che può essere inferiore a quella dell'ipossia, la produzione di adenosina perdura per tutto il tempo dell'ipossia.

In condizioni non sperimentali, variazioni inverse della pCO_2 e della pO_2 possono essere generali, quando al variare della pressione arteriosa inizia a variare nello stesso senso l'apporto di sangue. Se le variazioni sono in diminuzione, a livello cerebrale si ha aumento della pCO_2 e riduzione della pO_2 con conseguente vasodilatazione, mentre l'opposto avviene se le variazioni sono in diminuzione.

A pressione invariata si può avere vasodilatazione se un aumento del metabolismo cerebrale comporta una maggiore richiesta di ossigeno e una maggiore produzione di anidride carbonica. Questo meccanismo può interessare anche singole parti dell'encefalo rendendosi responsabile di variazioni locali del flusso.

14.2.2 Regolazione nervosa

Per molto tempo il ruolo dell'innervazione sulla circolazione cerebrale è stato ritenuto di scarsa se non nulla importanza. Tuttavia nel 1998 nell'uomo, Roatta e coll. Hanno osservato come nel cosiddetto *cold pressor test* che si ottiene facendo immergere un mano in ghiaccio tritato, all'aumento della pressione arteriosa l'esame con l'eco-Doppler non riveli alcun aumento del flusso nell'arteria cerebrale media, nel cui letto vascolare si è evidentemente avuta una vasocostrizione.

Poiché nel cold pressor test l'aumento della pressione è dovuto ad una stimolazione simpatica generalizzata, quale si può avere anche in altre circostanze della vita di relazione, si ha ragione di ritenere che la stimolazione simpatica interessi anche in misura ragguardevole la circolazione cerebrale e faccia aumentare le resistenze vascolari in modo da impedire che il flusso aumenti insieme alla pressione. Anche se una simile risposta non può non vedere coinvolta una componente miogena e una metabolica, il meccanismo nervoso riflesso viene evidenziato dal fatto che l'aumento delle resistenze inizia contemporaneamente all'aumento della pressione, prima cioè che sia terminato tempo di latenza delle altre componenti che dura in genere alcuni secondi.

Negli esperimenti di Roatta e coll., è stata anche osservata la riduzione inoltre dell'*indice di pulsatilità* del flusso. Questo dato ha fatto pensare che la regolazione nervosa non riguardi soltanto i vasi di resistenza ma anche quelli di conduttanza caratterizzati da un maggior diametro.

Dati a favore di una innervazione simpatica vasocostrittrice erano stati riportati da Molnar e Szanto fin dal 1964. Questi autori, infatti, hanno visto che nel ratto e nel coniglio la stimolazione di quella che allora era detta area pressoria bulbare, e che corrisponde all'attuale *rostro-ventrolateral-medulla,* riduceva il flusso ematico cerebrale. Inoltre, poiché la risposta non era abolita dal taglio dei rami del simpatico cervicale, gli autori si sono espressi a favore dell'esistenza di fibre simpatiche decorrenti all'interno del sistema nervoso centrale.

14.3 LA CIRCOLAZIONE SPLANCNICA

Il circolo splancnico è costituito da tre distretti, *splenico, mesenterico* ed *epatico.*

14.3.1 La circolazione splenica

L'arteria splenica o lienale ha origine dal *tronco celiaco* insieme all*'arteria epatica* e *all'arteria gastrica sinistra.* L'arteria splenica perfonde il pancreas e la milza. Attraverso le arterie gastriche brevi porta sangue anche al fondo e al corpo dello stomaco. Questo è perfuso anche dalle *arterie gastriche destra e sinistra,* e dall'*arteria gastro-duodenale.*

Oltre alla funzione emocataretica, la milza svolge anche il compito di riserva di sangue. In condizioni basali essa contiene circa 200 ml di sangue, che possono talora salire a 2000 o scendere fino a 50. La milza può variare ampiamente la sua capacità in quanto la sua capsula è ricca di fibrocellule muscolari lisce. Queste si contraggono in risposta alla stimolazione simpatica e all'azione delle catecolamine liberate dalla midollare surrenale, situazioni che si verificano durante l'esercizio fisico e permettono l'immissione di sangue in circolo attraverso la vena lienale In tal modo si ha un aumento della gettata cardiaca che così si adatta alle maggiori richieste dell'organismo. Sembra che il sangue immesso in circolo dalla milza sia particolarmente ricco in globuli rossi, in quanto la struttura vascolare dell'organo fa sì che in condizioni basali questo contenga una percentuale elevata di tali cellule.

Giunta alla milza, l'arteria splenica si divide in piccole arterie e successivamente in capillari. Da questi il sangue passa nei seni venosi e quindi nelle vene trabecolari che, a loro volta, danno origine alla vena lienale. Normalmente una certa quantità di sangue non passa direttamente dai capillari ai seni venosi, ma fuoriesce dai capillari e diffonde nella polpa per entrare quindi nei seni venosi. Durante questo passaggio la polpa trattiene un buon numero di globuli rossi lasciando che nei seni venosi torni prevalentemente plasma. In questo modo viene spiegata la capacità della milza di immettere in circolo, quando richiesto, sangue ricco in globuli rossi recuperati nella polpa.

14.3.2 La circolazione mesenterica

Il *circolo mesenterico* è costituito *dall'arteria celiaca* e dalle *arterie mesenteriche superiore* e *inferiore*. Il sangue venoso proveniente dalle vene mesenteriche e dalla vena splenica confluisce nella *vena porta* destinata al fegato, il quale riceve sangue anche dall'arteria epatica. Il flusso ematico di questo distretto vascolare è stato calcolato pari a circa il 10-20% della gettata cardiaca.

Nella parete intestinale le arteriole del circolo mesenterico formano un *plesso arteriolare sottomucoso.* Da questo plesso prendono origine vasi più piccoli che in parte si distribuiscono agli strati muscolari in parte penetrano nei villi.
Nei villi le arteriole si estendono fino all'apice dove si suddividono in capillari che confluiscono in una venula (Fig 14.11). Questa decorre dall'apice alla base del villo parallelamente e in senso opposto a quello dell'arteriola. Alla base del villo la venula termina nel *plesso venulare sottomucoso*. Il passaggio di sangue dall'arteriola alla venula non avviene soltanto attraverso i capillari presenti all'apice del villo, ma anche attraverso tanti sistemi di capillari tra loro paralleli che, dalla base all'apice, connettono tra loro i due vasi, tra i quali quindi è presente un *sistema di scambio di sangue controcorrente*.

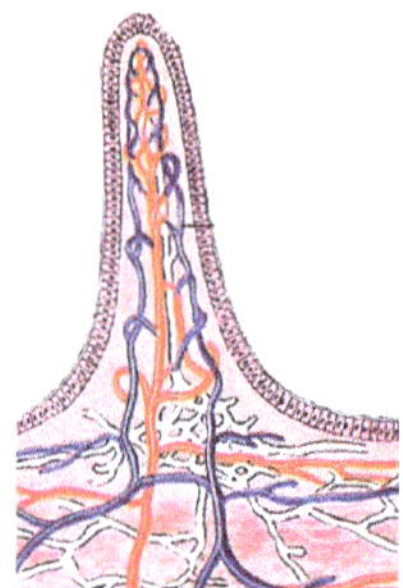

Figura 14.11 Circolazione nel villo intestinale. Vedi spiegazione nel testo.

Oltre che essere portato dal sangue che fluisce attraverso i vari sistemi capillari in parallelo, l'ossigeno può passare direttamente dall'arteriola alla venula diffondendo dalla prima alla seconda attraverso l'interstizio del villo e generando quindi un *sistema di scambio di ossigeno di controcorrente,* Questo scambio è tanto più efficiente, quanto più è ridotta la velocità del sangue. Poiché l'ossigeno sottratto al sangue dell'arteriola dal sistema di controcorrente non perviene alle cellule mucose delle parti più distali del villo, avviene talora che un rallentamento notevole del flusso ematico sia causa di necrosi più o meno diffuse dei villi intestinali.

Pur essendo ricca la vascolarizzazione della mucosa e della sottomucosa dell'intestino, il tono vasomotore del letto vascolare mesenterico è molto basso in condizioni basali. Il flusso aumenta dopo l'ingestione di cibo e durante l'assorbimento. Dopo l'ingestione di cibo, contribuisce all'aumento della perfusione intestinale la secrezione di due ormoni, la *gastrina* prodotta dalla mucosa dello stomaco e la *secretina* prodotta dalla mucosa del duodeno.

Anche i movimenti intestinali possono indurre variazioni del flusso, sia facendolo aumentare per il maggiore metabolismo della muscolatura liscia, sia riducendolo per compressione dei vasi. Il *meccanismo metabolico* è importante nell'*autoregolazione* della circolazione mesenterica, come dimostra l'azione vasodilatatrice di una diminuzione della pO_2 e di una aumento della pCO_2 nell'interstizio e nel sangue capillare. Sembra inoltre che la bradichinina possa indurre vasodilatazione attraverso la liberazione endoteliale di perossido di idrogeno.

I vasi mesenterici posseggono una ricca *innervazione simpatica* che tuttavia in condizioni basali esercita un'attività piuttosto modesta, cosicché la denervazione fa aumentare il flusso ematico non oltre il 25%. Interessante invece è ciò che avviene se si stimola il nervo grande splancnico che contiene le fibre simpatiche dirette a questi vasi. In queste circostanze si ha una notevole riduzione del flusso mesenterico accompagnato da aumento della pressione arteriosa. Quest'ultimo effetto non è tanto dovuto ad un aumento delle resistenze periferiche totali, quanto piuttosto ad un aumento della gettata cardiaca. Infatti, anche se riceve una buona percentuale della gettata cardiaca, il circolo mesenterico è situato in parallelo con tutti gli altri circoli distrettuali dell'organismo, per cui variazioni delle sue resistenze non possono modificare le resistenze periferiche totali. L'aumento della gettata cardiaca è invece possibile in quanto la stimolazione simpatica estende la sua azione vasocostrittrice anche alla sezione venosa del circolo mesenterico, determinando così un aumento del ritorno venoso al cuore. Questa situazione ha un importante risvolto nella reazione di allarme e di difesa, quando l'attività simpatica vasocostrittrice sull'intestino permette la redistribuzione del flusso ematico a favore dei muscoli scheletrici.

Nella regolazione della circolazione mesenterica è possibile la partecipazione di un *meccanismo miogeno,* anche se non tutte le ricerche in proposito hanno dato risultati certi.

14.3.3 La circolazione epatica

Il fegato è perfuso da circa 1500 ml di sangue al minuto. Di questo sangue ben 1200 ml arrivano con la *vena porta* e soltanto 300 ml con l'*arteria epatica.* Il sangue veicolato dalla vena porta proviene dallo stomaco, dall'intestino, dal pancreas e dalla milza. Dopo avere irrorato il fegato, il sangue proveniente dai due sistemi giunge alla vena cava inferiore attraverso le *vene sovraepatiche.*

Le cellule del parenchima epatico o epatociti presentano un'organizzazione lobulare. I lobuli, di forma poligonale, sono infatti costituiti da colonne di epatociti disposti a raggiera attorno ad una vena che, per la sua posizione al centro del lobulo, è detta *vena centrolobulare.* Il sangue che giunge a questa vena proviene dagli spazi, detti *sinusoidi,* limitati dalle colonne di epatociti. I sinusoidi sono considerati veri e propri capillari. Lungo la parete dei sinusoidi si trovano anche le *cellule del Kupfer* appartenenti al sistema fagocitico-mononucleare.

La vena porta dà origine alle *venule interlobulari* situate all'esterno del lobulo. Da queste vene il sangue passa nei sinusoidi per versarsi quindi nella venula centrolobulare. Ai sinusoidi perviene anche sangue proveniente dai *rami interlobulari* dell'arteria epatica. Nei sinusoidi quindi il sangue portale si mescola con il sangue arterioso. Poiché i sinusoidi ricevono più sangue dalla vena porta che dall'arteria epatica, il sistema capillare che essi formano viene considerato una *rete mirabile venosa,* intendendosi come rete mirabile ogni sistema di capillari interposti non tra un'arteriola e una venula, ma tra due vasi dello stesso tipo.
Più vene centrolobulari confluiscono in una *vena intercalata.* Successive confluenze danno origine alla *vene interlobulari* dalle quali nascono le vene sovraepatiche.

Mentre la pressione del sangue nella vena porta è di circa 10 mmHg, nell'arteria epatica essa ha un valore medio di circa 100 mmHg. Le arteriole che portano il sangue ai sinusoidi presentano una resistenza assai superiore a quella delle altre arteriole del circolo sistemico, cosicché il sangue arterioso non impedisce a quello portale di accedere ai sinusoidi.

Il sangue che giunge attraverso la vena porta contiene ancora il 17% circa di ossigeno che può venire in parte ceduto al fegato. Anche se il sangue dell'arteria epatica contiene il 19% circa di ossigeno, l'elevato flusso di sangue portale fa sì che il fegato sia ossigenato prevalentemente da sangue venoso.

La circolazione epatica è soggetta a un'*autoregolazione di natura metabolica* dovuta verosimilmente alla liberazione di adenosina che agisce sui vasi di resistenza del sistema dell'arteria epatica. I rami della vena porta non sono invece soggetti ad autoregolazione. Se la pressione nella vena aumenta, le resistenze non variano o possono addirittura diminuire per espansione passiva delle pareti vasali. Il meccanismo di autoregolazione è tuttavia meno importante che negli altri organi, in quanto il fegato può fare fronte ad un aumentato metabolismo con una maggiore estrazione di ossigeno dal sangue.

L'*ascite* è l'accumulo di liquido nella cavità peritoneale. Le due cause più frequenti di ascite sono la cirrosi epatica e lo scompenso cardiaco congestizio. Nella cirrosi epatica il fegato fibrotico rappresenta un ostacolo al flusso portale. La pressione aumenta quindi nella vena porta e, a ritroso, nei capillari di tutto il circolo splancnico, dai quali acqua plasmatica trasuda nella cavità. Nello scompenso cardiaco, invece, il liquido trasuda prevalentemente dai vasi del fegato, nei quali si propaga a ritroso l'aumento di pressione presente nella vena cava inferiore.

14.4 LA CIRCOLAZIONE NEL MUSCOLO SCHELETRICO

La circolazione nei muscoli scheletrici ha valori diversi a seconda dei muscoli considerati. Nei muscoli a fibre pallide il flusso varia tra 2–3 ml/100g/min a riposo a 60-70 ml/100 g/min sotto sforzo; nei muscoli a fibre rosse la variazione è compresa tra 25–30 e circa 150 ml/100 g/min. Ampiezze di variazione intermedie si hanno nei muscoli composti sia di fibre pallide che di fibre rosse. Come si vedrà nel capitolo 16.1, in presenza di esercizio massimale si ha un cospicuo aumento della gettata cardiaca.

Se consideriamo un muscolo a fibre pallide vediamo che l'aumento del flusso da esercizio avviene in due tempi. Durante la fase preparatoria e nella fase iniziale dell'esercizio esso si porta da 2–3 a 20–30 ml/100 g/min, mentre soltanto in una seconda fase raggiunge il valore massimo di 60–70 ml/100 g/min.

La contrazione muscolare, soprattutto isometrica, può rappresentare un fattore limitante il flusso ematico. In presenza di contrazioni muscolari isotoniche e ritmiche come si ha nella corsa, il flusso muscolare aumenta ma subisce nello stesso tempo l'effetto comprensivo delle contrazioni simile a quello che le sistoli producono a carico della circolazione coronaria. Ne consegue che l'effetto compressivo si sovrappone all'aumento medio del flusso durante l'attività, mentre al termine dell'esercizio, perdura per un certo tempo l'aumento del flusso medio mentre scompaiano completamente le oscillazioni ritmiche di natura compressiva.
Per comprendere la regolazione della circolazione nei muscoli scheletrici è utile ricordare l'organizzazione del relativo microcircolo. Come si vede dalla figura 14.12, un'*arteriola* non dà immediatamente origine ad una rete capillare, ma si continua in una *metarteriola* caratterizzata dall'avere nella sua parete un numero ridotto di fibrocellule muscolari lisce. La metarteriola costituisce la prima parte del *canale preferenziale* e si continua, formando un'ansa e presentando un numero progressivamente decrescente di muscoli lisci, nel *tratto prossimale* e quindi nel *tratto distale* del canale preferenziale. Il canale preferenziale termina in una *venula* che decorre parallelamente all'arteriola. Tra l'arteriola e la venula è possibile la presenza di un'anastomosi.

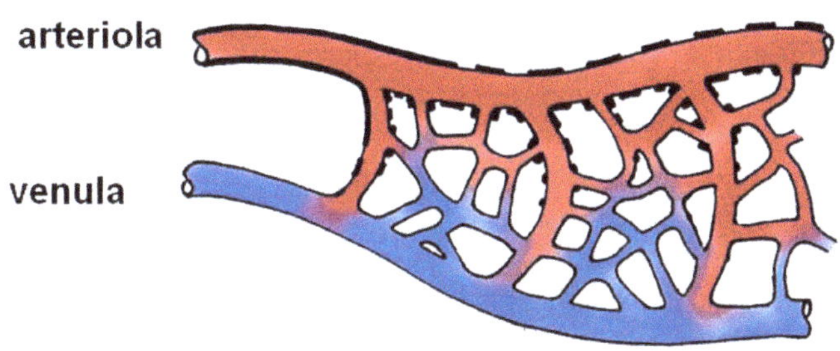

Figura 14.12 Circolazione nel muscolo scheletrico. L'arteriola non dà immediatamente origine ad una rete capillare, ma si continua in una metarteriola caratterizzata dall'avere nella sua parete un numero ridotto di fibrocellule muscolari lisce indicate dai tratti ispessiti in nero. La metarteriola costituisce la prima parte del canale preferenziale e si continua, formando anse con numero progressivamente decrescente di muscoli lisci, nei tratti prossimali e quindi nel tratto distale (evidenziato in blu) del canale preferenziale. Il canale preferenziale termina in una venula che decorre parallelamente all'arteriola. Tra l'arteriola e la venula è possibile la presenza di un'anastomosi. Vedi spiegazione nel testo.

Le arteriole sono innervate da fibre simpatiche. Queste esercitano un modesto tono vasocostrittore al quale viene attribuita la funzione di impedire che la pressione idrostatica dovuta alla posizione eretta aumenti eccessivamente la pressione nel microcircolo soprattutto degli arti inferiori.

I capillari nascono dalla metarteriola e dal tratto prossimale del canale preferenziale e sfociano nel tratto distale dopo avere formato tra loro una rete. All'origine di ciascun capillare vi è un cercine di muscoli lisci che formano lo *sfintere precapillare.*

In condizioni di riposo la maggior parte dei capillari è chiusa. All'inizio dell'esercizio, o addirittura nella fase preparatoria si ha una dilatazione dell'arteriola e della parte di canale preferenziale dotata di muscolatura liscia. Questa dilatazione permette un aumento del flusso lungo il canale preferenziale, ma non interessa gli sfinteri precapillari e non modifica la perfusione dei capillari. In queste circostanze il flusso sale dal valore di riposo fino a 20–30 ml/100 g/min senza garantire un significativo incremento dell'apporto di ossigeno al tessuto.

Si ritiene che l'aumento iniziale del flusso ematico ai muscoli scheletrici abbia un significato emodinamico. Infatti la prima risposta dell'apparato cardiovascolare all'esercizio è costituito da un aumento fino a tre volte delle gettata cardiaca (vedi cap. 16.1). La dilatazione del canale preferenziale in un distretto così ampiamente rappresentato come quello muscolare, finisce per ridurre le resistenze periferiche totali, malgrado esso sia disposto in parallelo con gli altri distretti. Il risultato di questa caduta delle resistenze impedisce alla pressione arteriosa di salire in modo proporzionale all'aumento della gettata cardiaca.

Quale è il meccanismo della prima fase della vasodilatazione da esercizio? Un eventuale riduzione del tono vasocostrittore simpatico non può avere un effetto cospicuo data la sua bassa intensità già in condizioni di riposo. Inoltre non è da escludere la possibilità che il tono simpatico, anziché diminuire, aumenti in condizioni di lavoro, ma che i suoi effetti siano soverchiati da una vasodilatazione dovuta da *simpatolisi funzionale.*

L'ipotesi di un'attivazione del simpatico colinergico ha trovato in passato molti sostenitori. La sua presenza, tuttavia, accertata in alcune specie animali quali il gatto, è stata recentemente messa in dubbio, anche se non del tutto negata, nell'uomo, dove la presenza di recettori β_2 sulle fibrocellule muscolari lisce della microcircolazione del muscolo scheletrico viene considerata la base per la prima fase della vasodilatazione da esercizio. I recettori β_2 infatti possono essere stimolati sia dalla noradrenalina liberata dalle comuni terminazioni simpatiche, sia dalle catecolamine circolanti. E' interessante come un aumento dell'attività adrenergica sia già presente nello stato emotivo che precede l'inizio dell'esercizio.

Dopo che l'esercizio ha avuto inizio, si ha il rilasciamento degli sfinteri precapillari. Il flusso ematico sale quindi al suo valore più alto, mentre alle fibre del muscolo scheletrico viene garantita un'ossigenazione adeguata allo sforzo. La regolazione di questa seconda fase della vasodilatazione muscolare è dovuta a un meccanismo metabolico che vede coinvolti l'adenosina, la CO_2, gli H^+ e i K^+. E' verosimile anche l'intervento dell'ossido nitrico prodotto per azione dell'aumentato *shear stress* sugli endoteli vascolari fin dalla prima fase di aumento del flusso.

Abbiamo visto come nei muscoli a fibre rosse il flusso ematico abbia valori assai superiori a quelli dei muscoli a fibre pallide, potendo oscillare da 20–30 a 150 ml/100 g/min. Questo maggiore flusso è reso possibile dalla maggiore densità di vasi in questo tipo di muscoli. Il significato funzionale di questa maggiore densità risiede nel fatto che i muscoli a fibre rosse, avendo una funzione tonica e posturale, non sono quasi mai a completo riposo. La loro possibilità di ricevere in condizioni di sforzo (esercizio) massimale fino a 150 ml ml/100 g/min di sangue fa sì che essi, come il miocardio, non vadano incontro a debito d'ossigeno e a fatica.

Una caratteristica interessante della circolazione nei muscoli scheletrici consiste nel fatto che il sangue venoso proveniente dal microcircolo può avere una pO_2 superiore a quella presente nel tessuto muscolare con il quale sono avvenuti gli scambi a livello dei capillari. Il fatto sembra essere paradossale in quanto il sangue presente nelle vene deve avere le tensioni dei gas respiratori uguali, o solo leggermente diverse, rispetto a quelle del tessuto che ha perfuso. La spiegazione risiede nel decorso parallelo dei vasi arteriosi e venosi e nel fluire del sangue in senso opposto negli uni rispetto agli altri. Attraverso le pareti di questi vasi ha luogo il passaggio diretto di un certa quantità di O_2 dalle arteriole alle venule prima che il sangue raggiunga i capillari. Si tratta di un vero e proprio *scambio di controcorrente,* confermato dal fatto che nelle arteriole la pO_2 diminuisce mano a mano che il sangue procede verso i capillari, mentre nelle venule aumenta mano a mano che se ne allontana.

14.5 LA CIRCOLAZIONE RENALE

La circolazione renale è strettamente correlata agli aspetti specifici della fisiologia del rene con la quele viene in genere trattata. Per questo motivo in questo paragrafo si prenderanno in esame unicamente i meccanismi regolatori del flusso ematico attraverso l'organo.

Il flusso ematico attraverso i due reni è di circa 1500 ml/min. Questo valore si ottiene a partire della clearance dell'acido para-amino-ippurico (PAI) che permette di conoscere il flusso plasmatico. Venuti a sapere che questo è di 650-700 ml/min, possiamo risalire al valore del flusso ematico se teniamo contro dell'ematocrito. Dati gli aspetti funzionali del rene, il flusso ematico si distribuisce più alla regione corticale che alla midollare.

In seguito alle suddivisioni dell'arteria renale abbiamo le *arterie interlobali* e *interlobulari* dalle quali si distaccano le *arterie arcuate.* Queste ultime danno origine alle *arteriole afferenti* ai glomeruli e alle *arterie rette vere.* Mentre le arteriole afferenti si suddividono nei *capillari glomerulari* che, a loro volta, confluiscono nella *arteriola efferente*, le arterie rette vere si suddividono a formare i *capillari peritubulari*, ai quali fanno seguito le *vene rette* e le *vene intrarenali* che confluiscono nella vena renale. Le arteriole efferenti in parte si risolvono in una ricca rete di capillari peritubulari e in parte originano le *arterie rette spurie* che perfondono la midollare del rene. L'arteriola afferente è il vaso in cui si ha il massimo di resistenza (Fig 14.13). I capillari glomerulari, essendo situati tra due arteriole, formano una *rete mirabile arteriosa.*

La regolazione della circolazione renale può essere estrinseca o intrinseca. La *regolazione estrinseca* è di natura nervosa. I vasi renali sono innervati esclusivamente da fibre simpatiche vasocostrittrici provenienti dai segmenti spinali T_4-L_4. In condizioni basali queste fibre determinano un tono vasocostrittore assai modesto. Questo tono può aumentare nel passaggio dalla posizione sdraiata a quella eretta quando si riduce la stimolazione dei barorecettori.

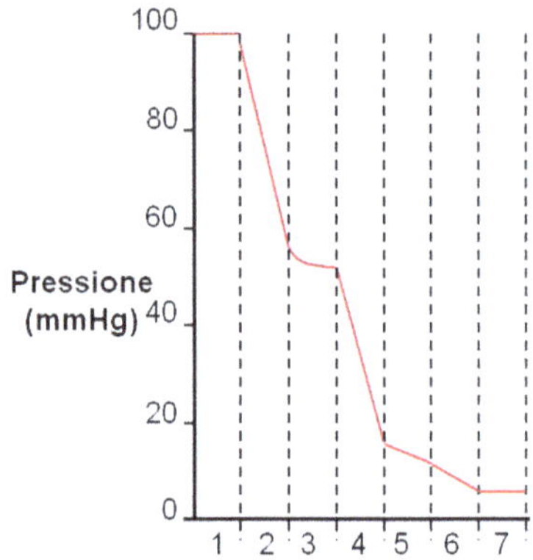

Figura 14.13 Variazioni di pressione nella circolazione renale. 1: arteria renale, 2. arteriola afferente, 3: capillari glomerulari, 4: arteriola efferente; 5: capillari peritubulari e vasa recta; 6. vene intrarenali; 7: vena renale. Vedi spiegazione nel testo.

La scarica simpatica e la relativa vasocostrizione possono aumentare fino a ridurre il flusso ematico renale a 200 ml/min nelle situazioni che vedono aumentare l'attività simpatica in generale, come nella reazione di allarme e di difesa, nell'esercizio fisico e dopo un'emorragia. Nei primi due casi la riduzione del flusso attraverso i reni fa parte della redristribuzione del sangue a vantaggio dei muscoli scheletrici, mentre, nel caso di un'emorragia, la ridotta filtrazione glomerulare permette di trattenere liquido dopo che si è avuta una riduzione del volume circolante.

Nella circolazione renale una vasocostrizione di natura estrinseca con riduzione della velocità di filtrazione glomerulare può anche essere dovuta a sostanze endogene quali le catecolamine surrenaliche, l'ADH, la serotonina e l'angiotensina II.

La *regolazione intrinseca,* o *autoregolazione,* della circolazione renale può essere messa in evidenza nel rene denervato dove il flusso ematico può rimanere invariato malgrado variazioni estremamente ampie della pressione arteriosa. Questo tipo di regolazione si basa su un *meccanismo miogeno*, sulla *separazione plasma-globuli rossi* e sul *feedback tubulo-glomerulare.*

Secondo il *meccanismo miogeno,* lo stiramento prodotto dalla pressione sulla parete dei vasi determina vasocostrizione (vedi cap. 12.6). Nel circolo renale l'aumento della pressione sistemica si estende anche all'arteriola afferente del glomerulo provocandone la distensione con transitorio aumento del flusso. In risposta alla distensione l'arteriola va incontro a vasocostrizione miogena per cui, dopo il transitorio aumento, il flusso ematico renale torna al valore di controllo. Il contrario, ovviamente, avviene in caso di riduzione della pressione.

La *separazione plasma-globuli rossi*, nota anche come *scrematura del plasma* o *plasma skimming*, dipende dalla tendenza dei globuli rossi a disporsi in posizione centrale e il plasma in posizione periferica in un vaso in cui il sangue scorra con moto laminare. Quanto più la velocità del sangue è elevata, tanto maggiore è la separazione tra plasma e globuli rossi. Succede allora che i vasi che si distaccano ad angolo retto dal vaso principale ricevono soprattutto plasma, mentre i globuli rossi si concentrano nel vaso principale. Poiché un aumento dell'ematocrito al di sopra dei valori normali comporta un aumento notevole della viscosità del sangue, mentre una diminuzione ne determina soltanto una modesta riduzione, risulta che ad ogni aumento della velocità del sangue corrisponda un aumento delle resistenze al flusso. Va detto che questo meccanismo viene considerato marginale agli effetti della regolazione della circolazione renale.

Il *feedback tubulo-glomerulare* riguarda la capacità della *macula densa* di produrre adenosina. Se, per aumento della pressione sistemica, aumentano il flusso ematico e la velocità di filtrazione glomerulare, aumenta il carico filtrato di NaCl e con esso la concentrazione di questo sale nel liquido che raggiunge la macula densa. L'NaCl entra allora in maggiore quantità nelle cellule della macula densa stimolando la produzione di *adenosina*, che causa costrizione dell'arteriola afferente e riporta alla norma il flusso ematico e la velocità di filtrazione.

Se, al contrario la pressione sistemica, il flusso ematico e la velocità di filtrazione gomerulare si riducono, la macula densa secerne una minore quantità di adenosina, permettendo una dilatazione dell'arteriola afferente e una maggiore filtrazione. Alla vasodilatazione dell'arteriola afferente partecipa anche la produzione di NO da parte della stessa macula densa. Contemporaneamente, per la ridotta concentrazione di NaCl nel liquido tubulare, l'apparato juxtaglomerulare secerne renina che, attraverso la produzione di angiotensina, ed eventualmente di aldosterone, riporta alla norma la pressione arteriosa.

14.6 LA CIRCOLAZIONE CUTANEA

La circolazione cutanea, oltre a fornire la cute di ossigeno e di sostanze nutritive e a rimuovere i cataboliti, ha un ruolo fondamentale nel permettere la termoregolazione. Questa è possibile in quando il sangue veicola alla superficie del corpo sia il calore da disperdere sia l'acqua escreta dalle ghiandole sudoripare. Secondo le esigenze della funzione termoregolatrice generale dell'organismo, il flusso ematico è oltre 20 volte superiore a quello che sarebbe necessario alla termoregolazione della sola cute e può andare incontro a variazioni che vanno da 20-50 ml/min a 2-3 l/min per l'intera superficie corporea.

Il circolo cutaneo ha una ricca innervazione simpatica vasocostrittrice. Il tono simpatico è già attivo in condizioni basali, cosicché la sezione delle relative fibre nervose determina un'evidente vasodilatazione. Successivamente, tuttavia, il tono dei vasi di resistenza torna progressivamente ad essere quello che precedeva la denervazione. E' verosimile che questo recupero dipenda da un'aumentata sensibilità dei vasi alle catecolamine circolanti.

Il tono simpatico aumenta nell'esposizione al freddo limitando la dispersione del calore, e diminuisce quando si rende necessaria una maggiore dispersione. Data la funzione termoregolatrice, il controllo nervoso è esercitato dai centri ipotalamici di difesa contro il freddo e contro il caldo sui quali agiscono impulsi provenienti dai termorecettori cutanei. Anche se vi può essere una regolazione del flusso dovuta a fattori regolatori locali, il meccanismo di controllo nervoso è decisamente prevalente. Oltre che dai centri ipotalamici della termoregolazione, è possibile che il simpatico diretto ai vasi della cute sia influenzato anche da altri centri superiori che sarebbero responsabili dell'arrossamento e del pallore del volto in caso di emozioni.

In talune parti del corpo, quali le mani i piedi e le orecchie, anziché vasocostrizione il freddo può provocare vasodilatazione. Questa risposta permette un maggiore apporto di sangue, e quindi di calore, a estremità che a temperature molto basse potrebbero andare facilmente incontro a congelamento. A determinare un aumento del flusso ematico alle mani, ai piedi e alle orecchie contribuisce l'apertura di anastomosi arteriolo-venulari presenti nella cute di queste sedi. Queste anastomosi, chiuse in condizioni normali e prive di innervazione simpatica, si aprono per un *riflesso assonico* (vedi cap. 12.6), evocato quando la temperature cutanea scende sotto 10 °C. E' degno di nota come al di sotto di questo valore di temperatura si possa avere una sensazione dolorosa.

Alla cute pervengono anche fibre appartenenti al simpatico colinergico. Queste fibre non innervano i vasi di resistenza ma le ghiandole sudoripare. Quando queste vengono attivate si ha anche vasodilatazione.

14.7 RIASSUNTO

La circolazione coronarica.
L'arteria coronaria destra nasce dal seno di Valsalva destro dell'aorta e si porta nel solco atrio-ventricolare. Si dirige quindi verso destra e, superato il margine acuto del cuore, raggiunge il solco interventricolare posteriore che percorre per terminare poco sopra la punta del cuore.

L'arteria coronaria sinistra nasce dal seno di Valsalva sinistro e si porta fino all'inizio del solco interventricolare anteriore, dove si divide nel ramo discendente anteriore, o inteventricolare anteriore, e nel ramo circonflesso.

Mentre il ramo interventricolare decorre nel solco interventricolare anteriore fino all'apice del cuore, il ramo circonflesso si dirige verso sinistra lungo il solco atrio-ventricolare. Superato il margine ottuso del cuore si viene a trovare sulla faccia diaframmatica del ventricolo sinistro che percorre obliquamente in basso un po' verso destra fino a terminare circa tre centimetri dall'apice.

Sia la coronaria destra che quella sinistra mandano rami agli atri e ai ventricoli.

I grossi vasi arteriosi coronarici si suddividono fino a dare origine alle arteriole precapillari, seguiti dai capillari e, successivamente, dalle venule e dalle vene.

La densità dei capillari è assai più elevata nel miocardio (3000 capillari per mm^2) che nel muscolo scheletrico (400 capillari per mm^2). Il 30 – 40% dei capillari cardiaci si apre soltanto in condizioni di esercizio fisico.

Dopo avere perfuso il cuore, il sangue refluo torna alle cavità cardiache attraverso i seguenti sistemi venosi: la grande vena cardiaca che termina nel seno venoso coronarico, la vena cardiaca posteriore, la vena obliqua, la vena cardiaca media, la piccola vena cardiaca, le vene cardiache accessorie e le vene del Tebesio.

Importante è il decorso della grande vena cardiaca. Essa origina vicino all'apice del cuore e si porta in alto parallelamente al ramo discendente anteriore dell'arteria coronaria sinistra. Raggiunto il solco atrio-ventricolare, si flette verso sinistra decorrendo parallelamente al ramo circonflesso. Superato il margine ottuso, essa si continua sulla faccia posteriore del cuore sempre percorrendo il solco atrio-ventricolare per aprirsi nell'atrio destro come seno venoso coronarico. Dato il numero e la distribuzione delle vene che convogliano il sangue nel seno venoso coronarico, attraverso questo ritorna nella cavità cardiache circa il 70% del sangue che ha perfuso il cuore.

Un gran numero di anastomosi è presente sia tra i vasi coronarici arteriosi che tra quelli venosi. Le anastomosi arteriose possono essere intracoronariche, ossia tra i rami di una stessa coronaria, oppure intercoronariche, ossia tra i rami delle due arterie coronarie. Le anastomosi possono aumentare in numero in caso di coronaropatie o di pregresso infarto.

Le resistenze del circolo coronarico

Il circolo coronarico presenta tre tipi di resistenze: le resistenze compressive che la contrazione cardiaca esercita sui vasi coronarici intramiocardici; le resistenze autoregolative, dovute al tono della muscolature liscia dei vasi di resistenza, e le resistenze viscose presenti in diastole quando il circolo coronarico è completamente dilatato.

Il flusso fasico nell'arteria coronaria destra ha una forma simile alla curva di pressione aortica in quanto in sistole le resistenze compressive sono minime a causa del modesto spessore delle pareti del ventricolo destro. Nell'arteria coronaria sinistra il flusso presenta invece una riduzione in sistole a causa del sopraggiungere delle resistenze compressive aggiunte in sistole dal notevole spessore delle pareti del ventricolo sinistro.

Le modalità con le si sviluppano le resistenze compressive o extravascolari sono state spiegate utilizzando tre modelli fisici: il modello a cascata d'acqua, il modello della pompa intramiocardica e il modello dell'elastanza variabile nel tempo.

Il modello a cascata d'acqua non spiega perché alcune volte si abbia addirittura una breve inversione del flusso in protodiastole, né perché aumenti il flusso venoso aumenti, né perché, se si occlude un grosso ramo coronarico, a valle dell'occlusione la pressione, pur riducendosi progressivamente, continui a pulsare.

Il modello della pompa intramiocardica è stato formulato in una versione capacitativa e in una capacitativa e resistiva. Secondo questo modello, nel flusso coronarico sono da distinguere una componente continua e una componente pulsatile, dovuta quest'ultima alle contrazioni cardiache, le quali eserciterebbero un'azione di compressione in grado di ridurre la capacità dei vasi intramiocardici La riduzione della capacità dei vasi spingerebbe il in parte verso le vene del circolo coronarico, in parte a ritroso verso l'aorta. Il flusso del sangue spinto a ritroso verso l'aorta si sottrarrebbe alla componente continua riducendola in sistole o addirittura invertendone il senso e producendo il reflusso. Al contrario il flusso del sangue spinto in avanti si sommerebbe alla componente continua e farebbe così aumentare il flusso venoso durante la sistole. Mentre la versione capacitativa considera soltanto la riduzione della capacità dei vasi compressi, quella resistiva considera anche l'aumento della loro resistenza nel momento in cui viene ridotto il loro raggio.

Il modello dell'elastanza variabile nel tempo mette in relazione l'ampiezza della caduta sistolica del flusso con la tensione sviluppata dal miocardio, ossia con la forza di contrazione. L'ampiezza della caduta sistolica del flusso non può venire messa in relazione con la pressione sistolica ventricolare in quanto l'irrigidimento delle pareti in sistole impedisce che la pressione endocavitaria si propaghi ai vasi intramiocardici (effetto scudo).

Le resistenze autoregolative coronariche possono venire calcolate soltanto in diastole, quando ad esse non si sovrappongano le resistenze compressive. Possono venire calcolate dal rapporto tra pressione diastolica media e il flusso coronarico diastolico. Solo a parità di pressione aortica diastolica media, la vasodilatazione comporta un aumento del flusso coronarico, mentre la vasocostrizione comporta una diminuzione. Se la pressione è diminuita si può avere vasodilatazione senza aumento del flusso, mentre se la pressione è aumentata si può avere vasocostrizione senza diminuzione del flusso.

Le resistenze viscose possono essere calcolate in diastole dopo che il letto vascolare coronarico è stato dilatato al massimo. La differenza tra il valore delle resistenze autoregolative in condizioni basali e il valore di quelle viscose costituisce la riserva di vasodilatazione.

Meccanismi di regolazione delle resistenze vascolari coronariche

La regolazione del circolo coronarico è costituita dall'insieme dei meccanismi che tendono a regolare il flusso alle esigenze di lavoro del miocardio.

In un soggetto a riposo il flusso coronarico è pari a 70-90 ml/100 g/min. Sotto sforzo e nella reazione di allarme e di difesa esso può aumentare di oltre 4 volte. Il consumo di ossigeno per 100 g di miocardio è di 7-9 ml/100 g/min a riposo per salire fino a 35-45 ml/100 g/min sotto sforzo.

La concentrazione dell'ossigeno, di circa il 19% per una tensione di 100 mmHg nel sangue arterioso, è soltanto del 6% per una tensione di 18 mmHg nel sangue venoso coronarico, per cui la differenza artero-venosa è del 13% circa. Da questi dati si deduce che, quando il miocardio necessità di un maggior apporto di ossigeno, esso ha ridotte possibilità di ottenerlo attraverso una maggiore estrazione dal sangue, ma deve ricorrere alla vasodilatazione coronarica. Il principale meccanismo di autoregolazione è quindi di natura metabolica. Altri meccanismi sono di natura nervosa, umorale ed endoteliale. Il meccanismo metabolico dipende dal carico di lavoro e quindi della richiesta di ossigeno.

Il più importante dei fattori che fanno aumentare il metabolismo del cuore è un aumento della frequenza cardiaca, dopo il quale si colloca l'aumento della contrattilità. Seguono, con minore importanza, l'aumento delle gettate sistolica e cardiaca e della pressione aortica.

Quando l'estrazione comincia a ridurre la concentrazione dell'ossigeno nel sangue del seno coronarico, inizia la vasodilatazione.

Per spiegare come un'aumentata richiesta miocardica di ossigeno provochi vasodilatazione, si è pensato alla liberazione di adenosina da parte del miocardio e al suo legame con i recettori A_2 delle fibrocellule muscolari lisce, nelle quali finirebbe per ridursi il contenuto di Ca^{2+}.

Successivamente l'adenosina viene inattivata ad inosina da una adenosin-deaminasi presente nei globuli rossi. L'inosina viene quindi trasformata in ipoxantina da una nucleoside-fosforilasi presente sia nei globuli rossi che nelle cellule endoteliali dei capillari.

Attualmente si ritiene che l'adenosina intervenga soltanto nella regolazione del circolo coronarico in condizioni di richieste metaboliche di particolare intensità, mentre la vasodilatazione coronarica delle normale vita di relazione sarebbe dovuta al perossido d'idrogeno (H_2O_2) di origine endoteliale. La azione vasodilatatrice dell'H_2O_2 sarebbe mediata dalla sua capacità di iperpolarizzare le fibrocellule muscolari lisce.

A parte un'azione diretta dell'innervazione delle coronariea, il meccanismo nervoso è soprattutto mediato dal meccanismo metabolico. I recettori adrenergici delle fibrocellule muscolari lisce sono sia di tipo α che di tipo β. I recettori α si distinguono in presinaptici α_2 e postsinaptici intrasinaptici α_1 e in postsinaptici extrasinaptici α_2. I recettori α_2-simili, situati sulle cellule endoteliali indurrebbero, la produzione di NO.

Malgrado i recettori presinaptici riducano la liberazione della noradrenalina dalla corrispondente terminazione simpatica e quelli α_2-simili siano responsabili del rilascio di NO, l'effetto complessivo della stimolazione α è vasocostrittore ed è responsabile di quella riduzione del flusso che si manifesta all'inizio della stimolazione del simpatico cardiaco.

I recettori β del circolo coronarico sono in piccolissima parte β_1 e per la massima parte β_2, anche se i β_2 causano vasodilatazione, questa è soprattutto dovuta ad un'azione indiretta del simpatico mediata dall'aumento del metabolismo cardiaco attivato dai recettori β_1.

La stimolazione del vago in un cuore pulsante provoca vasocostrizione coronarica mediata dalla riduzione della frequenza. Essa provoca invece modesta vasodilatazione se si impedisce la riduzione della frequenza mediante pilotaggio del cuore

Poiché la stimolazione dei barorecettori riduce l'attività del simpatico e fa aumentare quella del vago, essa induce riduzione della frequenza e della contrattilità con conseguente vasocostrizione coronarica.

La stimolazione dei chemorecettori aortici e carotidei (diminuzione della pO_2 e del pH, aumento della pCO_2 nel sangue arterioso) evoca un aumento della frequenza cardiaca e delle resistenze periferiche totali con conseguente vasodilatazione coronarica di natura metabolica.

L'azione delle catecolamine surrenali sul circolo coronarico è di tipo vasodilatatore di natura soprattutto metabolica.

Sostanze endogene attive sulle resistenze vascolari coronariche sono i derivati dell'acido arachidonico, l'angiotensina II, la bradichinina, l'istamina e i fattori endoteliali.

I derivati dell'acido arachidonico attivi sul circolo coronarico sono: le prostaglandine, i trombossani e i leucotrieni. L'azione delle prostaglandine sul circolo coronarico rispecchia la loro azione sui vasi della circolazione generale. I trombossani vengono sintetizzati soprattutto nelle piastrine. Hanno un'azione vasocostrittrice e favoriscono l'aggregazione piastrinica. I leucotrieni posseggono un'attività vasocostrittrice verosimilmente anche sul circolo coronarico.

L'angiotensina II ha un effetto costrittore sui vasi, compresi quelli coronarici. La bradichinina, è responsabile di vasodilatazione coronarica. Si tratta di un effetto mediato sia dall'ossido nitrico liberato dopo che essa si è legata a recettori B_2 endoteliali, sia soprattutto da uno degli acidi epoxaeicosatrienoici (EET) liberato per azione del citocromo P-450. Anche l'istamina è responsabile di vasodilatazione coronarica.

I fattori endoteliali che regolano le resistenze vascolari coronariche sono il fattore endoteliale di rilasciamento, i fattori iperpolarizzanti, e i fattori endoteliali di contrazione.

Il fattore endoteliale di rilasciamento è l'ossido nitrico (NO). E' prodotto per azione della e-NOS attivata da acetilcolina, shear stress e pressione pulsatoria. Può prolungare la durata di una vasodilatazione altrimenti indotta in modo da rendere meno netta la differenza tra vasodilatazione endotelio-dipendente da vasodilatazione endotelio-indipendente

I fattori iperpolarizzanti comprendono la prostaciclina, l'anione superossido, gli acidi epoxieicosatrienoici (derivati non prostanoidi dell'acido arachidonico) e il perossido d'idrogeno. Questi fattori, in particolare il perossido d'idrogeno, possono essere attivati dall'acetilcolina.

Fattori endoteliali di contrazione sono le endoteline e le prostaglandine H_2 e F_{2a}. Bassa o nulla in condizioni basali, la concentrazione delle endoteline aumenta in caso di disfunzione endoteliale cronica, ipertensione essenziale, ipertensione polmonare, scompenso cardiaco e infarto del miocardio.

A causa dell'autoregolazione miogena, in un ambito di variazioni di pressione media trasmurale tra 70 e 120 mmHg il flusso rimane pressoché costante.

In presenza di esercizio fisico aumentano la frequenza cardiaca, le gettate sistolica e cardiaca e la pressione aortica. Malgrado l'aumento del numero delle riduzioni sistoliche, il flusso coronarico medio risulta aumentato per il notevole aumento del flusso diastolico.

Dopo la rimozione di una transitoria occlusione di un grosso ramo arterioso sottoepicardico, si ha un aumento del flusso ad un valore di alcune volte superiore al valore di base, seguito da un ritorno progressivo verso il livello di base. E' questa l'iperemia reattiva coronarica dovuta innanzitutto ad un meccanismo metabolico con il contributo di un meccanismo endoteliale (NO) e di un meccanismo miogeno.

La riserva coronarica può essere intesa come riserva di flusso o come riserva di vasodilatazione. Per riserva di flusso si intende l'aumento massimo a cui, per una determinata pressione di perfusione, il flusso va incontro in seguito alla massima vasodilatazione. Per riserva di vasodilatazione si intende invece il massimo grado di caduta delle resistenze autoregolative a cui, per una determinata pressione di perfusione, la circolazione coronarica può andare incontro rispetto ad una situazione di base. Anche se i due termini si equivalgono in condizioni normali, la riserva di vasodilatazione nei piccoli vasi può superare la riserva di flusso in presenza di una stenosi serrata di un grosso ramo arterioso coronarico

La circolazione cerebrale

L'apporto di sangue all'encefalo è assicurato dalle arterie carotidi interne e dalle arterie vertebrali dalle quali prende origine il circolo del Willis.

Nell'uomo il flusso ematico cerebrale è di 52-55 ml/min per 100 g di tessuto.

Il flusso cerebrale rimane pressoché costante in presenza di variazioni della pressione arteriosa media tra 60 e 160 o più mmHg a causa di una regolazione miogena. Superati 160 mmHg si può avere compromissione della barriera emato-encefalica con comparsa di edema cerebrale.

Un meccanismo metabolico può regolare la perfusione di particolari aree del cervello in relazione alla loro attività. Un aumento della pCO_2 nel sangue arterioso può provocare vasodilatazione e una diminuzione può indurre vasocostrizione. Si ritiene che l'anidride carbonica agisca attraverso una riduzione del pH nel liquido interstiziale.

Anche l'ipossia può determinare vasodilatazione del circolo cerebrale, sia pure in misura minore dell'ipercapnia.

Per molto tempo il ruolo dell'innervazione sulla circolazione cerebrale è stato ritenuto di scarsa, se non nulla, importanza. In seguito si è visto che l'aumento della pressione arteriosa da cold-pressor test non produce alcun aumento neppure iniziale, del flusso per cui si è pensato alla possibilità di una vasocostrizione simpatica.

La circolazione splancnica

Il circolo splancnico è costituito dai distretti splenico, mesenterico ed epatico.

L'arteria splenica o lienale ha origine dal tronco celiaco e perfonde il pancreas e la milza. Oltre alla funzione emocateretica, la milza svolge anche il compito di riserva di sangue. In condizioni basali essa contiene circa 200 ml di sangue, che possono talora salire a 2000 o scendere fino a 50. La Le sue variazioni di capacità dipendono dal fatto che la capsula è ricca di fibrocellule muscolari lisce che si contraggono per azione delle catecolamine. Il sangue immesso in circolo è ricco in globuli rossi. In condizioni basali questi sono trattenuti dalla milza in rapporto alla sua ricca vascolarizzazione.

Il circolo mesenterico è costituito dall'arteria celiaca e dalle arterie mesenteriche superiore e inferiore. Il sangue venoso proveniente dalle vene mesenteriche e dalla vena splenica confluisce nella vena porta destinata al fegato, il quale riceve sangue anche dall'arteria epatica. Il flusso ematico del distretto mesenterico è pari a circa il 10-20% della gettata cardiaca.

Nella parete intestinale le arteriole del circolo mesenterico formano un plesso arteriolare sottomucoso. Nei villi le arteriole si estendono fino all'apice dove si suddividono in capillari che confluiscono in una venula.

Il tono vasomotore del letto vascolare mesenterico è basso in condizioni basali per aumentare dopo l'ingestione di cibo e durante l'assorbimento. Dopo l'ingestione di cibo, due ormoni, la gastrina prodotta dalla mucosa dello stomaco e la secretina prodotta dalla mucosa del duodeno contribuiscono all'aumento del flusso.

Una diminuzione della pO_2 e una aumento della pCO_2 nell'interstizio e nel sangue capillare causano vasodilatazione mesenterica (vasodilatazione metabolica).

La denervazione simpatica fa aumentare il flusso ematico non oltre il 25%. Una notevole riduzione del flusso si ottiene invece per stimolazione delle fibra simpatiche contenute nel nervo grande splancnico. Poiché il simpatico costringe anche i vasi venosi del letto mesenterico, un aumento del ritorno venoso fa aumentare gettata cardiaca e pressione arteriosa.

Il fegato è perfuso da circa 1500 ml di sangue al minuto. Di questo sangue ben 1200 ml arrivano con la vena porta e soltanto 300 ml con l'arteria epatica. Ne risulta che il fegato riceve dal sangue venoso della vena porta la maggior parte dell'ossigeno di cui abbisogna, anche per la notevole quantità di ossigeno ancora presente nel sangue refluo di origine mesenterica.

La vena porta dà origine alle venule interlobulari dalle quali il sangue passa nei sinusoidi per versarsi quindi nella venula centrolobulare. Ai sinusoidi perviene anche sangue proveniente rami interlobulari dell'arteria epatica. Nei sinusoidi quindi il sangue portale si mescola con il sangue arterioso. Tutto il sangue che perfonde il fegato finisce nella vena cava inferiore attraverso le arterie sovraepatiche.

La circolazione epatica è soggetta a un'*autoregolazione di natura metabolica* dovuta verosimilmente alla liberazione di adenosina che agisce sui vasi di resistenza del sistema dell'arteria epatica, ma non sui rami della vena porta. E' un meccanismo di autoregolazione poco importante, in quanto il fegato può fare fronte ad un aumentato metabolismo con una maggiore estrazione di ossigeno dal sangue.

La circolazione nel muscolo scheletrico

Nei muscoli pallidi il flusso varia tra 2–3 ml/100 g/min a riposo a 60-70 ml/100 g/min sotto sforzo; nei muscoli rossi la variazione è compresa tra 25–30 e circa 150 ml/100 g/min. L'aumento del flusso avviene in due fasi. Nel muscolo a fibre pallide, la prima fase vede il flusso salire fino 20-30 ml/100 g/min, mentre soltanto nella seconda fase il flusso raggiunge il valore massimo. Nella prima fase, di preparazione e di inizio dell'esercizio, la vasodilatazione interessa le arteriole e il tragitto preferenziale ed è regolata dall'innervazione simpatica sui recettori β_2, mentre nella seconda fase essa è di natura metabolica e interessa anche gli sfinteri precapillari. Non si esclude che la vasodilatazione metabolica veda anche coinvolte fibre simpatiche colinergiche. Mentre solo nella seconda fase la dilatazione porta sangue nei vasi di scambio, la prima fase essa limita l'aumento di pressione che altrimenti si avrebbe se le resistenze periferiche rimanessero invariate di fronte all'aumento della gettata cardiaca che si ha nell'esercizio.

Il circolo del muscolo scheletrico è anche sottoposto a un certo tono vasomotore α. Questo impedisce che la pressione idrostatica dovuta alla posizione eretta faccia aumentare la pressione nel microcircolo.

I maggiori valori di flusso nei muscoli rossi è reso possibile dalla maggiore densità di vasi che permette di garantire un adeguato apporto di sangue a muscoli che, per la loro funzione posturale, non sono quasi mai a completo riposo e quindi, nei limiti del possibile, non possono andare incontro a fatica.

Nella circolazione nei muscoli scheletrici il sangue venoso proveniente dal microcircolo può avere una pO_2 superiore a quella presente nel tessuto con il quale sono avvenuti gli scambi capillari. La spiegazione risiede nel decorso parallelo dei vasi arteriosi e venosi e nel fluire del sangue in senso opposto negli uni rispetto agli altri. Attraverso le pareti di questi vasi ha luogo il passaggio diretto di un certa quantità di O_2 dalle arteriole alle venule con uno scambio di controcorrente.

La circolazione renale

Il flusso ematico attraverso i due reni è di circa 1500 ml/min e si distribuisce più alla regione corticale che alla midollare.

La regolazione della circolazione renale può essere estrinseca o intrinseca. La regolazione estrinseca è in genere di natura nervosa simpatica. In condizioni basali essa determina un tono vasocostrittore assai modesto che tuttavia aumenta se si riduce la stimolazione dei barorecettori nel passaggio dalla posizione clinostatica a quella ortostatica.

In caso di attivazione simpatica generalizzata (esercizio fisico, reazione di allarme e di difesa, emorragie) la vasocostrizione di natura nervosa può ridurre il flusso ematico renale fino a 200 ml/min. Una vasocostrizione estrinseca di origine umorale può essere esercitata dalle catecolamine circolanti, dall'ADH, dalla serotonina e dall'angiotensina II.

La regolazione intrinseca, o autoregolazione si basa su un meccanismo miogeno, sulla separazione plasma-globuli rossi e sul feedback tubulo-glomerulare.

Nel circolo renale l'aumento della pressione sistemica si estende anche all'arteriola afferente del glomerulo provocandone la distensione con transitorio aumento del flusso. In risposta alla distensione, l'arteriola va incontro a vasocostrizione che riporta il flusso alla norma, mentre aviene il contrario in caso di riduzione della pressione.

La separazione plasma-globuli rossi, o scrematura del plasma (plasma skimming), dipende dalla tendenza dei globuli rossi a disporsi in posizione centrale e il plasma in posizione periferica in un vaso in cui il sangue scorra con moto laminare. Con l'aumento della velocità del sangue, aumenta la separazione, cosicché i rami collaterali del vaso ricevono sangue a basso ematocrito che ha poco effetto di diminuzione della viscosità, mentre nel vaso principale rimane sangue ad alto ematocrito che fa aumentare la resistenza al flusso che viene quindi ridotto. Assai modesta è l'importanza di questo meccanismo.

Il feedback tubulo-glomerulare riguarda la macula densa. Se, aumentano pressione sistemica, flusso ematico e la velocità di filtrazione glomerulare, aumenta la concentrazione di NaCl nel liquido che raggiunge la macula densa le cui cellule sono stimolate a produrre adenosina, che causa costrizione dell'arteriola afferente. Se invece si riduce la filtrazione glomerulare, la macula densa riduce la sua produzione di adenosina, mentre produce NO con conseguente vasodilatazione.

La circolazione cutanea

A causa della sua funzione termoregolatrice per l'intero organismo (dispersione diretta di calore e sudorazione), il flusso ematico alla cute è oltre 20 volte superiore a quello necessario alla termoregolazione della sola cute e può salire, per l'intera superficie corporea, da 20-50 ml/min a 2-3 l/min.

Il tono simpatico, già assai spiccato in condizioni basali, è controllato dai centri ipotalamici di difesa contro il freddo e contro il caldo. Esso aumenta nell'esposizione al freddo limitando la dispersione del calore, e diminuisce quando si rende necessaria una maggiore dispersione. Il simpatico diretto ai vasi della cute è influenzato anche da altri centri superiori, responsabili dell'arrossamento e del pallore del volto in caso di emozioni.

In talune parti del corpo, quali le mani i piedi e le orecchie, anziché vasocostrizione, il freddo può provocare vasodilatazione, permettendo un maggiore apporto di sangue e di calore a estremità che potrebbero andare facilmente incontro a congelamento. Questo tipo di vasodilatazione comporta l'apertura di anastomosi arteriolo-venulari in risposta ad un riflesso assonico.

BIBLIOGRAFIA

Canty JM Jr, Iyer VS (2007) *Hydrogen peroxide and metabolic coronary flow regulation.* J Am Coll Cardiol 50:1279-1281.

Losano G, Marzilli M, Ferrari M (1998) *La circolazione coronarica. Fisiopatologia clinica e Farmacoterapia.* Piccin. Padova.

Murkin JM (2007) *Cerebral autoregulation: the role of CO_2 in metabolic homeostasis.* Seminar Cardiothorac Vasc Anest 11:269-273.

Roatta S, Micieli G, Bosone D, Losano G, Bini R, Cavallini A, Passatore M (1998) *Effect of generalised sympathetic activation by cold pressor test on cerebral haemodynamics in healthy humans.* J Auton Nerv Syst 71:159-66.
Toda N, Ayajiki K, Okamura T (2009) *Cerebral blood flow regulation by nitric oxide: recent advances.* Pharmacol Rev 61:62-97.
Krams R, Sipkema P, Westerhof N (1989) Varying elastance concept may explain coronary systolic flow impediment. Am J Physiol 257:H1471-Hi149.
Krams R, Sipkema P, Zegers J, Westerhof N (1989) Contractility is the main determinant of coronary systolic flow impediment. Am J Physiol 257:H1936-H1944.
Molnar L, Szanto J (1964) The effect of electrical stimulation of the bulbar vasomotor centre on the cerebral blood flow. Q J Exp Physiol Cogn Med Sci 49:184-193.

Capitolo 15.

La circolazione polmonare

15.1 LE CARATTERISATICHE DELLA CIRCOLAZIONE POLMONARE

La circolazione polmonare perfonde i capillari polmonari dove avvengono gli scambi gassosi tra l'aria presente negli alveoli e il sangue. In virtù di questi scambi il sangue venoso misto assume ossigeno e si libera dell'anidride carbonica in eccesso.

Gli scambi alveolari avvengono per gradiente di pressione parziale o tensione dei gas. In tal modo l'ossigeno, che nell'aria alveolare ha una tensione di circa 100 mmHg (corrispondente ad una concentrazione di 13,80%), passa nel sangue venoso misto dove ha una tensione di 40 mmHg (corrispondenti ad una concentrazione di circa il 15%). Nello stesso tempo l'anidride carbonica, che nel sangue venoso misto ha una tensione di circa 46 mmHg (corrispondente ad una concentrazione del 52%), passa nell'aria alveolare dove ha una tensione di 40 mmHg (corrispondente ad una concentrazione del 5,60%).

Dopo avere subito gli scambi gassosi, il sangue venoso misto si è trasformato in sangue arterializzato, nel quale le tensioni dei gas sono le stesse che nell'aria alveolare, mentre le concentrazioni sono del 20% circa per l'ossigeno e del 42% per l'anidride carbonica. Si noti che la diversa corrispondenza tra tensioni e concentrazioni nei gas nell'aria alveolare e nel sangue dipendono dalla presenza nel sangue di appositi sistemi di trasporto per l'ossigeno e l'anidride carbonica. Date la partecipazione dell'anidride carbonica agli scambi alveolari e le trasformazioni che l'emoglonina subisce in seguito a questi scambi, la circolazione polmonare partecipa alla regolazione dell'equilibrio acido-base.

Mentre per *sangue arterializzato* si intende il sangue presente all'estremità venulare di un capillare alveolare, per *sangue arterioso* si intende il sangue che torna al cuore attraverso le vene polmonari. Questo sangue ha un contenuto in ossigeno leggermente inferiore (e di anidride carbonica leggermente superiore) al sangue arterializzato, in quanto nel suo tragitto nel tessuto polmonare riceve una piccola parte del sangue venoso del circolo bronchiale, distretto del circolo generale, che perfonde i polmoni a scopo metabolico.

Oltre che agli scambi respiratori e alla regolazione dell'equilibrio acido-base, la circolazione polmonare interviene nel meccanismo *renina-angiotensina-aldosterone* (cap. 8.10). Sulla superficie degli endoteli del circolo polmonare è infatti presente *l'enzima convertente l'angiotensina (ECA)* che trasforma l'angiotensina I in angiotensina II. Farmaci inibitori dell'ECA vengono impiegati nel trattamento dell'ipertensione.

La circolazione polmonare svolge anche una funzione di filtro e di arresto per emboli di varia natura che, giunti con il sangue venoso misto, potrebbero occludere arterie della circolazione generale. Dato il gran numero di circuiti in parallelo che caratterizzano il circolo polmonare, l'arresto di questi emboli non provoca in genere ostruzioni rilevanti del piccolo circolo. Se si tratta di emboli ematici, questi possono venire digeriti da enzimi fibrinolitici rilasciati dagli endoteli. Se si tratta invece di emboli di aria non troppo estesi, questa può venire eliminata negli alveoli. Di più difficile eliminazione sono invece gli emboli grassi che si hanno in seguito fratture delle ossa o per interventi chirurgici ortopedici.
Quanto detto sopra vale per emboli che potrebbero ostruire rami del circolo generale Per determinare invece un'ostruzione grave nel circolo polmonare, gli emboli devono avere una dimensione tale da interrompere il flusso in un grosso ramo dell'arteria polmonare, causando in tal modo la comparsa di un *infarto polmonare.*

Il vasi costituiscono il 40% circa del polmone e contengono circa 500 ml di sangue, pari ad un decimo del sangue contenuto nel circolo generale. Le arterie del circolo polmonare sono quasi sette volte più distendibili di quelle del circolo generale. Questa maggiore distensibilità viene spiegata con la scarsezza di fibrocellule muscolari lisce e la sottigliezza delle pareti. In passato è stato sostenuto che, se viene riferita all'unità di peso corporeo, la distensibilità del circolo polmonare è di 0,2 ml/mmHg/kg, mentre quella circolo generale è di 1,4 ml/mmHg/kg. Questo calcolo non rispecchia per nulla il rapporto tra le distensibilità totali dei due circoli, in quanto il circolo generale, pur meno distendibile, è assai più esteso di quello polmonare.

A differenza della circolazione generale, la circolazione polmonare è a bassa pressione. Infatti nell'arteria polmonare le pressioni sistolica e diastolica sono rispettivamente di 20-25 e di 10-15 mmHg. La causa della bassa pressione è dovuta alle basse resistenze pre- e postcapillari. Se soltanto le resistenze precapillari fossero basse e quelle postcapillari fossero uguali a quelle del circolo generale, la pressione nei capillari alveolari, che è di 5 -6 mmHg, sarebbe più elevata di quella presente nel circolo generale a causa di un facile ingresso e di una difficile uscita del sangue. Una pressione così elevata determinerebbe la fuoriuscita di plasma dai capillari con conseguente *edema polmonare.*

Come abbiamo visto nel capitolo 1.3, la presenza di basse resistenze è causa della pulsatilità della pressione e del flusso nei capillari alveolari. Poiché sono basse anche le resistenze postcapillari, nei capillari giungono a ritroso anche le oscillazioni pressorie che si generano nell'atrio sinistro. Questo permette la registrazione della pressione atriale come *pressione di cuneo.*

La figura 15.1 illustra come può venire riconosciuta la pulsatilità presente nei capillari alveolari. Il soggetto in esame siede in una camera stagna che funge da pletismigrafo corporeo. Un manometro P permette la registrazione della pressione dell'aria nella camera. Fin che il paziente respira aria ambiente non si hanno variazioni di pressione, in quanto ad ogni atto inspiratorio il volume di aria sottratto all'atmosfera della camera determinerà un uguale aumento del volume della gabbia toracica senza che vari la pressione complessiva all'interno del pletismografo. Il soggetto viene quindi invitato a inspirare da un pallone una miscela gassosa costituita per il 20% di ossigeno e per l'80% di ossido nitroso. Eseguita l'inspirazione il paziente trattiene il respiro per qualche istante.

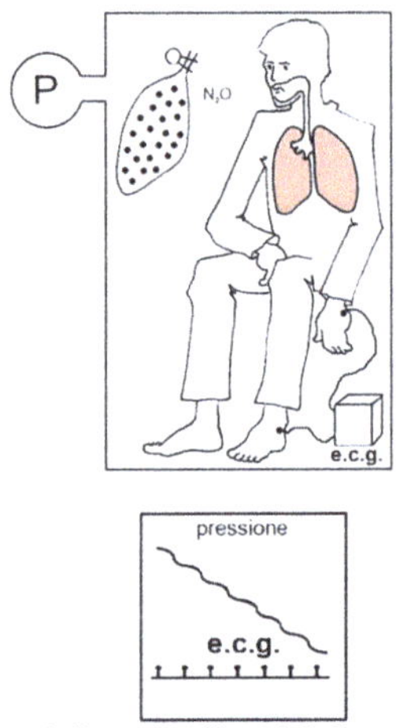

Figura 15.1 Determinazione della pulsatilità del flusso nei capillari alveolari. P: pressione nel pletismografo corporeo; N_2O: protossido di azoto. Vedi spiegazione nel testo.

Poiché il pallone è contenuto nel pletismografo corporeo dove si trova il soggetto in esame, durante l'inspirazione non si avrà alcuna variazione né di volume, né di pressione. Una diminuzione di entrambi si ha invece quando il soggetto trattiene il respiro a causa di quella tipica contrazione di volume che si ha quando l'ossido nitroso viene assorbito dal sangue. La diminuzione di pressione registrata dal manometro P non avviene in modo continuo, ma a scalini che la contemporanea registrazione dell'ECG dimostra essere sincroni con l'attività cardiaca. Questo dispositivo, oltre a mettere in evidenza la pulsatilità della pressione nei capillari, permette di valutare la velocità istantanea del sangue al loro interno. Conoscendo il coefficiente di solubilità dell'ossido nitroso e la sua concentrazione alveolare è stato possibile calcolare come la velocità sia di circa 10 l/min in sistole e 2-3 l/min in diastole.

In un soggetto in posizione ortostatica le varie parti del polmone non sono ugualmente perfuse. West ha distinto il polmone in una *zona superiore o apicale* poco perfusa, in una *zona media* normalmente perfusa e in una *zona inferiore* molto perfusa (fig 15.2). La perfusione dipende dalla differenza tra la pressione dell'aria negli alveoli e la pressione del sangue nei capillari alveolari. La seconda varia nelle tre diverse zone a seconda della pressione idrostatica il cui valore, in un soggetto in posizione ortostatica, è dato dal livello della zona esaminata rispetto al cuore. Risulta allora che, in un soggetto in posizione ortostatica, la pressione del sangue nei capillari alveolari diminuisce dalla base all'apice del polmone, mentre non varia la pressione P_A dell'aria negli alveoli. La pressione nei capillari, inoltre, ha dal lato arteriolare un valore P_a, superiore al valore P_v presente dal lato venulare.

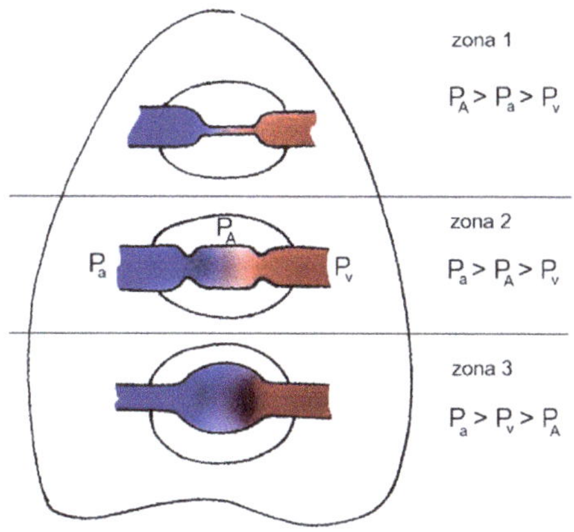

Figura 15.2 Zone di West nel polmone. P_A: pressione dell'aria alveolare; P_a: pressione arteriolare, P_v: pressione venulare. Vedi spiegazione nel testo.

Nella zona inferiore, posta al di sotto del livello del cuore, alla pressione regolata dalle resistenze pre- e postcapillari si somma la pressione idrostatica dovuta alla differenza tra il livello del cuore e quello dei vasi considerati. Ne consegue che $P_a > P_v > P_A$, ossia che la pressione del sangue supera la pressione dell'aria alveolare per tutta la lunghezza dei capillari. In questa zone quindi i capillari sono molto distesi e il flusso è elevato.

Nella zona media, posta allo stesso livello del cuore, alla pressione regolata dalle resistenze non si somma la pressione idrostatica. Ne consegue che $P_a > P_A > P_v$, ossia che la pressione del sangue supera quella dell'aria alveolare solo dal lato arteriolare, mentre il contrario avviene dal lato venulare. A causa del prevalere della pressione P_A dell'aria, dal lato venulare il capillare va incontro ad un certo grado di restringimento secondo il modello *a cascata d'acqua* (cap. 11.7). A causa di questo restringimento il flusso ematico è inferiore a quello della zone inferiore.

Nella zona superiore, posto al di sopra del livello del cuore, alla pressione regolata dalle resistenze si sottrae la pressione idrostatica dovuta alla differenza di livello tra i capillari considerati e quello del cuore. Ne consegue che in questo caso $P_A > P_a > P_v$ cosicché i capillari risultano ristretti per tutta la loro lunghezza per un'estensione a monte dell'effetto a cascata d'acqua.

La maggiore pressione capillare nella zona inferiore spiega perché in caso di insufficienza ventricolare sinistra acuta l'edema polmonare inizi nella parte basale dei polmoni, mentre la modesta perfusione della zona superiore rende conto del perché la tubercolosi nodulare abbia una prevalente sede apicale dove il flusso ematico più lento facilita l'impianto del micobatteri

Scheda di applicazione sperimentale: come si può determinare il diverso flusso ematico nei vari livelli del polmone

Per evidenziare e misurare la perfusione a diversi livelli del polmone ad un soggetto in posizione eretta due contatori di scintillazione vengono posti rispettivamente in prossimità della parte alta e di quella basale del torace. Il soggetto viene quindi invitato a inspirare anidride carbonica pura radioattiva ($C^{15}O_2$) e quindi a trattenere il respiro per 15 secondi.

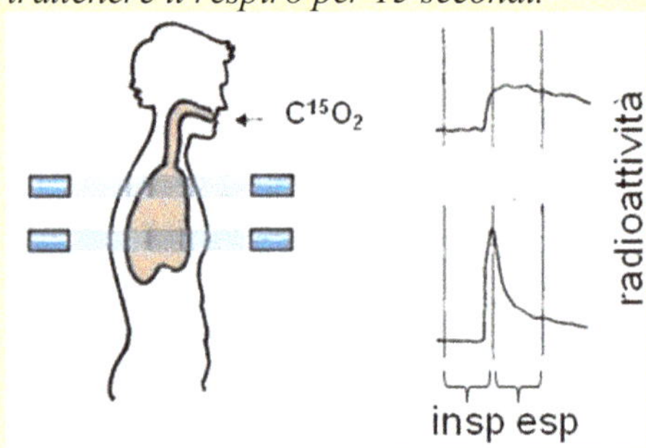

Durante questo breve intervallo di tempo, l'anidride carbonica, che ha una tensione più elevata negli alveoli che nel sangue venoso, passa nei capillari per venire rimossa dal torrente ematico. La rimozione si accompagna ad una diminuzione della radioattività rilevata dai contatori. Si può allora constatare come la diminuzione della radioattività sia più rapida alla base del torace dove il flusso è elevato che nella parte alta dove il flusso è più modesto.

15.2 LE VARIAZIONI DI VOLUME DEL POLMONE E LE RESISTENZE AL FLUSSO EMATICO POLMONARE

Le resistenze vascolari polmonari non sono costanti nel tempo, ma variano ciclicamente con le variazioni di volume del polmone dovute al susseguirsi dell'ispirazione e dell'espirazione. Minime alla fine di un'espirazione normale quando il polmone contiene il volume d'aria corrispondente alla *capacità residua funzionale*, aumentano durante l'inspirazione (fig 15.3), Dapprima modesto quando viene introdotto il volume corrente, l'aumento sale in modo più spiccato in una respirazione forzata fino al raggiungimento della *capacità polmonare totale.* Oltre che nell'ispirazione, le resistenze vascolari polmonari aumentano nell'espirazione forzata, quando oltre al *volume corrente* viene espulso anche il *volume di riserva espiratoria* e il polmone contiene soltanto il *volume residuo.* In altre parole le resistenze vascolari sono basse quando il polmone si trova nella *posizione di riposo* o *di fine espirazione* e aumentano sia nell'ispirazione che nell'espirazione forzate.

Le ragioni di queste variazioni delle resistenze durante gli atti respiratori risiedono nell'azione delle variazioni di volume del polmone sul lume dei vasi. Come si può vedere dalla figura 15.3, nell'inspirazione forzata l'aumento del raggio degli alveoli determina una compressione dei vasi alveolari. In termini di aumento della resistenza, l'effetto di questa compressione supera l'effetto della distensione dei vasi extra-alveolari indotta dall'aumento di volume del polmone; nell'espirazione forzata, invece, i vasi extra-alveolari sono meno distesi della norma (quasi raggrinziti) e, proprio per questo motivo, la resistenza al flusso ematico aumenta.

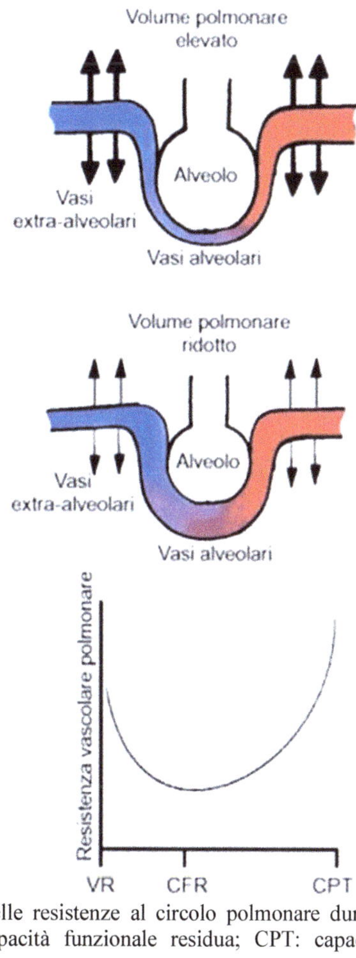

Figura 15.3 Variazione delle resistenze al circolo polmonare durante gli atti respiratori. VR: volume residuo; CFR: capacità funzionale residua; CPT: capacità polmonare totale. Vedi spiegazione nel testo.

Date la distensibilità del letto vascolare polmonare e una presenza limitata di fibrocellule muscolari lisce, anche le variazioni di gettata cardiaca possono fare variare le resistenze. In condizioni basali le resistenze vascolari polmonari sono già abbastanza basse, anche se alcuni vasi sono occlusi. Quando la gettata aumenta, le basse resistenze permettono un aumento limitato della pressione che determina tuttavia l'apertura dei vasi prima occlusi e la distensione di quelli già aperti: il risultato è una diminuzione delle resistenze, mentre il contrario avviene quando la gettata diminuisce (Fig15.4). Nell'esercizio fisico, un aumento della gettata cardiaca riguarda il ventricolo destro al pari del ventricolo sinistro.

In condizioni di gettata cardiaca normale il tempo di transito del sangue in un capillare alveolare è in genere di 0,8 s. Se la gettata aumenta, il tempo di transito si può ridurre a 0.3 s.

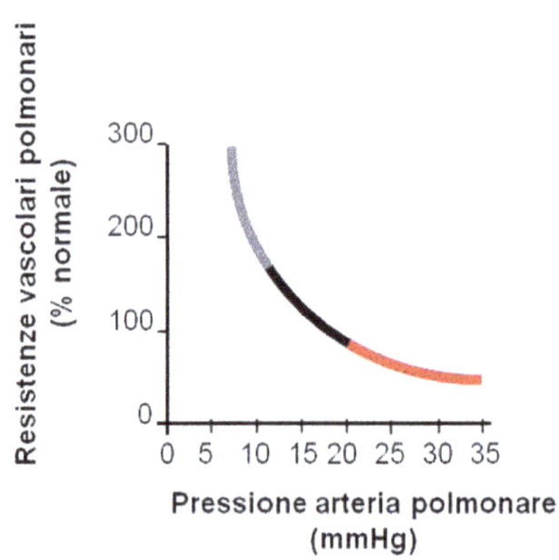

Figura 15.4 Variazione delle resistenze vascolari polmonari al variare della pressione nell'arteria polmonare. Si noti come gli aumenti della pressione siano provocati da aumenti della gettata cardiaca (normale in nero, ridotta in grigio e aumentata in rosso) che fanno variare le resistenze vascolari polmonari. Vedi spiegazione nel testo. (modificata da Rhoades R.A:and Tanner G.A. Fisiologia Medica. EdiSES 1996).

15.3 LA REGOLAZIONE CHIMICA E NERVOSA DEL CIRCOLO POLMONARE

L'ipossia determina vasocostrizione del circolo polmonare. L'ipossia può essere *locale* o *generalizzata*. E' locale quando interessa un numero maggiore o minore di alveoli scarsamente ventilati, mentre è *generalizzata* quando il circolo polmonare riceve sangue venoso misto con un contenuto di ossigeno inferiore alla norma. Mentre nel primo caso l'aumento locale delle resistenze comporta un modesto, ancorché presente, aumento della pressione nell'arteria polmonare, nel secondo caso si ha una vasocostrizione generalizzata con aumento ben evidente della pressione. Un caso di ipossia generalizzata è quella che si può avere ad alta quota.

Il meccanismo con cui l'ipossia determina costrizione dei vasi polmonari è stato spiegato con la chiusura dei canali per il K^+ delle fibrocellule muscolari lisce. La conseguente riduzione della corrente del K^+ rivolta verso l'esterno riduce l'ampiezza del potenziale di membrana a riposo con conseguente apertura dei canali voltaggio-dipendenti per il Ca^{2+} e aumento della concentrazione intracellulare dello ione.

Al pari dell'ipossia, anche l'ipercapnia può determinare vasocostrizione polmonare soprattutto nei preparati sperimentali posti in anestesia generale. E' stato ipotizzato che in queste condizioni alla vasocostrizione da ipercapnia partecipi l'acidosi (metabolica) che può accompagnare l'anestesia generale. Va detto tuttavia che l'acidosi (respiratoria) è comunque presente in caso di ipercapnia.

Oltre che per un'azione diretta sui vasi, la diminuzione della tensione dell'ossigeno e l'aumento della tensione dell'anidride carbonica possono determinare aumento delle resistenze vascolari polmonari mediante un meccanismo riflesso a partenza dei chemorecettori aortici e carotidei del circolo sistemico.

Oltre all'ipossia e all'ipercapnia, anche varie sostanze endogene sono attive sui vasi polmonari. Esercitano un'azione costrittrice le *catecolamine surrenaliche* attraverso i recettori α, i *neuropeptidi,* le *endoteline,* la maggior parte delle *prostaglandine,* la *serotonina,* l'*istamina* e l'*angiotensina II.* Quest'ultima si forma dall'angiotensina I ad opera dell'enzima convertente l'angiotensina (angiotensin converting enzyme = ACE) liberato dalle cellule endoteliali soprattutto dal circolo polmonare. Esercitano invece un'azione dilatatrice le *catecolamine surrenaliche* attraverso i recettori β, l'*ossido nitrico* liberato sia per azione dello shear stress che dell'*acetilcolina* e della *bradichinina*, la *dopamina* e la *prostaciclina.* Anche l'iperossia può indurre vasodilatazione.

I vasi polmonari sono innervati da fibre simpatiche postgangliari che originano nel ganglio stellato. Se vengono stimolate, queste fibre esercitano un'azione vascostrittrice che nei preparati sperimentali si evidenzia dall'aumento della pressione nell'arteria polmonare in seguito alla stimolazione del ganglio stellato. In natura la scarica simpatica sui vasi polmonari viene regolata con gli stessi meccanismi che regola quella sui vasi del circolo generale. Di conseguenza le stimolazioni sia dei barorecettori aortici e cartidei, sia di quelli dell'arteria polmonare, possono inibire la scarica simpatica ai vasi polmonari riducendo le resistenze anche in questa sezione dell'apparato cardiovascolare (vedi cap. 12.6).

15.4 LA FORMAZIONE DELL'EDEMA POLMONARE

La pressione nei capillari alveolari è di soli 5– 6 mmHg. Negli spazi interstiziali dei polmoni e negli alveoli la pressione è di 5–8 mmHg inferiore a quella atmosferica. A partire da questi valori la pressione di filtrazionc può avere un valore massimo di 14 (6 + 8) mmHg. Si tratta di una pressione inferiore a quella oncotica delle proteine plasmatiche che è di 24 – 25 mmHg. L'equilibrio pressorio risultante dovrebbe quindi scongiurare la fuoriuscita di liquido dai capillari e la formazione di edema.

A differenza di quelli del circolo sistemico, i capillari alveolari sono molto permeabili, cosicchè lasciano normalmente fuoriuscire una certa quantità di proteine plasmatiche, rendendo più precario l'equilibrio pressorio tra i due lati della membrana alveolo-capillare. E' ora sufficiente che si abbia un aumento della pressione nei capillari affinché si abbia un'uscita di liquido e la formazione di edema.

A causa dello scarso valore delle resistenze postcapillari, la pressione nei capillari alveolari può aumentare nell'insufficienza acuta del ventricolo sinistro per propagazione a ritroso dell'aumento di pressione che si ha nell'atrio sinistro. Naturalmente l'edema comincia nelle parti basse dei polmoni dove la pressione del sangue è più elevata. La terapia dell'edema polmonare da insufficienza ventricolare sinistra consiste nella riduzione del ritorno venoso al cuore destro. Questa può essere ottenuta con la somministrazione di diuretici ad azione rapida o di morfina. In assenza di questi farmaci, i salassi rappresentavano un tempo l'unico trattamento efficace. Anche i farmaci inotropi possono essere utilizzati per migliorare la contrattilità del ventricolo sinistro.In seguito al trattamento o a risoluzione spontanea il liquido presente negli alveoli viene recuperato nel sangue, mentre quello presente nell'interstizio viene drenato dai vasi linfatici.

L'edema polmonare può anche comparire senza aumento della pressione nei capillari, quando la parete di questi vasi è lesa per processi infiammatori o per inalazione di gas irritanti.

15.5 RIASSUNTO

Le caratteristiche della circolazione polmonare. Il sangue che passa nei capillari alveolari si satura di ossigeno e da venoso diventa sangue arterializzato. Il sangue arterioso che giunge nell'atrio sinistro ha un contenuto in ossigeno leggermente inferiore al sangue arterializzato in quanto ha ricevuto per anastomosi una picola parte del sangue del circolo bronchiale. Date la partecipazione dell'anidride carbonica agli scambi alveolari e le trasformazioni che l'emoglonina subisce in seguito a questi scambi, la circolazione polmonare partecipa alla regolazione dell'equilibrio acido-base.

La presenza dell'enzima convertente l'angiotensina negli endoteli del circolo polmonare implica una partecipazione al meccanismo renina-angiotensina-aldosterone. Il circolo polmonare svolge anche una funzione di filtro per emboli di varia natura.

Per la scarsezza della muscolaura liscia e per la sottigliezza delle pareti, le arterie del circolo polmonare sono quasi sette volte più distendibili di quelle del circolo generale.

La circolazione polmonare è caratterizzata da una bassa pressione dovuta alle basse resistenze pre- e postcapillari. Il basso valore delle resistenze postcapillari comporta una bassa pressione anche nei capillari alveolari, dove il flusso si mantiene pulsatile anche per la trasmissione retrograda della pulsazioni nell'atrio sinistro.

A causa del diverso valore della pressione idrostatica, minore all'apice e maggiore alla base del polmone, nel circolo polmonare vengono distinte una zona alta, una media e una bassa caratterizzate da un flusso progressivamente crescente dall'alto al basso.

Le variazioni di volume del polmone e le resistenze al flusso ematico polmonare.

Le resistenze vascolari polmonari variano ciclicamente con il susseguirsi degli atti respiratori. Minime alla fine di un'espirazione tranquilla, aumentano durante l'inspirazione e nell'espirazione forzata. Le variazioni delle resistenze durante gli atti respiratori sono dovute all'azione sui vasi delle variazioni di volume del polmone.

Nell'inspirazione l'aumento del raggio degli alveoli determina una compressione dei vasi alveolari. Nell'espirazione forzata, invece, i vasi extra-alveolari sono poco distesi e, proprio per questo motivo, la resistenza al flusso ematico aumenta.

Data la distensibilità del letto vascolare polmonare, anche le variazioni di gettata cardiaca possono fare variare le resistenze. Quando la gettata aumenta, le basse resistenze permettono un aumento limitato della pressione che determina tuttavia l'apertura di vasi prima occlusi e la distensione di quelli già aperti, mentre il contrario avviene quando la gettata diminuisce.

La regolazione chimica e nervosa del circolo polmonare. L'ipossia determina vasocostrizione del circolo polmonare. L'ipossia è locale quando interessa un numero maggiore o minore di alveoli scarsamente ventilati, mentre è generalizzata quando il circolo polmonare riceve sangue venoso misto con un contenuto di ossigeno inferiore alla norma. Un caso di ipossia generalizzata è quello che si può avere ad alta quota. Nell'ipossia regionale l'aumento locale delle resistenze comporta uno scarso o assente aumento della pressione nell'arteria polmonare, mentre nell'ipossia generalizzata l'aumento della pressione è ben evidente.

La costrizione da ipossia dei vasi polmonari è stato spiegato con la chiusura dei canali K_v per il K^+ della muscolatura liscia. La diminuzione della corrente del K^+ rivolta verso l'esterno riduce l'ampiezza del potenziale a riposo con apertura dei canali voltaggio-dipendenti per il Ca^{2+}, del quale aumenta la concentrazione intracellulare.

Anche l'ipercapnia può determinare vasocostrizione polmonare soprattutto nei preparati sperimentali posti in anestesia generale. Si pensa che in queste condizioni alla vasocostrizione da ipercapnia partecipi l'acidosi metabolica che può accompagnare l'anestesia generale. Va detto tuttavia che la stessa ipercapnia è cusa di acidosi respiratoria.

Oltre che per un'azione diretta sui vasi, la diminuzione della tensione dell'ossigeno e l'aumento della tensione dell'anidride carbonica possono determinare aumento delle resistenze vascolari polmonari mediante un meccanismo riflesso a partenza dei chemorecettori aortici e carotidei del circolo sistemico.

Anche sostanze endogene sono attive sui vasi polmonari. Sono vasocostrittrici le catecolamine surrenaliche (recettori α), i neuropeptidi, le endoteline, la maggior parte delle prostaglandine, la serotonina, l'istamina e l'angiotensina II. Sono invece vasodilatatrici le catecolamine surrenaliche (recettori β), l'NO e i fattori che ne stimolano la produzione.

La stimolazione delle fibre simpatiche provoca una vascostrizione che nei preparati sperimentali si manifesta con l'aumento della pressione nell'arteria polmonare. La stimolazione sia dei barorecettori aortici e cartidei, sia di quelli dell'arteria polmonare, riduce la scarica simpatica ai vasi polmonari facendo diminuire le resistenze anche in questa sezione dell'apparato cardiovascolare.

La formazione dell'edema polmonare.

Nei capillari alveolari la pressione di filtrazione è inferiore alla pressione oncotica delle proteine plasmatiche. Questo equilibrio pressorio dovrebbe evitare la fuoriuscita di liquido dai capillari e la formazione di edema. Tuttavia i capillari alveolari sono più permeabili di quelli sistemici, per cui lasciano normalmente fuoriuscire una certa quantità di proteine plasmatiche, rendendo più precario l'equilibrio pressorio tra i due lati della membrana alveolo-capillare. Pertanto un aumento della pressione nei capillari determina facilmente fuoriuscita di proteine e di acqua con formazione di edema. La pressione nei capillari alveolari può aumentare nell'insufficienza acuta del ventricolo sinistro per propagazione a ritroso dell'aumento di pressione atriale sinistra attraverso le basse resistenze postcapillari.

La terapia dell'edema polmonare si avvale di mezzi che riducono il ritorno venoso al cuore destro, quali i diuretici ad azione rapida, la morfina e, se necessario, i salassi. Nella risoluzione il liquido presente negli alveoli viene recuperato nel sangue, mentre quello presente nell'interstizio viene drenato dai vasi linfatici.

L'edema polmonare può anche comparire quando la parete dei capillari è lesa per processi infiammatori o per inalazione di gas irritanti.

BIBLIOGRAFIA

Rhoades RA, Tanner GA (1996) *Medical Physiology.* Little Brown and Company, Boston.

West JB (2008) *Respiratory Physiology-The Essentials.*Lippincott, Williams & Wilkins, Baltimore.

Capitolo 16.

Adattamenti dell'apparato cardiovascolare a situazioni di emergenza

16.1 ESERCIZIO FISICO

L'esercizio fisico è caratterizzato da un aumento della gettata cardiaca per aumento contemporaneo della frequenza e della gettata sistolica, nonché da un aumento del flusso ematico nei vasi dei muscoli scheletrici che si contraggono.

L'esercizio muscolare può essere lieve, moderato, intenso e molto intenso. Mentre gli esercizi lieve, moderato e intenso vengono classificati come *sottomassimali*, l'esercizio molto intenso è considerato *sovramassimale*.

Mentre nell'esercizio sottomassimale l'aumento della gettata cardiaca e del flusso distrettuale, insieme all'aumentata attività respiratoria, assicurano ai muscoli in attività l'apporto di ossigeno di cui necessitano, nell'esercizio sovramassimale l'apporto di ossigeno non è più adeguato allo sforzo per cui i muscoli vanno incontro a esaurimento dell'ATP e ad accumulo di acido lattico per il prevalere della glicolisi anaerobica. La trattazione che segue riguarderà la circolazione nel passaggio dei muscoli dalle condizioni di riposo a quelle di esercizio intenso ma non sovramassimale.

Nel passaggio dalle condizioni di riposo a quelle di esercizio intenso, la gettata cardiaca può salire da 5 l/min a 15 l/min in soggetti normali e 20 l/min in atleti olimpionici. Nei soggetti sani, la pressione arteriosa presenta un aumento moderato del valore sistolico, mentre quello diastolico varia di poco o può anche diminuire e la pressione media può subire scarse variazioni.

Il fatto che aumenti cospicui della gettata cardiaca non siano accompagnati da aumenti proporzionali della pressione arteriosa ci dice che le resistenze periferiche totali nel loro complesso devono essere diminuite. Questa diminuzione dipende dalla vasodilatazione nei muscoli dove viene dirottata la maggior parte dell'aumento della gettata.

Poiché il muscolo che si contrae ha una maggiore richiesta, e quindi estrazione, di ossigeno, la differenza artero-venosa in O_2 può triplicare passando dal 5 al 15%.

Tre fattori contribuiscono all'aumento della gettata cardiaca: l'aumento della *frequenza cardiaca* e gli aumenti della *gettata sistolica* e del *ritorno venoso*. Agli effetti della gettata cardiaca questi meccanismi sono strettamente integrati tra loro. In questa integrazione l'aumento dell'attività simpatica gioca un ruolo di primo piano.

Di per sé l'aumento della gettata sistolica sembra essere in contraddizione con il contemporaneo aumento delle frequenza. Poiché, tuttavia, nell'esercizio fisico il cuore, oltre che ad una inibizione dell'attività vagale, è sottoposto ad una maggiore attività simpatica, l'aumento della contrattilità rende le contrazioni più profonde in modo che le gettate sistoliche utilizzano una parte del sangue che normalmente costituisce il residuo sistolico. Nello stesso tempo l'aumento dell'attività simpatica, che riguarda anche l'innervazione delle vene, riduce la capacità venosa contribuendo a un aumento del ritorno venoso. Naturalmente all'aumento del ritorno venoso contribuisce anche il massaggio sulle vene da parte dei muscoli in attività e l'influenza che l'aumento della gettata cardiaca finsce per avere sullo stesso ritorno venoso quando viene raggiunta una situazione di *steady state*.

Come è già stato visto nel capitolo 14.4, nei muscoli scheletrici a fibre pallide il flusso ematico, che è di 2-3 ml/100g/min a riposo, sale fino a 70-80 ml/100g/min durante l'attività intensa, mentre nei muscoli a fibre rosse, dove è di 20-30 ml/100g/min a riposo, può salire fino a 150 ml/100g/min durante l'attività. Nel caso dei muscoli a fibre rosse i termini di riposo e di attività devono essere presi con cautela, essendo riferiti a muscoli sempre parzialmente attivi in quanto svolgono una funzione posturale e sono di rado sottoposti ad uno sforzo massimale paragonabile a quello dei muscoli a fibre pallide.

Nel capitolo 14.4 abbiamo visto le tappe dell'aumento del flusso nei muscoli scheletrici quando questi entrano in attività. Inizialmente la vasodilatazione è di natura nervosa e umorale, mentre successivamente è regolata dall'aumento del metabolismo muscolare.

Nei muscoli a fibre pallide la vasodilatazione nervosa e uumorale inizia già nella fase preparatoria dell'esercizio. In questa fase, un aumento dell'attività simpatica comincia a provocare un aumento della gettata cardiaca che provocherebbe a sua volta un aumento parallelo della pressione arteriosa se non intervenisse una vasodilatazione nei muscoli coinvolti nell'esercizio. Questa situazione, dalla fase preparatoria si prolunga nella fase iniziale dell'esercizio. Essa è stata attribuita sia ad un'attivazione del simpatico vasodilatatore colinergico (vedi cap. 8.5 e 12.3) sia ad un'azione dell'adrenalina circolante sui recettori β_2 dei vasi di resistenza dei muscoli, sia infine alla riduzione del tono vasomotore simpatico di tipo α ad opera di riflessi barorecettori indotti dall'aumentata pressione pulsatoria. Recentemente nell'uomo si tende ad escludere una innerazione coliergica diretta ai vasi muscolari e si attribuisce la prima fase della vasodilatazione ai recettori β_2.

Come è stato detto nel capitolo 14.4, la vasodilatazione dovuta al simpatico vasodilatatore e ai recettori β_2 interessa le arteriole precapillari, gli shunt arteriolo-venulari, le metaarteriole e il tratto prossimale del tragitto preferenziale del microcircolo muscolare, senza estendersi agli sfinteri precapillari. In questo modo l'aumento del flusso nei muscoli pallidi non riguarda ancora i vasi di scambio e non raggiunge ancora il valore massimo ma si assesta intorno a 30 ml/100g/min. Soltanto quando interviene l'effetto dell'aumentato metabolismo, si dilatano gli sfinteri precapillari e il flusso sale a 70-80 ml/100g/min. Se in condizioni di riposo soltanto un quarto dei capillari dei muscoli interessati sono pervi, una volta che il flusso ha raggiunto il suo valore massimo, essi risultano pervi nella loro totalità.

La prima fase di vasodilatazione, che non porta ad una maggiore perfusione dei vasi di scambio, ma semplicemente ad un maggior flusso attraverso il tragitto preferenziale e gli shunt arterioso-venualari, ha un significato emodinamico. Essa infatti impedisce che l'aumento immediato della gettata cardiaca sia accompagnato da un corrispondente aumento della pressione.

Terminato l'esercizio, la pressione arteriosa può cadere transitoriamente sotto i valori normali a causa del persistere nei muscoli di un certo grado di vasodilatazione metabolica, e della riduzione del volume di liquido circolante ad opera della sudorazione e dell'ipervetilazione. Soltanto quando i metaboliti sono stati rimossi, la situazione torna ad essere uguale a quella di controllo, sempre che il volume di liquido circolante sia stato ripristinato con adeguata introduzione di acqua e di sali.

16.2 REAZIONE DI ALLARME E DI DIFESA

Nel capitolo precedente abbiamo visto come l'ipotalamo possa regolare la *reazione di allarme o di difesa* detta anche *fight or fly reaction.* Essa consiste nella messa in azione di risposte che permettono ad un animale di fuggire o aggredire di fronte a un pericolo ed è caratterizzata da aumento della frequenza e della gettata cardiaca, della pressione e del flusso di sangue ai muscoli scheletrici. E' in genere accompagnata da altri segni di attivazione simpatica generalizzata, quali midriasi e piloerezione. Nell'uomo tutte queste modificazioni possono essere più o meno presenti nelle emozioni. Si tratta di risposte abbastanza simili a quelle presenti anche nell'esercizio fisico. In tutte queste condizioni la vasodilatazione a livello dei muscoli scheletrici è mediata da fibre simpatiche colinergiche.

Le variazioni cardiovascolari tipiche della reazione di allarme o di difesa sono state indotte sperimentalmente nel gatto anestetizzato con la stimolazione dell'ipotalamo posteriore. La risposta è stata un aumento contemporaneo della pressione arteriosa nelle sue componenti sistolica, diastolica e pulsatoria, nonché della frequenza cardiaca.

Un aumento di pressione, dovuto che ad una intensa attivazione simpatica con rilascio di catecolamine neurali e surrenaliche, dovrebbe essere accompagnato ad una diminuzione della frequenza per stimolazione dei barorecettori arteriosi. E' stata allora formulata l'ipotesi che la stimolazione dell'ipotalamo determini anche una inibizione vagale, come è stato poi accertato quando è stato visto che la regione perifornicale dell'ipotalamo può inibire il nucleo del tratto solitario.

Al termine dello stato emotivo che ha indotto la reazione di allarme e di difesa si ha la cosiddetta *bradicardia posteccitatoria.* Infatti, la cessata inibizione del nucleo del tratto solitario permette il recupero dei riflessi barorecettori. Poiché per un certo tempo la pressione rimane elevata a causa del lento catabolismo delle catecolamine, la stimolazione dei barorecettori è tale da ridurre notevolmente la frequenza cardiaca. E' interessante come in queste condizioni sia possibile l'isorgere di aritmie (extrasistoli) ventricolari indotte dall'eccesso di azione adrenergica sul cuore e favorite dal lungo intervallo che a causa della bradicardia posteccitatoria separa due battiti sinusali consecutivi. Se le extrasistoli insorgono in rapida successione possono dare origine ad una vera e propria tachicardia ventricolare con esito in fibrillazione. Con questo meccanismo si può avere quella morte improvvisa che talvolta fa seguito a forti emozioni.

La reazione di allarme e di difesa, oltre che da risposte puramente cardiovascolari, è costtuita anche da aumenti della ventilazione polomonare e da diminuita sensibilità al dolore. A coordinare tutte queste risposte sembrano provvedere le *orexine* o *ipocretine*, peptidi prodotti da alcuni neuronici ipotalamici situati principalmente nell'*area,* nell'*area perifornicale* e nell'*ipotalamo laterale* (vedi cap. 13.3).

In alcuni animali, come ad esempio nell'opossum, la difesa dall'aggressione di animali più forti è caratterizzata da una riduzione della frequenza cardiaca e dell'attività respiratoria, cosicché *l'animale si finge morto* e l'aggressore si allontana. Anche la pressione arteriosa risulta diminuita. Evidentemente in queste circostanze prevale l'attività dell'area depressoria dell'ipotalamo anteriore che risulta in un'attivazione del vago e in un'inibizione del simpatico.

16.3 RISPOSTA ALLE EMORRAGIE

E' possibile che, in seguito ad un'emorragia cospicua, ma non tale da mettere in pericolo la vita, un paziente presenti una pressione arteriosa non eccessivamente ridotta accompagnata da una frequenza molto elevata. Il quadro può essere così spiegato: una diminuzione del volume circolante e della pressione arteriosa determinano una minore stimolazione dei barorecettori con minore traffico di impulsi verso il nucleo del tratto solitario. La minore attività di questo nucleo risulterà in una ridotta stimolazione dei nuclei del vago e della *caudal ventrolateral medulla,* la quale, come è noto, inibisce la scarica simpatica agendo da freno sulla *rostro ventro-lateral medulla.* Le conseguenti minore attività vagale e maggiore attività simpatica faranno aumentare la contrattilità miocardica, il tono vasomotore e soprattutto la frequenza cardiaca con attenuazione della caduta di pressione.

16.4 RIASSUNTO

Esercizio fisico.
L'esercizio fisico è caratterizzato da un aumento della gettata cardiaca per aumento contemporaneo della frequenza e della gettata sistolica, nonché da un aumento del flusso ematico nei vasi dei muscoli in attività. Esso può essere sottomassimale o sovramassimale a seconda se gli aggiustamenti cardiocircolatori e respiratori siano in grado di assicurare ai muscoli in attività il soddisfacimento dell'aumentata richiesta di ossigeno. Nell'esercizio sovramassimale i muscoli vanno incontro ad esaurimento dell'ATP e ad accumulo di acido lattico.

Nell' esercizio intenso, anche se non sovramassimale la gettata cardiaca può salire da 5 l/min a 15 l/min in soggetti normali e 20 l/min in atleti olimpionici. Nei soggeti sani sono modeste le variazioni della pressione media. Nei muscoli si può avere una vasodilatazione che riduce le resistenze periferiche. La differenza artero-venosa in O_2 può triplicare.

L'aumento della gettata cardiaca è il risultato di un aumento della *frequenza cardiaca* e della *gettata sistolica*. L'aumento della gettata sistolica in presenza di un aumento della frequenza cardiaca dipende da un incremento dell'inotropismo a causa dell'attivazione simpatica, e del ritorno ritorno venoso a causa del massaggio dei muscoli sulle vene e dell'azione venocostrittrice del simpatico.

Nei muscoli a fibre pallide il flusso ematico durante l'attività intensa sale da 2-3 ml/100g/min a riposo sale fino a 70-80 ml/100g/min, mentre nei muscoli a fibre rosse, dove è di 20-30 ml/100g/min a riposo, può salire fino a 150 ml/100g/min. Inizialmente la vasodilatazione è di natura nervosa e umorale, mentre successivamente è regolata dall'aumento del metabolismo muscolare.

Il flusso ematico nei muscoli scheletrici durante l'esercizio aumenta inizialmente con un meccanismo nervoso, al quale successivamente si aggiunge un meccanismo metabolico. Nel muscolo a fibre pallide il meccanismo nervoso può fare salire il flusso fino a 30 ml/100g/min, mentre il meccanismo metabolico lo porta al suo valore massimo. Con il meccanismo nervoso che può essere dovuto sia al simpatico colinergico vasodilatatore che al legame delle catecolamine con i recettori vascolari β_2, il flusso aumenta solo nel tragitto preferenziale, ma non nei capillari che vengono invece interessati solo dall'umento del metabolismo muscolare per rilasciamento degli sfinteri precapillari. La diminuzione delle resistenze nel tragitto preferenziale ha un significato esclusivamente emodinamico in quanto impedisce un aumento delle pressione quando comincia ad aumentare la gettata cardiaca.

Reazione di allarme e di difesa.
La reazione di allarme e di difesa è regolata dall'ipotalamo. Essa è caratterizzata da aumento della frequenza, della gettata cardiaca, della pressione e del flusso di sangue ai muscoli scheletrici dove si osserva una vasodilatazione simile a quella che si ha nell'esercizio fisico.

L'aumento della pressione è dovuta sia all'aumento dell'attività simpatica, sia all'azione delle catecolamine di origine surrenale. Questo aumento non riduce in via riflessa la frequenza cardiaca, in quanto in queste circostanze il nucleo del tratto solitario è inibito dall'ipotalamo. Quando cessa la causa che ha provocato la reazione, la disattivazione dell'ipotalamo cessa di inibire il nucleo del tratto solitario mentre rimangono ancora in circolo le catecolamine che mantengono ancora per un po' elevata la pressione. Questa attiva i riflessi barorecettori determinando la comparsa della bradicardia posteccitatoria.

Risposta alle emorragie.

Dopo un'emorragia un paziente può presentare una pressione arteriosa non eccessivamente ridotta accompagnata da una frequenza cardiaca molto elevata. Infatti una diminuzione del volume circolante e della pressione arteriosa determinano una minore stimolazione dei barorecettori. Ne risultano una minore attivazione vagale che causa aumento della frequenza, e una maggiore scarica simpatica che, facendo aumentare le resistenze periferiche, attenua la caduta pressoria.

BIBLIOGRAFIA

Karpman VL (1987) *Cardiovascular System and Physical Exercise.* CRC Press, Boca Raton.

Katz AM (2011) *Physiology of the Heart,* Fifth edition. Lippincott, Williams & Wilkins, Philadelphia.

Capitolo 17.

La protezione del miocardio contro danni da ischemia-riperfusione

17.1 IL DANNO DA ISCHEMIA E RIPERFUSIONE

L'infarto miocardico è dovuto all'occlusione di un ramo coronarico che provoca un'ischemia regionale dovuta al mancato arrivo di sangue ossigenato. Affinchè si abbia infarto, l'ischemia deve durare almeno 30 minuti. La morte per ischemie di minore durata sono dovute all'insorgere di fibrillazione ventricolare prima che le lesioni da infarto abbiano fatto tempo a comparire.

Il danno causato dall'ischemia viene aggravato nei primi minuti dell'eventuale successiva riperfusione. Ne consegue che, se la disocclusione di un ramo coronarico si rende il più delle volte necessaria per evitare l'estensione di un trombo e quindi del miocardio infartuato, essa paradossalmente rappresenta di per sé una causa di aggravamento del danno, evidenziabile proprio con una maggiore estensione del tessuto infartuato. Per sottolineare il ruolo della riperfusione nelle lesioni da infarto, da un po' di tempo si parla di *danno da ischemia-riperfusione.*

Il danno da ischemia-riperfusione riguarda sia il miocardio che i vasi coronarici. Alcuni meccanismi alla base del *danno miocardico*, quali la necrosi e l'apoptosi, hanno inizio durante il periodo di ischemia e si aggravano durante i primi minuti della riperfusione. Altri meccanismi di danno miocardico e i meccanismi di *danno vascolare* si manifestano soltanto nei primi minuti della riperfusione. Il danno vascolare consiste nella *disfunzione endoteliale acuta* e nelle sue conseguenze *(vedi oltre).*

Il risultato complessivo del danno da ischemia-riperfusione è rappresentato, oltre che da necrosi e apoptosi, anche da un'ipocontrattilità detta *stordimento* o *stunning.* Questa è in parte dovuta alla presenza di tessuto non più in grado di contrarsi, in parte al fatto che parte del tessuto non andato incontro a necrosi o apoptosi si contrae con meno vigore. Lo stordimento può avere una durata variabile, da minuti a giorni, in rapporto alla severità dell'ischemia.

Durante l'ischemia, oltre a indurre necrosi e apoptosi, la mancanza di ossigeno limita o impedisce la resintesi dell'ATP da parte dei processi di fosforilazione ossidativa. Si ha quindi accumulo di nucleotidi, nucleosidi e basi puriniche, nonché inattivazione delle pompe ioniche. L'inattivazione delle pompe per il Ca^{2+}, sia sarcolemmali che del reticolo sarcoplasamatico (SERCA2), determina un sovraccarico cellulare di Ca^{2+}. Questo, oltre a inibire la respirazione mitocondriale contribuisce, insieme all'accumulo di nucleotidi e di basi puriniche, a un aumento dell'osmolarità delle cellule, le quali, richiamando acqua dall'interstizio, vanno incontro a rigonfiamento. L'ischemia si accompagna anche a perdita di fosfolipidi della membrana che risulta quindi diventare più vulnerabile soprattutto in presenza di rigonfimaneto cellulare.

Un nucleoside che si forma in abbondanza durante l'ischemia è l'*adenosina.* Come abbiamo visto nel capitolo 14.1, l'adenosina viene trasformata in *inosina* per azione dell'enzima *adenosin-deaminasi.* A sua volta l'adenosina può venire trasformata in *ipoxantina* ad opera di una *nucleoside-fosforilasi.* La produzione dell'adenosina, tuttavia, si estingue con il prolungarsi dell'ischemia e l'esaurirsi dell'ATP.

Il danno miocardico da riperfusione è dovuto all'apertura dei *pori di transizione della permeabilità mitocondriale (PTPM)* e al rigonfiamento esplosivo delle cellule. I PTPM sono pori proteici presenti nelle membrane dei mitocondri. Essi permettono il passaggio di molecole del peso inferiore a 1500 Dalton. La loro apertura porta al rigonfiamento dei mitocondri e alla morte cellulare.

All'inizio della riperfusione, l'apertura dei PTPM è la conseguenza dell'aggravamento del sovraccarico di Ca^{2+} e della produzione di specie reattive dell'ossigeno (SRO). La prima di queste SRO, l'anione superossido, viene prodotta per azione dell'enzima *xantina-ossidasi* sull'ipoxantina che si è formata durante l'ischemia. La xantina-ossidasi viene espressa dai granulociti e dalle cellule endoteliali adesi gli uni alle altre a causa della carenza di NO che si è venuta determinando (vedi oltre). Nello stesso tempo si ha anche l'attivazione dell'enzima *NADPH-ossidasi* che, in presenza della grande quantità di ossigeno molecolare portato dalla riperfusione, determina la produzione di perossido di idrogeno (H_2O_2).

Il sovraccarico cellulare di Ca^{2+} che si ha nell'ischemia e nella riperfusione è responsabile anche della contrattura del cuore, cioè dell'incompleto rilasciamento diastolico del miocardio che risulta in un aumento della pressione diastolica ventricolare.

Nella riperfusione il rigonfiamento esplosivo dei cardiomiociti è la conseguenza dell'ulteriore aumento dell'osmolarità cellulare dovuta all'aggravamento del sovraccarico di Ca^{2+} nel momento in cui il sarcolemma è stato reso più vulnerabile dalla perdita di fosfolipidi e si realizza il cosiddetto *paradosso del pH.*

Il paradosso del pH è la conseguenza delle variazioni del pH cellulare nell'ischemia e nella successiva riperfusione. Durante l'ischemia, infatti, il pH cellulare scende disattivando quegli enzimi idrolitici come *fosfolipasi* e *proteasi,* che altrimenti possono attaccare il sarcolemma. In questo senso la situazione di acidosi svolge un rolo protettivo. Al sopraggiungere invece della riperfusione il pH torna normale raggiungendo il livello ottimale per l'azione degli enzimi che così possono intaccare le membrane cellulari provocandone la rottura.

Il danno vascolare da riperfusione è dovuto alla mancata produzione di ossido nitrico da parte degli endoteli alla fine dell'ischemia. In conseguenza della carenza di NO si può avere vasocostrizione, aggregazione piastrinica e attivazione delle molecole di adesione cellulare o *cellular adehsion molecules (CAM)*, le quali favoriscono l'interazione tra leucociti ed endoteli. Le principali molecole CAM che intervengono in questo meccanismo sono: *selettine (P, L, E), integrine (CD11, CD18) e immunoglobuline* quali le *intracellular adhesion molecule-1 (ICAM-1),* la *vascular cell adhesion molecule-1 (VCAM-1)* e la *platelet endhotelial cell adhesion molecule-1 (PECAM-1).*

L'aggrezazione piastrinica e l'adesione dei leucociti agli endoteli possono determinare una riduzione della superficie di sezione dei piccoli vasi con aumento delle resistenze al flusso, reso peraltro più accentuato dalla vasocostrizione da carenza di NO (Fig 17.1). La concomitanza di questi fattori può essere la causa del cosiddetto *no reflow phenomenon,* ossia di quella ridotta o assente riperfusione che si ha dopo la fine di un'ischemia. E'ovvio come questo fenomeno possa essere alla base di un ulteriore aggravamento del danno miocardico.

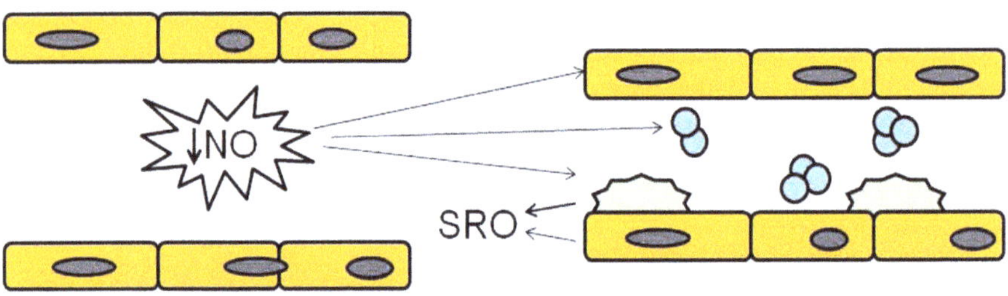

Figura 17.1 La riduzione della concentrazione di NO all'inizio della riperfusione determina vasocostrizione e attivazione delle molecole di adesione. Ne consegue che alla vasocostrizione si aggiunge l'ostruzione vascolare per adesione dei neutrofili (in verde) agli endoteli e aggregazione delle piastrine (in azzurro), per cui il flusso viene ridotto o impedito (no –reflow). Si noti come dopo l'adesione neutrofili e cellule endoteliali liberino specie reattive dell'ossigeno (SRO).

Poiché nella riperfusione gli endoteli sono anche responsabili della produzione di SRO che danneggiano le fibre miocardiche, anche questa componente del danno miocardico da riperfusione ha inizio dal danno endoteliale.

Un aspetto importante del danno da ischemia-riperfusione è costituito dalla comparsa di aritmie accentuata soprattutto nella riperfusione. Queste aritmie possono anche risultare in fibrillazione ventricolare con esito letale.

17.2 IL PRECONDIZIONAMENTO E IL POSTCONDIZIONAMENTO ISCHEMICO

Una buona parte del danno da ischemia-riperfusione si manifesta nel primo minuto dall'inizio della riperfusione per apertura dei pori di transizione della permeabilità mitocondriale. L'impedimento all'apertura dei PTPM rappresenta quindi il principale meccanismo di protezione miocardica.

Il precondizionamento ischemico è la protezione contro il danno da ischemia-riperfusione che può essere ottenuta con una o più brevi occlusioni (es. 2,5 min *x* 2) di un grosso ramo coronarico *prima* che lo stesso ramo venga occluso per un tempo sufficientemente lungo (almeno 30 min) da provocare un infarto. La protezione è costituita da una riduzione dell'area infartuata rispetto all'area a rischio, da un migliore recupero della contrattilità dopo l'ischemia e da una minore incidenza di aritmie. L'area di infarto, che interessa in genere il 50–60% dell'area a rischio, risulta ridotta al 25-30%.

L'effetto del precondizionamento ischemico si manifesta in due fasi o finestre. Ad una *prima finestra di protezione,* della durata da 1 a 3 ore a seconda della durata del precondizionamento, fanno seguito 20 – 24 ore di assenza di protezione. Terminato il periodo di mancata protezione, si ha la *seconda finestra di preotezione* che persiste per 70–90 ore. E' stato anche osservato che mentre nella prima finestra prevale la limitazione dell'area di infarto, nella seconda prevale la limitazione dello stunning.

Per quel che riguarda la via alla prima finestra da precondizionamento si è ritenuto per un certo tempo che un ruolo fondamentale fosse giocato dall'adenosina, sia attraverso una via propria, sia attraverso la mediazione dell'NO.

Secondo la via propria, l'adenosina liberata nella/e breve/i ischemia/e precondizionante/i agisce sui recettori miocardici adenosinici A_1, A_2 e A_3, accoppiati ad una proteina G e quindi considerati *G-protein coupled receptors* (*GPCR).*Questi attiverebbero una *fosfolipasi C (PLC),* la quale a sua volta scinderebbe il *fosfoinositol-difosfato* (*PIP*$_2$) in *inositol-trifosfato (IP*$_3$*)* e *diacilglicerolo (DAG)* (Fig 17.2). Sia l'IP_3 che il DAG attiverebbero rispettivamente le isoforme α e δ della *proteina-chinasi C* (PKC), le quali a loro volta determinerebbero l'apertura dei canali mitocondriali ATP-dipendenti per il K^+ (mito-K_{ATP}). In particolare IP_3 attiverebbe l'isoforma α attraverso un transitorio aumento della concentrazione intracellulare di Ca^{2+} all'apertura dei canali rianodinici per lo ione.

All'apertura dei canali per il K^+ farebbe seguito la formazione di una piccolissima quantità di specie reattive per l'ossigeno da parte dei mitocondri. Le SRO, attraverso una serie di *chinasi di sopravvivenza*, impedirebbero l'apertura dei PTPM. E' importante notare l'apparente paradosso per cui le SRO, che normalmente sono considerate fattori di lesione, in questo caso particolare di bassissima concentrazione e tempo appropriato di formazione, parteciperebbero alla protezione miocardica.

Le principali chinasi di sopravvivenza attivate dall SRO possono avere un'azione antiapoptotica come la *P38-mitogen-activated oprotein kinase* (P38-MAPK), la Janus kinase (JNK), l'*extracellular signal regulated kinase 1/2 (*ERK 1/2) e la PKB/Akt, o inibente i PTPM come la PKC e la p*roteina-chinasi B/Akt* (PKB/Akt), oppure ancora attivatrici di altre chinasi come la *tirosina-chinasi* (*TK*). Va detto che, dopo essere stata formulata come prima spiegazione del meccanismo da precondizionamento, l'ipotesi della via propria dell'adenosina comincia a venire trascurata.

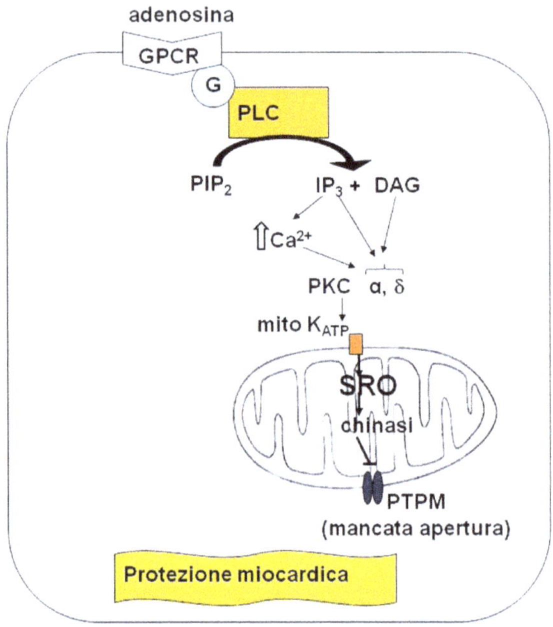

Figura 17.2 Protezione miocardica secondo la via propria dell'adenosina. GPCR: G-protein coupled receptor; G: proteina G di membrana; PLC: fosfolipasi C; PIP_2: fosfoinositol-difosfato; IP_3: inositoltrifosfato; DAG: diacilglicerolo; PKC α, δ : isoforme α e δ della proteina-chinasi C; mito-K_{ATP}: canali mitocondriali ATP-dipendenti per il K^+; SRO: specie reattive dell'ossigeno; PTPM: pori di transizione della permeabilità mitocondriale. Vedi spiegazione nel testo.

Secondo la via mediata dall'NO, l'adenosina agisce sui recettori A_1, A_{2b} e A_3 (Fig 17.3). Questi recettori portano all'attivazione della e-NOS sia attraverso la via della *fosfo-inositol-3-chinasi* (PI3K) e della PKB/Akt, sia attraverso la via delle chinasi *mitogen-activated extracellular regulated kinase 1/2* (MEK 1/2). L'ossido nitrico così formatosi porta alla protezione attraverso la cascata GC-GMPc-PKG risultante, oltre che in una riduzione della concentrazione intracellulare di Ca^{2+}, nell'attivazione di un'isoforma ε della PKC e quindi nell'apertura dei canali mito-K_{ATP}. All'apertura di questi canali fanno seguito i passaggi che abbiamo visto per la via dell'adenosina.

L'ischemia precondizionante può determinare la produzione di NO anche attraverso una via che non richiede la partecipazione dell'adenosina. Attraverso questa via, la riduzione del pH nella parete vasale durante l'ischemia attiva una *chininogenasi* plasmatica che porta alla formazione di *bradichinina.* Questa agisce su recettori endoteliali bradichininici B_2, che a loro volta attivano la e-NOS. Essendo accoppiati ad una proteina G di membrana, questi recettori vengono classificati in inglese come *GPCR.*

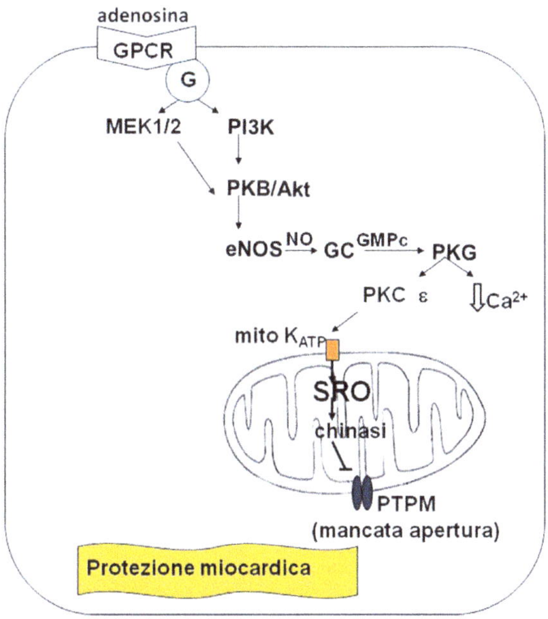

Figura 17.3 Protezione miocardica secondo la via dell'NO. GPCR: G-protein coupled receptor; G: proteina G di membrana; MEK1/2: mitogen-activated extracellular regulated kinase 1/2; PI3K: fosfo-inositol-3-chinasi; PKB/Akt: proteina-chinasi B/Akt ; eNOS: NO sintasi endoteliale; GC: guanilato-ciclasi; PKC: proteina-chinasi G; PKC ε : isoforma ε della proteina-chinasi C; mito-K_{ATP}: canali mitocondriali ATP-dipendenti per il K^+; SRO: specie reattive dell'ossigeno; PTPM: pori di transizione della permeabilità mitocondriale. Vedi spiegazione nel testo.

Come abbiamo visto alla *prima finestra* di protezione fa seguito un periodo di 20–24 ore caratterizzato dall'assenza di protezione. Terminato questo periodo, inizia la *seconda finestra*.

Poiché nella riperfusione da ischemia precondizionante si formano anione superossido e ossido nitrico si può avere la formazione di perossinitrito secondo la seguente reazione:

$$O_2^- + NO \Leftrightarrow ONOO^- \quad (17.1)$$

Il perossinitrito attiva l'isoforma ε della PKC che, attivando a sua volta la *tirosina-chinasi* (*TK*), dà inizio ad una cascata di segnali, la quale, con il coinvolgimento del *nuclear factor kB (NFkB),* determina la formazione della NOS inducibile. Sarà quindi l'NO ad assicurare la protezione tardiva. Il tempo necessario alla comparsa seconda finestra è dovuto alla complessità della cascata e al tempo necessario alla espressione della i-NOS.

Nel passaggio dalla protezione precoce a quella tardiva è stata osservata anche l'espressione di alcune proteine da shock termico o *Heat Shock Protein* (HSP). Non è tuttavia chiaro se queste costituiscano un passaggio obbligato o siano la semplice espressione di un *marker*,

Il postcondizionamento ischemico è la protezione che si ottiene eseguendo alcune *brevissime occlusioni* (10 s circa) subito dopo la fine di un ischemia. In pratica, dopo un'occlusione infartuante e pochi secondi di riperfusione, si richiude due o tre vole per pochi secondi l'arteria studiata separando le riocclusioni di circa 5 s l'una dall'altra. La protezione è uguale o leggermente superiore a quella che si ottiene con il precondizionamento, cosa che sottolinea l'importanza della riperfusione nel danno complessivo da infarto.

Il fatto che la protezione da postcondizionamento sia soppressa dall'inibizione delle NOS e della guanilato-ciclasi dimostra che la via che porta alla protezione passa attraverso l'NO. Una volta che l'NO si è formato, i passaggi successivi sono quelli cha abbiamo visto per il precondizionamento.

Recentemente il gruppo di D.E. Yellon dell'University College di Londra ha proposto la stessa via per il pre- e il postcondizionamento e l'ha chamata via delle *Reperfusion Injury Salvage Kinases (RISK).* Come si può vedere dalla figura 17.4, sia il pre- che il postcondizionamento porterebbero alla formazione di adenosina e bradichinina. Attraverso i rispettivi recettori GPCR, queste sostanze darebbero inzio a una cascata che vede successivamente coinvolte la TK, la PI3K e la PKB/Akt. La cascata terminerebbe con l'attivazione della e-NOS.

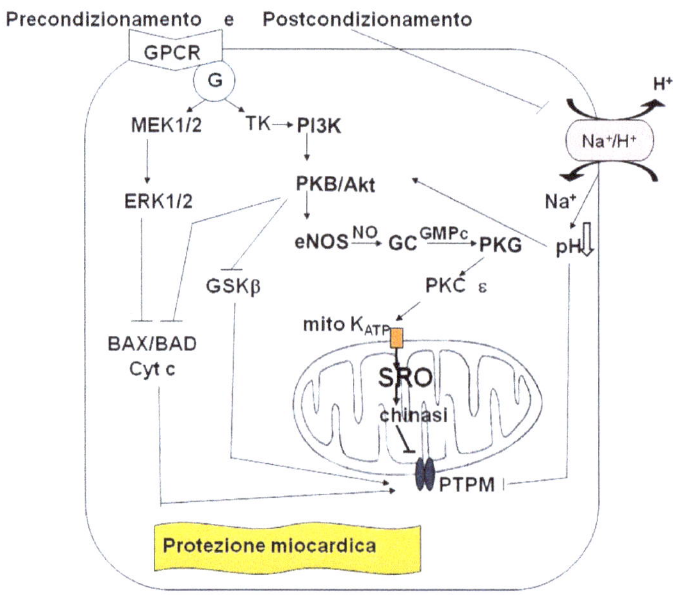

Figura 17.4 Cascata RISK alla protezione miocardica. GPCR: G-protein coupled receptor; G: proteina G di membrana; MEK1/2: mitogen-activated extracellular regulated kinase 1/2; ERK 1/2: extracellular signal regulated kinase 1/2; BAX/BAD: proteine pro-apoptotiche; Cyt c: citocromo c; TK: tirosina-chinasi; PI3K: fosfo-inositol-3-chinasi; PKB/Akt: proteina-chinasi B/Akt ; GSKβ: glicogeno-sintetasi-chinasi β; Na^+/H^+: scambiatore Na^+/H^+; eNOS: NO sintasi endoteliale; GC: guanilato-ciclasi; PKC: proteina-chinasi G; PKC ε : isoforma ε della proteina-chinasi C; mito-K_{ATP}: canali mitocondriali ATP-dipendenti per il K^+; SRO: specie reattive dell'ossigeno; PTPM: pori di transizione della permeabilità mitocondriale. Vedi spiegazione nel testo.

Altre vie decorrerebbero parallelamente alla via RISK principale e sarebbero pure comuni per il pre- e il postcondizionamento. Una di queste via vede l'inibizione della glicogeno-sintetasi-chinasi β (GSKβ) ad opera della PKB/Akt. Poiché la GSKβ tende ad aprire i pori di transizione della permeabilità mitocondriale, la sua inibizione costituisce un fattore di protezione.

Un'altra via parallela alla via RISK principale inibisce l'apertura dei PTPM attraverso l'inibizione delle proteine pro-apoptoriche BAX/BAD e del citocromo c da parte delle chinasi MEK 1/2 ed ERK 1/2. La via del *survivor activating factor enhancement (SAFE)* è stata proposta come responsabile della protezione soprattutto nel postcondizionamento, anche se non si può escludere che possa prendere parte anche al precondizionamento. Questa via inizia con l'attivazione del *tumor necrosis factor α (TNFα)*, il quale si lega con lo specifico recettore di membrana TNFR determinando la fosforilazione della *Janus-chinasi (JAK)*. Il JAK fosforilato fosforila a sua volta il *signal transducer and activator of transcription-3 (STAT-3)* che impedisce l'apertura dei mPTP.

Infine il postcondizionamento ischemico, riducendo l'attività dello scambiatore Na^+/H^+, abbassa il pH citosolico a sua volta coresponsabile sia dell'attivazione di PKB/Akt che dell'inibizione dell'apertura dei PTPM.

Il postcondizionamento ha un significato applicativo assai maggiore del precondizionamento, in quanto può essere impiegato immediatamente dopo che in un paziente infartuato è stato disoccluso un vaso coronarico con un'angioplastica, mentre il momento di utilizzo di una manovra di precondizionamento non può essere programmato. Questo non significa che il precondizionamento non abbia alcuna implicanza clinica. Si è infatti visto che soggetti che praticano regolarmente attività sportive o, paradossalmente, vanno sovente incontro ad attacchi anginosi, nel caso siano colpiti da un infarto presentano lesioni di estensione ridotta. Infatti, sia negli attacchi anginosi, sia nella pratica dello sport, il miocardio può andare incontro ad episodi di più o meno marcata ipossia e finisce per trovarsi costantemente in una delle finestre di protezione. Va detto inoltre che la pratica dello sport, attraverso aumenti ripetuti dello shear stress e della pressione puksatoria, è causa di una maggiore espressione di RNA messaggero per la eNOS:

17.3 IL PRECONDIZIONAMENTO E IL POSTCONDIZIONAMENTO FARMACOLOGICO

Numerosi studi sono stati condotti allo scopo di potere ottenere la protezione miocardica con mezzi farmacologici. Dato il ruolo delle specie reattive dell'ossigeno nelle lesioni da riperfusione, l'impiego di composti antiossidanti ha dato risultati favorevoli in molte ricerche, Somministrato a preparati sperimentali prima di un'ischemia miocardica, il *diazzossido,* sostanza che apre i canali mitocondriali ATP-dipendenti per il K^+, è stato visto svolgere un'azione protettiva. Il precondizionamento è stato anche ottenuto con gli *esteri di forbolo* e con il *monofosforil-lipide A (MFLA)*. Il meccanismo d'azione degli esteri di forbolo, che evocano sia la prima che la seconda finestra di protezione, si esplica con l'attivazione delle PKC, mentre quello del MFLA, responsabile solo della protezione tardiva, passa attraverso l'espressione della HSP70 inducibile.

Recentemente è stato studiato l'effetto protettivo di peptidi endogeni, quali la vasostatina-1 (VS-1), la catestatina e l'apelina. Di queste sostanze la VS-1 è stata vista proteggere il cuore isolato di ratto in esperimenti nei quali è stata infusa prima di 30 min di ischemia, mentre su preparati simili la catestatina e l'apelina hanno dato buoni risultati se date all'inizio della riperfusione. Per tutti questi peptidi l'effetto protettivo risulta mediato dall'NO.

17.4 RIASSUNTO

Il danno da ischemia e riperfusione

Pur essendo necessaria dopo un'ischemia infartuante della durata di almeno 30 minuti, la riperfusione può essere paradossalmente la causa di un aggravamento del danno. Il danno può essere miocardico o vascolare (coronarico). Alcuni aspetti del danno miocardico, quali la necrosi, l'apoptosi e lo stunning, iniziano durante l'ischemia e si aggravano nei prmi minuti della riperfusione, mentre la formazione di SRO ha luogo nella riperfusione al pari del danno vascolare o disfunzione endotelile acuta.

Oltre alla necrosi e all'apoptosi, nell'ischemia si ha anche esaurimento dell'ATP per mancata resintesi dovuta all'impossibilità della fosforilazione ossidativa. La mancata resintesi provoca l'aumento di composti osmoticamenti attivi nelle fibre con rigonfiamento cellulare, nonché sovraccarico cellulare di Ca^{2+}. Nella riperfusione il danno miocardico è dovuto all'apertura dei PTPM e dal rigonfiamento esplosivo delle cellule, causati dalla formazione di SRO e dell'accentuarsi del sovraccarico di Ca^{2+}. La formazione di SRO è dovuta all'azione della xantino-ossidasi sull'ipoxantina per quel che riguarda l'O_2^- e della NAPDH ossidasi per quel che riguarda l'H_2O_2. Alla rottura delle membrane nel rigonfiamento esplosivo contribuisce il paradosso del pH.

Il danno vascolare da riperfusione è dovuto alla mancata sintesi di NO e alla produzione di SRO da parte degli endoteli con attivazione di molecole di adesione che favoriscono l'interazione tra leucociti ed endoteli. Poiché in carenza di NO si ha anche vasocostrizione e aggregazione piastrinica, il danno vascolare da riperfusione può portare al *no reflow phenomenon* qualora l'ischemia sia stata sufficientemente protratta.

Il precondizionemento e il postcondizionamento ischemico

Il precondizionemento ischemico è la protezione contro il danno da ischemia-riperfusione che si ottiene con una o più brevi occlusioni (es. 2,5 min *x* 2) di un grosso ramo coronarco prima che questo venga occluso per il tempo sufficiente per generare un infarto. Tre fattori costituiscono la protezione: 1) una minore area infartuata; 2) un migliore recupero meccanico dopo l'ischemia; 3) una minore incidenza di aritmie. L'effetto si manifesta con due finestre di protezione. La prima finestra fa seguito alla procedura precondizionante per un periodo di 1-3 ore, dopo le quali sopraggiunge un periodo di assenza di protezione della durata di circa 24 ore, seguito a sua volta dalla seconda finestra della durata di 70-90 ore.

La prima finestra di protezione è stata inizialmente attribuita alla liberazione di adenosina che agirebbe sia attivando le isoforme α e δ della PKC, sia attraverso la liberazione di NO. E'tuttavia possibile una sintesi di NO indipendente dall'adenosina e dovuta all'azione della bradichinina su specifici recettori endoteliali B_2. La bradichina si forma per azione di una chninogenasi liberata dalla parete vascolare ipossica.

La seconda finestra sarebbe il risultato della produzione di NO ad opera della iNOS attivata da una cascata di segnali che parte dall'$ONOO^-$. Questo viene sintetizzato nel momento in cui l'ischemia precondizionante determina la comparsa di O_2^- oltre che di NO.

Gli eventi che porterebbero alla protezione consisterebbero, sia da parte dell'adenosina che dell'NO, nell'apertura dei canali mito-K_{ATP} che darebbero origine ad una cascata di segnali risultanti in una inattivazione dei PTPM. A questa cascata di segnali parteciperebbe la liberazione nei mitocondri di una piccolissima quantità di SRO.

Il postcondizionamento ischemico si ottiene con alcune brevissime occlusioni (10 s circa) subito dopo la fine di un'ischemia. Si ritiene che la protezione sia dovuta alla liberazione di NO. Recentemente la via RISK è stata proposta come via comune del pre- e del postcondizionamento. Essa inizierebbe con l'avvio, ad opera dell'adenosina e della bradichinina, di una cascata risultante nell'attivazione della eNOS. Oltre alla via RISK è anche stata postulata una via SAFE che vede coinvolti TNFα, la Janus-Kinase e lo STAT3

Il precondizionamento e il postcondizionamento farmacologico

Le seguenti sostanze sono state viste proteggere il miocardio: *composti antiossidanti* e il *diazzossido,* che apre i canali mito-K_{ATP}, sono stati visti indurre la prima finestra di protezione come il precondizionamento ischemico, mentre gli *esteri di forbolo* sono risultati in grado di evocare sia la prima che la seconda finestra attraverso l'attivazione delle PKC. Il *monofosforil-lipide A* è responsabile della seconda finestra attraverso l'espressione della *heat shock protein 70.* Tra i peptidi endogeni la *vasostatina-1* è stata vista dotata di azione precondizionante, mentre la *catepsina* e l'*apelina* sono risultate efficaci solo se somministrate all'inizio della riperfusione.

BIBLIOGRAFIA

Forman MB, Puett DW, Birmani R (1989) *Endothelial and myocardial injury during ischemia and reperfusion: pathogenesis and therapeutic implications.* J Am Coll Cardiol 81(Suppl): IV69-IV78.

Hausenloy DJ, Yellon DM (2007) *Preconditioning and postconditioning: united at reperfusion.* Pharmacol Ther 116:173-191.

Murry CE, Jennings RB, Reimer KA (1986) *Preconditioning with ischemia: a delay of lethal cell injury in ischemic myocardium.* Circulation 74:1124-1136.
Penna C, Rastaldo R, Mancardi D, Raimondo S, Cappello S, Gattullo D, Losano G, Pagliaro P (2006) *Post- conditioning induced cardioprotection requires signaling through a redox-sensitive mechanism, mitochondrial ATP- sensitive K+ channel and protein kinase C activation.* Basic Res Cardiol 101:180-189.

Capitolo 18.

La circolazione della linfa

18.1 FORMAZIONE DELLA LINFA

Nello studio della microcircolazione abbiamo visto come dal lato arteriolare di un capillare la *pressione del sangue* sia di circa 35 mmHg, mentre sia di soli 10-12 mmHg dal lato venulare. In senso opposto alla pressione del sangue agisce la *pressione oncotica* delle proteine plasmatiche che è di circa 24 mmHg. Ovviamente esistono anche una pressione del liquido interstiziale e una pressione oncotica delle proteine presenti nel liquido interstiziale. Agli effetti della filtrazione attraverso la parete dei capillari, tutte queste pressioni sono note come *forze di Starling*. Dai gradienti di tutte queste forze si può calcolare la quantità Q di liquido filtrato nell'unità di tempo:

$$Q = k\,[(P_s + \pi_i) - (P_i + \pi_p)], \qquad (18.1)$$

essendo:

k = coefficiente di filtrazione, ossia volume di filtrato nell'unità di tempo per unità di superficiee della parete capillare;

P_s = pressione del sangue nel capillare;

π_i = pressione oncotica delle proteine del liquido interstiziale;

P_i = pressione del liquido interstiziale;

π_p = pressione oncotica delle proteine plasmatiche.

Se con una certa approssimazione si considerano uguali a zero i valori di P_i e di π_i, la formula può essere così semplificata

$$Q = k\,(P_s - \pi_p). \qquad (18.2)$$

Dai valori sopra riportati risulta che dal lato arteriolare la differenza tra P_s (35 mmHg) e π_p (24 mmHg) è a favore di P_s, mentre dal lato venulare la differenza tra 12 e –24 è a favore di π_p. Da questi gradienti risulta che dal lato arteriolare il liquido fuoriesce dal capillare, mentre dal lato venulare vi rientra.

Secondo alcuni la pressione del liquido interstiziale non è uguale a zero, bensì negativa e pari a –6 mmHg. Questa pressione negativa favorirebbe la filtrazione dal lato arteriolare e limiterebbe il riassorbimento dal lato venulare, per cui una parte del liquido filtrato rimarrebbe nell'interstizio ed entrerebbe nel circolo linfatico.

Anche se quest'ultima ipotesi non fosse esatta, è comunque certo che la linfa è costituita da quella parte di liquido che, uscita dal lato arteriolare dei capillari, non è rientrata nella parte venulare. Data la sua origine, a parte il diverso contenuto in proteine, la linfa ha una composizione assai simile al plasma. Rispetto al plasma, la linfa contiene una maggiore quantità di cataboliti prodotti dai tessuti. Poiché contiene i fattori della coagulazione, essa può coagulare se posta *in vitro*.

La composizione della linfa non è tuttavia uniforme, in quanto può contenere una diversa concentrazione di proteine e di linfonodi a seconda del tessuto considerato. Le proteine infatti sono pressoché assenti nella linfa del corpo ciliare dell'occhio e possono presentare una concentrazione di 6 g per 100 ml in quella del fegato. Inoltre la linfa proveniente dall'intestino tenue durante i processi di assorbimento, e nota anche come *chilo*, ha la caratteristica di contenere una notevole quantità di trigliceridi che non possono essere assorbiti direttamente nel sangue a causa delle catene carboniose lunghe (superiori a 16 atomi di carbonio) degli acidi grassi che li compongono.

18.2 I VASI LINFATICI

Dopo essersi formata negli spazi interstiziali, la linfa passa nei *capillari linfatici a fondo cieco* presenti in questi spazi. In particolare, la linfa ricca di grassi che viene prodotta nei villi intestinali viene drenata in quel particolare capillare che è il *vaso chilifero centrale.*

La figura 18.1 illustra l'organizzazione della rete linfatica. I capillari linfatici, oltre ad anastomizzarsi tra loro, convergono per dare origine ai *tronchi linfatici,* muniti di valvole. Lungo il decorso di questi tronchi si trovano le *ghiandole linfatiche* o *linfonodi.* I linfonodi hanno una funzione immunitaria e sono sede di produzione dei linfociti. Trattengono corpuscoli e batteri, nonché cellule tumorali divendendo in questo caso sede di metastasi. I vasi che portano la linfa ai linfonodi sono detti *afferenti*, mentre quelli che la portano fuori dei linfonodi sono detti *efferenti.*

A seconda della loro localizzazione i linfonodi sono classificati in *linfonodi della testa e del collo,* in *linfonodi del torace* distribuiti nel mediastino, all'ilo dei polmoni, attorno all'aorta e all'arteria polmonare, ecc., in *linfonodi del cavo ascellare e dell'arto superiore* e in *linfonodi dell'inguine e dell'arto inferiore.*

I vasi linfatici confluiscono in tronchi sempre più grossi, quali il *tronco linfatico succlavio, i tronchi giugulare, broncomediastinco, intestinale* e *lombare.* La successiva confluenza di questi tronchi dà origine a destra al *dotto linfatico* e, a sinistra, al *dotto toracico.* Questi due dotti portano la linfa nel torrente ematico aprendosi da ciascun lato alla confluenza della vena giugulare interna con la succlavia. In questo modo nel sangue ritorna il liquido che nei tessuti non era rientrato nei capillari. La quantità di linfa che ogni giorno si forma e rientra nell'apparato cardiocircolatorio è stimata in circa 4 litri.

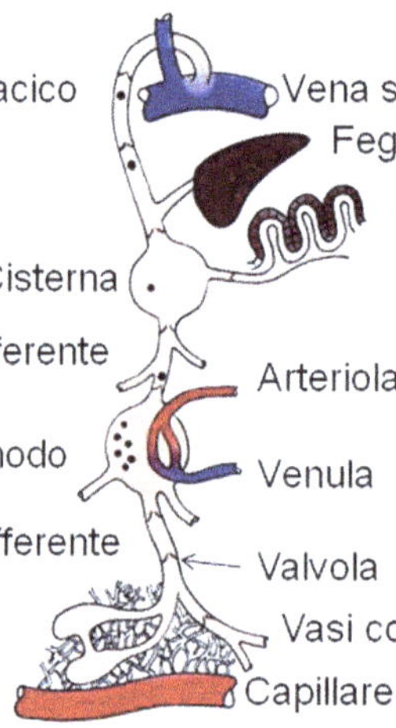

Figura 18.1 Schema della circolazione linfatica.

I capillari linfatici, al pari di quelli ematici, sono formati da cellule endoteliali situate su una membrana basale. I vasi linfatici invece posseggono anche fibrocellule muscolari lisce. Lungo i vasi, i tronchi e i dotti linfatici sono presenti valvole a nido di rondine che impediscono il flusso retrogrado della linfa.

18.3 IL FLUSSO LINFATICO

A causa delle valvole il flusso linfatico è unidirezionale. Esso è possibile per l'ingresso di liquido interstiziale nei capillari linfatici e per la contrazione ritmica dei muscoli lisci dei vasi più grandi, nonché per la stessa presenza delle valvole a nido di rondine. Le fibrocellule muscolari lisce non si contraggono quando non arriva linfa dai capillari. Quando invece questa arriva e li sottopone ad un certo grado di stiramento, esse si contraggono per una *risposta miogena.* Oltre al meccanismo miogeno, la muscolatura dei vasi linfatici può anche rispondere, contraendosi, alla stimolazione simpatica.

In ogni istante l'acqua della linfa rappresenta dall'1 al 3% dell'acqua totale dell'organismo umano.

L'*elefantiasi* è un ingrossamento mostruoso che colpisce in genere gli arti inferiori o lo scroto per ostacolo al flusso linfatico dovuto all'occlusione dei linfonodi inguinali ad opera di *nematodi* quali la *Wuchereria bancrofti* e la *Brugia malayi.*

18.4 RIASSUNTO

Formazione della linfa
Nei capillari si stabiliscono gradienti tra le cosiddette forze di Starling, in particolare tra la pressione del sangue, che tende a fare uscire liquido, e la pressione oncotica delle proteine plasmatiche che tende a trattenerlo. Mentre dal lato arteriolare prevale la filtrazione, dal lato venulare prevale il riassorbimento. Poiché non tutto il liquido filtrato dal lato arteriolare rientra dal lato venulare, una parte rimane nell'interstizio dove forma la linfa.

La linfa ha circa la stessa composizione del plasma, ma è assai più povera in proteine. La sua composizione può inoltre variare a seconda del tessuto di provenienza. Ogni giorno si formano e circolano circa 4 litri di linfa.

I vasi linfatici
Una volta che si è formata negli interstizi, la linfa passa nei *capillari linfatici* a fondo cieco. Questi confluiscono a formare i *vasi linfatici*, che a loro volta convergono in *tronchi* di maggior diametro e questi infine danno origine a destra al *dotto linfatico* e a sinistra al *dotto toracico*. I due dotti convogliano la linfa nel torrente ematico aprendosi alla confluenza tra la vena giugulare interna e la succlavia di ciascun lato. I vasi, i tronchi e i dotti sono dotati di fibrocellule muscolari lisce e di valvole a nido di rondine.

Lungo i vasi linfatici sono presenti i linfonodi che svolgono un'azione di tipo immunitario.

Il flusso linfatico
Il flusso della linfa è causto sia alla formazione della linfa nei tessuti, sia alla contrazione ritmica delle fibrocellule muscolari lisce, determinata con meccanismo miogeno oltre che per azione dell'innervazione simpatica. L'unidirezionalità del flusso è garantita dalle valvole a nido di rondine.

BIBLIOGRAFIA

Levick RJ (2009) *An introduction to cardiovascular physiology*. Fifth edition. Arnold, London.

Capitolo 19.

Imaging funzionale dell'apparato cardiovascolare: come studiare la fisiologia umana in vivo

19.1 *IMAGING* FUNZIONALE VS *IMAGING* ANATOMICO

La fisiologia umana è la scienza che si occupa dello studio dei meccanismi di funzionamento dell'organismo umano in normali condizioni di salute. Molti aspetti della fisiologia umana ricalcano strettamente meccanismi di fisiologia animale e gran parte delle nostre conoscenze di fisiologia derivano proprio dalla sperimentazione pre-clinica.

Dalla seconda metà del XIX secolo, la medicina si è avvalsa in maniera crescente delle conoscenze derivate da tali studi. La disponibilità di metodiche diagnostiche e terapeutiche sempre meno invasive ha inoltre consentito la verifica pratica dei meccanismi fisiologici all'interno dell'organismo umano e ha consentito di stabilirne i normali parametri di funzionamento. In tale maniera, dalla conoscenza della fisiologia si è passati progressivamente a svelare i meccanismi fisiopatologici alla base delle malattie.

I recenti sviluppi delle biotecnologie e della bioingegneria oggi permettono la valutazione di vari aspetti di fisiologia umana in maniera sempre meno invasiva (e quindi eticamente accettabile), precisa e paziente-specifica e tali informazioni costituiscono necessariamente la base per guidare ed individualizzare le terapie.

In tale ambito, le metodiche di *imaging* hanno rapidamente rivoluzionato la pratica clinica, permettendo la visualizzazione delle strutture cardiovascolari e la misurazione di molteplici parametri di funzionamento in maniera poco o del tutto non invasiva.

Lo studio della fisiologia è strettamente connesso e complementare allo studio dell'anatomia normale. In maniera analoga, le metodiche di *imaging* anatomico, che forniscono dati morfologici e strutturali sugli organi e apparati, sono state le prime ad affermarsi in ambito clinico. Da queste si sono poi progressivamente sviluppate le metodiche di *imaging* funzionale, di pari passo allo sviluppo tecnologico delle apparecchiature radiologiche.

La caratteristica saliente delle metodiche di *imaging* funzionale è la capacità di misurare, in maniera non-invasiva, i processi fisiologici che avvengono all'interno dell'organismo. Esse si fondano nella maggior parte dei casi sull'utilizzo di mezzi di contrasto o di traccianti che, nell'organismo, hanno una distribuzione proporzionale al fenomeno fisiologico oggetto di studio. La misurazione della concentrazione di tracciante permette pertanto di misurare il marcatore biologico ad essa correlato.

Esistono diverse metodiche di *imaging* funzionale che permetto la misurazione di parametri cardiovascolari in vivo. Scopo di questo capitolo è di fornire una breve disamina delle diverse tecniche e dei principali parametri funzionali che esse consentono di misurare.

19.2 METODICHE D'INDAGINE FUNZIONALE

19.2.1 Cateterismo cardiaco

Il cateterismo cardiaco rappresenta una delle metodiche d'indagine cardiovascolare di maggiore successo nella pratica clinica. La procedura consiste nell'inserimento, solitamente per via percutanea, di un catetere in una camera cardiaca o all'interno di un vaso. L'angiografia coronarica (coronarografia) la più comune applicazione di *imaging* anatomico del cateterismo cardiaco. Mediante l'utilizzo di tipi diversi di catetere però è possibile misurare in vivo una serie di parametri fisiologici, come ad esempio la pressione del sangue nelle camere cardiache, la pressione e il flusso di sangue nelle arterie coronarie, oppure mappare l'attivazione elettrica del miocardio in una camera cardiaca. Nonostante queste procedure invasive di studio fisiologico non siano strettamente da considerarsi metodiche d'immagine, esse si basano sulla possibilità di visualizzare in tempo reale l'avanzamento dei cateteri all'interno dei vasi e delle camere cardiache (radioscopia). Per questo motivo e per l'importanza storica del cateterismo cardiaco, tali metodiche saranno brevemente trattate in questo capitolo. In molti casi, la via d'accesso percutanea consente anche l'esecuzione di terapie mini-invasive nel corso della stessa seduta (angioplastica coronarica, ablazione di foci aritmici, dilatazioni valvolari, etc.).

19.2.1.1 Misurazione della portata cardiaca

La misurazione della portata cardiaca è possibile nel corso di una procedura di cateterismo cardiaco e si può basare sul principio di Fick oppure sul metodo della diluizione.

- **Principio di Fick**. La portata cardiaca (Q) è calcolata in funzione del consumo di ossigeno dell'organismo (VO_2; misurato tramite analisi dei gas respiratori) e della differenza artero-venosa del contenuti di ossigeno (C_A-C_V), secondo la seguente formula

  $$Q = (VO_2/(C_A-C_V))*100 \quad (19.1)$$

  Il metodo di Fick è stato a lungo considerato quello più accurato per la misurazione della portata cardiaca ma è invasivo, richiede una misurazione accurata del contenuto di ossigeno nel sangue arterioso, venoso e nei gas respiratori.

- **Metodo della diluizione**. La portata cardiaca (Q) è calcolata in funzione di una quantità nota di un indicatore iniettata nel circolo sanguigno e della concentrazione di tale sostanza nel sangue dopo un solo passaggio attraverso il cuore. In altre parole, la portata cardiaca è pari alla quantità di indicatore iniettata divisa per l'integrale della curva di diluizione misurata a valle. Il metodo della diluizione è stato inizialmente descritto per l'iniezione venosa di un colorante inerte. Lo stesso principio è attualmente in uso clinico mediante l'iniezione di piccole quantità di acqua alla temperatura di scioglimento del ghiaccio (termodiluizione).

19.2.1.2 Fractional flow reserve (FFR)

La *fractional flow reserve* (FFR) è una tecnica usata nel corso di cateterismo cardiaco per misurare la differenza di pressione sanguigna attraverso una stenosi coronarica, al fine di determinare la probabilità che tale lesione possa limitare l'apporto di sangue e metaboliti al miocardio. La tecnica si avvale della disponibilità di sensori di pressione miniaturizzati ed inseriti in cima ad un filo metallico che viene inserito all'interno dei vasi coronarici. La FFR, misurata durante somministrazione di farmaci vasodilatatori (adenosina), è definita come il rapporto tra la pressione del sangue dopo la lesione coronarica ed immediatamente prima di essa. La FFR è espressa come un numero assoluto. Una FFR di 0,5 significa che la stenosi esaminata è causa di una caduta della pressione del sangue del 50%. Riferito al flusso di perfusione, ciò significa che la lesione crea una riduzione del 50% del flusso massimo ipoteticamente atteso nel vaso in assenza di stenosi e per la stessa pressione di perfusione coronarica.
Attualmente si ritiene che una FFR minore di 0,75 o 0,8 (a seconda del centro o dello studio clinico preso in considerazione) sia indice distenosi coronariche emodinamicamente significative.
La FFR è considerata al momento la metodica mini-invasiva di riferimento per la diagnosi di stenosi coronariche emodinamicamente significative.

19.2.1.3 Mappaggio elettrofisiologico

Questa tecnica permette lo studio mini-invasivo del sistema di conduzione del cuore. Per mezzo di speciali cateteri, è possibile registrare tracciati elettrocardiografici intracavitari. Stimolazioni elettriche o farmacologiche permettono di identificare zone di anormale generazione o conduzione dello stimolo elettrico e, se necessario, di procedere all'ablazione del tessuto. Negli ultimi anni, la disponibilità di sistemi di navigazione tridimensionale ha permesso la visualizzazione della posizione istantanea dei cateteri all'interno del cuore, la ricostruzione di mappe anatomo-funzionali delle cavità cardiache analizzate, minimizzando la quantità di raggi X erogati al paziente e all'operatore durante la procedura.

19.2.2 **Tomografia a emission di positroni (PET)**

La PET è una tecnica di medicina nucleare che permette la visualizzazione tridimensionale di processi fisiologici all'interno dell'organismo. L'apparecchiatura registra coppie di raggi gamma emessi da un radionuclide iniettato nell'organismo. I radionuclidi in uso hanno un tempo di dimezzamento relativamente breve, come ad esempio il ^{11}C (circa 20 minuti), ^{13}N (circa 10 minuti), ^{15}O (circa 2 minuti) e il ^{18}F (circa 110 minuti). Essi sono incorporati in una molecola biologicamente attiva, come ad esempio il glucosio, l'acqua o lo ione ammonio, oppure in molecole che legano recettori o altre strutture biologiche all'interno dell'organismo. Tale composti marcati sono noti come traccianti. La farmacocinetica della molecola biologicamente attiva determina la localizzazione e la concentrazione del radioisotopo ad essa coniugato.

La PET è impiegata nello studio dell'apparato cardiovascolare per la misurazione del metabolismo cardiaco mediante fluoro-desossi-glucosio (FDG) e per la misurazione della perfusione cardiaca mediante l'impiego di ammoniaca marcata con ^{13}N, acqua marcata con ^{15}O oppure di ^{82}Rb.

A causa del breve tempo di dimezzamento che contraddistingue la maggior parte dei radioisotopi emittenti positroni, i traccianti PET sono generalmente prodotti nelle vicinanze del centro diagnostico PET mediante l'utilizzo di un ciclotrone. Il tempo di dimezzamento del ^{18}F è sufficientemente lungo da permettere la preparazione del radioisotopo in un'altra struttura e quindi la consegna al centro diagnostico. Recentemente sono stati introdotti sul mercato generatori portatili di ^{82}Rb. Tali dispositivi contengono ^{82}Sr che decade in ^{82}Rb.

La PET è una metodica di immagine esclusivamente funzionale. Pertanto, la localizzazione dei fenomeni biologici misurati all'interno delle strutture dell'organismo richiede la fusione delle immagini PET con immagini di tomografia assiale computerizzata (TAC) acquisite nella stessa sessione. A tale fine, le moderne apparecchiature PET sono in realtà apparecchiature ibride PET-TAC.

19.2.3 Tomografia a emission di fotone singolo (SPECT)

Anche la SPECT è una metodica di medicina nucleare, basata sull'identificazione di singoli raggi gamma emessi da un radionuclide gamma-emittente. Il radionuclide può essere iniettato come tale oppure come parte di molecole a basso peso molecolare oppure ancora come parte di una molecola biologicamente attiva. In tale caso, le proprietà farmacodinamiche e farmacocinetiche del tracciante sono dettate dal tipo di molecola cui il radioisotopo è coniugato.

In ambito cardiovascolare, la SPECT ha trovato ampio utilizzo nella diagnosi di malattia coronarica, mediante l'iniezione di ^{99m}Tecnezio-tetrofosmina, di ^{99m}Tecnezio-sestamibi oppure di ^{201}Tallio durante esercizio fisico o durante stimolazione farmacologica con adenosina o dipiridamolo (con funzione di vasodilatatore) oppure di dobutamina (cronotropo e inotropo positivo). La SPECT permette la visualizzazione della distribuzione del flusso di perfusione coronarica al miocardio. Anormalità di perfusione sono diagnosticate comparando i risultati sotto stress con immagini acquisite a riposo, solitamente da 1 a 7 giorni dopo (sebbene l'utilizzo del ^{201}Tallio permetta l'acquisizione delle immagini a riposo nel corso della stessa giornata).

19.2.4 Ecocardiografia

L'ecocardiografia è una metodica di *imaging* basata sulla registrazione di onde ultrasonore (2-18 kHz). La creazione delle immagini avviene in tre passi: la produzione delle onde ultrasonore, la registrazione degli echi ultrasonori e l'interpretazione dei segnali.

Le onde ultrasonore, generate da un cristallo piezoelettrico inglobato in una sonda di superficie, viaggiano all'interno dell'organismo. L'onda ultrasonora è parzialmente riflessa nel passaggio tra un tessuto ed un altro ed in corrispondenza di ogni variazione di densità all'interno di un tessuto. La porzione di energia ultrasonora riflessa torna alla sonda, all'interno della quale genera un segnale elettrico. I segnali elettrici così formatisi sono processati e trasformati in immagini digitali dall'apparecchiatura.

19.2.5 Tomografia assiale computerizzata (TAC)

La TAC è una tecnica di *imaging* che permette l'acquisizione di immagini tomografiche del corpo umano. A partire da un ampio numero di proiezioni radiografiche bidimensionali ottenute ruotando la sorgente di raggi X attorno al paziente è possibile ricostruire una immagine tridimensionale del corpo.

La visualizzazione delle strutture cardiovascolari richiede l'iniezione di un mezzo di contrasto radio-opaco a base di iodio, in quanto i tessuti che costituiscono l'apparato cardiovascolare non offrono di per se un contrasto sufficiente ai raggi X.

La TAC è tuttora considerata principalmente una metodica di *imaging* anatomico. Tuttavia negli ultimi anni la disponibilità di nuovi scanner in grado di minimizzare efficacemente la dose di radiazioni erogata al paziente hanno aperto la possibilità di utilizzare la TAC anche per studi di funzione, perfusione e di vitalità miocardiaca.

19.2.6 Risonanza magnetica cardiovascolare

La risonanza magnetica cardiovascolare è una tecnica di *imaging* che permette la valutazione non invasiva sia anatomica sia funzionale dell'apparato cardiovascolare. Il paziente è esposto ad un intenso campo magnetico statico a cui si allineano i protoni che costituiscono il nucleo degli atomi. Nelle applicazioni mediche il segnale registrato proviene dai protoni che costituiscono il nucleo degli atomi d'idrogeno che formano le molecole d'acqua e di trigliceridi nell'organismo. L'applicazione sistematica di un impulso di radiofrequenza permette di alterare, ad intervalli regolari, l'allineamento dei protoni. All'interruzione dell'impulso di radiofrequenza i protoni tendono a riallinearsi al campo magnetico statico (rilassamento), emettendo a loro volta un segnale in radiofrequenza. Questo segnale (*free induction decay*) costituisce la base per la generazione delle immagini. La velocità con cui i protoni degli atomi di idrogeno recuperano l'allineamento iniziale al campo magnetico statico dipende dai legami chimici all'interno delle molecole e dalle interazioni fisiche di tali molecole con l'ambiente esterno. Su questa base, la risonanza magnetica consente di ottenere un contrasto spontaneo nelle immagini tra differenti tessuti. Nel caso di alcune specifiche applicazioni si rende però indispensabile la somministrazione di un mezzo di contrasto paramagnetico contenente Gadolinio.

La risonanza magnetica non richiede l'esposizione del paziente a radiazioni ionizzanti (a differenza di TAC, radioscopia, metodiche nucleari).

L'elettrocardiogramma sincronizza l'acquisizione delle immagini con il ciclo cardiaco (*trigger* elettrocardiografico). Sono disponibili diversi protocolli di acquisizione (sequenze), ciascuna ottimizzata per ottenere uno specifico tipo di immagine e quindi di informazione fisiologica.

La risonanza magnetica cardiaca permette l'acquisizione di immagini in movimento per la misurazione della funzione contrattile e dei flussi di sangue, di immagini statiche per la misurazione della quantità di edema nel tessuto miocardico o la redistribuzione di mezzi di contrasto paramagnetici (Gd) e quindi la presenza e la estensione di tessuto cicatriziale fibroso nel miocardio. Inoltre altre tecniche specifiche permettono la visualizzazione e la misurazione dei livelli di ossigenazione intramiocardica (tecnica BOLD) e del la perfusione miocardica.

19.3PARAMETRI FISIOLOGICI NELLA PRATICA CLINICA (TABELLA 19.1)

	Cateterismo Cardiaco	PET	SPECT	Eco-cardiografia	TAC	Risonanza Magnetica
Funzione contrattile	++	+	++	+++	+	+++
Perfusione miocardica	+++ (FFR)	+++	++	*/+	*/+	+++
Vitalità miocardica	*	++	++	++	+	+++
Flusso sanguigno e portata cardiaca	+++	-	-	++	-	+++
Ossigenazione miocardica	-	*	-	-	-	+++
Attivazione elettrica	+++ (ME)	-	-	-	-	-
Pressione fasica del sangue	+++	-	-	*	-	*

Tabella 19.1 parametri fisiologici nella pratica clinica. +++: metodica di riferimento nell'ambito clinico; ++ metodica attualmente in uso clinico; + metodica disponibile ma non frequentemente utilizzata nell'ambito clinico; - metodica non disponibile; * metodica utilizzata in ambito di ricerca. FFR: *fractional flow reserve*; ME: mappaggio elettroanatomico.

19.3.1 Funzione contrattile

Una delle principali applicazioni delle metodiche di *imaging* cardiovascolare è la misurazione dei diametri ventricolare telediastolico e telesistolico e il calcolo della frazione d'eiezione. Tale parametro, che rappresenta uno dei più affidabili indicatori prognostici, ha assunto un ruolo chiave nella valutazione clinica dei pazienti cardiopatici.

Sebbene tutte le metodiche di *imaging* oggetto di questa disamina siano in grado di fornire una misura della funzione contrattile, l'ecocardiografia e la risonanza magnetica sono considerate le metodiche di riferimento.

L'ecocardiografia consente la valutazione della funzione cardiaca al letto del malato e a un costo relativamente contenuto. E' da considerarsi la metodica di primo livello per la valutazione e lo *screening* dei pazienti. L'ecocardiografia è una metodica essenziale nei reparti di cardiologia e nelle unità di terapia intensiva o semi-intensiva. I moderni ecocardiografi producono immagini di buona qualità e in tempo reale, permettendo la valutazione dei parametri globali di funzionamento delle camere cardiache e l'identificazione di anormalità segmentarie di contrazione, a riposo o durante stimolazione farmacologica. Inoltre, la disponibilità di metodiche Doppler permette anche la valutazione del rilasciamento diastolico.

La risonanza magnetica cardiaca è considerata attualmente la metodica di riferimento per la valutazione della funzione cardiaca. L'eccellente qualità d'immagine, superiore nella maggior parte dei casi all'ecocardiografia, e la robustezza clinica della metodica le conferiscono una riproducibilità superiore alle altre tecniche. Inoltre, la disponibilità di molteplici tecniche di risonanza applicabili nel corso della stessa seduta permettono una valutazione completa del cuore e dei grossi vasi. La risonanza magnetica è da considerarsi superiore all'ecocardiografia anche per la visualizzazione e la misurazione del ventricolo desto. L'elevata riproducibilità candida la risonanza magnetica a metodica di scelta anche negli studi clinici, permettendo un miglioramento della potenza statistica o una riduzione del numero di soggetti da arruolare per ottenere risultati significativi. Per il costo superiore e la relativamente ridotta disponibilità comunque, la risonanza magnetica costituisce per ora una metodica di secondo livello per la valutazione della funzione cardiaca da riservarsi a pazienti selezionati.

Durante cateterismo cardiaco è possibile l'acquisizione d'immagini ventricolografiche, cioè di un filmato in radioscopia durante l'iniezione intraventricolare di mezzo di contrasto iodato. La ventricolografia permette una valutazione precisa e riproducibile della funzione ventricolare sinistra ma il suo uso è comprensibilmente limitato a pazienti sottoposti a cateterismo cardiaco.

La SPECT può fornire informazioni di elevata qualità e riproducibilità sulla funzione ventricolare sinistra se l'acquisizione dei segnali è sincronizzata con l'elettrocardiogramma (*gated* SPECT). Nella stessa maniera, anche la PET può fornire informazioni sui volumi del ventricolo sinistro e sulla frazione d'eiezione, anche se tale applicazione è per lo più ristretta a protocolli di ricerca.

Infine, degna di menzione anche se al momento limitata e protocolli di ricerca, è la possibilità di acquisite immagini funzionali mediante metodica TAC. Resa possibile dalla progressiva riduzione delle dosi di raggi X somministrati nel corso dell'esame TAC, tale metodica ha il potenziale per un più ampio sviluppo negli anni a venire.

19.3.2 Perfusione miocardica

L'identificazione di anormalità di perfusione del miocardio ventricolare sinistro costituisce un presidio fondamentale per la diagnosi di malattia coronarica. Esistono ormai abbondanti prove sperimentali in letteratura che dimostrano la superiorità dei test funzionali sui test anatomici per l'identificazione di pazienti candidati a terapie di rivascolarizzazione, percutanea o chirurgica.

In passato, la PET e soprattutto la SPECT hanno dominato il campo clinico, forti di un'indubitabile maturità tecnologica e robustezza diagnostica. La PET è tuttora considerata la metodica di riferimento qualora di voglia misurare in maniera quantitativa la perfusione miocardica, anche se a causa dell'elevato costo essa è in uso solamente in pochi centri e principalmente come parte di protocolli di ricerca.

Diversa la situazione per la SPECT, che rappresenta un caposaldo tra le metodiche diagnostiche in cardiologia, con migliaia di centri nel mondo attrezzati per l'esecuzione di studi da stress. In tale applicazione, la SPECT è supportata da una mole considerevole di prove scientifiche a supporto dell'accuratezza diagnostica e del suo valore prognostico.

Il ruolo delle metodiche di medicina nucleare è stato recentemente insidiato, però, dalla risonanza magnetica. La disponibilità di apparecchiature di risonanza a elevato campo e prestazioni consente l'acquisizione d'immagini di perfusione di elevata qualità ed accuratezza diagnostica.

Il principale vantaggio degli studi di perfusione in risonanza risiede nella superiore risoluzione spaziale e temporale permessa dalla metodica. Le immagini, acquisite in tempo reale, offrono una copertura simultanea e globale di tutti i settori del ventricolo sinistro, e ciascun *voxel* (l'unità elementare che costituisce l'immagine) rappresenta un volume di 15-90 mm^3, a seconda dell'apparecchiatura in uso. In confronto, la PET permette immagini con *voxel* di circa 125 mm^3, la SPECT di 350 mm^3.(Fig 19.1) Tale capacità rappresenta solo in apparenza un dettaglio tecnico. Una migliore risoluzione spaziale permette infatti la visualizzazione indipendente degli strati di miocardio all'interno della parete ventricolare (strati endocardici) dove, come conseguenza della contrazione sistolica, anomalie di perfusione si manifestano più precocemente e più severamente (Fig 19.2). Inoltre, la visualizzazione con risoluzione temporale nell'ordine del minuto secondo dei fenomeni di perfusione consente una agevole identificazione di possibilit artefatti ed, in ultima analisi, una elevatissima accuratezza diagnostica. Da ricordare inoltre l'assenza di dannose radiazioni ionizzanti per i pazienti.

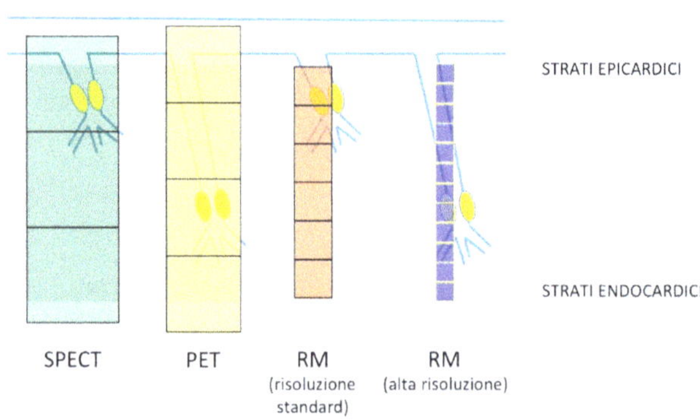

Figura 19.1 Importanza della risoluzione spaziale per l'identificazione di fenomeni ischemici subendocardici. La risoluzione spaziale di SPECT, PET, risonanza magnetica (RM) a risoluzione standard e ad alta risoluzione è rappresentata in rapporto allo spessore della parete miocardiaca ventricolare sinistra. La superiore risoluzione spaziale permessa dalla RM consente l'indetificazione precoce di fenomeni ischemici subendocardici senza incorrere in fenomeni di volume parziale che limitano invece la accuratezza diagnostica di PET e soprattutto SPECT.

Da ricordare in questa rassegna la possibilità di ottenere dati funzionali di perfusione miocardica nel corso di cateterismo cardiaco mediante metodica di *fractional flow reserve* (FFR). Sebbene essa non sia da considerarsi strettamente una metodica di *imaging* funzionale, tuttavia si basa sulla possibilità di guida radioscopica dei cateteri all'interno dei vasi coronarici ed è da molti considerata attualmente la metodica di riferimento per la valutazione di anormalità di perfusione miocardica. Da ricordare la sua utilità prognostica nella identificazione dei pazienti candidati a terapie di rivascolarizzazione.

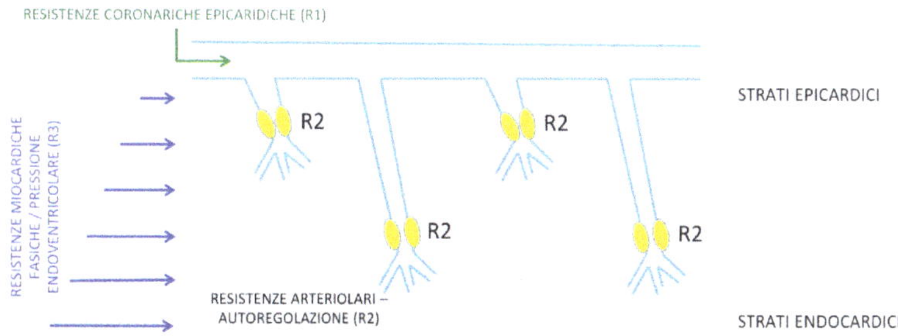

Figura 19.2 Rappresentazione schematica della parete ventricolare sinistra e dei vasi coronarici. Le resistenze coronariche possono essere suddivise schematicamente in resistenze coronariche epicardiche (R1), resistenze arteriolari o autoregolatorie (R2) e resistenze miocardiche fasiche (R3), dovute alla contrazione sistolica del miocardio e al contemporaneo aumento della pressione endoventricolare. Le resistenze miocardiche fasiche aumentano valore procedendo dagli strati epicardici agli strati endocardici e sono responsabili della maggiore severità e precocità d'insorgenza dell'ischemia miocardiaca negli strati endocardici del ventricolo sinistro.

Sono infine da menzionare i tentativi in corso di visualizzare e misurare anormalità di perfusione miocardica mediante l'utilizzo di metodiche ecocardiografiche (con l'uso di mezzi di contrasto intravascolari) e mediante tecnologia TAC. Quest'ultima in particolare promette un ampio sviluppo negli anni a venire.

19.3.3 Vitalità miocardica

L'identificazione di aree di sostituzione fibrosa cicatriziale nella compagine del miocardio costituisce un importante indicatore diagnostico e prognostico.

Attualmente il metodo di riferimento per accertare la presenza di aree di sostituzione fibrosa cicatriziale all'interno del miocardio è la risonanza magnetica cardiaca. Mediante la tecnica dell'impregnazione tardiva (*late gadolinium enhancement*) è possibile creare immagini in cui aree contenenti una alta concentrazione di mezzo di contrasto appaiono con un segnale più intenso (Fig 19.3). I mezzi di contrasto a base di gadolinio comunemente in uso nella pratica clinica sono accomunati dalla proprietà di permeare le pareti capillari e di diffondere nei tessuti in una quantità proporzionale alla concentrazione ematica e alla percentuale di spazio extracellulare. Il muscolo cardiaco è un sincizio funzionale in cui le cellule sono adese le une alle altre, lasciando molto poco spazio extracellulare. Al contrario, aree di sostituzione fibrosa cicatriziale contengono pochi fibroblasti circondati da collagene e altre proteine della matrice e pertanto hanno un elevato volume extracellulare. La risonanza magnetica, per mezzo di adeguati programmi di acquisizione d'immagine (sequenze), permette di evidenziare la differenza di concentrazione del mezzo di contrasto che si crea tra cicatrice e miocardio vitale.

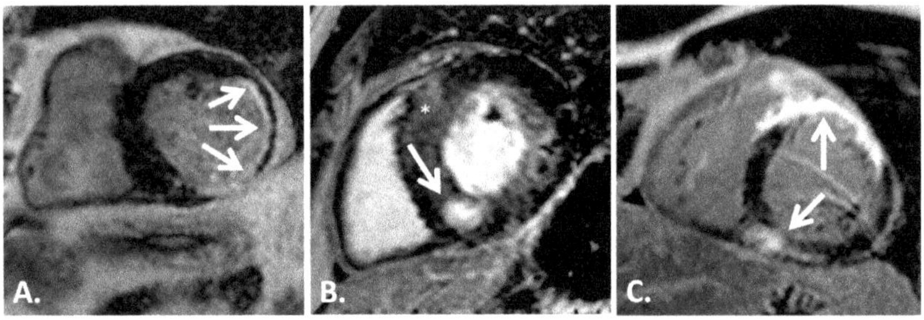

Figura 19.3 Esempio d'immagini d'impregnazione tardiva (asse corto del ventricolo sinistro) acquisite mediante risonanza magnetica. Aree di sostituzione fibrosa nel miocardio appaiono come zone di iperintensità (frecce), il miocardio vitale è invece rappresentato da tessuto a bassa intensità. (A) Sottile cicatrice subendocardica, infarto miocardico cronico. (B) Fibrosi intramiocardica in corrispondenza del punto di inserzione della parete libera del ventricolo destro sul ventricolo sinistro in un caso di cardiomiopatia ipertrofica. (C) Fibrosi epicardica in un paziente affetto da sarcoidosi cardiaca.

Anche PET e SPECT permettono l'identificazione di aree di miocardio vitale da aree di cicatrice. In maniera analoga a quanto discusso nel precedente paragrafo però, la risonanza magnetica cardiaca permette una risoluzione spaziale molto superiore in grado di identificare con elevata sensibilità aree d'infarto subendocardico. L'impregnazione tardiva mediante risonanza magnetica permette inoltre la diagnosi differenziale tra diversi tipi di cardiomiopatie, rappresentando pertanto uno strumento unico nella pratica cardiologica.

Metodiche ecocardiografiche permettono l'esecuzione non invasiva di studi di vitalità. L'ampia disponibilità di ecocardiografi nei reparti di cardiologia e la flessibilità intrinseca alla metodica ecocardiografica sono tra i motivi fondamentali che spiegano il successo della metodica. Lo studio ecocardiografico di vitalità si basa sull'acquisizione d'immagini funzionali durante stimolazione adrenergica con dobutamina.

19.3.4 Flusso sanguigno nei grandi vasi e portata cardiaca

La misurazione del flusso di sangue in un vaso o della portata cardiaca riveste un ruolo fondamentale per la valutazione diagnostica e la pianificazione terapeutica, soprattutto in pazienti affetti da cardiopatie congenite.

Per lungo tempo il cateterismo cardiaco (metodo di Fick e metodo della termodiluizione) è stato considerato la metodica di riferimento, sebbene vi siano stati molti studi tesi a sviluppare metodi per la misurazione non invasiva dei flussi e della portata cardiaca mediante ecocardiografia.

Attualmente la metodica di riferimento è la risonanza magnetica cardiaca. Essa offre una misurazione dei flussi riproducibile, completamente non invasiva (non è richiesta l'iniezione di alcun mezzo di contrasto), indipendente dalla geometria della struttura anatomica in esame e non richiede radiazioni.

L'ecocardiografia è invece la metodica di *imaging* di riferimento per quanto riguarda le alterazioni del flusso ematico riscontrate in caso di malattie valvolari (stenosi o insufficienza).

19.3.5 Ossigenazione miocardica

Il livello di ossigenazione miocardica può essere misurato mediante cateterismo del seno coronarico e misurazione del contenuto di ossigeno nel sangue venoso coronarico. In alternativa, nuovi traccianti PET in fase di sviluppo per applicazioni cliniche permettono la marcatura selettiva di aree di tessuto in cui la pressione parziale di ossigeno sia ridotta. Tali traccianti, sviluppati inizialmente la visualizzazione di aree ipossiche all'interno di tumori solidi, potrebbero trovare presto una applicazione anche nell'ambito cardiovascolare.

Infine, da ricordare la possibilità di misurare lo stato di ossigenazione della parete miocardica mediante l'utilizzo in risonanza magnetica di metodiche BOLD (*blood oxygen level dependent*).

19.3.6 Attivazione elettrica

Al momento attuale, il cateterismo cardiaco e l'esecuzione di un mappaggio elettrofisiologico rappresentano l'unica alternativa per lo studio dell'attivazione elettrica miocardica. Metodiche di immagine di nuova generazione, come i sistemi di navigazione elettrofisiologica, hanno permesso in tempi recente la generazione di mappe tridimensionali delle cavità cardiache senza la necessità di ricorrere a raggi X.

19.4 RIASSUNTO

La conoscenza dettagliata della fisiologia dell'apparato cardiovascolare e dei meccanismi fisiopatologici alla base delle malattie rappresenta un prerequisito essenziale per la diagnosi delle malattie cardiovascolari e per la loro prevenzione.
Le metodiche di *imaging* funzionale consentono di esplorare e misurare i fenomeni fisiologici direttamente in vivo, in maniera non invasiva. In tale maniera, i meccanismi fisiologici e le alterazioni alla base delle patologie possono essere valutati anche in soggetti apparentemente sani e alterazioni precoci dei parametri di funzionamento di un organo o apparato permettono la diagnosi precoce delle malattie su ampie popolazioni di pazienti.

BIBLIOGRAFIA

Bettencourt N, Chiribiri A, Schuster A, Nagel E (2009). *Assessment of myocardial ischemia and viability using cardiac magnetic resonance.* Current heart failure reports 6:142–153.

Chiribiri A, Bettencourt N, Nagel E (2009) *Cardiac magnetic resonance stress testing: results and prognosis.* Curr Cardiol Rep 11:54–60.

Schuster A, Morton G, Chiribiri A, Perera D, Vanoverschelde J-L, Nagel E (2012) *Imaging in the management of ischemic cardiomyopathy special focus on magnetic resonance.* J Am Coll Cardiol 59:359–370.

Curricula

Gianni Losano, nato il 25 luglio 1934, si è laureato in Medicina nel 1959 all'Università di Torino. Presso la stessa università ha conseguito la Specializzazione in Medicina Interna nel 1964 e in Cardiologia nel 1966. Nominato professore aggregato in Fisiologia nel 1969 e professore ordinario della stessa materia nel 1973. Dal 2010 è professore emerito presso l'Università di Torino. La sua attività scientifica è sempre stata dedicata alla fisiologia cardiovascolare. Le sua ricerche hanno inizialmente riguardato l'emodinamica generale e coronarica e successivamente l'azione dell'ossido nitrico sul circolo coronarico. Attualmente si occupa di protezione miocardica contro i danni da ischemia e riperfusione. Co-autore di 120 articoli su riviste scientifiche ha scritto i seguenti libri: Come funziona il cuore, Editori Riuniti, Roma 1985; Elementi di Fisiologia dell'Uomo (con Fabio Francini), UTET, Torino I^a ed. 1985, 2^a ed. 1993; La circolazione coronarica. Fisiopatologia clinica e farmacoterapia (con Mario Marzilli e Mariano Ferrari), Piccin, Padova 1998; Introduzione all'Emodinamica (con Pasquale Pagliaro, CLUEB, Bologna 2006.

Raffaella Rastaldo, nata il 5 settembre 1970, è ricercatore universitario presso il Dipartimento di Scienze Cliniche e Biologiche dell'Università di Torino. Ella si è laureata in Scienze Biologiche nel 1998 ed ha conseguito nel 2003 il Dottorato di Ricerca in Fisiologia Cardiovascolare all'Università di Torino. È stata Post-doc Research Fellow presso l'Istituto di Ricerche Cardiovascolari del New York Medical College, Valhalla, NY. La sua attività scientifica è sempre stata incentrata sulla fisiologia cardiovascolare. Le sue ricerche sono focalizzate sia sulla rigenerazione del miocardio infartuato mediante impianto/reclutamento di cellule staminali sia sulla protezione miocardica contro i danni da ischemia e riperfusione. La Dr.ssa Rastaldo è co-autore di 34 articoli scientifici (30 su riviste con Impact Factor) e di 3 capitoli di libro.

Pasquale Pagliaro, nato il 19 settembre 1961, è professore associato di Fisiologia presso il Dipartimento di Scienze Cliniche e Biologiche dell'Università di Torino. Egli si è laureato in Medicina e Chirurgia nel 1988 ed ha conseguito nel 1994 il Dottorato di Ricerca in Fisiologia Cardiovascolare all'Università di Torino. È stato Post-doc Research Fellow e Visiting Scientist presso la Division of Cardiology della Johns Hopkins University. La sua attività scientifica ha sempre avuto per oggetto la fisiologia e la fisiopatologia del sistema cardiovascolare. Egli è autore o co-autore di 110 articoli scientifici (91 su riviste con Impact Factor) ed è co-inventore di 3 Brevetti. Ha scritto un capitolo di Fisiologia Cardiovascolare e uno di Fisiologia Renale in due diversi libri di Fisiologia umana, ha collaborato